*A todas las maestras y
todos todos los maestros
que nos hicieron mejores seres humanos*
¡muchas gracias!

Reservados todos los derechos internacionales de traducción, digitalización, reproducción y transmisión de la obra en parte o en su totalidad por cualquier medio, formato y soporte.

Cuarta Edición.
Copyright 2025
© Martínez- Sánchez, Gregorio

ADVERTENCIA: Dado que las ciencias médicas están en constante evolución, el editor no asume ninguna responsabilidad por lesiones o daños a personas o bienes, ya sea por negligencia u otras causas, derivados del uso o aplicación de cualquier método, producto, instrucción o concepto presentado en este libro. Se recomienda consultar siempre con un profesional sanitario y verificar de manera independiente el diagnóstico, la dosificación de medicamentos, suplementos o dietas, así como seguir las instrucciones de uso y contraindicaciones especificadas en los prospectos informativos. El editor también aclara que las opiniones expresadas por los autores, colaboradores o editores individuales son de carácter personal y no reflejan necesariamente los puntos de vista u opiniones del editor.

Gregorio Martínez Sánchez

ESTRÉS OXIDATIVO Y ENFERMEDADES

EDICIÓN ACTUALIZADA 2025

La presente edición es una actualización de los contenidos del primer maual sobre este tema (La Habana, Cuba 2004). En el momento de esta publicación se cumplen 20 años de la primera impresión del texto, en la que participaron un conjunto de expertos, que relacionamos a manera de agradecimiento.

Co-Autores por sección:

Sección 1.	**Especies Reactivas de Oxígeno y Estrés Oxidativo**
	Eduardo Candelario Jalil (Dr.C)[1]
	Gregorio Martínez Sánchez (Dr.C.)[1]
Sección 2.	**Métodos Analíticos para el Estudio del Estrés Oxidativo**
	Gregorio Martínez Sánchez (Dr.C.)[1]
Sección 3.	**El Balance Redox y la Alimentación**
	Isabel García García (Dr.C)[2]
	Gregorio Martínez Sánchez (Dr.C.)[1]
Sección 4.	**Balance Redox y las Enfermedades**
	Olga Sonia León Fernández (Dr.C.)[1]
	Gregorio Martínez Sánchez (Dr.C.)[1]
Sección 5.	**Dietoterápia Antioxidante**
	Tania Bilbao Reboredo (Dra.C.)[2]
	Nutrición y Vigilancia Nutricional
	Luis Ledesma Rivero (Dr.C.)[3]

1 Doctor en Ciencias Farmacéuticas
2 Doctor en Ciencias de los Alimentos
3 Doctor en Ciencias Biológicas

Co-Autores de un capítulo:

Sección 1.	Niuka Pons Rodríguez (M.C.)[4]	EO- Metales tóxicos
Sección 3.	Tatiana Yoldi Borzhetskaia (M.C.)[4]	ERO- homeostasia biometales
Sección 4.	Lizette Gil del Valle (Dra.C.)[5]	Estrés oxidativo (EO) -VIH
	Livan Delgado Roche (M.C.)[4]	EO – Enf. cardiovasculares
	Akel Mallok (M.C.)[4]	EO-Infertilidad
	Rodolfo López (M.C.)[4]	EO-Infertilidad
	Gilberto Pérez Truebas (M.C.)[8]	EO-Cáncer
	Nubia Fernández Hernández (M.C.)[4]	EO – Vitiligo
	Janeth E. Rojas-Urdaneta (Dra.C.)[6]	EO – Vitiligo
	Yahelín Ferrer Fernández (M.C.)[4]	EO-Cataratas
	Hetzel Lourido Pérez, (M.C.)[7]	EO- Enf. Periodontales

4 Maestro en Ciencias-Farmacología.
5 Doctor en Ciencias Farmacéuticas.
6 Doctora en Ciencias de la Salud.
7 Maestra en Ciencias Estomatológicas.
8 Maestro en Ciencias Bioquímica.

Un reconcocimiento especial al Dr. Luis Ledesma Rivero, excelente persona, profesor, científico y amigo, que ya no se encuentra entre nosotros.

Índice

001 *Prólogo*

SECCIÓN I
Especiaes reactivas del oxígeno

005 Capítulo I
Conceptos básicos sobre el estrés oxidativo y las especies reactivas de oxígeno
1.1. Recuento histórico de los descubrimientos más importantes en la temática ERO – 1.2. Principio de exclusión de Pauli – 1.3. Contribución del estudio de las Especies Reactivas de Oxígeno a la práctica médica – 1.4. Especies Reactivas de Oxígeno de interés biológico. Principales características – 1.4.1. Especies radicarias – 1.4.2. Especies no radicalarias – 1.5. Nomenclatura de las ERO

023 Capítulo II
Fuentes y mecanismos generadores de especies reactivas de oxígeno
2.1. Cadena de transporte electrónico mitocondrial – 2.2. Iones de metales de transición (Reacciones de Fenton y Haber-Weiss) – 2.3. Fagocitos activados en reacciones inflamatorias – 2.4. Reacciones bioquímicas de oxidación-reducción dependientes de O_2 en el metabolismo celular – 2.4.1. Monoamino oxidasa – 2.4.2. Xantina oxidasa – 2.4.3. Ciclooxigenasas y Lipooxigenasas – 2.4.4. Óxido nítrico sintetasas – 2.4.5. Aminoácido oxidasas (L- y D-aminoácido oxidasas) – 2.4.6. Orotato reductasa – 2.4.7. Glucosa oxidasa – 2.5. Metabolismo de fármacos y otros xenobióticos – 2.5.1. Mono-oxigenasas de función mixta-citocromo P450 – 2.5.2. Ciclaje redox de xenobióticos – 2.6. Fenómenos de isquemia/reperfusión – 2.7. Hiperoxia – 2.8. Ejercicio físico intenso – 2.9. Radiaciones ionizantes – 2.10. Contaminantes ambientales – 2.11. Componentes del humo del tabaco

045 Capítulo III
Interacción de las ERO con los componentes celulares, daño oxidativo
3.1. Probabilidad de interacción entre las ERO y los componentes celulares – 3.2. Daño oxidativo a los lípidos – 3.2.1. Peroxidación lipídica – 3.2.2. Formación de isoprostanos – 3.3. Daño oxidativo a proteínas – 3.3.1. Oxidación de metionina – 3.3.2. Hidroxilación de aminoácidos aromáticos – 3.3.3. Oxidación de grupos sulfihidrilos – 3.3.4. Peroxidación de aminoácidos alifáticos – 3.3.5. Formación de grupos carbonilo – 3.4. Daño oxidativo al DNA – 3.4.1. Mecanismos que explican el daño al ADN originado por el estrés oxidativo – 3.4.2. Desaminación oxidativa de purinas y pirimidinas – 3.5. Efectos de las ERO en el metabolismo energético

065 Capítulo IV
Mecanismos antioxidantes
4.1. Mecanismos antioxidantes endógenos – 4.1.1. Enzimas antioxidantes – 4.1.2. Antioxidantes preventivos – 4.1.3. Sustancias endógenas con capacidad antioxidante – 4.2. Mecanismos antioxidantes exógenos – 4.2.1. Antioxidantes obtenidos de la dieta – 4.2.2. Antioxidantes sintéticos

115 Capítulo V
Estrés oxidativo y los metales tóxicos
5.1 Estrés oxidativo - contaminantes ambientales – 5.2. Daño oxidativo en el pulmón causado por agentes químicos – 5.3 Metales generadores de daño redox – 5.3.1 Cadmio – 5.3.2 Mercurio – 5.3.3 Cromo – 5.3.4 Arsénico

SECCIÓN II
Métodos analíticos para el estudio del balance redox

133 Capítulo I
Biomarcadores
1.1. Biomarcadores del daño a proteínas por ERO – 1.1.1. Reacciones fundamentales en el esqueleto carbonado y en la cadena lateral de las proteínas – Oxidación de aminoácidos de cadena alifática – Oxidación de hetero-átomos de la cadena lateral – Oxidación de aminoácidos de cadena aromática – 1.1.2. Otros productos de la oxidación de proteínas – 1.2. Biomarcadores del daño a lípidos – 1.2.1. Hidrocarburos volátiles – 1.2.2. Derivados de la oxidación del ácido araquidónico – 1.2.3. Aldehídos – 1.2.4. Otros biomarcadores de la peroxidación lipídica – 1.3. Biomarcadores del daño a carbohidratos y ADN – 1.3.1. Productos finales de la glicosilación avanzada – 1.3.2. Oxidación del hiluronato – 1.3.3. Principales modificaciones oxidativas del ADN – 1.4. Otros biomarcadores del balance redox – 1.4.1. Enzimas antioxidantes – 1.4.2. Antioxidantes de bajo peso molecular – 1.4.3. Determinación de actividad antioxidante total – 1.4.4. Otros indicadores

175 Capítulo II
Caracterización de antioxidantes
2.1. Ensayos a nivel de reacciones químicas – 2.1.1. Resonancia paramagnética de electrones – 2.1.2. Ensayo del DPPH – 2.1.3. Radical superóxido – 2.1.4. Peróxido de hidrógeno – 2.1.5. Ácido hipocloroso – 2.1.6. Radical hidroxilo – 2.1.7. Especies ferril – 2.1.8. Radicales peroxilo hidrosolubles – 2.1.9. Radicales peroxilo liposolubles – 2.2. Estudios a nivel de moléculas biológicas – 2.2.1. Actividad anti o pro-oxidante sobre el ADN – 2.2.2. Peroxidación de LDL – 2.2.3. Enzimas – 2.2.4. Lípidos – 2.3. Estudios a nivel de organelos y fracciones subcelulares – 2.4. Estudios a nivel de organismos

SECCIÓN III
El balance redox y la alimentación

199 Capítulo I
La dieta y su relación con las enfermedades crónicas
1.1. Introducción – 1.2. Alimentos funcionales

209 Capítulo II
La alimentación y las enfermedades cardiovasculares
2.1. Aspectos generales – 2.2. Factores de riesgo de las enfermedades cardiovasculares – 2.2.1. El tabaquismo – 2.2.2. La hipertensión arterial – 2.2.3. Influencia de algunos constituyentes de la dieta – 2.2.4. Consumo de bebidas alcohólicas – 2.2.5. Obesidad – 2.2.6. Actividad física – 2.3. Terapias nutricionales para la prevención de enfermedades cardiovasculares

231 Capítulo III
La alimentación y el cáncer
3.1. Las posibilidades de la dieta en la prevención del cáncer – 3.2. Interacción de los componentes de la dieta y el cáncer – 3.2.1. Componentes nutritivos de la dieta – 3.2.2. Componentes no nutritivos de la dieta

245 Capítulo IV
Mecanismos homeostáticos de biometales Fe, Zn, Cu
4.1. Homeostasis del Hierro – 4.1.1. Balance del hierro – 4.1.2. Biodisponibilidad del hierro – 4.1.3. Absorción, trasporte, acumulación y excreción del hierro – 4.1.4. Regulación de la homeostasis del hierro – 4.2. Homeostasis del Zinc – 4.2.1. Absorción, distribución y excreción del zinc – 4.2.2. Balance y funciones antioxidantes del zinc – 4.3. Homeostasis del Cobre – 4.3.1. Aspectos bioquímicos – 4.3.2. Especies Reactivas de Oxígeno y el cobre – 4.3.3. Balance de cobre – 4.3.4. Regulación homeostática

Sección IV
Estrés oxidativo y las enfermedades

285 Introducción

289 Capítulo I
La diabetes y sus complicaciones
1.1. Mecanismos asociados al daño celular – 1.2. Estrés oxidativo y resistencia a la insulina – 1.3. Antioxidantes y la diabetes tipo II – 1.4. Estrés oxidativo y disfunción de células beta

301 Capítulo II
Enfermedades neurodegenerativas
2.1. Introducción – 2.2. Enfermedad de Parkinson – 2.3. Enfermedad de Alzheimer – 2.3.1. El péptido β-amiloide y la enfermedad de Alzheimer – 2.3.2. Proteínas carboniladas en la enfermedad de Alzheimer – 2.3.3. Metabolismo del colesterol, estrés oxidativo y la formación amiloide – 2.3.4. Colesterol y estrés oxidativo en la enfermedad de Alzheimer

317 Capítulo III
El ambiente redox y el VIH/SIDA
3.1. Introducción – 3.2. Implicaciones fisiopatológicas en la infección por VIH, asociadas al estrés oxidativo – 3.3. Estudios controlados de intervención nutricional y suplementación antioxidante en pacientes VIH/SIDA

331 Capítulo IV
El ambiente redox y el cáncer
4.1. Introducción – 4.2. Especies reactivas del oxígeno en las fases de iniciación, promoción y progresión del cáncer – 4.2.1. Iniciación – 4.2.2. Promoción tumoral – 4.2.3. Progresión tumoral – 4.3. Sistemas de defensa antioxidantes en la carcinogénesis – 4.4. Terapia antioxidante – 4.5. Micronutrientes como agentes quimioprotectores

355 Capítulo V
El ambiente redox y la enfermedad periodontal inflamatoria
5.1. Introducción – 5.1.1. La respuesta del huésped – 5.1.2 Papel de las especies reactivas del oxígeno

371 Capítulo VI
El ambiente redox y las cataratas
6.1. Introducción – 6.1.1. Factores de riesgo – 6.1.2. Clasificación, Síntomas y Tratamiento – 6.2. Cataratas y estrés oxidativo – 6.2.1. Especies Reactivas del Oxígeno en la oxidación del cristalino – 6.3. Antioxidantes y cataratas – 6.3.1. Antioxidantes endógenos – 6.3.2. Antioxidantes exógenos

383 Capítulo VII
El ambiente redox y el vitíligo
7.1. Introducción – 7.2. Componentes celulares implicados en el vitíligo – 7.2.1. Melanocitos – 7.2.2. Queratinocitos – 7.2.3. Células de Langerhans – 7.3. Elevación de las concentraciones de H_2O_2 en la epidermis – 7.3.1. Enzimas antioxidantes en el vitíligo – 7.3.2. H_2O_2 y colinesterasas – 7.3.3. H_2O_2 y Tetrahidrobiopterinas – 7.3.4. H_2O_2 y Proopiomelanocortinas – 7.3.5. H_2O_2 y Proteínas del estrés

401 Capítulo VIII
El ambiente redox y la infertilidad masculina
8.1. Infertilidad masculina, generalidades – 8.1.1. Mecanismos de Infertilidad Masculina – 8.1.2. Causas de Infertilidad Masculina – 8.1.3. Espermograma – 8.2. Infertilidad masculina y estrés oxidativo – 8.2.1. Efecto de la ERO sobre la función espermática – 8.2.2. Principales daños a los espermatozoides producidos por el EO – 8.2.3. Infertilidad Idiopática – 8.2.4. Infertilidad Iatrogénica – 8.3. Factores de riesgo – 8.4. Fuentes generadoras de ERO en el semen – 8.5. Protección antioxidante del líquido espermático – 8.5.1. Antioxidantes endógenos – 8.6. Tratamiento / manipulación del EO en la infertilidad masculina – 8.6.1. Administración de suplementos de vitaminas y antioxidantes – 8.6.2. Extracción quirúrgica de espermatozoides – 8.6.3. Técnicas de laboratorio para reducir los efectos del EO

419 Capítulo IX
El ambiente redox y aterosclerosis
9.1. Generalidades – 9.2. Eventos moleculares involucrados en la formación de la lesión aterosclerótica – 9.2.1. Modificación oxidativa de las LDL – 9.2.2. Hipótesis de la retención de las LDL – 9.2.3. Hipótesis de respuesta al daño – 9.2.4. Origen autoinmune de la aterosclerosis – 9.3. Papel de las lipoproteínas plasmáticas en el proceso aterogénico – 9.3.1. Lipoproteínas de baja densidad – 9.3.2. Lipoproteínas de alta densidad – 9.3.3. Estrés oxidativo y aterosclerosis – 9.3.4. Disrupción de la vasodilatación dependiente del endotelio – 9.3.5. Estrés oxidativo y factores de transcripción pro-aterogénicos – 9.4. Antioxidantes y aterosclerosis

Sección V
Eventos Fisiológicos y Estrés Oxidativo

441 Capítulo I
Dietética

Introducción – 1.1. Pautas para la alimentación saludable – 1.2. Funciones de los principales componentes de la dieta – 1.1.1. Grasas, proteínas e hidratos de carbono – 1.2.2. Vitaminas y minerales – 1.2.3 El agua – 1.2.4. Otros componentes no nutritivos de la dieta – 1.3. Guías alimentarias. Su papel en la alimentación – 1.3.1. Agrupación de alimentos – 1.3.2. Diseño y programación de dietas – 1.3.3. Cálculos para la elaboración de una dieta – 1.3.4. Encuestas Alimentarias – 1.3.5. Métodos para recolectar la información – 1.3.6. Tipos de encuestas alimentarias – 1.4. Tendencias actuales de la alimentación sana

457 Capítulo II
Dietoterapia y estrés oxidativo

Introduccción – 2.1. Diabetes mellitus – 2.1.1. Tratamiento dietético – 2.2. obesidad – 2.2.1. Tratamiento dietético – 2.3. Hipertensión arterial – 2.3.1. Tratamiento dietético – 2.4. Hiperlipidemia – 2.4.1. Tratamiento dietético – 2.5. Etiquetado de los alimentos

477 *Abreviaturas y símbolos*

Prólogo

La relación que existe entre los *radicales libres* (RL) y el estado de salud de los seres humanos es un hecho aceptado en la actualidad por la comunidad científico-médica. Vocablos nuevos, tales como *estrés oxidativo* (EO), RL y *antioxidantes*, son cada vez más comunes y la cantidad de eventos científicos internacionales que se organizan cada año, así como artículos que aparecen tanto en revistas científicas como de divulgación popular, indican el interés cada vez más creciente sobre este tema. Esta avalancha informativa ha conducido a la aparición de miles de productos, de origen natural o sintético, que se expenden por lo general como «productos de salud» con el calificativo de «antioxidantes», con lo cual se quiere significar la capacidad de disminuir la concentración de RL en el organismo humano y, por tanto, mejorar el estado de salud de quien lo consume.

A partir de los años 90 del siglo XX el tema relacionado con los RL y su participación en las patologías humanas ha tenido un gran y sostenido incremento en lo que se refiere al número de publicaciones científicas. Si bien en el periodo entre los años 1990-1998 existió una elevada proporción de trabajos referidos al tema RL con una menor proporción en el tema «antioxidantes», a partir de esta fecha y hasta nuestros días el tema «antioxidantes» ha tenido un despegue considerable. Las razones sobre este comportamiento son variadas, pero una de gran incidencia se relaciona con que en el periodo anterior a 1998 se realizaron fundamentalmente investigaciones básicas. Entre los principales hallazgos hasta esta fecha se puede señalar primero la demostración en la fase preclínica y luego en la clínica, de la participación de los RL en diferentes mecanismos fisiopatológicos. En 1997 se establece la racional para el uso de terapias antioxidantes, y es a partir de este año que despegan los trabajos que buscan demostrar la efectividad de estas terapias en diferentes condiciones clínicas. El «estancamiento» en el número de investigaciones por año a partir del año 1998 para muchos expertos está estrechamente vinculada a dos factores:

1) Los métodos analíticos que se emplearon en las fases de investigación básica no son fácilmente aplicables a los estudios en humanos

2) El personal que está a cargo directo de la salud humana no domina el significado de las variables de laboratorio referidas al EO. Debido al rápido avance de las investigaciones en este tema, estas materias no formaron parte de su preparación básica

Para ilustrar la trascendencia del tema EO a la vida cotidiana vale la pena mencionar un ejemplo, quizás al que mayor divulgación se le ha dado: *la paradoja francesa*, que consiste en la aparente compatibilidad de una dieta elevada en grasas con una reducida incidencia de la ateroesclerosis coronaria, lo cual se atribuye al consumo regular por los franceses de vino tinto o jugo de uvas, productos con un elevado contenido de flavonoides. A estos flavonoides y otras sustancias fenólicas que contiene el vino tinto se le atribuyen propiedades antioxidantes que reducen la oxidación de las lipoproteínas de baja densidad (LDL) y con ello disminuyen el riesgo de enfermedades aterogénicas. Otros ejemplos son el proceso de envejecimiento del organismo humano y las correlaciones halladas entre los procesos de iniciación, promoción y progresión del cáncer con el incremento de la generación de RL y sus metabolitos, lo que ha inducido el consumo de productos antioxidantes como agentes quimiopreventivos.

A pesar de este aumento, tanto de la información científico-técnica, como de divulgación y, más aún, la publicidad comercial sobre los productos antioxidantes para estimular su consumo, el tema del EO resulta poco conocido por parte de la comunidad médica, por las razones antes mencionadas y otras relativas a la complejidad del tema de que se trata. La presente obra está destinada a introducir, al menos en parte, ese vacío de información. Muy especialmente este material está destinado al personal médico y otros especialistas e investigadores que desarrollan su actividad asistencial, docente y científica en el campo de la salud humana, aunque seguro resultará de utilidad para otras especialidades y profesionales.

El estado redox celular ha sido reconocido, de forma cada vez más creciente, como un componente crítico de enfermedades y respuestas celulares, inducidas por el estrés. Inherente a estas respuestas está la generación de Especies Reactivas del Oxígeno (ERO) las cuales provocan daño celular directo, además de actuar como segundos mensajeros intracelulares al modular las vías de transducción de señales.

El desbalance entre la generación de ERO y los sistemas de defensas antioxidantes conlleva a modificaciones químicas de macromoléculas de relevancia biológica (e.j.: ADN, proteínas, lípidos y carbohidratos). Este desbalance se asocia a mecanismos fisiopatológicos para la iniciación y desarrollo de enfermedades de notable morbi-mortalidad (aterosclerosis, cáncer, SIDA, enfermedades del Sistema Nervioso Central, enfermedades autoinmunes, daño por isquemia-reperfusión, entre otras). La generalidad de estos estados fisiopatológicos se ha asociado a ciertos hábitos de vida que incluyen aquellos relacionados con la dieta y la actividad física.

Los datos experimentales aportan evidencias de la importancia de los antioxidantes en sistemas que capturan ERO. La relevancia *in vivo* de estas observaciones depende del conocimiento acerca del consumo, y distribución del antioxidante en el organismo humano, y qué concentraciones de antioxidantes puede esperarse que se localicen en tejido y su relación con aquellos ingeridos a través de la dieta o suplementos.

El presente texto contiene los aspectos básicos relacionados con:

Sección 1: *Especies Reactivas de Oxígeno y Estrés Oxidativo*: Antecedentes históricos más importantes sobre la temática. Conceptos básicos sobre las ERO y el EO. Fuentes o mecanismos generadores de ERO. Interacción de las ERO con los componentes celulares. Daño a las macromoléculas mediado por ERO. Consecuencias de su ataque. Mecanismos antioxidantes. Metales o contaminantes ambientales que generan ERO.

Sección 2: *Métodos Analíticos para el Estudio del Estrés Oxidativo*: Biomarcadores del daño oxidativo a proteínas, lípidos, carbohidratos y ácidos nucleicos. Otros biomarcadores que reflejan el daño por ERO. Caracterización de antioxidantes. Estudios a nivel de reacciones químicas, fracciones subcelulares, células y organismos.

Sección 3: *El Balance Redox y la Alimentación*: Los nutrimentos y su relación con las enfermedades crónicas. La alimentación y su relación con las enfermedades cardiovasculares y el cáncer. La homeostasis de metales involucrados en el ambiente redox.

Sección 4: *Estrés Oxidativo y las enfermedades*: Mecanismos radicálicos y oxidativos asociados a enfermedades autoinmunes (diabetes y SIDA). Daños sobre el Sistema Nervioso Central (Alzheimer, Parkinson), cáncer, cataratas, enfermedades periodontales e infertilidad masculina.

Sección 5: *Eventos Fisiológicos y Estrés Oxidativo:* En esta sección abordaremos básicamente los efectos de la dieta sobre el EO.

Esperamos que este libro sirva a los lectores (graduados Universitarios en las especialidades de Farmacia, Alimentos, Bioquímica y Biología y aquellos profesionales médicos, nutricionistas, etc. que desarrollen sus funciones, básicamente, en el campo de la salud humana), para profundizar o iniciarse en las investigaciones relacionadas con las ERO, el desbalance redox, la búsqueda de antioxidantes y otros de gran repercusión en la salud humana.

El mundo de la salud y la medicina está en constante evolución. Cada día, nuevos descubrimientos y avances científicos empujan a cuestionar y reevaluar lo que creíamos saber sobre el cuerpo humano y las sustancias que lo afectan. Dentro de este flujo constante de conocimiento, los antioxidantes y pro-oxidantes han ocupado un lugar importante, no solo por su papel en el mantenimiento de la salud, sino también por sus posibles implicaciones en las enfermedades crónicas y el envejecimiento.

La idea de los antioxidantes como agentes protectores contra el daño celular ha estado presente durante décadas, convertida en un pilar de la nutrición y el bienestar. Consumir alimentos ricos en antioxidantes se asocia con la prevención de enfermedades cardiovasculares, ciertos tipos de cáncer y el envejecimiento prematuro. Pero a medida que la comprensión de la bioquímica y la fisiología humana ha evolucionado, también ha cambiado la visión de estos compuestos.

Es en este contexto que nace este libro, cuya primera versión se escribión en 2004 y ahora se presenta con nuevas actualizaciones. El texto busca ser un compendio actualizado de conocimientos sobre el doble filo de estas moléculas. A lo largo de sus capítulos, exploraremos el papel que juegan los antioxidantes no solo como protectores, sino también como posibles pro-oxidantes en ciertas circunstancias, contribuyendo al EO y a la patogénesis de enfermedades. Examinaremos las últimas investigaciones médicas que desafían las concepciones tradicionales y brindan nuevas perspectivas sobre cómo el equilibrio entre antioxidantes y pro-oxidantes puede influir en la salud. Las nuevas tecnologías han facilitado la actualización e impresión del libro, por lo cual preveemos actualizar el texto con mayor frecuencia.

Los lectores descubrirán cómo los niveles de estas sustancias pueden fluctuar debido a factores como la dieta, el ejercicio y el medio ambiente. Además, se discutirá el potencial impacto médico y clínico de ajustar estos niveles, ya sea a través de la suplementación o cambios en el estilo de vida.

Este libro no pretende ser un tratado concluyente, sino un trampolín para el pensamiento crítico y la discusión sobre un tema complejo y en continua evolución. El autor espera que esta obra inspire a profesionales de la salud, investigadores y lectores curiosos a explorar más a fondo el papel de los antioxidantes y pro-oxidantes, y a considerar cómo podemos utilizar este conocimiento para mejorar la salud y el bienestar humanos.

Bienvenidos a un viaje de descubrimiento que desafiará sus percepciones y los invitará a ver el mundo de los antioxidantes y pro-oxidantes desde una perspectiva completamente nueva.

El autor.

Sección 1. Especies Reactivas del Oxígeno y Estrés Oxidativo
Capítulo I

Conceptos Básicos sobre el Estrés Oxidativo y las Especies Reactivas del Oxígeno

1.1. Recuento histórico de los descubrimientos más importantes en la temática Especies Reactivas del Oxígeno

La vida en la Tierra surgió primeramente en una atmósfera reductora (Fig.1.I.1). No fue hasta la aparición de las algas con capacidad fotosintética que el oxígeno comenzó a aparecer en la atmósfera en cantidades cada vez mayores. Esto representó una presión evolutiva muy seria al crearse una atmósfera oxidante con concentraciones de O_2 muy elevadas. Sin embargo, la aparición del O_2 en la atmósfera de la tierra permitió el desarrollo de organismos más complejos que utilizaban esta molécula para la producción de energía de una forma mucho más eficiente.

La aparición del O_2 en la atmósfera tuvo varias consecuencias:

- ✓ El O_2 liberado a la atmósfera era tóxico para los anaerobios estrictos, que se confinaron a áreas restringidas
- ✓ La selección de microorganismos con cadenas respiratorias que usaran el O_2 como aceptor final de electrones, con mayor rendimiento energético
- ✓ Se estabilizó el O_2 y el CO_2 en la atmósfera, y por lo tanto el Carbono empezó a circular por la exosfera
- ✓ En la atmósfera superior el O_2 reaccionó para formar ozono (O_3) que se acumuló hasta formar una capa que envolvió a la tierra e impidió que las radiaciones ultravioletas del sol llegaran a la tierra, pero con su ausencia disminuyó la síntesis abiótica de moléculas orgánicas

Si bien más del 95 % del O_2 consumido por los organismos aerobios es reducido completamente a H_2O durante la respiración mitocondrial, un pequeño porcentaje (< 5%) es convertido a especies semirreducidas conocidas como Especies Reactivas del Oxígeno (ERO)[1]. Las ERO pueden ser altamente tóxicas e iniciar reacciones en cadena que pueden comprometer la vida de la célula. En la actualidad es difícil no encontrar en una revista biomédica algún artículo donde se discuta el papel de las ERO en disímiles estados fisiopatológicos.

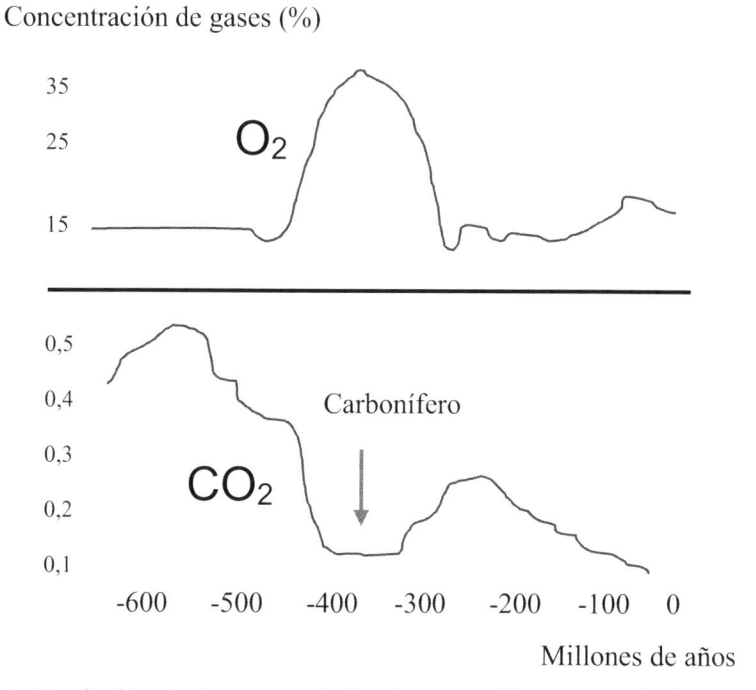

Fig.1.I.1. Evolución de la composición de gases (O_2 y CO_2) de la atmósfera terrestre. -3,5 billones años: radiación intensa, moléculas orgánicas complejas, vida anaerobia; -2,5 billones años: cianobacterias, vida acuática, producción de O_2; -1,2 billones años: atmósfera con 1% de O_2, desarrollo de vida eucariota; -500 millones años: atmósfera con 10-15% de O_2, formación de la capa de Ozono, vida marina; -65 millones de años: aparición de los primates; -5 millones años aparición los seres humanos 21% de O_2, 160 mmHg.

Se denomina *estrés oxidativo* (EO) a aquella situación en la que las células están expuestas a un ambiente pro-oxidante y los mecanismos defensivos antioxidantes son sobrepasados de forma que se llega a afectar el estado redox celular (ver un concepto más completo más adelante). En los sistemas biológicos los elementos pro-oxidantes provienen en su mayoría del oxígeno, por lo que son denominados genéricamente ERO. El reconocimiento de los efectos tóxicos del O_2 sobre los seres vivos se remonta al último tercio del siglo XVIII. Posteriormente, y hasta bien avanzado el siglo XX, una gran cantidad de estudios incrementaron el conocimiento de los efectos dañinos de las altas concentraciones de O_2 y de otros tóxicos oxidantes sobre los procesos biológicos que constituyen la vida. Sin embargo, no fue hasta el año 1969 cuando se comprobó implícitamente la generación de estos elementos como subproductos de las reacciones biológicas en las células. En ese año, McCord y Fridovich descubren la existencia en humanos de la superóxido dismutasa (SOD), enzima que cataliza la conversión de radical anión superóxido ($O_2^{\bullet-}$) a peróxido de hidrógeno. La existencia de la enzima implicaba la presencia del $O_2^{\bullet-}$ como elemento formado durante el metabolismo oxidativo celular. Desde entonces se ha verificado la formación de diversos elementos reactivos derivados del O_2 durante el metabolismo oxidativo y su participación en procesos fisiológicos y fisiopatológicos.

Dentro del concepto de ERO se incluyen a los radicales libres (RL) de O_2 y a otros compuestos de O_2 que, si bien no pueden clasificarse químicamente como RL, sí son altamente pro-oxidantes y capaces de generar RL durante su metabolismo. Un *RL* se puede definir como aquella especie química que posee un electrón (e^-) desapareado. Esta situación le confiere una alta capacidad de reacción, prácticamente con cualquier molécula, lo que también condiciona su corta existencia.

Los RL se pueden formar a partir de átomos o moléculas por tres vías: 1) por la ruptura homolítica del enlace covalente de una molécula, con la retención de un e^- del par de e^- compartidos por cada fragmento; 2) por la pérdida de un e^-; y 3) por la adición de un e^-.

Con excepción de circunstancias inusuales tales como altas temperaturas, radiaciones ionizantes y luz ultravioleta, los RL se generan en las células fundamentalmente por reacciones con transferencia de e^-. Éstas pueden ser mediadas por la acción enzimática o producirse sin la intervención de enzimas, a menudo con la colaboración de iones metálicos de transición como hierro y cobre reducidos (reacciones de Fenton y Haber Weiss).

Después del descubrimiento del óxido nítrico ($^{\bullet}NO$) y de la formación de otras especies derivadas del nitrógeno con capacidad reactiva, se ha surgido la denominación de «Especies Reactivas de Nitrógeno» (ERN), un término que muchos investigadores consideran inapropiado debido a que en todas las ERN está presente el átomo de oxígeno y a que el e^- no pareado se deslocaliza entre los átomos de nitrógeno y oxígeno; y por lo tanto no es necesario aplicar esta denominación de ERN. En el presente libro referiremos con el término de ERO a todas las especies reactivas oxigenadas (radicales y no radicales) de interés biológico ya sean derivadas del oxígeno, el nitrógeno, el azufre o el carbono.

A continuación, relacionamos una cronología de los descubrimientos más importantes que han tenido lugar en la investigación sobre esta temática:

1775   Joseph Pristley, el descubridor del O_2, sugirió por primera vez que este gas podría ser tóxico a las células.

1900   Moses Gomberg demostró la existencia del radical trifenilmetilo ($Ph_3C^{\bullet}$).

1952   Conger & Fairchild en un artículo publicado en la *Proceedings of the National Academy of Sciences* (E.E.U.U.) demostraron por primera vez que el daño oxidativo mediado por las ERO ocurría en los organismos vivos, pues al aumentar la presión parcial de O_2 aumentaba la frecuencia de aberraciones cromosómicas en granos de polen.

1954 Rebecca Gerschman *et al.* propusieron que la toxicidad del O_2 y el daño inducido por la radiación UV tenían al menos un mecanismo común, posiblemente relacionado con la formación de RL. Este artículo apareció en la prestigiosa revista *Science*.[2]

1954-1969 Aparecieron publicadas numerosas críticas al trabajo de Gerscham *et al.*, debido al hecho de que los RL son extremadamente reactivos y poseen tiempos de vida media ($t\frac{1}{2}$) muy cortos como para «poder tener algún impacto biológico».

1969 McCord y Fridovich demostraron que la eritrocupreína (una proteína que se encuentra en altas concentraciones en los eritrocitos) cataliza la descomposición de $O_2^{\bullet-}$ en H_2O_2 y O_2. Esta enzima se llamó más tarde *superóxido dismutasa*. Este descubrimiento constituyó uno de los avances más importantes en la biología debido a que sugirió por vez primera que los RL de O_2 se producen *in vivo* en cantidades significativas. El hallazgo de McCord y Fridovich demostró que todos los organismos aerobios pueden sobrevivir gracias a que tienen mecanismos antioxidantes de defensa frente a las ERO. Además, representó un descubrimiento de gran importancia que revolucionó el pensamiento científico y contribuyó a comprender muchos fenómenos y procesos biológicos. Sobre la base de este descubrimiento se comenzaron a encontrar evidencias que demostraban la generación *in vivo* de ERO y la participación de las mismas en numerosas enfermedades humanas.

1973 Babior y colaboradores en un artículo publicado en *Journal of Clinical Investigation* reportaron que una de las principales acciones bactericidas de los leucocitos era la generación enzimática de $O_2^{\bullet-}$, H_2O_2 y otros productos oxidantes como el ácido hipocloroso (HOCl). De esta forma se demostró que las células inflamatorias pueden mediar tanto respuestas del hospedero al ataque de microorganismos (beneficiosas) como reacciones inflamatorias adversas.[3]

1978 El grupo de McCord y Fridovich demuestra que la toxicidad biológica del $O_2^{\bullet-}$ se debe fundamentalmente a la formación del radical hidroxilo ($HO^{\bullet}$).[4]

1985 Helmut Sies definen conceptualmente el EO.[5]

Finales de los años 80 del siglo XX:

Robert Furchgott, Lou Ignarro y Ferid Murad describieron la naturaleza química y la vía biosintética de un mediador difusible de corto t½ responsable de la relajación del músculo liso vascular, identificado como •NO.[6]

Este hallazgo representó el descubrimiento de un nuevo RL reconocido como un mediador central del flujo sanguíneo y la entrega de O_2 a los tejidos y demostró que las ERO juegan un papel crítico no sólo en la respuesta inflamatoria y en el daño tisular, sino que también regulan la transducción de señales intracelulares.

En el año 2006 (Jones)[7] se hacen más fuertes las evidencias que enfocan el concepto el EO más hacia las consecuencias de esta disrupción en la alteración de procesos de señalización y regulación celular y deja de tener una visión focalizada en el daño oxidativo a las biomoléculas.

El *concepto de EO* mas aceptado en estos momentos es: EO es un desbalance a corto o largo plazo del equilibrio antioxidantes/pro-oxidantes que provoca disrupción de los sistemas de señalización y control a consecuencia de favorecer los procesos de pro-oxidación u obstaculizar los mecanismos antioxidantes.

La re-conceptualización de EO no trajo aparejado solo cambios formales en el concepto, sino que este marco conceptual, abrió una nueva etapa en las investigaciones sobre el tema, dado el reconocimiento del papel de diversos componentes de los alimentos en la modulación de genes vinculados con el ambiente redox, el papel del ambiente redox en enfermedades de altísima morbi-mortalidad y los estudios para comprender su fisiología y para trazar estrategias terapéuticas.

En los últimos años, han ocurrido importantes acontecimientos que destacamos a continuación:

1. Reconocimiento del papel del EO en enfermedades crónicas: La relación entre el EO y diversas enfermedades crónicas, como enfermedades cardiovasculares, cáncer, diabetes y enfermedades neurodegenerativas, se ha vuelto más evidente. Estudios han demostrado cómo el EO puede contribuir al daño celular y al desarrollo de estas condiciones.

2. Descubrimiento de funciones fisiológicas de las ERO: Antes se creía que las ERO eran solo perjudiciales, pero investigaciones recientes han mostrado que también cumplen funciones fisiológicas importantes. Las ERO pueden actuar como moléculas de señalización celular y participar en procesos como la regulación del crecimiento celular, la respuesta inmune y la apoptosis.

3. Reevaluación del papel de los antioxidantes: Se ha cuestionado el papel de los antioxidantes como una solución única para contrarrestar el EO. Estudios sugieren que el equilibrio entre ERO y antioxidantes es crítico, y un exceso de antioxidantes puede tener efectos pro-oxidantes o interferir con las funciones fisiológicas de las ERO.

4. Enfoque en antioxidantes endógenos: Ha crecido el interés por los antioxidantes producidos naturalmente por el organismo, como la SOD, la CAT y la

GPx. Se ha demostrado que la modulación de estos antioxidantes endógenos puede ser más efectiva que la suplementación exógena para combatir el EO.
5. Innovaciones en terapias antioxidantes: Se han desarrollado nuevas estrategias para terapias antioxidantes, incluyendo el uso de antioxidantes dirigidos específicamente a mitocondrias y otros organelos, lo que permite un enfoque más específico para combatir el EO.
6. Avances en tecnologías de medición del EO: Las técnicas para medir las ERO y el EO han mejorado, permitiendo un análisis más preciso de cómo estas especies afectan a las células y cómo se relacionan con diversas enfermedades.
7. Descubrimiento del rol del EO en el envejecimiento: Se ha explorado ampliamente el vínculo entre el EO y el envejecimiento, sugiriendo que un control adecuado del EO podría retardar ciertos procesos de envejecimiento y mejorar la longevidad (sobre todo la calidad de vida).
8. Estudios sobre el microbioma y el EO: Investigaciones recientes han explorado cómo el microbioma intestinal puede influir en el EO y viceversa, sugiriendo que una microbiota equilibrada puede desempeñar un papel importante en la mitigación del EO.
9. Implicaciones del EO en la salud mental: Hay evidencia creciente de que el EO puede desempeñar un papel en trastornos psiquiátricos como la depresión y la ansiedad, abriendo nuevas vías para tratamientos antioxidantes en la salud mental.

En resumen, en los últimos años, las investigaciones han ampliado significativamente el entendimiento del EO y su relación con diversas enfermedades, mostrando que su impacto es más complejo de lo que inicialmente se pensaba. Además, el papel de los antioxidantes ha sido reevaluado, destacando la importancia del equilibrio y sugiriendo nuevas direcciones para terapias y tratamientos.

Por otra parte, actualmente, como parte de la evolución conceptual de esta temática se ha establecido una diferenciación entre *eutrés* y *distrés* oxidativo. La idea de separar el EO en estos dos sub-conceptos ayuda a comprender mejor la complejidad y la diversidad de roles que desempeñan las ERO y otras moléculas oxidativas en el organismo.[8,9] Aquí está el desglose de estos conceptos:

A. Eutrés oxidativo:

El *eutrés oxidativo* es un nivel moderado y controlado de EO, que resulta ser beneficioso para el organismo. En este caso, las ERO actúan como moléculas de señalización que participan en procesos fisiológicos normales, como el crecimiento celular, la regulación de la función inmune y la respuesta a estímulos externos. El eutrés oxidativo puede activar rutas de señalización que son esenciales para la homeostasis y puede ser necesario para ciertos procesos biológicos, como la apoptosis (muerte celular programada). Este concepto destaca que las ERO no son siempre dañinas y que un cierto nivel de EO es necesario para el funcionamiento normal del organismo.

B. Distrés oxidativo:

El *distrés oxidativo* ocurre cuando hay un exceso de ERO o una falta de capacidad antioxidante para contrarrestarlas, lo que lleva a daño celular y disfunción. Este tipo de EO se asocia con efectos perjudiciales, como daño al ADN, proteínas y lípidos, lo que puede contribuir a enfermedades crónicas como cáncer, enfermedades cardiovasculares, enfermedades neurodegenerativas y otras condiciones relacionadas con el envejecimiento. El distrés oxidativo representa un desequilibrio que puede llevar a consecuencias negativas para la salud.

La distinción entre eutrés y distrés oxidativo permite comprender que las ERO tienen un papel dual en el organismo: pueden ser beneficiosas en niveles controlados, pero perjudiciales cuando se salen de control. Este concepto también resalta la importancia del equilibrio entre la producción de ERO y la capacidad antioxidante del cuerpo, sugiriendo que el enfoque en la regulación del EO debe ser equilibrado, en lugar de simplemente tratar de eliminar todas las ERO.

1.2. Principio de Exclusión de Pauli

El O_2 molecular es un biradical, al tener 2 e^- sin parear. Sin embargo, los 2 e^- sin parear tienen el mismo *spin*, lo que impide que el O_2 reaccione directamente con otros compuestos. La reducción directa por otros 2 e^- (a la vez) del O_2 molecular está impedida por el hecho de que 2 e^- no pueden ocupar un mismo orbital con el mismo *spin*[10] (Fig.1.I.2).

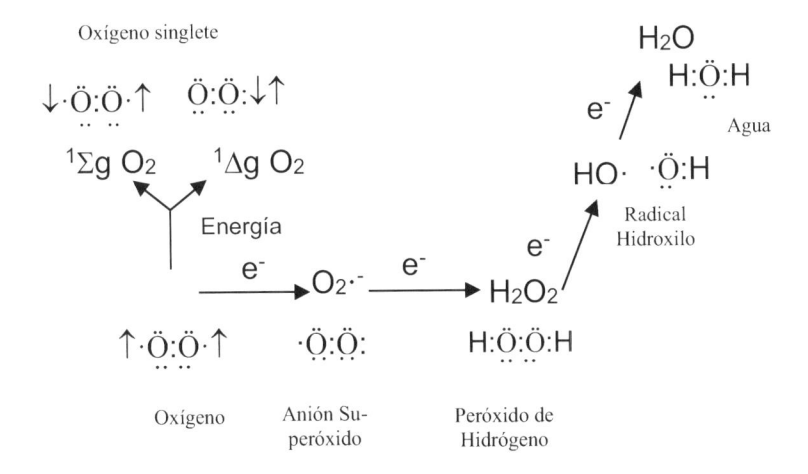

Fig. 1.I.2. Reducción del oxígeno molecular mediante la adición sucesiva de electrones.

El principio de exclusión de Pauli (1925) establece que un orbital atómico no puede ser ocupado por más de 2 e^- y para que estos 2 e^- lo ocupen deben tener *spines* contrarios (+½ y -½). La restricción de *spin* puede evadirse de tres formas (lo que permite que el O_2 pueda ser utilizado para la generación de energía):

1) Al excitarse el O_2, uno de los e⁻ sin parear puede pasar a otro orbital de más energía y así invertir su *spin*. De esta manera se forma el oxígeno singlete (altamente reactivo) representado como $^1O_2$
2) La unión del O_2 a un metal de transición que contiene e⁻ sin parear forma complejos que pueden aceptar un par de e⁻ de otros substratos sin violar el Principio de Exclusión de Pauli
3) La restricción de *spin* puede violarse mediante la adición de e⁻ al O_2 paso a paso. La reducción univalente del O_2 involucra la producción de especies parcialmente reducidas de O_2

Es importante aclarar que los iones (un ion es un átomo o grupo de átomos cargado eléctricamente), no son necesariamente radicales libres. Si como consecuencia de la pérdida o ganancia de e⁻ no quedan e⁻ desapareados y solo se afecta la caga eléctrica se forma un ión y no un radical. Ejemplo, si un átomo de sodio al cual corresponde una distribución electrónica $1s^2\ 2s^2p^6\ 3s^1$ pierde un electrón se forma el catión Na^+ porque el número de protones en el núcleo es superior al número de e⁻ en una unidad, pero al perderse el e⁻ del orbital más externo el resto de los e⁻ quedan pareados por tanto el catión Na^+ no es un radical libre.

1.3. Contribución del estudio de las Especies Reactivas de Oxígeno a la práctica médica

El interés de la comunidad científica por las alteraciones provocadas por un incremento del EO ha aumentado de forma considerable durante los últimos años. El estudio de las ERO ha sido de gran significación para la práctica médica, fundamentalmente por el aporte de nuevos conocimientos acerca de la etiología de diversas enfermedades, en la medida que:

- Se descubre cómo SUSTANCIAS ANTIOXIDANTES son efectivas en el tratamiento de estos desórdenes
- Cómo fármacos, de eficacia comprobada en diferentes enfermedades, poseen propiedades ANTIOXIDANTES
- Cómo el ambiente redox regula los mecanismos de señalización fisiológicos

La repercusión de las investigaciones sobre esta temática se evidencia en el número de artículos sobre RL y antioxidantes publicados en las bases de datos de perfil biomédico (Fig. 1.I.3).

Además, el estudio de las ERO ha ayudando a comprender mejor muchas condiciones de salud, desarrollar nuevas terapias y diseñar estrategias preventivas. Aquí se presentan algunas de las razones clave por las cuales el estudio de las ERO es de gran significación para la medicina:

1. Entendimiento del EO y su relación con enfermedades crónicas: Las ERO, cuando están en desequilibrio con el sistema antioxidante, pueden causar EO,

que se asocia con daño celular y la aparición de enfermedades crónicas como enfermedades cardiovasculares, cáncer, diabetes y enfermedades neurodegenerativas como el Alzheimer y el Parkinson. Comprender el papel de las ERO en estas condiciones ha permitido a los médicos y científicos identificar nuevos objetivos para intervenciones médicas y desarrollar tratamientos que reduzcan el daño oxidativo.

2. Desarrollo de terapias antioxidantes: El conocimiento de cómo las ERO afectan las células ha llevado al desarrollo de terapias antioxidantes. Si bien la eficacia de los antioxidantes suplementarios es un tema de debate, el estudio de las ERO ha inspirado nuevas estrategias para reducir el EO. Por ejemplo, se han diseñado antioxidantes dirigidos a la mitocondria para tratar enfermedades relacionadas con el EO.

3. Aplicaciones en el tratamiento de enfermedades inflamatorias: Las ERO desempeñan un papel en la respuesta inflamatoria. Estudios han mostrado que el EO puede amplificar la inflamación, y controlar estas especies puede ayudar a manejar enfermedades inflamatorias crónicas como la artritis reumatoide y la enfermedad inflamatoria intestinal. El conocimiento de las ERO ha llevado a la exploración de tratamientos antiinflamatorios que también apunten al EO.

4. Implicaciones para la oncología: Las ERO pueden ser un factor en el inicio y la progresión del cáncer, pero también pueden ser utilizadas para el tratamiento. Algunos tratamientos oncológicos, como la radioterapia y ciertas quimioterapias, generan ERO para destruir células cancerosas. El estudio de las ERO ha ayudado a comprender cómo estos tratamientos pueden ser efectivos y cómo mejorar su eficacia minimizando el daño a las células normales.

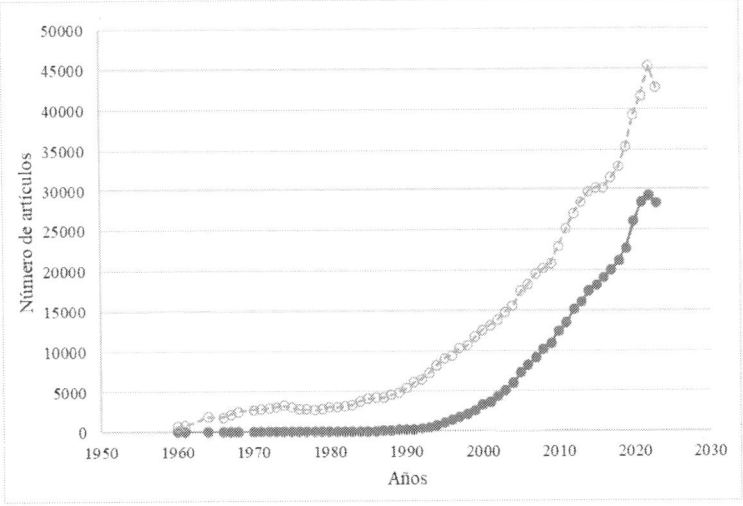

Fig. 1.I.3. Número de artículos científicos publicados sobre la temática *estrés oxidativo* (círculos rellenos) y *antioxidantes* (círculos huecos) en los últimos años en la base de datos MedLine (PubMed).

5. Contribuciones a la medicina preventiva y estilos de vida saludables: Comprender las ERO y el EO ha puesto de manifiesto la importancia de la dieta y el estilo de vida en la prevención de enfermedades. Dietas ricas en antioxidantes naturales, como frutas y verduras, pueden ayudar a mantener un equilibrio saludable de ERO y antioxidantes, reduciendo el riesgo de ciertas enfermedades. Este conocimiento ha contribuido a recomendaciones dietéticas y de estilo de vida para mejorar la salud general.
6. Exploración de la relación entre EO y envejecimiento: El EO es un factor en el proceso de envejecimiento. Comprender su papel en el envejecimiento celular y en enfermedades asociadas con la vejez puede abrir la puerta a intervenciones que promuevan la longevidad y mejoren la calidad de vida en personas mayores.

En resumen, el estudio de las ERO ha proporcionado a la práctica médica una comprensión más profunda de los mecanismos subyacentes a muchas enfermedades y procesos fisiológicos. Esta comprensión ha llevado a innovaciones en tratamiento, prevención y estrategias para promover la salud a largo plazo.

1.4. Especies reactivas del oxígeno de interés biológico. Principales características

1.4.1. Especies radicalarias

Dentro de las especies radicalarias de mayor interés desde el punto de vista biológico están el anión radical superóxido ($O_2^{\bullet-}$), radical hidroxilo ($HO^{\bullet}$), óxido nítrico ($^{\bullet}NO$), radical dióxido de nitrógeno ($^{\bullet}NO_2$), radical hidroperoxilo ($HO_2^{\bullet}$), radical alquil peroxilo ($RO_2^{\bullet}$) y radical alcoxilo ($RO^{\bullet}$).

Radical anión superóxido ($O_2^{\bullet-}$): Se forma a partir de una molécula de oxígeno en presencia de una cantidad de energía suficiente que le permita adquirir un electrón suplementario. Esta especie es producida por un gran número de enzimas, por reacciones de auto-oxidación y por transferencia no enzimática de e^- provenientes de la reducción molecular univalente del oxígeno. El $O_2^{\bullet-}$ formado *in vivo*, con un t½ del orden de los milisegundos, se dismuta por la SOD con una rápida constante de reacción, o por vía no enzimática, en H_2O_2. La reactividad del $O_2^{\bullet-}$ es débil, pero puede penetrar las membranas biológicas y causar daños a blancos específicos.[11] Además de los procesos de dismutación anteriormente mencionados, el $O_2^{\bullet-}$ es capaz de reaccionar con el ácido ascórbico con una constante de velocidad de $2,7 \cdot 10^5$ $M^{-1} \cdot s^{-1}$ a pH=7.[12]

Aunque es cuatro órdenes inferiores a la velocidad de reacción de la SOD, la concentración de ascorbato *in vivo* es generalmente cuatro órdenes superiores a la de SOD, todo ello hace factible la transformación de este radical al radical semidehidroascorbato, el cual es muy poco reactivo e incapaz de causar daños biológicos significativos.[13] También el $O_2^{\bullet-}$ puede reaccionar con grupos sulfihidrilos (-SH), aunque la velocidad de esta reacción ($<10^3$ $M^{-1}\cdot s^{-1}$) es usualmente muy baja.[14] Adicionalmente, la reacción del $O_2^{\bullet-}$ con el glutatión produce radicales sulfurados más lesivos a la célula que el propio $O_2^{\bullet-}$.[15]

Bajo condiciones de sobreproducción y agotamiento de sus secuestradores, el $O_2^{\bullet-}$ puede interactuar con los -SH de las proteínas y enzimas de su vecindad e inactivarlas, agotar el glutatión[16,17] e iniciar una cascada de eventos oxidativos que tienen como componente crítico la reacción de Haber-Weiss[18] (ver sección 1, epígrafe 2.2). Puede además movilizar el hierro de las reservas intracelulares de ferritina y reaccionar con el hierro férrico para formar el radical perferrilo.[16]

Radical Hidroxilo (HO•): Es el radical más reactivo encontrado en los sistemas biológicos.[19,20] Tiene la capacidad de reaccionar con casi todas las moléculas biológicas con constantes de velocidad del orden de 10^9-10^{10} $M^{-1}\cdot s^{-1}$. Se forma esencialmente a partir de $O_2^{\bullet-}$ y H_2O_2, a través de las reacciones de Haber-Weiss y Fenton,[21] las que requieren trazas de metales de transición como catalizadores (véase sección 1, epígrafe 2.2). En este caso el hierro juega el papel protagónico *in vivo*.[1] No existen secuestradores específicos *in vivo* para esta especie radicálica. La metalotioneína plasmática tiene una constante de reacción con HO• mayor que 10^{10} $M^{-1}\cdot s^{-1}$. Sin embargo, sus concentraciones séricas son muy bajas comparadas con la albúmina cuya constante de reacción es de similar magnitud y por tanto más efectiva. También la glucosa, con una constante de reacción de 10^9 $M^{-1}\cdot s^{-1}$ puede ser más efectiva como secuestradora que la metalotioneína por estar presente en concentraciones de 4,5 mM. Por otra parte, la hipótesis de que los fármacos antinflamatorios secuestran HO• en el sitio de inflamación es poco probable, porque estos medicamentos no alcanzan la concentración requerida para tal efecto,[20,22] a excepción de los salicilatos.[23]

La interacción de HO• con los ácidos grasos poliinsaturados (AGP), que componen los fosfolípidos de las membranas, son esenciales en el origen del daño oxidativo celular.[24] El HO• puede atacar un átomo de hidrógeno metilénico de un ácido graso y formar un radical lipídico (L•), como resultado queda un e^- sin parear en el átomo del carbono metilénico. Este radical sufre un reordenamiento molecular que produce un dieno conjugado que reacciona con el oxígeno molecular para dar lugar a un radical hidroperoxil lipídico (LOO•). Dicho radical extrae un átomo de hidrógeno del carbono del grupo metilénico del AGP adyacente, y forma otro L• y el hidroperóxido lipídico (LOOH).

El L• se combina con otra molécula de oxígeno (reacción en cadena), proceso conocido como peroxidación lipídica (POL) (véase sección 1, epígrafe 3.2.1) o, por otra parte, se une con otro L• para formar un complejo no reactivo, a expensas de la unión cruzada de los ácidos grasos de membrana, lo cual conduce a una disminución de la fluidez de la membrana.[25,26]

Radicales peroxilo y alcoxilo ($RO_2^{\bullet}$, RO•): Se forman típicamente como intermediarios, durante la ruptura de lípidos peroxidados en las reacciones radicalarias de la POL.[20] La formación de $RO_2^{\bullet}$ es el paso más importante de las reacciones de propagación en cadena durante la POL.[10,27] La peroxidación de la membrana produce pérdida de la fluidez, alteraciones en las funciones secretoras y de los gradientes iónicos.[28] Numerosos residuos químicos de estas reacciones, incluido el malondialdehído (MDA) pueden difundir del sitio donde se producen y provocar edema, alterar la permeabilidad vascular, desencadenar la reacción inflamatoria y la quimiotaxis, estimular la fosfolipasa A_2 (FLA_2) e inducir la liberación del ácido araquidónico (AA), con la subsiguiente formación de eicosanoides.[28] Por otra parte, se ha encontrado una estrecha relación entre la elevación de las concentraciones de algunos productos terminales de la POL, la activación de proto-oncogenes, la promoción de tumores y la modulación del sistema inmune.[29,30] Entre los secuestradores más importantes de los radicales $RO_2^{\bullet}$ y $RO^{\bullet}$ se encuentran el glutatión y la vitamina C (de fase acuosa) y la vitamina E y los β-carotenos (de fase lipídica). Este último solo actúa como antioxidante a bajas concentraciones de oxígeno.[22]

Oxido nítrico ($^{\bullet}NO$): El $^{\bullet}NO$ es un gas incoloro que posee un electrón no pareado deslocalizado entre el átomo de nitrógeno y el de O_2. El $^{\bullet}NO$ es relativamente poco estable en presencia de O_2 molecular con un $t^{1/2}$ de vida de aproximadamente 3-5 s.

El $NO_2\cdot$, el N_2O_3 y el N_2O_4 son agentes nitrantes poderosos con capacidad de formar nitrosaminas potencialmente carcinogénicas. El descubrimiento en 1987[31] de que el $^{\bullet}NO$ es una molécula que participa en la señalización y modula el tono vascular ha despertado un enorme interés en los efectos biológicos de esta molécula, la cual es reconocida actualmente como un mensajero químico nuevo para algunos tipos celulares, incluidas las neuronas.

$$2\ ^{\bullet}NO + O_2 \longrightarrow 2\ ^{\bullet}NO_2 \quad \text{Dióxido de nitrógeno}$$

$$^{\bullet}NO + NO_2 \longleftrightarrow N_2O_3 \quad \text{Trióxido de dinitrógeno}$$

$$N_2O_3 + H_2O \longrightarrow 2\ NO_2^- + 2\ H^+$$

$$2\ NO_2 \longleftrightarrow N_2O_4 \quad \text{Tetróxido de dinitrógeno}$$

$$N_2O_4 + H_2O \longrightarrow NO_2^- + NO_3^- + 2\ H^+$$

$$R_2NH + NOX \longrightarrow R_2N\text{-}NO \quad \text{Nitrosamina}$$

El $^{\bullet}NO$ se forma *in vivo* a partir del aminoácido L-arginina por acción de la enzima *óxido nítrico sintetasa* (NOS). Este proceso tiene lugar en las células del endotelio vascular, las neuronas y en los fagocitos activados.[32] EL $^{\bullet}NO$ también conocido como factor relajante derivado del endotelio, es un importante mediador de las respuestas vasculares inducidas por diferentes agentes farmacológicos como la bradicinina y la acetilcolina.[33] Una vez generado, el $^{\bullet}NO$ puede difundir localmente e interactuar con las moléculas blanco tales como la guanilato ciclasa, la enzima que cataliza la formación de $_cGMP$. El $^{\bullet}NO$ y el $_cGMP$ en conjunto comprenden un sistema de transducción de señales de espectro especialmente amplio. Las células del endotelio vascular pueden formar pequeñas cantidades de $O_2^{\bullet-}$ que pueden reaccionar con el $^{\bullet}NO$,[34] debatiéndose en la actualidad las consecuencias para las células de esta interacción.[35]

El $^{\bullet}NO$ puede interactuar con el $O_2^{\bullet-}$ en una reacción radical-radical para generar el anión peroxinitrito (**ONOO-**), en una reacción que transcurre con una velocidad de $6,7 \cdot 10^9$ $M^{-1} \cdot s^1$. El $ONOO^-$ puede ejercer su toxicidad directamente sobre las células[35,36] o descomponerse en otros productos tóxicos, que incluyen el $HO^{\bullet}$.[37]

$$O_2^{\bullet-} + {}^{\bullet}NO \longrightarrow ONOO^-\text{ Peroxinitrito}$$

$$ONOO^- + H^+ \longrightarrow \underset{\text{Ácido Peroxinitroso}}{ONOOH} \longrightarrow \underset{\text{Radical Hidroxilo}}{HO^{\bullet}} + {}^{\bullet}NO_2 + NO_2^+$$

1.4.2. Especies no radicalarias

Las especies no radicalarias de mayor interés biológico son: ácido hipocloroso (HOCl), anión peroxinitrito $ONOO^-$, peróxido de hidrógeno H_2O_2 y oxígeno singlete ($^1O_2$).

Peróxido de hidrógeno (H_2O_2): Se forma *in vivo* por dismutación del $O_2^{\bullet-}$ espontánea o enzimática (SOD y varias oxidasas en reacciones de oxidación-reducción durante el metabolismo celular).[33] A bajas concentraciones el H_2O_2 es poco reactivo, sin embargo, altas concentraciones pueden interactuar con los sistemas de generación de energía de las células e inactivarlas; por ejemplo, la gliceraldehído-3-fosfato deshidrogenasa.[20]

Además, el H_2O_2 es capaz de oxidar grupos -SH de proteínas[24] y causar ruptura de las hebras del ADN. Su efecto más nocivo es la formación de $HO^{\bullet}$ catalizado por metales de transición. Fisiológicamente el H_2O_2 se remueve por la acción de las enzimas glutatión peroxidasa (GPx) y catalasa (CAT). Algunos ceto-ácidos como el piruvato, aunque reaccionan lentamente, alcanzan concentraciones fisiológicas capaces de ofrecer protección *in vivo*.[22]

Ácido hipocloroso (HOCl): Es un potente agente oxidante formado por los neutrófilos activados en los sitios de inflamación, por la acción de la enzima mieloperoxidasa (MPO).[20] Este agente reacciona con los grupos -SH y aminos proteicos, y puede clorinar las bases purínicas del ADN. Uno de los blancos más importantes del HOCl *in vivo* es la α_1-antiproteinasa, proteína circulante inhibidora de proteasas de mayor relevancia, que protege a los tejidos de la acción de proteasas tales como la elastasa.[38]

El ácido ascórbico y la albúmina, a concentraciones fisiológicas, son poderosos inactivadores del HOCl. Se conoce que muchos fármacos antinflamatorios inactivan el HOCl *in vitro*, pero solo algunos logran las concentraciones fisiológicas para ejercer sus acciones *in vivo*.[22]

Durante la reacción inflamatoria los fagocitos activados utilizan diferentes ERO (HO•, H_2O_2, HClO, $^1O_2$, cloraminas) para la destrucción del contenido del fagosoma. El $O_2^{•-}$ se genera por activación de una NADPH oxidasa, a través de una proteína quinasa C y el AA liberado por la FLA_2;[39,40] el H_2O_2 por la dismutación espontánea o enzimática del $O_2^{•-}$.

Para la formación del HO• se requieren trazas de metales de transición (Fe^{2+}, Cu^+), por lo que su formación tiene lugar tras la penetración del H_2O_2 al interior de la bacteria, el cual libera el Fe^{2+} intrabacteriano. Una vía alternativa tiene lugar cuando el ataque del HOCl libera Fe^{2+} de la bacteria a la vacuola fagocítica. Los neutrófilos y otras células fagocíticas no contienen Fe catalítico capaz de formar HO•[41] y, de hecho, secretan al medio la proteína de unión a Fe^{2+}, lactoferrina, para minimizar las reacciones radicalarias dependientes de Fe en su entorno.[22]

Por otra parte, la enzima MPO cataliza, en presencia de H_2O_2 y Cl^-, la formación de derivados halogenados tóxicos tales como el HClO. El HClO reacciona con aminas o el ion amonio para formar *cloraminas* (ver sección 1, epígrafe 2.4). Además, en presencia de H_2O_2 y Cl^- tiene lugar la formación de $^1O_2$. También, a partir del HClO se puede generar el HO• a través de reacciones con el $O_2^{•-}$ o el Fe^{2+}.

$$HClO + O_2^{•-} \rightarrow HO^• + Cl^- + O_2 \:/\: HClO + Fe^{2+} \rightarrow HO^• + Cl^- + Fe^{3+}$$

El *oxígeno singlete* ($^1O_2$) es una forma energeticamente excitadas del oxígeno molecular (O_2), con dos electrones apareados en los orbitales de energía más alta, π^* 2p. Es menos estable que el oxígeno triplete normal. El oxígeno singlete tiene una alta capacidad oxidativa, lo que le permite reaccionar con lípidos, proteínas y ácidos nucleicos, causando peroxidación lipídica, modificación de proteínas y daño al ADN. Este daño oxidativo está implicado en el envejecimiento de la piel y en diversas enfermedades degenerativas, inflamatorias, oculares y cutáneas.[42,43]

   •Ö:Ö•   Ö::Ö   •Ö:Ö:⁻   1: Oxígeno triplete
    1   **2**   **3**   2: **Oxígeno singlete**
                                              3: Radical anión superóxido

1.5. Nomenclatura de las ERO

La nomenclatura utilizada para denotar las ERO no está del todo unificada por la organización internacional que se ocupa de la armonización (*International Union of Pure and Applied Chemistry*, IUPAC), para estos casos las sociedades internacionales que se ocupan del estudio de las ERO han sugerido algunas reglas generales.

Para el caso de los radicales libres, se utilizará un punto como supra índice que se colocará sobre el átomo donde el radical este centrado y este precederá la carga del átomo si es que la posee. Por ejemplo: $O_2^{\bullet-}$, $HO^{\bullet}$. A continuación, se relaciona una selección de nombres de ERO y otros términos familiares al trabajo en el tema (Tab. 1.I.1).

Tabla 1.I.1 Relación de símbolos y nombres de ERO y otros compuestos químicos seleccionados de interés para el estudio del ambiente redox.

ERO		
Símbolo	**Nombre común**	**Nombre sistemático**
H_2O_2	Peróxido de hidrógeno	Dihibridodióxido
$H_3C^{\bullet}$	Radical metilo	
$HO^{\bullet}$	Radical hidroxilo	Hidridooxígeno
$HOCl$	Ácido hipocloroso	Hidrogenoxidoclorato
N_2O	Óxido nitroso	Monóxido de dinitrógeno
$^{\bullet}NO$	Óxido nítrico	Óxidonitógeno ($\bullet$)
NO_2^-	Nitrito	Dióxidonitrato (1-)
$^{\bullet}NO_2$	Dióxido de nitrógeno	Dióxidonitrógeno ($\bullet$)
NO_3^-	Nitrato	Trióxidonitrato (-)
$^{\bullet}NO_3$	Trióxido de nitrógeno	Trióxidonitrógeno ($\bullet$)
$O_2^{\bullet-}$	Anión radical superóxido	Dióxido ($\bullet$1-)
$^1O_2$	Oxígeno singlete	
O_3	Ozono	Trioxígeno
OCl^-	Hipoclorito	Oxidoclorato (1-)
$ONOO^-$	Peroxinitrito	Oxidoperoxidonitrato (1-)
$ONOOH$	Acido peroxinitroso	Hidrógeno-peroxinitrato

OTRAS ABREVIATURAS DE INTERÉS GENERAL			
Símbolo / abreviatura	**Nombre**	**Símbolo / abreviatura**	**Nombre**
Asc	Ascorbato (en general)	GSSG	Glutatión oxidado
$AscH^-$	Mono anión ascorbato	GST	Glutatión S transferasa
$Asc^{\bullet-}$	Radical ascorbato	LDL	Lipoproteína de baja densidad
CAT	Catalasa	MDA	Malondialdehído
Desferal®	Desferroxamina mesilato	NOS	Óxido nítrico sintasa
DMPO	5,5-dimetil-pirroline-1-óxido	$^1O_2$	Oxígeno singlete
DTPA DE-TAPAC	Ácido dietilen-triamino penta-acético	OH^-	Anión hidróxido
EDTA	Ácido e tilendiamino tetracético	Prx	Peroxiredoxina
EPR	Resonancia paramagnética de electrones	PUFA	Ácidos grasos polinsaturados
ERO	Especies Reactivas del Oxígeno	$RO^{\bullet}$	Radical alcohoxilo
ESR	Resonancia de spin electrónico	$ROO^{\bullet}$	Radical alquilperoxilo

Símbolo / abreviatura	Nombre	Símbolo / abreviatura	Nombre
GPx	Glutatión peroxidasa	ROOH	Alquil hidroperóxido
GR	Glutatión disulfuro reductasa	GST	Glutatión S transferasa
GRx	Gluta redoxina	SOD	Superóxido dismutasa
GS•	Radical glutatil	ECSOD	SOD extracelular
GSH	Glutatión reducido	TBARS	Productos Reactivos con el ácido tiobarbitúrico
		Trx	Tioredoxina

Bibliografía Sección 1. Capítulo I.

1. Gutteridge JM, Halliwell B. Iron toxicity and oxygen radicals. *Baillieres Clin Haematol.* Apr 1989;2(2):195-256.
2. Gerschman R, Gilbert DL, Nye SW, Dwyer P, Fenn WO. Oxygen poisoning and x-irradiation: a mechanism in common. *Science.* May 7 1954;119(3097):623-626.
3. Babior BM, Kipnes RS, Curnutte JT. Biological defense mechanisms. The production by leukocytes of superoxide, a potential bactericidal agent. *J Clin Invest.* Mar 1973;52(3):741-744.
4. McCord JM, Fridovich I. The biology and pathology of oxygen radicals. *Ann Intern Med.* Jul 1978;89(1):122-127.
5. Sies H. *Oxidative Stress.* London: Academic Press; 1985.
6. Furchgott RF, Zawadzki JV. The obligatory role of endothelial cells in the relaxation of arterial smooth muscle by acetylcholine. *Nature.* Nov 27 1980;288(5789):373-376.
7. Jones DP. Redefining oxidative stress. *Antioxid Redox Signal.* Sep-Oct 2006;8(9-10):1865-1879.
8. Sies H. Oxidative eustress: On constant alert for redox homeostasis. *Redox Biol.* May 2021;41:101867.
9. Sies H. Oxidative eustress: the physiological role of oxidants. *Sci China Life Sci.* Aug 2023;66(8):1947-1948.
10. Halliwell B GJMC. *Free Radicals in Biology and Medicine.* 2nd ed. Oxford: Clarendon Press; 1989.
11. Fridovich I. Superoxide dismutases. An adaptation to a paramagnetic gas. *J Biol Chem.* May 15 1989;264(14):7761-7764.
12. Nishikimi M. The generation of superoxide anion in the reaction of tetrahydropteridines with molecular oxygen. *Arch Biochem Biophys.* Jan 1975;166(1):273-279.
13. Cabelli DE, Allen D, Bielski BH, Holcman J. The interaction between Cu(I) superoxide dismutase and hydrogen peroxide. *J Biol Chem.* Jun 15 1989;264(17):9967-9971.
14. Aruoma OI, Halliwell B, Hoey BM, Butler J. The antioxidant action of N-acetylcysteine: its reaction with hydrogen peroxide, hydroxyl radical, superoxide, and hypochlorous acid. *Free Radic Biol Med.* 1989;6(6):593-597.
15. Schoneich C, Asmus KD, Dillinger U, von Bruchhausen F. Thiyl radical attack on polyunsaturated fatty acids: a possible route to lipid peroxidation. *Biochem Biophys Res Commun.* May 30 1989;161(1):113-120.
16. Brent JA, Rumack BH. Role of free radicals in toxic hepatic injury. I. Free radical biochemistry. *J Toxicol Clin Toxicol.* 1993;31(1):139-171.
17. Brent JA, Rumack BH. Role of free radicals in toxic hepatic injury. II. Are free radicals the cause of toxin-induced liver injury? *J Toxicol Clin Toxicol.* 1993;31(1):173-196.
18. Kehrer JP. The Haber-Weiss reaction and mechanisms of toxicity. *Toxicology.* Aug 14 2000;149(1):43-50.
19. Grisham MB, Granger DN. Neutrophil-mediated mucosal injury. Role of reactive oxygen metabolites. *Dig Dis Sci.* Mar 1988;33(3 Suppl):6S-15S.
20. Aruoma OI. Characterization of drugs as antioxidant prophylactics. *Free Radic Biol Med.* 1996;20(5):675-705.
21. Goldstein S, Meyerstein D, Czapski G. The Fenton reagents. *Free Radic Biol Med.* Oct 1993;15(4):435-445.
22. Halliwell B, Gutteridge JM. Role of free radicals and catalytic metal ions in human disease: an overview. *Methods Enzymol.* 1990;186:1-85.
23. Grootveld M, Halliwell B. 2,3-Dihydroxybenzoic acid is a product of human aspirin metabolism. *Biochem Pharmacol.* Jan 15 1988;37(2):271-280.
24. McCord JM. Superoxide dismutase: rationale for use in reperfusion injury and inflammation. *J Free Radic Biol Med.* 1986;2(5-6):307-310.
25. Fulbert JC, Cals MJ. [Free radicals in clinical biology. Origin, pathogenic effect and defense mechanisms]. *Pathol Biol (Paris).* Jan 1992;40(1):66-77.

26. Ungemach FR. Pathobiochemical mechanisms of hepatocellular damage following lipid peroxidation. *Chem Phys Lipids.* Nov-Dec 1987;45(2-4):171-205.
27. Gardner HW. Oxygen radical chemistry of polyunsaturated fatty acids. *Free Radic Biol Med.* 1989;7(1):65-86.
28. Southorn PA, Powis G. Free radicals in medicine. I. Chemical nature and biologic reactions. *Mayo Clin Proc.* Apr 1988;63(4):381-389.
29. Cheeseman KH. Mechanisms and effects of lipid peroxidation. *Mol Aspects Med.* 1993;14(3):191-197.
30. Xiao L, Xian M, Zhang C, Guo Q, Yi Q. Lipid peroxidation of immune cells in cancer. *Front Immunol.* 2023;14:1322746.
31. Palmer RM, Ferrige AG, Moncada S. Nitric oxide release accounts for the biological activity of endothelium-derived relaxing factor. *Nature.* Jun 11-17 1987;327(6122):524-526.
32. Moncada S, Palmer RM, Higgs EA. Nitric oxide: physiology, pathophysiology, and pharmacology. *Pharmacol Rev.* Jun 1991;43(2):109-142.
33. Aruoma OI. Nutrition and health aspects of free radicals and antioxidants. *Food Chem Toxicol.* Jul 1994;32(7):671-683.
34. Huie RE, Padmaja S. The reaction of no with superoxide. *Free Radic Res Commun.* 1993;18(4):195-199.
35. Beckman JS, Beckman TW, Chen J, Marshall PA, Freeman BA. Apparent hydroxyl radical production by peroxynitrite: implications for endothelial injury from nitric oxide and superoxide. *Proc Natl Acad Sci U S A.* Feb 1990;87(4):1620-1624.
36. Gantner BN, LaFond KM, Bonini MG. Nitric oxide in cellular adaptation and disease. *Redox Biol.* Jul 2020;34:101550.
37. Hogg N, Darley-Usmar VM, Wilson MT, Moncada S. Production of hydroxyl radicals from the simultaneous generation of superoxide and nitric oxide. *Biochem J.* Jan 15 1992;281 (Pt 2)(Pt 2):419-424.
38. Weiss SJ. Tissue destruction by neutrophils. *N Engl J Med.* Feb 9 1989;320(6):365-376.
39. Henderson LM, Chappell JB, Jones OT. Superoxide generation is inhibited by phospholipase A2 inhibitors. Role for phospholipase A2 in the activation of the NADPH oxidase. *Biochem J.* Nov 15 1989;264(1):249-255.
40. Nakamura Y, Ohtaki S, Makino R, Tanaka T, Ishimura Y. Superoxide anion is the initial product in the hydrogen peroxide formation catalyzed by NADPH oxidase in porcine thyroid plasma membrane. *J Biol Chem.* Mar 25 1989;264(9):4759-4761.
41. Kaur H, Fagerheim I, Grootveld M, Puppo A, Halliwell B. Aromatic hydroxylation of phenylalanine as an assay for hydroxyl radicals: application to activated human neutrophils and to the heme protein leghemoglobin. *Anal Biochem.* Aug 1 1988;172(2):360-367.
42. Murotomi K, Umeno A, Shichiri M, Tanito M, Yoshida Y. Significance of Singlet Oxygen Molecule in Pathologies. *Int J Mol Sci.* Feb 1 2023;24(3).
43. Fujii J, Soma Y, Matsuda Y. Biological Action of Singlet Molecular Oxygen from the Standpoint of Cell Signaling, Injury and Death. *Molecules.* May 14 2023;28(10).

Sección 1. Especies Reactivas de Oxígeno y Estrés Oxidativo
Capítulo II

Fuentes y Mecanismos Generadores de Especies Reactivas de Oxígeno

2.1. Cadena de transporte electrónico mitocondrial

Más del 95% de todo el O_2 consumido por las células eucariotas es reducido por 4 e^- para rendir 2 moléculas de H_2O por la cadena de transporte electrónico mitocondrial, y así obtener ATP en un proceso conocido por fosforilación oxidativa. La mitocondria es la fuente más importante de ERO en la célula.[1] Existen dos fuentes de generación de $O_2^{\bullet-}$ en la cadena transportadora de e^-:

1) El RL parcialmente reducido ubisemiquinona ($^{\bullet}QH$) que se forma por la reducción de la ubiquinona por un electrón. La ubisemiquinona interactúa con el O_2 para producir $O_2^{\bullet-}$. Este mecanismo es el principal responsable de la producción de ERO en la mitocondria.

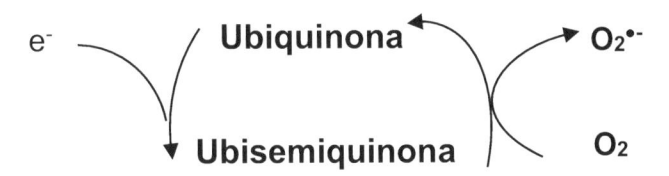

2) El otro mecanismo de producción de $O_2^{\bullet-}$ en la mitocondria es el que involucra la flavoproteína NADH deshidrogenasa. El grupo flavina de esta enzima es reducido durante el transporte electrónico al radical flavina semiquinona que al reaccionar con el O_2 produce $O_2^{\bullet-}$ en una reacción similar a la de la ubisemiquinona.

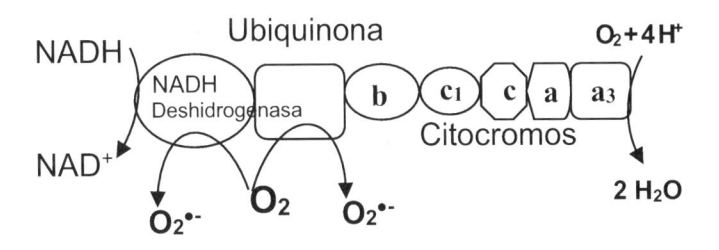

2.2. Iones de metales de transición (Reacciones de Fenton y Haber-Weiss)

A pesar de que tanto el $O_2^{\bullet-}$ como el H_2O_2 son relativamente poco reactivos, ambos pueden interactuar con iones de metales de transición como el hierro y el cobre para producir el extremadamente reactivo $HO^{\bullet}$.[2]

$$O_2^{\bullet-} + Fe^{3+} \longrightarrow O_2 + Fe^{2+} \quad \text{Reacción de Fenton}$$
$$H_2O_2 + Fe^{2+} \longrightarrow HO^{\bullet} + OH^- + Fe^{3+}$$
$$\overline{O_2^{\bullet-} + H_2O_2 \xrightarrow{Fe/Cu} HO^{\bullet} + OH^- + O_2}$$

Reacción de Haber-Weiss

Los hechos siguientes evidencian la amenaza potencial de estos mecanismos generadores del radical $HO^{\bullet}$:

1. Todas las células presentan mecanismos de detoxificación tanto del $O_2^{\bullet-}$ como del H_2O_2
2. Las células cuentan con mecanismos secuestradores de metales de transición para prevenir la participación de los mismos en las reacciones redox generadoras de $HO^{\bullet}$

El hierro contiene e⁻ desapareados y puede ser considerado como un radical.[3] Entre las reacciones químicas dependientes de hierro, aquellas relacionadas con la peroxidación de lípidos han sido ampliamente estudiadas. Como especies responsables de la iniciación de las reacciones en cadena se han propuesto tanto al $HO^{\bullet}$ como a hierro-oxo-especies,[4] tales como el ion perferrilo (Fe^{2+}-$O_2 \leftrightarrow Fe^{3+}$-$O_2^{\bullet-}$), el ion ferrilo ($FeO_2^+$) o el complejo Fe^{2+}-O_2-Fe^{3+}. En la etapa de propagación el hierro incrementa la velocidad de oxidación de lípidos a través de la conversión de los LOOH en radicales $RO^{\bullet}$ o $RO_2^{\bullet}$.

La posibilidad de ocurrencia de estas reacciones *in vivo* ha sido demostrada recientemente. A nivel fisiológico se mantiene un extricto control sobre los mecanismos de absorción, trasporte y almacenamiento de hierro. Es muy probable que las alteraciones de estos mecanismos este muy relacionada con la fisiopatologia de diversas enfermedades, desde infecciosas hasta crónicas. La posibilidad de intervención con agentes quelantes de hierro en algunas patologías es también muy interesante. Es por lo anterior que más adelante profundizaremos en los mecanismos homeostáticos del hierro y el cobre.

En los últimos años se ha definido la **ferroptosis** como un tipo de muerte celular programada distinta de la apoptosis, la necrosis y otros mecanismos de muerte celular conocidos.[5] A diferencia de otros tipos de muerte celular, la ferroptosis está estrechamente vinculada con el metabolismo del hierro y el EO, y se caracteriza por la acumulación de ERO, especialmente en lípidos.

Características clave de la ferroptosis:

- Acumulación de hierro: La ferroptosis está asociada con la sobrecarga de hierro en las células. El hierro libre puede catalizar la foramciónn de RL, incrementando el EO.
- Peroxidación lipídica: Un sello distintivo de la ferroptosis es el daño oxidativo a los lípidos, especialmente a los fosfolípidos que contienen AGPI. Esta POL conduce a la disfunción de la membrana celular y eventualmente a la muerte celular.
- Falla de los sistemas antioxidantes: En la ferroptosis, los mecanismos antioxidantes celulares, como el sistema de glutatión y la actividad de la enzima glutatión peroxidasa 4 (GPX4), se ven comprometidos. GPX4 es esencial para reducir la POL, y su pérdida o disfunción puede desencadenar ferroptosis.

Implicaciones para la salud:[6]

La ferroptosis es un campo de investigación emergente con implicaciones significativas para la salud y la enfermedad. Aquí están algunas de las principales áreas donde la ferroptosis tiene impacto:

1. Cáncer:[7] En oncología, la ferroptosis se ha estudiado como un mecanismo para inducir la muerte de células cancerosas que son resistentes a otros tratamientos, como la quimioterapia y la radioterapia. Algunas terapias experimentales están diseñadas para promover la ferroptosis en células cancerosas, lo que podría ser una estrategia efectiva para tratar ciertos tipos de cáncer.

2. Enfermedades neurodegenerativas:[8] La ferroptosis puede estar involucrada en enfermedades neurodegenerativas como el Alzheimer y el Parkinson. El cerebro es particularmente vulnerable al EO y al daño por hierro, por lo que el desequilibrio en la regulación del hierro y la protección antioxidante podría contribuir al desarrollo y progresión de estas enfermedades.

3. Enfermedades cardiovasculares: La ferroptosis también se ha relacionado con enfermedades cardiovasculares, como la isquemia-reperfusión y la miocardiopatía. El EO y el daño celular inducido por la ferroptosis pueden agravar el daño cardíaco y vascular.

4. Daño por isquemia-reperfusión: En condiciones como el accidente cerebrovascular y el infarto de miocardio, la ferroptosis puede ser un mecanismo que contribuye al daño celular después de la reintroducción del flujo sanguíneo. Esto plantea la posibilidad de que la inhibición de la ferroptosis pueda reducir el daño en estas situaciones.

El estudio de la ferroptosis ha ampliado la comprensión de los mecanismos de muerte celular y sus implicaciones para la salud humana.[6] A medida que los investigadores descubren más sobre este proceso, se abren nuevas oportunidades para desarrollar tratamientos innovadores para una variedad de enfermedades. Además, comprender cómo prevenir o controlar la ferroptosis podría ser clave para mejorar la salud y la longevidad.

2.3. Fagocitos activados en reacciones inflamatorias

El proceso inflamatorio es otra fuente bien documentada de generación de ERO. Células como los macrófagos y los neutrófilos producen $O_2^{\bullet-}$, H_2O_2 y HOCl durante la explosión respiratoria como mecanismo de defensa del hospedero frente a los microorganismos invasores. Sin embargo, estos agentes oxidantes pueden dañar las células del hospedero y son responsables del daño tisular asociado con las enfermedades inflamatorias crónicas. Las enzimas NADPH oxidasa y MPO son las fuentes principales de estas ERO en los fagocitos activados como se muestra en la Fig. 1.II.1.[9]

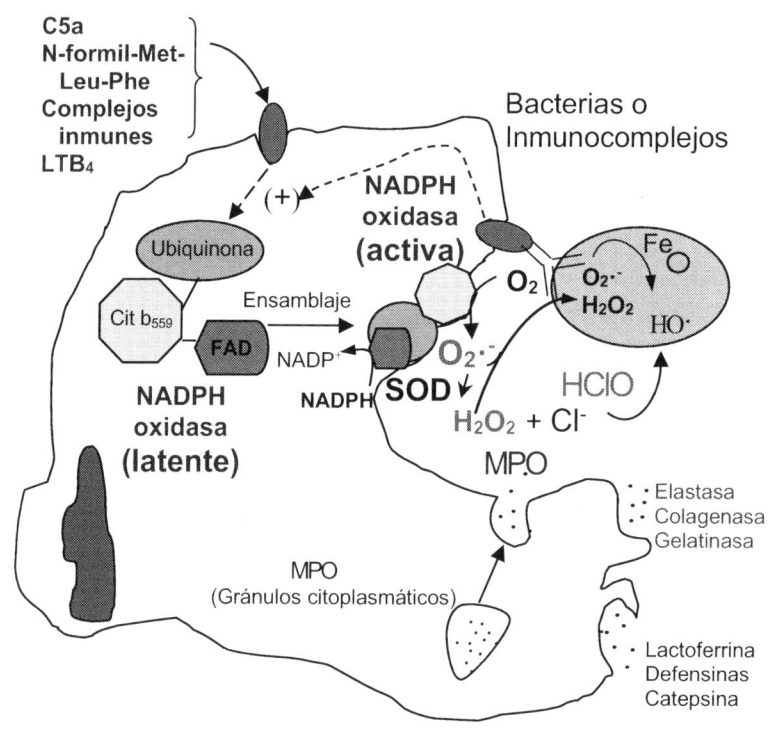

Fig. 1.II.1. Producción de ERO por los fagocitos activados. Las enzimas NADPH oxidasa y mieloperoxidasa (MPO), específicas de fagocitos, son responsables de la producción de ERO durante la reacción inflamatoria.

2.4. Reacciones bioquímicas de oxidación/reducción dependientes de O_2 en el metabolismo celular

Muchos autores consideran que las reacciones de oxidación-reducción generadoras de ERO que ocurren en el metabolismo celular normal son «accidentes del metabolismo». Numerosas enzimas son capaces de producir especies parcialmente reducidas de oxígeno con una elevada reactividad durante la catálisis. Dentro de ellas sobresalen la monoamino oxidasa, las ciclooxigenasas y lipooxigenasas, la xantina oxidasa, aminoácido oxidasas, óxido nítrico sintasa, entre otras.

2.4.1 Monoamino Oxidasa

La Monoamino Oxidasa (MAO) es una enzima que contiene flavina localizada en la membrana externa de la mitocondria y se encuentra ampliamente distribuida en el organismo. La MAO es una enzima clave en el catabolismo de la dopamina y otras catecolaminas en el sistema nervioso, tanto central como periférico. Esta enzima produce la desaminación oxidativa de catecolaminas a sus correspondientes aldehídos, los que son convertidos por la aldehído deshidrogenasa en ácidos o por la aldehído reductasa en glicoles. La MAO forma H_2O_2 como subproducto de la reacción que cataliza. Este mecanismo generador ha sido sugerido como un evento muy importante en la fisiopatología de la enfermedad de Parkinson, una enfermedad neurodegenerativa asociada con la pérdida selectiva de neuronas dopaminérgicas.

Es importante destacar que inhibidores de la MAO, específicamente de la MAO-B, como la selegilina (Deprenyl®) reducen el EO en modelos animales y en pacientes con enfermedad de Parkinson, lo que sugiere que la actividad de la MAO es un proceso generador de ERO en esta patología. La Fig. 1.II.2 muestra el catabolismo de la dopamina por la MAO y la Catecol-o-metil-transferasa (COMT), así como la autooxidación de dopamina en presencia de Fe^{3+}. Este último mecanismo generador de ERO ha sido considerado también de gran importancia como evento fisiopatológico involucrado en la neurodegeneración asociada a la enfermedad de Parkinson.[10]

2.4.2 Xantina Oxidasa

La xantina oxidorreductasa (XOR) consta de dos formas diferentes, xantina deshidrogenasa (XDH) y xantina oxidasa (XO), y es una enzima limitante de la velocidad de producción de ácido úrico a partir de hipoxantina y xantina. El ácido úrico es el producto final del metabolismo de las purinas en humanos y tiene un poderoso efecto antioxidante. Se cree que la falta de ácido ascórbico, en los hominoides causa un aumento compensatorio del ácido úrico como antioxidante por una mutación genética no funcional de la uricasa a un pseudogén. Debido a que la XO participa en un aumento de las ERO al generar superóxido y peróxido de hidrógeno, la activación inadecuada de XOR promueve la lesión tisular relacionada con el EO. La actividad plasmática elevada de de XOR se asocia con obesidad, tabaquismo, disfunción hepática, hiperuricemia, dislipidemia, resistencia a la insulina y adipocinas, lo que la situa como un nuevo biomarcador de trastornos metabólicos. Sin embargo, la actividad XOR en el tejido adiposo es baja en humanos a diferencia de los roedores, y el tejido adiposo humano secreta hipoxantina. La concentración de hipoxantina, pero no de xantina, se asocia de forma independiente con la obesidad en la población, lo que indica una regulación diferencial de hipoxantina y xantina. El tratamiento con un inhibidor de XOR puede disminuir el ácido úrico para prevenir la gota, reducir la producción de ERO relacionadas con XO y promover la reutilización de hipoxantina y la producción de ATP a través de la vía de rescate. Recientemente se ha sugerido que la interrupción de un inhibidor de XOR causa resultados cardiovasculares adversos como el síndrome de abstinencia del inhibidor de XOR, posiblemente debido a una alteración de la conducción y contracción cardíaca por una producción reducida de ATP.[11]

La enzima XO es una fuente de $O_2^{\bullet-}$ durante la reperfusión de tejidos isquémicos cuando el O_2 en lugar del NAD actúa como aceptor de electrones. Normalmente, los dos últimos pasos en el catabolismo del ATP hasta la formación de ácido úrico son catalizados por la XDH, sin embargo, en condiciones de fallo energético y elevadas concentraciones de calcio intracelular, la XDH es convertida en XO por proteasas dependientes de calcio como la calpaína, o por oxidación de grupos sulfihidrilos. La actividad de la XO está asociada a la producción de RL (Fig. 1.II.3).[12]

2.4.3. Ciclooxigenasas y Lipooxigenasas

El ácido araquidónico es convertido por las ciclooxigenasas y lipooxigenasas en una gran variedad de metabolitos activos biológicamente. Estos metabolitos, denominados en su conjunto eicosanoides, son potentes mensajeros que modulan la función celular y están involucrados en numerosos procesos fisiopatológicos (p.ej.: la inflamación).

Unido a los mecanismos generadores de ERO anteriormente señalados, es también conocida la activación dependiente de Ca^{2+} de la FLA_2 que conducen a la liberación de AA. El posterior metabolismo del AA tiene lugar por la acción de las enzimas lipooxigenasas y ciclooxigenasas hasta la formación de eicosanoides, durante estas reacciones se producen ERO (Fig. 1.II.4).[13]

2.4.4. Óxido Nítrico Sintasas

La formación del RL •NO es catalizada por la NOS. Existen 3 isoformas de la NOS: 1) la NOS neuronal (nNOS, NOS1), una isoforma constitutiva que se localiza en las neuronas; 2) la isoforma inducible (iNOS, NOS2) que se induce en células microgliales/macrófagos, astrocitos y células endoteliales; y 3) una isoforma constitutiva que se localiza específicamente en el endotelio (eNOS, NOS3). La actividad de la nNOS y eNOS es dependiente de Ca^{2+}/calmodulina (Tab. 1.II.1, Fig. 1.II.5 y 1.II.6),[14] mientras que la iNOS es independiente de Ca^{2+}.

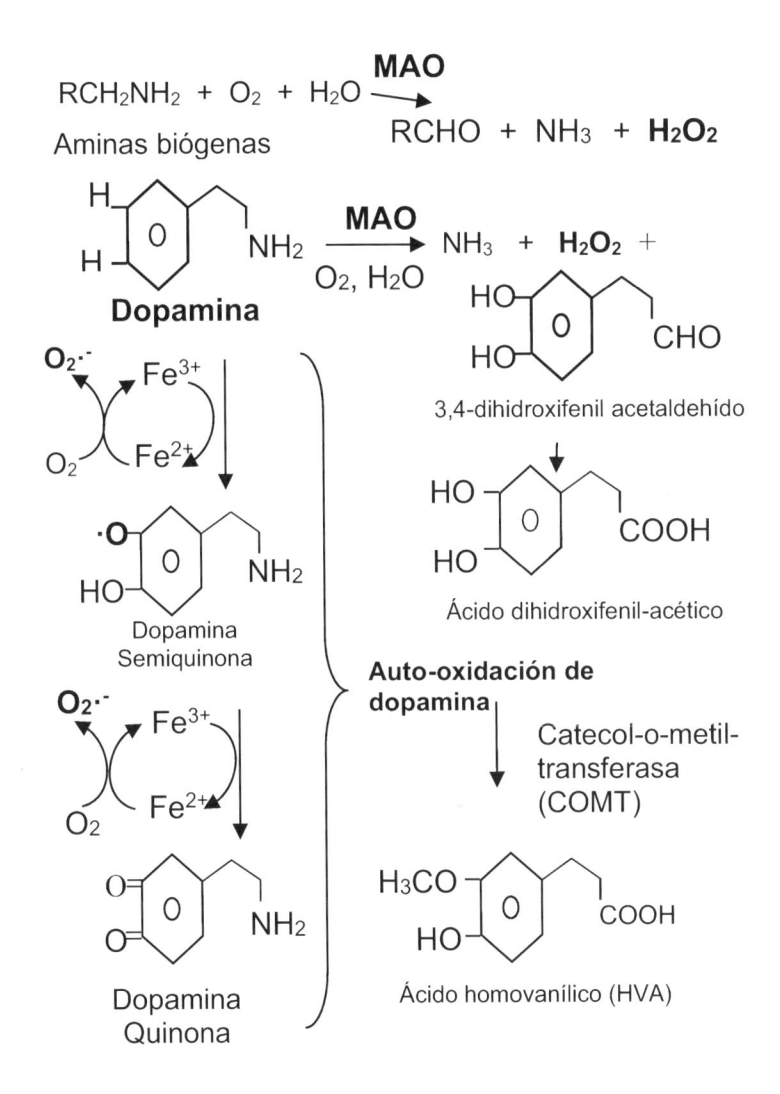

$$RCH_2NH_2 + O_2 + H_2O \xrightarrow{\text{MAO}} RCHO + NH_3 + H_2O_2$$

Aminas biógenas

Fig. 1.II.2. Formación de ERO en la reacción catalizada por la MAO. Se muestra también la auto-oxidación de dopamina como otro mecanismo generador de ERO.

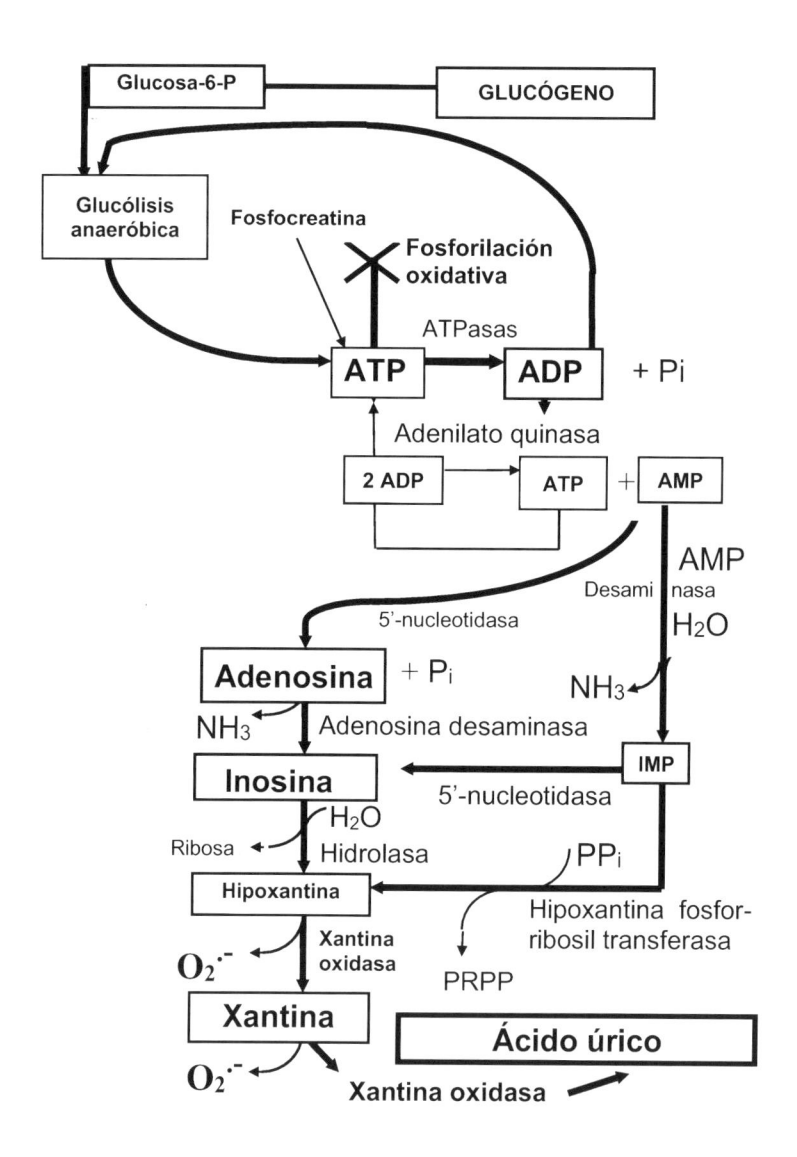

Fig. 1.II.3. Producción del radical superóxido durante el catabolismo del ATP por acción de la xantina oxidasa. Este mecanismo generador de ERO juega un papel muy importante durante los fenómenos de isquemia-reperfusión.

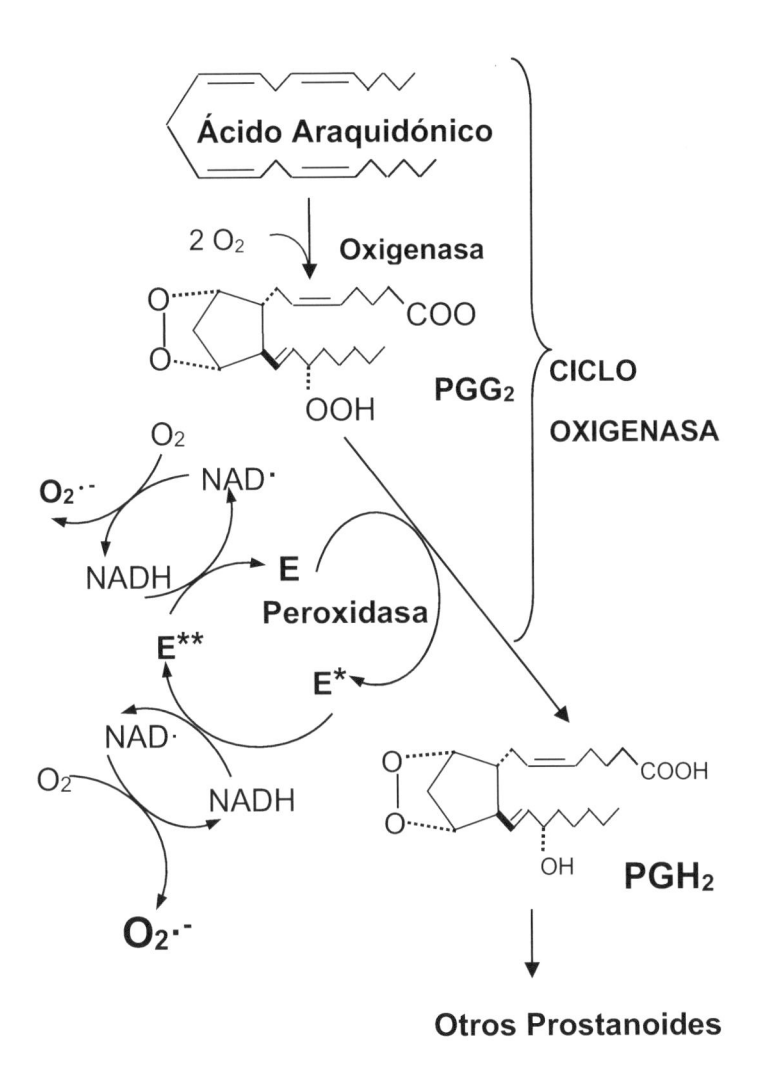

Fig. 1.II.4. Producción del radical superóxido durante el metabolismo del ácido araquidónico por la ciclooxigenasa. E* y E**, estados activados de la enzima peroxidasa.

El •NO posee comportamientos duales en la célula, se puede considerar una molécula señalizadora a través de su interacción con centros redox en hemoproteínas. Adicionalmente, reacciona con el $O_2^{\bullet-}$ para formar el $ONOO^-$ que posee alta capacidad citotóxica y colagenolítica. En la célula las propiedades antioxidantes del •NO pueden ser amplificadas a través de la activación de vías de señalización que conducen a la síntesis de antioxidantes endógenos o a la disminución de la respuesta ante estímulos pro-inflamatorios. El balance entre los efectos protectores y adversos del •NO está determinado por la cantidad relativa de •NO y de ERO generadas. Se conoce que alteraciones en este balance conducen al desencadenamiento de numerosos procesos patológicos.

Tabla 1.II.1. Principales características de las tres isoformas de la Óxido Nítrico Sintasa.

	Isoformas de la Óxido Nítrico Sintasa (NOS)		
	nNOS (Tipo I)	eNOS (Tipo III)	iNOS (Tipo II)
Dependencia de Ca^{2+}	Depende de ↑ Ca^{2+}	Depende de ↑ Ca^{2+}	Independiente de Ca^{2+}
Tipo de célula en la cual fue identificada	Neuronas	Endoteliales	Macrófagos, neutrófilos
Localización subcelular	Citosol. También unida a membrana		Unida a la membrana celular.
Inhibición	Por análogos de la L-arginina		
Transcripción	Constitutiva. No efecto de glucocorticoides		Inducible. Su inducción se inhibe por glucocorticoides
Producción de •NO	Produce picomoles de •NO en un corto período de tiempo		Liberación sostenida de nanomoles de •NO
Fenotipo de ratones *knockout*	Resistentes al daño isquémico. Comportamiento sexual excesivo y agresivo. Estenosis del píloro.	Deficiente vasodilatación inducida por Ach. Alta presión sanguínea.	Resistentes a LPS y a inflamación inducida por carragenina. Incremento de la susceptibilidad a infecciones microbianas.

Leyenda: Ach, acetilcolina; LPS, lipopolisacárido; nNOS, óxido nítrico sintasa neuronal; iNOS, óxido nítrico sintasa inducible; eNOS, óxido nítrico sintasa endotelial; •NO, óxido nítrico.

La iNOS sobreexpresada o desregulada se ha implicado en numerosas patologías, incluidas la sepsis, el cáncer, la neurodegeneración y varios tipos de dolor. Se ha acumulado un amplio conocimiento sobre las funciones que desempeña iNOS en diferentes tejidos y órganos. Se han descubierto muchos inhibidores potentes de iNOS con alta selectividad sobre isoformas de NOS relacionadas, NOS neuronal y NOS endotelial, y estos fármacos se han mostrado prometedores en modelos animales de endotoxemia, dolor inflamatorio y neuropático, artritis y otros trastornos. Un problema importante en el desarrollo de inhibidores de iNOS es que los resultados en estudios con animales no se han logrado reproducir en humanos; no existen inhibidores de iNOS aprobados para uso humano.[15]

Se han evaluado varios inhibidores de la NOS en ensayos clínicos. Uno de ellos fue la llamada tilarginina, un compuesto L-NMMA no selectivo que ha sido evaluado en América del Norte y Europa. La administración de un bolo de 1 mg/kg y una infusión de 5 h no redujo la mortalidad en pacientes con shock cardiogénico refractario. Aunque se mostraron buenos resultados en la fase II, no tuvieron éxito en la fase III. En otro estudio, L-NMMA no mostró diferencias en la presión arterial media después de 2 h en comparación con el grupo placebo.[16]

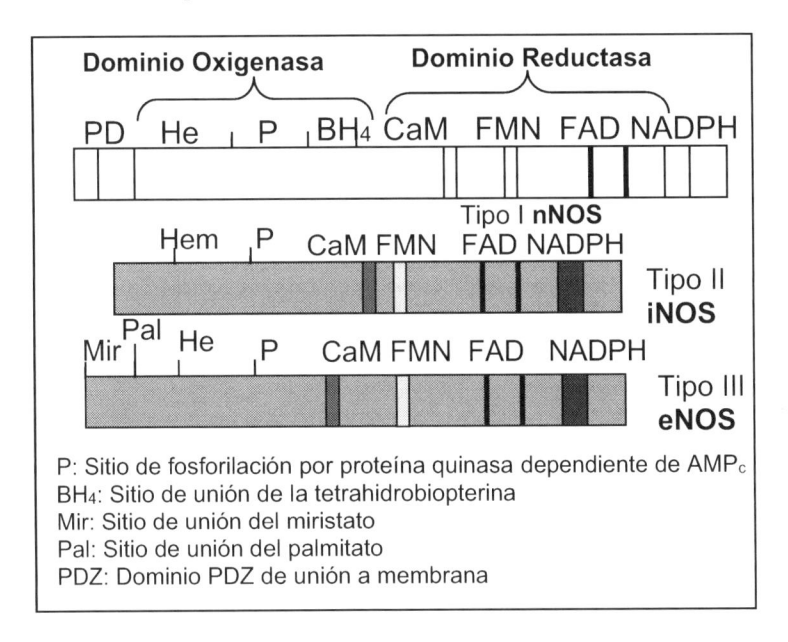

Fig. 1.II.5. Dominios catalíticos de las tres isoformas de la NOS.

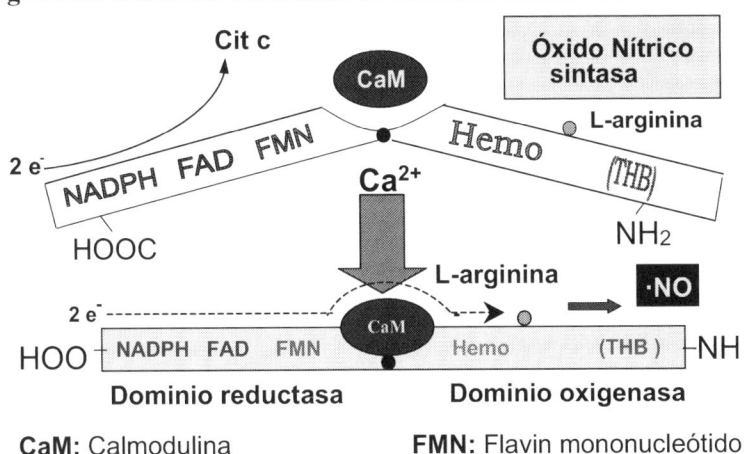

Fig. 1.II.6. Catálisis de la formación del óxido nítrico por las isoformas dependientes de Ca^{2+}/calmodulina.

2.4.5. Aminoácido oxidasas (L- y D-aminoácido oxidasas)

Existen dos isoenzimas de la aminoácido oxidasa: la L- aminoácido oxidasa y la D-aminoácido oxidasa. Ambas enzimas producen ERO como subproducto de su actividad.[2]

La L-aminoácido oxidasa contiene FMN (flavina mononucleótido) como grupo prostético, promueve la desaminación oxidativa de los L-aminoácidos, y está presente en el retículo endoplásmatico del hígado y los riñones. Esta enzima se encuentra en cantidades elevadas en algunos venenos de serpiente. A continuación, se muestra la reacción catalizada por esta enzima:

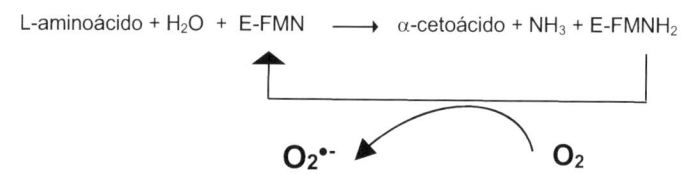

$$\text{L-aminoácido} + H_2O + \text{E-FMN} \longrightarrow \alpha\text{-cetoácido} + NH_3 + \text{E-FMNH}_2$$

$$O_2^{\bullet -} \longleftarrow O_2$$

Por otra parte, la D-aminoácido-oxidasa es una flavoenzima que promueve la desaminación oxidativa de los D-aminoácidos y contiene FAD (flavina adenina dinucleótido) como grupo prostético. Al igual que la L-aminoácido oxidasa, está presente en el retículo endoplásmico del hígado y los riñones. Su función consiste en iniciar la degradación de los D-aminoácidos que proceden de la ruptura enzimática de los péptido-glucanos de la pared celular de las bacterias intestinales, que contienen D-glutamato y otros D-aminoácidos.

$$\text{D-aminoácido} + H_2O + \text{E-FAD} \longrightarrow \alpha\text{-cetoácido} + NH_3 + \text{E-FADH}_2$$

$$O_2^{\bullet -} \longleftarrow O_2$$

2.4.6. Orotato Reductasa

La orotato reductasa participa en la síntesis de precursores de nucleótidos y su actividad enzimática está asociada a la producción de ERO (Fig.1.II.7).

2.4.7. Glucosa Oxidasa

La actividad de esta enzima es otro ejemplo de reacciones bioquímicas productoras de ERO que ocurren normalmente en el metabolismo celular.

$$\text{D-glucosa} + H_2O + O_2 \xrightarrow{\text{Glucosa Oxidasa}} \text{D-glucono-1,4-lactona} + \mathbf{H_2O_2}$$

La glucosa oxidasa es una enzima presente en algunos microorganismos (Ej.: *Aspergillus niger*) y contiene FAD como grupo prostético. Al ser específica de microorganismos no juega un papel importante como fuente generadora de ERO en las enfermedades humanas.

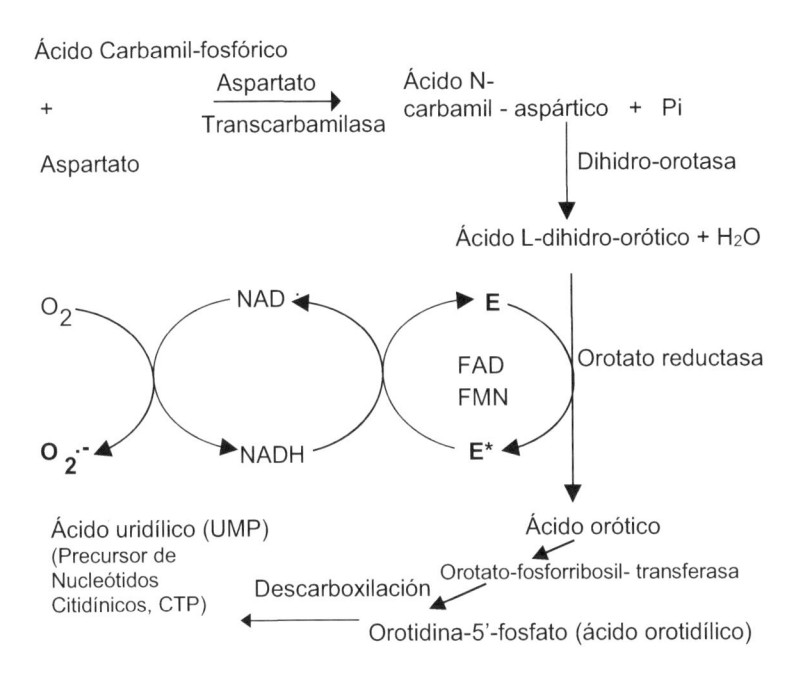

Fig. 1.II.7. Generación de radical anión superóxido por acción de la orotato reductasa. E y E*, estados inactivos y activados de la enzima orotato reductasa.

2.4. Metabolismo de fármacos y otros xenobióticos

El metabolismo de fármacos y otras sustancias exógenas (xenobióticos) es una fuente generadora de ERO, en muchos casos de gran importancia, en ciertas circunstancias (sobredosis, exposición a sustancias tóxicas, características genéticas de ciertas poblaciones humanas). La producción de ERO ocurre fundamentalmente por la actividad de las monooxigenasas de función mixta-citocromo P450 y por mecanismos de ciclaje redox.

2.4.1. Monooxigenasas de Función Mixta-citocromo P-450

Los citocromos P-450 son proteínas con grupos hemo que presentan propiedades redox únicas que son fundamentales para sus diversas funciones. Estas se relacionan con un estado de *spin* variable del hierro del grupo hemo. La oxidación de un xenobiótico por el sistema de las monooxigenasas de función mixta-citocromo P-450 requiere de O_2 molecular, NADPH y la flavoproteína NADPH citocromo P-450 reductasa, además del Citocromo P-450. El efecto neto de la reacción es la adición de un átomo de O_2 al xenobiótico para formar un grupo hidroxilo (el otro átomo de oxígeno es convertido en H_2O).[17]

En la Fig.1.II.8 se representa esquemáticamente la secuencia de pasos por los cuales un determinado xenobiótico es oxidado por el sistema de monooxigenasas de función mixta. Estas reacciones de oxidación forman parte de la Fase I del metabolismo de xenobióticos. Si no es posible eliminar el xenobiótico oxidado, éste es conjugado con otras sustancias (ácido glucurónico, glutatión, sulfato) para su posterior eliminación.

Sin embargo, en dependencia del xenobiótico que sea metabolizado, puede ocurrir daño al organismo debido fundamentalmente a la generación de metabolitos extremadamente reactivos y a la producción de ERO. Un ejemplo clásico lo constituye el metabolismo del tetracloruro de carbono (CCl_4) por las monooxigenasas de función mixta para producir el radical triclorometilo de elevada reactividad (Fig. 1.II.9).[18] Otro ejemplo es el metabolismo hepático del paracetamol que genera daño oxidativo cuando es consumido en altas dosis (Fig. 1.II.10).

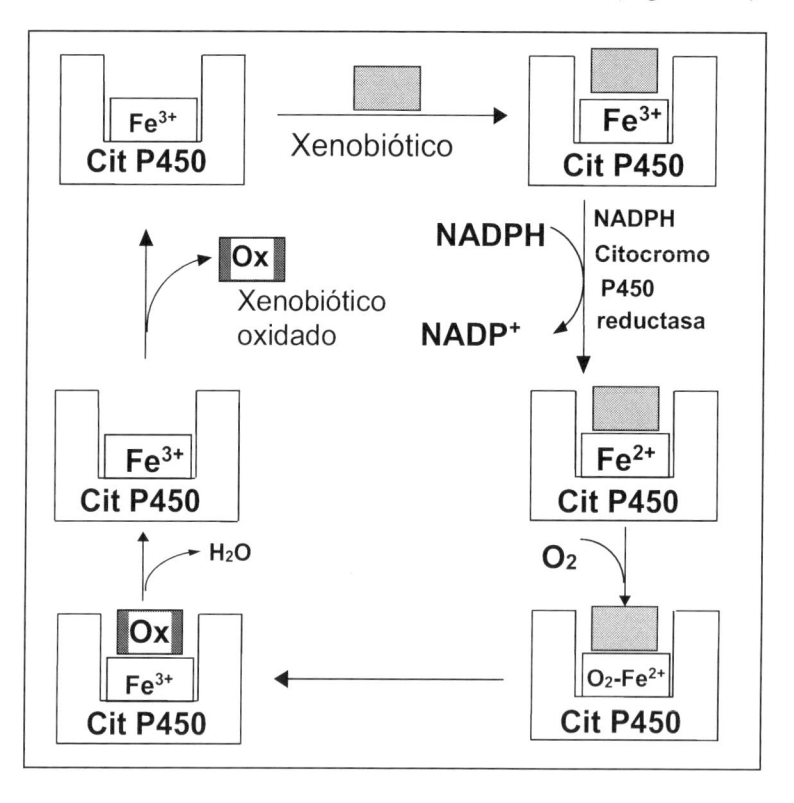

Fig. 1.II.8. Pasos de la oxidación de xenobióticos por el sistema de monooxigenasas de función mixta-citocromo P-450.

2.4.2. Ciclaje Redox de Xenobióticos

Este proceso involucra una serie de reacciones de reducción enzimática de ciertos xenobióticos con un grupo quinona (Ej.: Paraquat, Adriamicina, Mitomicina C, Aloxano, Quinolonas como la Ciprofloxacina, y Cefalosporinas como la Cefaloridina). Las flavoenzimas responsables del ciclaje redox son fundamentalmente la NADPH citocromo P450 reductasa y en el caso particular de la

Adriamicina se ha demostrado la participación de la NADH deshidrogenasa mitocondrial.

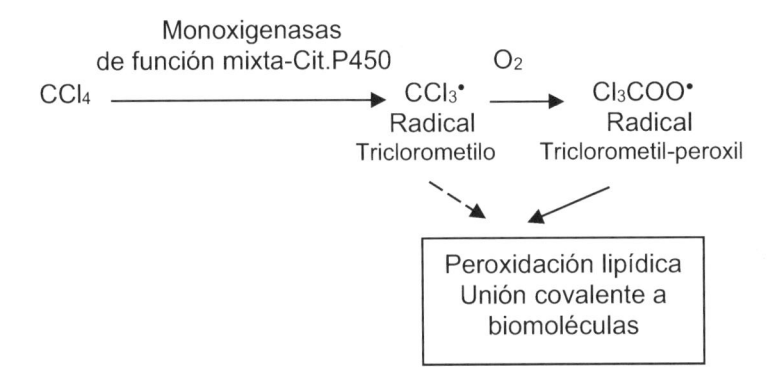

```
                Monoxigenasas
            de función mixta-Cit.P450        O₂
    CCl₄    ─────────────────────►   CCl₃•  ─────►   Cl₃COO•
                                     Radical          Radical
                                   Triclorometilo  Triclorometil-peroxil
                                          ╲           ╱
                                           ▼         ▼
                                    ┌──────────────────┐
                                    │ Peroxidación lipídica │
                                    │  Unión covalente a    │
                                    │    biomoléculas       │
                                    └──────────────────┘
```

Fig. 1.II.9. Metabolismo del CCl$_4$ por las monooxigenasas de función mixta-citocromo P-450. Consecuencias del ataque.

Paracetamol (acetaminofeno)

Dosis terapéuticas / Dosis altas

Reacciones de conjugación (Glucurónico, sulfato) → **NO TÓXICO**

Oxidasas de función mixta Cit. P450 (2E1)

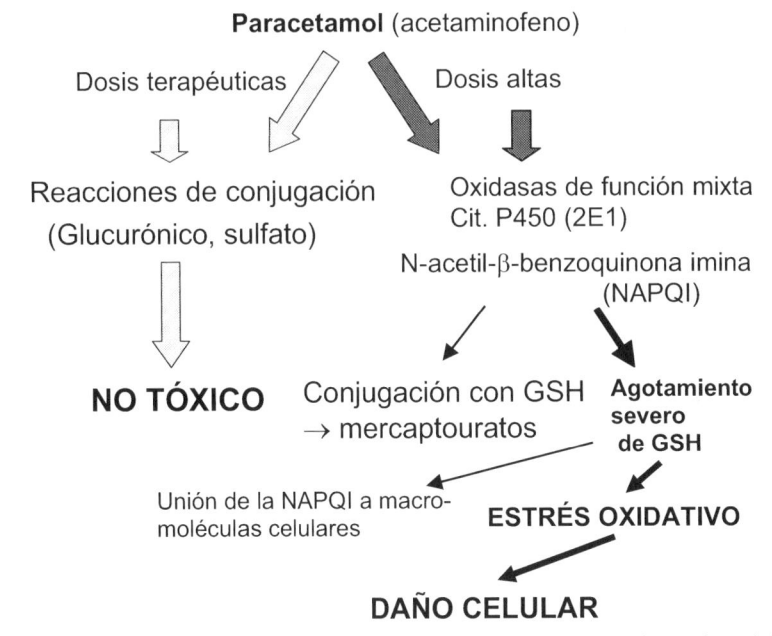

N-acetil-β-benzoquinona imina (NAPQI)

Conjugación con GSH → mercaptouratos

Agotamiento severo de GSH

Unión de la NAPQI a macromoléculas celulares

ESTRÉS OXIDATIVO

DAÑO CELULAR

Fig. 1.II.10. Generación de ERO durante el metabolismo hepático del Paracetamol.

En la Fig. 1.II.11 se muestra de forma general el mecanismo de producción de ERO durante el ciclaje redox de quinonas y en la Fig.1.II.12 se esquematiza cómo ocurre la generación de H$_2$O$_2$ durante el metabolismo de la Adriamicina (Doxorrubicina), un agente utilizado en el tratamiento del cáncer.

2.5. Fenómenos de isquemia/reperfusión

En condiciones de isquemia (baja pO_2, pH bajo), la producción de ERO ocurre fundamentalmente por las siguientes vías:
1) Disfunción mitocondrial
2) Activación de la xantina oxidasa
3) Incremento del metabolismo del ácido araquidónico
4) Infiltración de polimorfonucleares (PMN)
5) Activación de la óxido nítrico sintasa

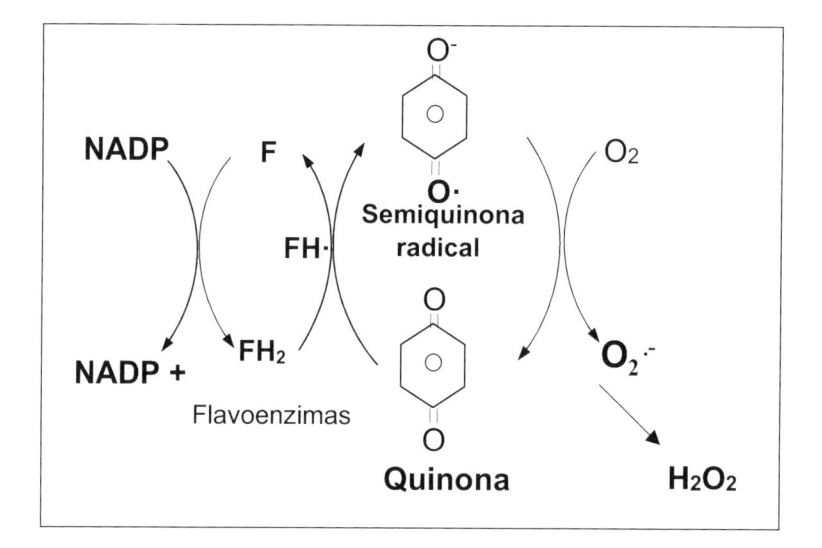

Fig. 1.II.11. Mecanismo general de producción de ERO por ciclaje redox de quinonas.

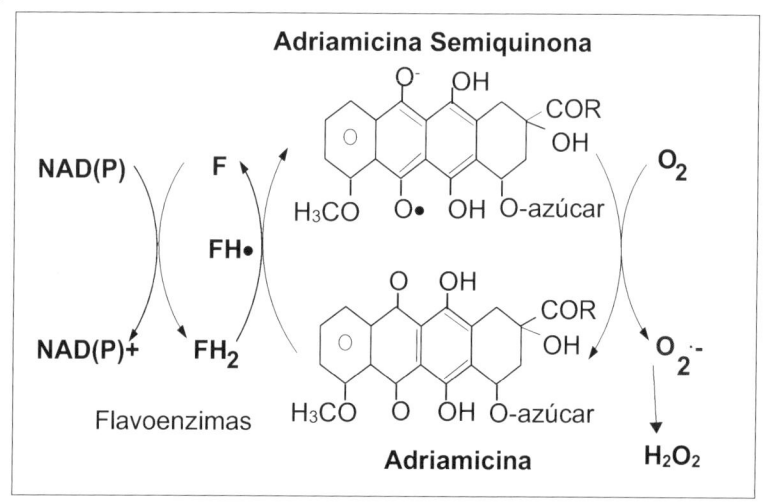

Fig. 1.II.12. Generación de ERO por ciclaje redox de la Adriamicina.

2.7. Hiperoxia

La formación de $O_2^{\bullet-}$ por la mitocondria (específicamente la ubisemiquinona) es proporcional a la pO_2. Por ejemplo, una elevación en la pO_2 desde 20% a 100%, incrementa la producción de $O_2^{\bullet-}$ en cinco veces.

Las mono-oxigenasas de función mixta citocromo-P450 son importantes en condiciones de hiperoxia, pues son las responsables del incremento en la producción de $O_2^{\bullet-}$. Si la pO_2 aumenta en ausencia de un sustrato que acepte e^-, entonces el Cit.-P450 activa el O_2 reduciéndolo a $O_2^{\bullet-}$. Se estima que aproximadamente 85% de las ERO que se producen en el pulmón expuesto a 100% de O_2 provienen de las mono-oxigenasas de función mixta. La mitocondria contribuye con el otro 15%. Los niños prematuros que se exponen a altas concentraciones de O_2 en las incubadoras tienen riesgo de sufrir daño ocular por hiperoxia.

2.8. Ejercicio físico intenso

Los mecanismos responsables del incremento en la producción de RL durante el ejercicio podrían estar relacionados con:

1) Mitocondria

El consumo de O_2 por el organismo aumenta 20 veces y en el músculo se eleva hasta casi 100 veces, para incrementar la producción de ATP por fosforilación oxidativa mitocondrial. El aumento en la utilización del O_2 trae aparejado un incremento en la generación de $O_2^{\bullet-}$.

2) Xantina Oxidasa

Activación del catabolismo de nucleótidos de adenina.

3) Otros:

Endotelio, se incrementan los eventos de isquemia /reperfusión; células inflamatorias, se activan como consecuencia del daño a los tejidos; incremento en los procesos de autoxidación de catecolaminas e incremento en la inhalación de contaminantes ambientales.

2.9. Radiaciones ionizantes

La radiación ionizante proveniente de la atmósfera o de la radioterapia, es absorbida fundamentalmente por el H_2O (por su abundancia), produciéndose un gran número de compuestos en aproximadamente 10^{-9} s luego de la exposición.

$$H_2O \xrightarrow{\text{Radiación}} H\bullet, HO\bullet, e^-\text{aq}, H_2, H_2O_2, H_3O^+$$

El primer paso, tras la absorción de la energía, es la producción del ion agua (H_2O^+), e^- y agua excitada (H_2O^*):

$$H_2O \xrightarrow{\text{Energía}} H_2O^+ + e^- + H_2O^*$$

El electrón rápidamente se hidrata:

$$e^- + H_2O \longrightarrow e^-\,aq$$

Además, el ion agua es inestable y se descompone o reacciona con otra molécula de agua para generar hidroxilo.

$$H_2O^+ \longrightarrow H^+ + \mathbf{HO^\bullet}$$
$$H_2O^+ + H_2O \longrightarrow H_3O^+ + \mathbf{HO^\bullet}$$

El H_2O^* puede generar también hidroxilo:

$$H_2O^* \longrightarrow H^\bullet + \mathbf{HO^\bullet}$$

Los intermediarios reactivos pueden reaccionar entre sí para generar productos estables:

$$HO^\bullet + H^\bullet \longrightarrow H_2O \qquad H^\bullet + H^\bullet \longrightarrow H_2$$
$$e^-\,aq + HO^\bullet \longrightarrow {}^-OH \qquad HO^\bullet + HO^\bullet \longrightarrow H_2O_2$$

Se conoce que las soluciones oxigenadas sometidas a radiaciones tienen una capacidad mucho mayor para destruir células tumorales. El efecto del O_2 se debe a la formación del radical anión superóxido.

$$e^-\,aq + O_2 \longrightarrow O_2^{\bullet -}$$

2.10. Contaminantes ambientales

El agente oxidante más importante en la atmósfera terrestre es el O_3. Otro de los contaminantes atmosféricos de gran importancia es el NO_2, el cual absorbe la luz UV y genera otros compuestos con elevada reactividad:

$$NO_2 \longrightarrow {}^\bullet NO + O^\bullet \quad \text{Ciclo fotolítico del } NO_2$$
$$O^\bullet + O_2 \longrightarrow O_3$$
$$O_3 + NO \longrightarrow NO_2 + O_2$$

Los efectos tóxicos fundamentales del NO_2 y el O_3 ocurren principalmente en las vías respiratorias. El O_3 genera una cascada de ERO altamente reactivas e inestables (aldehídos, ozónidos, H_2O_2, hidroperóxidos lipídicos) que casi instantáneamente reaccionan con componentes de las membranas y del citoplasma celular. Otros contaminantes ambientales importantes cuyos mecanismos no están mediados por RL son: el CO, óxidos de azufre, hidrocarburos, ácido sulfúrico, entre otros.

La concentración de O_3 en la atmosfera baja es de aproximadamente 120 µg/m^3 mientras que en casos de contaminación puede alcanzar hasta 1000-2000 µg/m^3. La generación natural de O_3 se produce fundamentalmente durante las tormentas eléctricas, mientras que las fuentes contaminantes artificiales son los aparatos electrónicos e industriales. Cuando se combinan los efectos de la inhalación de O_3 con la exposición a las radiaciones UV se eleva el riesgo de muerte cardiovascular de manera considerable. La inhalación de O_3 de manera crónica reduce la función pulmonar (Fig.1.II.13).

La exposición inhalatoria al ozono puede afectar la expresión de genes relacionados como la degranulación de neutrófilos, la respuesta inmune y la activación de neutrófilos.[19] Además puede inhibir los genes que codifican para la producción de interferón y sobre-expresar generes pro-inflamatorios.[20]

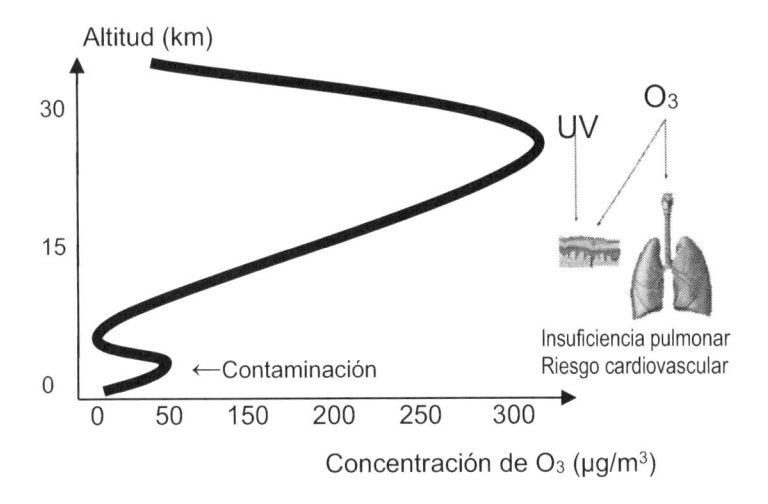

Fig. 1.II.13. Concentración de O_3 según la altitud, efecto de la contaminación generada por los humanos. Los efectos conjuntos de la inhalación de O_3 y la exposición a los rayos UV incrementan los daños a la salud.

2.11. Componentes del humo del tabaco

El humo del tabaco contiene un gran número de RL y, además, •NO, que es capaz de reaccionar con el oxígeno y generar dióxido de nitrógeno. Este compuesto reacciona con los hidrocarburos insaturados, presentes en el humo del tabaco, y produce distintos tipos de RL, junto al HO• originado en su reacción con el H_2O_2. Todas estas ERO son responsables, al menos en parte, de la toxicidad de este contaminante ambiental. El RL HO• tiene un gran efecto nocivo en el pulmón porque inactiva a la α-1-proteasa, que es la principal antiproteasa sérica, responsable de la actividad antielastasa. Si la actividad elastasa no es bloqueada, la elastina del pulmón se degrada. Se ha demostrado también que el HO• y otros RL favorecen la acumulación de neutrófilos en el pulmón. Los neutrófilos activados generan nuevos RL para provocar un daño tisular adicional. El resultado final, en casos extremos, puede llegar a ser la aparición de enfisema pulmonar.[21] En distintos trabajos se ha comprobado que la exposición a ciertos oxidantes provoca un incremento en las concentraciones de antioxidantes en el tejido que sufre el daño oxidativo. Así, el papel fundamental de los RL en el desarrollo de ciertas patologías pulmonares, asociadas al consumo de cigarrillos, queda corroborado por el hecho de que los glóbulos rojos de individuos fumadores tengan una mayor concentración del antioxidante GSH y de la enzima catalasa que los de no fumadores.[22]

Se han identificado miles de sustancias químicas en el humo del tabaco, de los cuales varios cientos son potentes carcinógenos. Muchos de estos compuestos reaccionan directamente con proteínas, lípidos, carbohidratos y DNA. Dentro de los componentes altamente reactivos se encuentran: nitrosaminas heterocíclicas, hidrocarburos policíclicos, quinonas que sufren ciclaje redox, ERO, NO_2 y aldehídos volátiles. Además, el humo del tabaco estimula las células epiteliales del tracto respiratorio a expresar citocinas y moléculas de adhesión que aumentan el número de fagocitos capaces de producir grandes cantidades de ERO y otros oxidantes como el HClO.

El humo del tabaco contribuye de manera significativa a la morbilidad y mortalidad cardiovascular, incide en todas las fases del proceso aterogénico desde la disfunción endotelial hasta en los eventos clínicos agudos. Los eventos asociados al daño por el humo del tabaco tienen lugar tanto en fumadores activos como pasivos e incluyen el incremento de los procesos inflamatorios, trombóticos y oxidación de LDL.[23]

El cáncer de pulmón sigue siendo una de las causas más comunes de muerte por cáncer a pesar de que se conoce la principal causa de la enfermedad: el tabaquismo. Fumar aumenta el riesgo de cáncer de pulmón entre 5 y 10 veces con una clara relación dosis-respuesta. La exposición al humo de tabaco ambiental entre los no fumadores aumenta el riesgo de cáncer de pulmón alrededor de un 20%.[24]

Bibliografía Sección 1. Capítulo II.

1. Peoples JN, Saraf A, Ghazal N, Pham TT, Kwong JQ. Mitochondrial dysfunction and oxidative stress in heart disease. *Exp Mol Med.* Dec 19 2019;51(12):1-13.
2. Halliwell B GJMC. *Free Radicals in Biology and Medicine.* 2nd ed. Oxford: Clarendon Press; 1989.
3. Halliwell B, Gutteridge JM. Role of free radicals and catalytic metal ions in human disease: an overview. *Methods Enzymol.* 1990;186:1-85.
4. Fontecave M, Pierre JL. Iron: metabolism, toxicity and therapy. *Biochimie.* 1993;75(9):767-773.
5. Jiang X, Stockwell BR, Conrad M. Ferroptosis: mechanisms, biology and role in disease. *Nat Rev Mol Cell Biol.* Apr 2021;22(4):266-282.
6. Li J, Cao F, Yin HL, et al. Ferroptosis: past, present and future. *Cell Death Dis.* Feb 3 2020;11(2):88.
7. Chen X, Kang R, Kroemer G, Tang D. Broadening horizons: the role of ferroptosis in cancer. *Nat Rev Clin Oncol.* May 2021;18(5):280-296.
8. Zeng F, Nijiati S, Tang L, Ye J, Zhou Z, Chen X. Ferroptosis Detection: From Approaches to Applications. *Angew Chem Int Ed Engl.* Aug 28 2023;62(35):e202300379.
9. Droge W. Free radicals in the physiological control of cell function. *Physiol Rev.* Jan 2002;82(1):47-95.
10. Coyle JT, Puttfarcken P. Oxidative stress, glutamate, and neurodegenerative disorders. *Science.* Oct 29 1993;262(5134):689-695.
11. Furuhashi M. New insights into purine metabolism in metabolic diseases: role of xanthine oxidoreductase activity. *Am J Physiol Endocrinol Metab.* Nov 1 2020;319(5):E827-E834.
12. Harrison R. Structure and function of xanthine oxidoreductase: where are we now? *Free Radic Biol Med.* Sep 15 2002;33(6):774-797.
13. Pasinetti GM. Cyclooxygenase and inflammation in Alzheimer's disease: experimental approaches and clinical interventions. *J Neurosci Res.* Oct 1 1998;54(1):1-6.
14. Samdani AF, Dawson TM, Dawson VL. Nitric oxide synthase in models of focal ischemia. *Stroke.* Jun 1997;28(6):1283-1288.
15. Cinelli MA, Do HT, Miley GP, Silverman RB. Inducible nitric oxide synthase: Regulation, structure, and inhibition. *Med Res Rev.* Jan 2020;40(1):158-189.
16. Krol M, Kepinska M. Human Nitric Oxide Synthase-Its Functions, Polymorphisms, and Inhibitors in the Context of Inflammation, Diabetes and Cardiovascular Diseases. *Int J Mol Sci.* Dec 23 2020;22(1).
17. Gottlieb RA. Cytochrome P450: major player in reperfusion injury. *Arch Biochem Biophys.* Dec 15 2003;420(2):262-267.
18. Basu S. Carbon tetrachloride-induced lipid peroxidation: eicosanoid formation and their regulation by antioxidant nutrients. *Toxicology.* Jul 15 2003;189(1-2):113-127.
19. Du X, Niu Y, Wang C, et al. Ozone exposure and blood transcriptome: A randomized, controlled, crossover trial among healthy adults. *Environ Int.* May 2022;163:107242.
20. Di Mauro R, Cantarella G, Bernardini R, et al. The Biochemical and Pharmacological Properties of Ozone: The Smell of Protection in Acute and Chronic Diseases. *Int J Mol Sci.* Feb 1 2019;20(3).
21. Duthie GG, Wahle KJ. Smoking, antioxidants, essential fatty acids and coronary heart disease. *Biochem Soc Trans.* Dec 1990;18(6):1051-1054.
22. Betsuyaku T, Fuke S, Inomata T, et al. Bronchiolar epithelial catalase is diminished in smokers with mild COPD. *Eur Respir J.* Jul 2013;42(1):42-53.
23. Global Cardiovascular Risk C, Magnussen C, Ojeda FM, et al. Global Effect of Modifiable Risk Factors on Cardiovascular Disease and Mortality. *N Engl J Med.* Oct 5 2023;389(14):1273-1285.
24. Schwartz AG, Cote ML. Epidemiology of Lung Cancer. *Adv Exp Med Biol.* 2016;893:21-41.

Sección 1. Especies Reactivas de Oxígeno y Estrés Oxidativo
Capítulo III

Interacción de las ERO con los componentes celulares. Daño oxidativo

3.1. Probabilidad de interacción entre las ERO y los componentes celulares

Los estados fisiopatológicos, mediados por ERO, son una consecuencia directa de sus interacciones con macromoléculas esenciales. En la Fig. 1.III.1 se muestra la probabilidad de interacción de las ERO con las principales macromoléculas.[1] Resulta importante, por tanto, analizar la naturaleza de estas reacciones, que modifican la estructura y alteran el funcionamiento celular. De esta forma es posible el estudio de los eventos básicos de la enfermedad y los probables mecanismos de acción de agentes protectores con capacidad antioxidante.

Se conoce en la actualidad que el EO está relacionado con decenas de patologías o estados fisiopatológicos.[2] Existen controversias sobre si el EO es la causa o la consecuencia de las enfermedades, o si la terapia con antioxidantes puede prevenir o modular su progresión favorablemente. Es probable que algunas enfermedades sean causadas por perturbaciones en los factores que regulan la producción de ERO. Otras patologías pueden inicialmente ser independientes de estos factores, pero la enfermedad por sí misma, puede conducir a un incremento del EO que en respuesta, exacerba el daño tisular y la progresión de la afección.[3]

La formación incrementada de ERO provocada por una exposición excesiva a la radiación UV, condiciones de estrés prolongado, alteraciones metabólicas, ejercicio físico intenso, dieta inadecuada y otros; contribuye al EO, provocando daños a nivel molecular y celular. Las ERO *in vitro* provocan modificaciones químicas, así como efectos dañinos en proteínas (agregación, desnaturalización), lípidos (peroxidación), carbohidratos y nucleótidos (cambios en la estructura del ADN). Estos cambios contribuyen al desarrollo de muchas enfermedades mediadas por RL. El EO tiene un efecto particularmente adverso sobre los sistemas circulatorio, respiratorio y nervioso.[4]

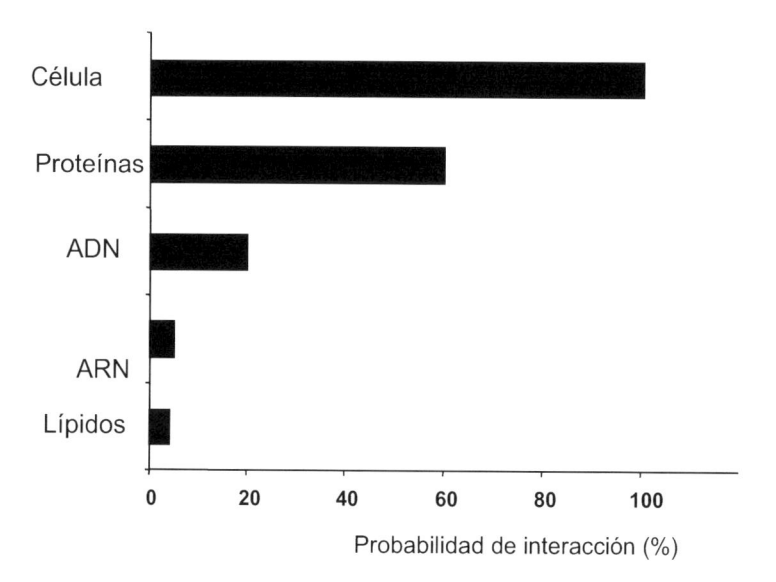

Fig. 1.III.1. Probabilidad de interacción entre el radical hidroxilo y los principales componentes celulares.

3.2. Daño oxidativo a los lípidos

3.2.1. Peroxidación Lipídica

Los RL de alta reactividad pueden sustraer un átomo de hidrógeno de los ácidos grasos y conducir a la reacción en cadena conocida como *peroxidación lipídica*. Las ERO provocan la oxidación de los AGPI y de los fosfolípidos de membrana. La POL conduce a un aumento considerable de la permeabilidad de las membranas celulares, que origina alteraciones irreversibles de las propiedades funcionales de la célula que pueden conducir a su lisis total.[5,6] Los procesos de peroxidación conducen a la formación de numerosos derivados tóxicos: los hidroperóxidos, los 4-hidroxi-alquenales, el MDA y otros.[7] Los AGPI son más susceptibles al ataque de los RL. La POL ocurre en mayor medida en las membranas biológicas y en las lipoproteínas. La oxidación de las lipoproteínas de baja densidad (LDL) constituye uno de los mecanismos que participa en la génesis de la placa ateromatosa. La POL puede:

➤ Disminuir la fluidez de las membranas biológicas
➤ Inactivar enzimas y receptores asociados a la membrana celular
➤ Aumentar la permeabilidad al Ca^{2+}

En la Fig. 1.III.2 se muestra la cadena de reacciones responsables de la POL. En la fase de iniciación, un radical de elevada reactividad como el hidroxilo extrae un átomo de hidrógeno de un ácido graso insaturado para producir el radical lipídico, el cual se reorganiza y forma el dieno conjugado que en su reacción con el O_2 da lugar al radical peroxilo, con suficiente reactividad como para atacar otro lípido y conducir a la propagación de la POL. En la fase de terminación y en presencia de hierro se producen aldehídos y otros compuestos que son utilizados como marcadores biológicos del daño a los lípidos.

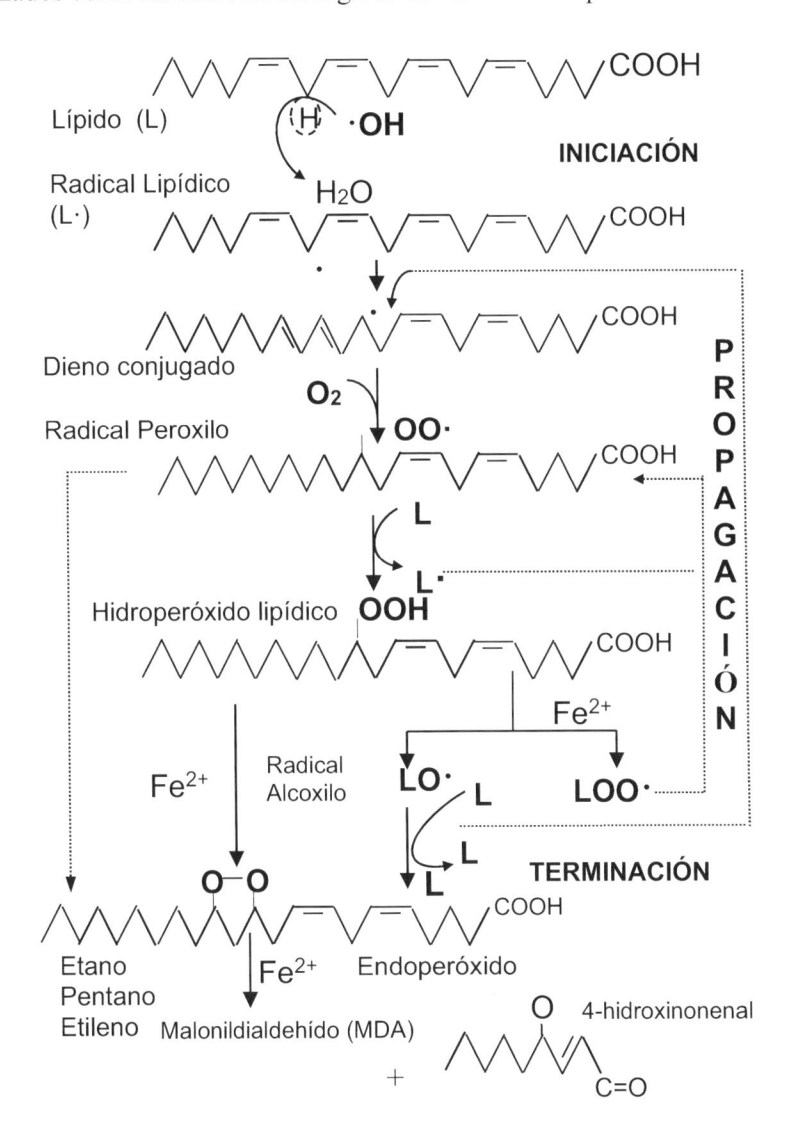

Fig. 1.III.2. Secuencia de reacciones durante la peroxidación lipídica.

3.2.2. Formación de Isoprostanos

La auto-oxidación de los ácidos grasos *in vitro* forma un número de productos complejos que incluyen bicicloendoperóxidos similares a las prostaglandinas. En 1990 Morrow y colaboradores[8,9] descubrieron que compuestos parecidos a la PGF_2 se formaban abundantemente *in vivo* por la peroxidación del AA inducida por RL, independientemente de la enzima ciclooxigenasa. Los pasos propuestos en su formación involucraban a cuatro bicicloendoperóxidos intermediarios del tipo PGH_2, que eran reducidos a cuatro regioisómeros tipo PGF_2. Cada uno de estos regioisómeros puede en teoría estar compuesto por ocho diastereómeros racémicos. Por lo tanto, esta vía puede producir 64 compuestos diferentes. A todos ellos se los conoce colectivamente como **F_2-isoprostanos** por su similitud estructural con la $PGF_{2\alpha}$ derivada de la ciclooxigenasa (Fig. 1.III.3.).

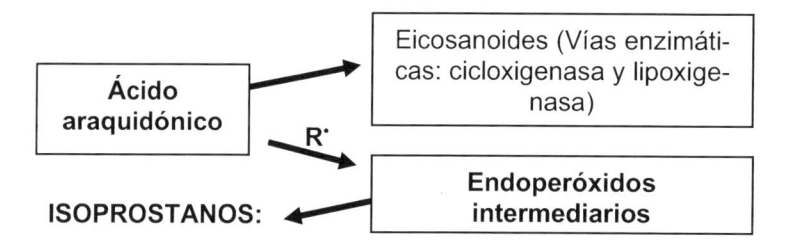

Isómeros de la $PGF_{2\alpha}$ (F_2-isoprostanos):
- 8-iso- $PGF_{2\alpha}$: Potente broncoconstrictor y vasoconstrictor del lecho vascular
- 8-iso- PGE_2: Potente vasoconstrictor

Fig. 1.III.3. Formación de los isoprotanos a partir del ácido araquidónico.

Los isoprostanos formados a partir del ácido docosahexaenoico (muy abundante en el sistema nervioso) se conocen como **neuroprostanos**.[11]

Los isoprostanos se forman por un mecanismo dependiente del ataque de los RL y son *químicamente estables*. Se generan inicialmente en la membrana celular en el sitio del ataque del RL, se liberan presumiblemente por fosfolipasas, circulan y se excretan en la orina. También se han encontrado en otros fluidos biológicos como el líquido cefalorraquídeo y fluido pericardial.[10,11] Si bien se descubrieron a partir del ataque de ERO al AA, hoy se sabe que la mayoría de los ácidos grasos presentes en la célula generan isoprostanos. Estos compuestos poseen el anillo 1,3-dihidroxi-ciclopentano (anillo de la prostaglandina PGF) y se forman por reorganización de endoperóxidos una vez que un RL ataca el AGPI. En dependencia de cuál de los átomos de H sea el atacado, se pueden formar numerosos isómeros (en el caso del araquidónico hasta 64 isómeros que se agrupan en diferentes clases estructurales, I-VI). Es importante destacar que los isoprostanos presentan actividad biológica y no son meramente subproductos del ataque de los RL a los ácidos grasos (Fig. 1.III.3.).

Las membranas lipídicas son altamente susceptibles al ataque de los RL del oxígeno, y sufren peroxidación. Así el AA de los fosfolípidos de membrana se peroxidaría *in vivo* para producir isoprostanos. A diferencia de la producción de prostaglandinas, catalizada por la ciclooxigenasa, los F_2-isoprostanos formados *in situ* se esterificarían en los lípidos tisulares y subsecuentemente se liberarían preformados.[9] El modelaje molecular de fosfolípidos que contienen isoprostanos ha demostrado una configuración distorsionada de estas moléculas, lo anterior sugiere que parte de los disturbios en la fluidez de la membrana y en su integridad derivados de la peroxidación pueden deberse a la formación de isoprostanos en la membrana lipídica.

La 8-iso-$PGF_{2\alpha}$ está entre los isoprostanos formados en abundancia *in vivo*.[12] Los efectos biológicos de los isoprostanos han sido estudiados con el uso del 8-iso-$PGF_{2\alpha}$ sintético. La abundancia de isoprostanos en la orina probablemente se deba en parte a una producción local renal, esto motivó que se estudiara el efecto de esta sustancia a nivel de la función renal. La infusión de 8-iso-$PGF_{2\alpha}$ a bajas concentraciones (nanomolares) en la arteria renal de la rata indujo una reducción paralela dosis-dependiente en la tasa de filtración glomerular y el flujo plasmático renal que se asoció a un marcado incremento en la resistencia arteriolar aferente. Por otra parte, la 8-iso-$PGF_{2\alpha}$ estimula la proliferación de células musculares lisas aórticas de rata en cultivo a través del incremento del recambio de fosfatidil-inositoles.[13]

3.3. Daño oxidativo a proteínas

Muchas ERO son capaces de oxidar los grupos sulfihidrilos de las proteínas. Los aminoácidos más sensibles son el triptófano, tirosina, fenilalanina, metionina y cisteína,[14] Tab. 1.III.1.

En especial, el HO• interactúa con muchos aminoácidos y en ocasiones, genera daños puntuales a proteínas que están unidas a metales de transición.[2,14,15] Debido a que las proteínas se unen con frecuencia a metales de transición, son un blanco perfecto del ataque del radical HO• (generación específica en el sitio, véase, Fig. 1.III.4). Las proteínas dañadas en el residuo metionina pueden ser reparadas por la enzima metionina sulfóxido reductasa, el reconocimiento de daños en otros sitios conduce a la hidrólisis por acción de proteasas.[14,16] Por otra parte, la auto-xidación de los grupos -SH de la enzima ATPasa dependiente de Ca^{2+} del retículo endoplásmico conduce a su inhibición[17] (Fig. 1.III.5) y al consecuente daño celular originado por la pérdida de la homeostasia del Ca^{2+}.[18] Su influjo al interior celular activa proteasas, endonucleasas y fosfolipasas.[19]

Tabla 1.III.1. Aminoácidos más susceptibles a la oxidación.

Aminoácido:	Principales productos de oxidación:
Tyr.	3,4-Dihidroxi-fenilalanina; 3-cloro-tirosina; 3,5-diclorotirosina; 3-nitrotirosina; 3,5-dinitrotirosina; ditirosina (formada por reacciones de entrecruzamiento).
Phe.	*o-, m-, p-* tirosina
Met.	Metionina sulfóxido; Metionina sulfona
Trp.	2-, 4-, 5-, 6-, ó 7-hidroxi-triptófano; nitrotriptófano; N-formil-quinurenina; 3-hidroxi-quinurenina; quinurenina
Cys.	Cistina
Hys.	2-Oxohistidina, asparagina, ácido aspártico
Lys.	3-, 4- y 5-hidroxi-lisinas; semialdehído α-Aminoadípico
Leu.	4- y 5-hidroperoxi-leucina; 4- y 5-hidroxi-leucinas
Val.	3- y 4-hidroperoxi-valina; 3- y 4-hidroxi-valinas
Pro.	Hidroperóxidos de la prolina; 3- y 4-hidroxi-prolinas; ácido 5-hidroxi-2-amino-valérico
Arg.	Semialdehído glutámico; ácido 5-hidroxi-2-amino-valérico
Thr.	Ácido 2-Amino-3-cetobutírico
Ile.	Hidroperóxidos de la isoleucina; hidroxi-isoleucinas

Otro importante daño oxidativo, que tiene lugar en las proteínas, es la oxidación de los grupos amino de los aminoácidos, a grupos carbonilos. Por otro lado, el ONOO⁻ también es responsable del daño a las proteínas por al menos 3 mecanismos: 1) puede descomponerse y generar el HO•, 2) el ONOO⁻ reacciona directamente con -SH proteicos y 3) puede reaccionar con los iones metálicos para generar una potente especie (catión nitronio) capaz de nitrar muchos aminoácidos. Los residuos tirosina nitrosilados son estables y constituyen indicadores del ataque del ONOO⁻ a las proteínas.[20]

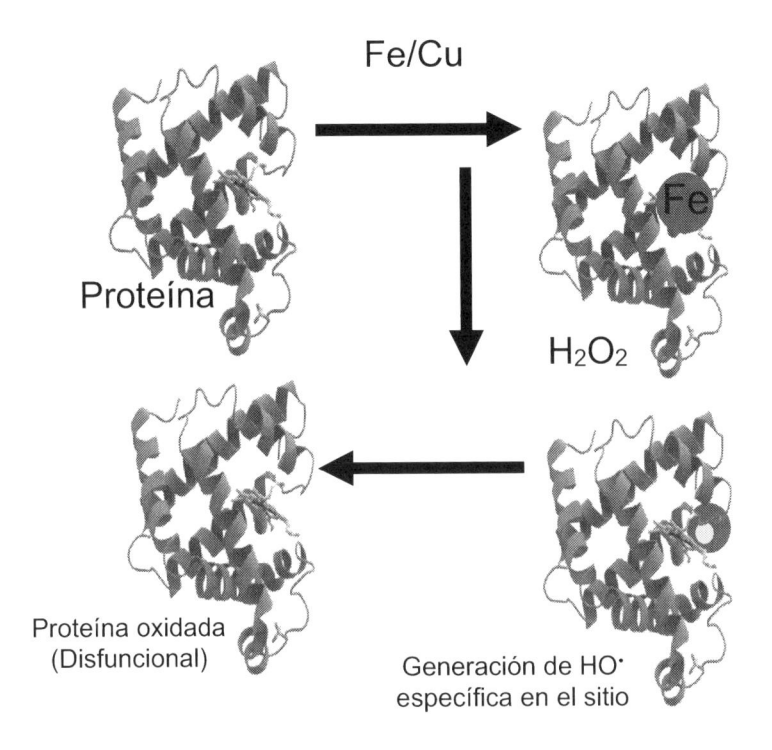

Fig. 1.III.4. Generación de HO· en el sitio. Las proteínas son un blanco perfecto del ataque de radicales libres debido a que unen con frecuencia metales de transición generándose hidroxilo en sitios específicos.

Producto del ataque de las ERO se producen entrecruzamientos de cadenas polipeptídicas y fragmentación de las proteínas que conducen a la pérdida de su función biológica. Las consecuencias bioquímicas de las modificaciones oxidativas a las proteínas pueden resumirse en:

1. Pérdida de la función de receptores, enzimas y proteínas de transporte
2. Alteración de la función de las enzimas reparadoras del ADN
3. Pérdida de la fidelidad de las ADN polimerasas para replicar el ADN
4. Aumento o disminución de la susceptibilidad a la proteólisis (p. ej. Glutamina sintetasa)
5. Aumento de la inmunogenicidad (generación de nuevos antígenos que provocan respuestas inmunitarias) (p.ej.: 4-OH-nonenal-LDL)
6. Agregación proteica (p.ej., α-sinucleína, β-amiloide, *prion protein*)
7. Modificación en la transcripción génica (p.ej.: IkB)

Los procesos de oxidación de proteínas pueden estar dados por nitración, carbonilación u oxidación de amino ácidos específicos. La oxidación de proteínas puede tener efectos duales en el cuerpo humano, sirviendo tanto para la regulación fisiológica como para la promoción de enfermedades. Aquí se destacan algunas de las implicaciones:

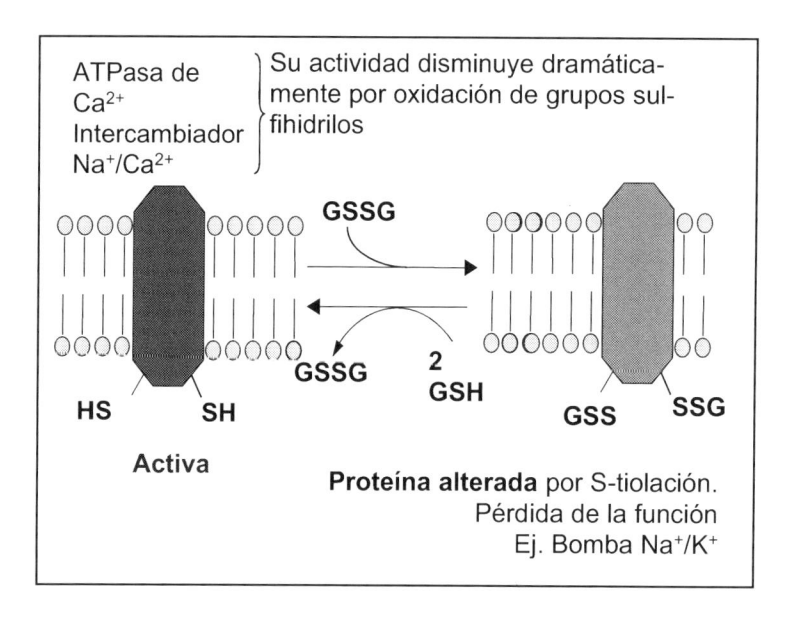

Fig. 1.III.5. Consecuencias de la oxidación de grupos sulfihidrilos proteicos. GSH, Glutatión reducido; GSSG, Glutatión oxidado.

Señalización celular y regulación: En niveles moderados, la oxidación de proteínas puede ser parte de la señalización celular normal, regulando procesos como el crecimiento, la diferenciación y la respuesta al estrés. Por ejemplo, la oxidación reversible de cisteínas puede actuar como interruptor para la actividad de ciertas proteínas.

Desregulación y daño celular: Sin embargo, un exceso de oxidación puede ser perjudicial. La oxidación excesiva de proteínas puede provocar disfunción celular y está relacionada con diversas enfermedades, como:

Enfermedades neurodegenerativas: El EO y la oxidación de proteínas están implicados en enfermedades como el Alzheimer y el Parkinson. La acumulación de proteínas oxidadas puede llevar a la formación de agregados y placas, contribuyendo a la neurodegeneración.

Enfermedades cardiovasculares: La oxidación de proteínas en los tejidos cardíacos y vasculares puede contribuir a la aterosclerosis, daño al endotelio y disfunción miocárdica.

Cáncer: La oxidación de proteínas puede afectar la regulación del ciclo celular y la respuesta al daño del ADN, contribuyendo a la transformación maligna y la progresión tumoral.

Enfermedades metabólicas: La oxidación de proteínas puede afectar la función de las enzimas y las hormonas, contribuyendo a la resistencia a la insulina y otros trastornos metabólicos.

Respuesta inmunológica e inflamación: La oxidación de proteínas puede activar respuestas inflamatorias e inmunológicas. En algunos casos, esto puede ser beneficioso para la defensa contra infecciones, pero la inflamación crónica causada por la oxidación excesiva puede llevar a enfermedades inflamatorias crónicas, como la artritis reumatoide.

Comprender cómo la oxidación de proteínas afecta los procesos celulares y contribuye a las enfermedades es fundamental para desarrollar estrategias terapéuticas y preventivas efectivas. La investigación en este campo, podría conducir a nuevos tratamientos que aprovechen el potencial regulador de la oxidación de proteínas sin desencadenar efectos adversos.

3.3.1. Oxidación de Metionina

La oxidación de metionina produce fundamentalmente la metionina sulfona y sulfóxido, (Fig. 1.III.6).[21] La metionina, es particularmente sensible a la oxidación por ERO. Uno de los sistemas enzimáticos que revierte el daño oxidativo en las células de los mamíferos es el sistema enzimático conocido como metionina sulfóxido reductasas (MSR). Los componentes del sistema MSR, a saber, MSRA y MSRB, reducen las formas oxidadas de metionina (Met-(o)) en las proteínas a metionina (Met).[22]

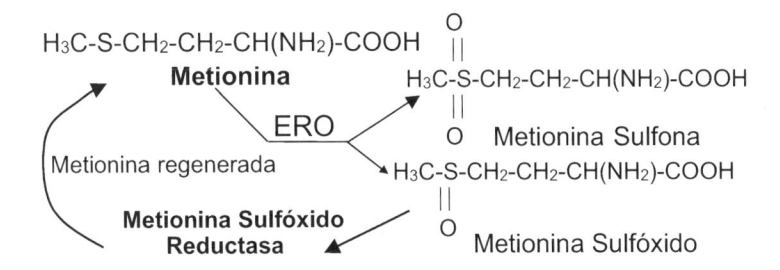

Fig. 1.III.6. Oxidación de metionina por las ERO.

3.3.2. Hidroxilación de Aminoácidos Aromáticos

Se consideran el blanco principal del daño por RL, debido a sus elevadas velocidades de reacción. Dentro de estos aminoácidos se encuentran: Tyr., Phe., Trp. y el anillo imidazol de la histidina. En la Fig. 1.III.7 y Fig 1.III.8 se muestran las reacciones típicas entre las ERO y dos aminoácidos aromáticos (Phe. y Tyr.).

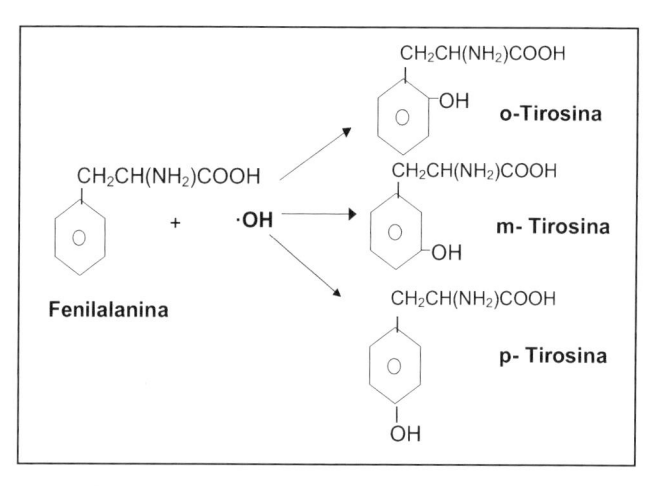

Fig. 1.III.7. Productos de la reacción de fenilalanina con el radical hidroxilo.

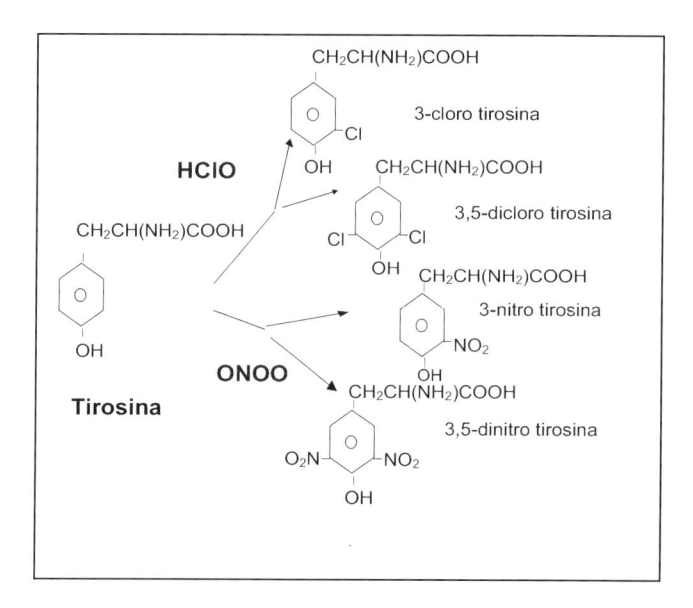

Fig. 1.III.8. Productos de la reacción de tirosina con ácido hipocloroso y peroxinitrito.

3.3.3. Oxidación de Grupos Sulfhidrilos

Los grupos sulfihidrilos de numerosas proteínas sufren modificaciones oxidativas lo que conduce a inactivación o reducción de la actividad biológica. Entre ellas se encuentran la fosfofructo-quinasa, hexoquinasa, glutatión reductasa, glucosa-6-fosfatasa, adenilato quinasa, guanilato quinasa, proteína quinasa dependiente de AMP_C, entre otras (Fig. 1.III.5).

3.3.4. Peroxidación de Aminoácidos Alifáticos

La peroxidación de aminoácidos de cadena alifática tiene lugar fundamentalmente cuando reaccionan con ellos el RL HO• (Fig.1.III.9).

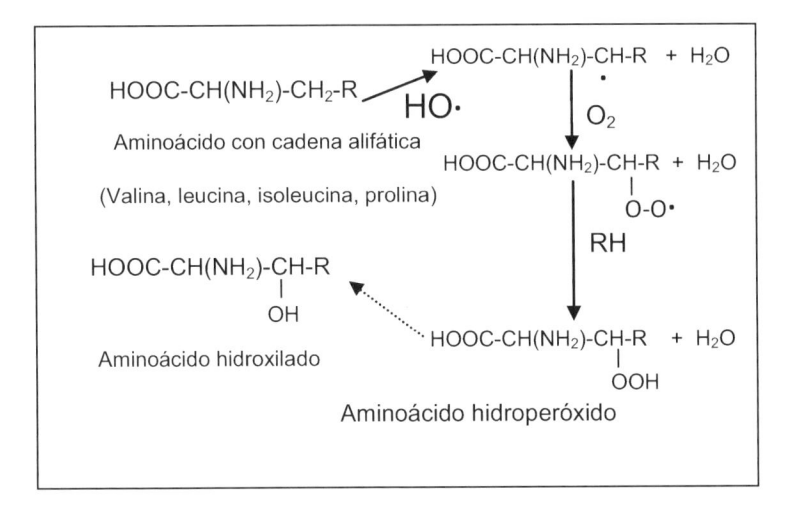

```
                                    HOOC-CH(NH₂)-CH-R  +  H₂O
                                                •
HOOC-CH(NH₂)-CH₂-R                              
                          HO•                   │ O₂
Aminoácido con cadena alifática                 ▼
                                    HOOC-CH(NH₂)-CH-R  +  H₂O
(Valina, leucina, isoleucina, prolina)          │
                                                O-O•
HOOC-CH(NH₂)-CH-R                               RH
              │         ◄·····                  ▼
              OH                    HOOC-CH(NH₂)-CH-R  +  H₂O
Aminoácido hidroxilado                          │
                                                OOH
                                    Aminoácido hidroperóxido
```

Fig. 1.III.9. Representación esquemática del proceso de peroxidación de aminoácidos alifáticos.

3.3.5. Formación de Grupos Carbonilo

Varios aminoácidos pueden dar lugar a grupos carbonilos. Los de mayor relevancia son los residuos lisina, arginina, prolina e histidina. La formación de carbonilos se puede deber a:

➢ Generación a partir de radicales alquil peroxilo

```
HOOC-CH(NH₂)-CH-R  →  HOOC-CH(NH₂)-C-R  +  HOOC-CH(NH₂)-CH-R
              │                    ║                     │
              O-O•                 O                     OH
```

➤ Descomposición de un hidroperóxido formado inicialmente

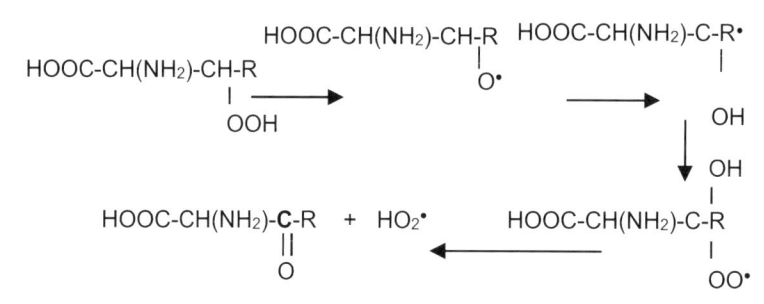

$$\text{HOOC-CH(NH}_2\text{)-CH-R} \atop | \atop \text{OOH} \longrightarrow \text{HOOC-CH(NH}_2\text{)-CH-R} \atop | \atop \text{O}^\bullet \longrightarrow \text{HOOC-CH(NH}_2\text{)-C-R}^\bullet \atop | \atop \text{OH}$$

$$\text{HOOC-CH(NH}_2\text{)-C-R} \atop || \atop \text{O} + \text{HO}_2^\bullet \longleftarrow \text{HOOC-CH(NH}_2\text{)-C-R} \atop | \atop \text{OO}^\bullet \atop \text{OH}$$

➤ Durante la reacción de la leucina con el HO•, se producen carbonilo directamente

$$\text{HOOC-CH(NH}_2\text{)-CH}_2\text{-CH} \begin{smallmatrix} \diagup \text{CH}_3 \\ \diagdown \text{CH}_3 \end{smallmatrix} \xrightarrow[\text{O}_2]{\bullet\text{OH}} \text{HOOC-CH(NH}_2\text{)-CH}_2\text{-CH} \begin{smallmatrix} \diagup \text{CH}_3 \\ \diagdown \text{CH} \\ || \\ \text{O} \end{smallmatrix}$$

3.4. Daño oxidativo al ADN

Los daños fundamentales que ocasionan las ERO sobre el ADN son la hidroxilación de las bases, entre-cruzamientos, escisión de hebras e inhibición de la síntesis de proteínas, nucleótidos y ácidos grasos,[23-25] y son causados por el HO• y el oxígeno singlete ($^1O_2$); este último ataca fundamentalmente a la guanina. Los daños que se originan sobre el ADN pueden estar relacionados con alteraciones estructurales directas o causadas por la inactivación de las enzimas encargadas del reconocimiento de anomalías en el ADN.[26,27] Algunos productos de la reacción de las ERO atacan al grupo 3-OH, en el esqueleto del azúcar fosfato, necesario para el funcionamiento de la enzima reparadora *ADN ligasa*. De comenzar en estas condiciones el proceso de reparación, se inicia la llamada *reparación suicida*.[28] La movilización de Ca^{2+} inducida por ERO puede activar una endonucleasa dependiente de Ca^{2+} y provocar ruptura del ADN.[29] La guanina es la base más sensible al ataque oxidativo.[30]

Todos los componentes del ADN pueden ser atacados por el HO•. El H_2O_2 y el $O_2^{\bullet-}$ no atacan directamente al ADN. El $RO_2^\bullet$, el RO• y el ONOO- son capaces de provocar modificaciones oxidativas directas al ADN.[31] Adicionalmente, puede causar daño al ADN el anión radical carbonato que se forma a partir de la reacción de Fenton en condiciones celulares y de la descomposición del nitrosoperoxicarbonato generado durante la inflamación. El anión radical carbonato es un potente oxidante capaz de generar cationes radicales básicos que pueden migrar a largas distancias en el ADN dúplex y, en última instancia, generar 8-oxo-7,8-dihidroguanina en una secuencia sensible al daño redox como GGG.[32]

El daño oxidativo al ADN *in vivo* puede:
1. Producir alteraciones estructurales del ADN (mutaciones, pérdida de bases e inserción de bases)
2. Producir la pérdida de la expresión o síntesis de una proteína por daño al gen específico o producir una proteína aberrada.
3. Contribuir al desarrollo del cáncer:
    a. Vía mutaciones en el gen supresor de tumores p53
    b. Daño a enzimas reparadoras del ADN
    c. Daño a las ADN polimerasas (disminuye la fidelidad de la replicación)

Se producen cientos de «ataques oxidativos» por día en el ADN de cada una de las aproximadamente $5 \cdot 10^{13}$ células del cuerpo humano. Las alteraciones del ADN originadas por el ataque de las ERO son la principal causa de riesgo de desarrollar cáncer (Fig. 1.III.10).

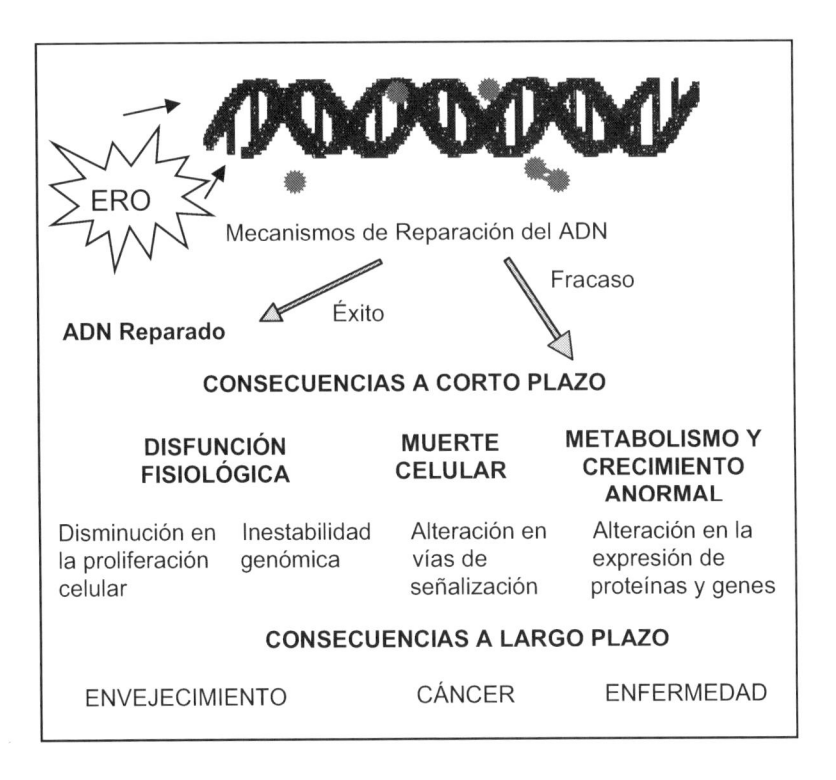

Fig. 1.III.10. Esquema general las principales consecuencias del ataque de las ERO al ADN.

3.4.1. Mecanismos que Explican el Daño al ADN Originado por el Estrés Oxidativo

Dos mecanismos fundamentales han sido propuestos para explicar el daño al ADN como consecuencia del ataque de las ERO (Fig.1.III.11). Estos son:
- Reacción de Fenton
- Activación de endonucleasas

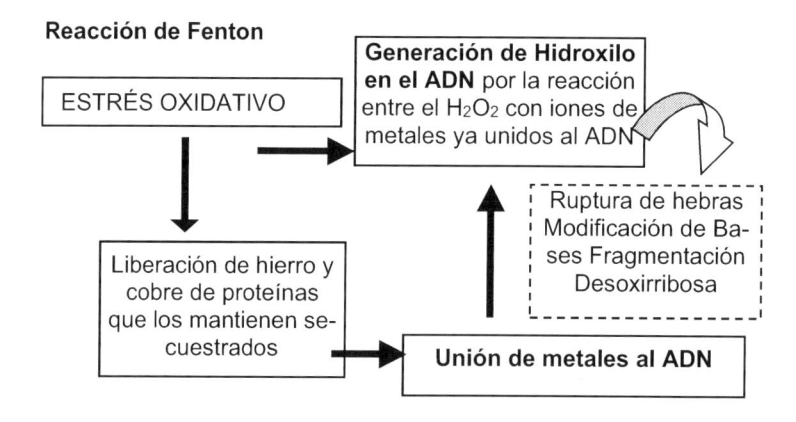

Reacción de Fenton

ESTRÉS OXIDATIVO → Generación de Hidroxilo en el ADN por la reacción entre el H_2O_2 con iones de metales ya unidos al ADN

Liberación de hierro y cobre de proteínas que los mantienen secuestrados → Unión de metales al ADN

Ruptura de hebras
Modificación de Bases Fragmentación
Desoxirribosa

Activación de Endonucleasas

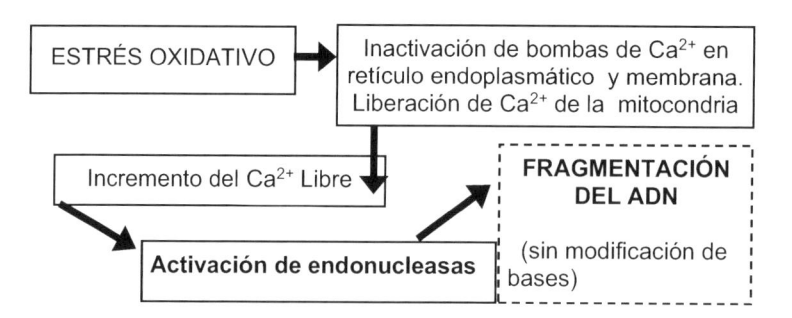

ESTRÉS OXIDATIVO → Inactivación de bombas de Ca^{2+} en retículo endoplasmático y membrana. Liberación de Ca^{2+} de la mitocondria

Incremento del Ca^{2+} Libre → Activación de endonucleasas → FRAGMENTACIÓN DEL ADN (sin modificación de bases)

Fig. 1.III.11. Mecanismos propuestos para explicar el daño al ADN mediado por ERO.

La vía de señalización que controla el daño en el ADN, es un mecanismo de vigilancia altamente conservado que garantiza la integridad del genoma mediante la activación secuencial de cascadas de proteína quinasa. En los mamíferos, la vía principal está constituida por dos quinasas sensoriales centrales, ATM y ATR, que se activan en respuesta al daño del ADN. Los sujetos que carecen de ATM o ATR funcionales sufren de ataxia-telangiectasia (A-T) o síndrome de Seckel, respectivamente, con fenotipos degenerativos pleiotrópicos. Además de las roturas de las cadenas de ADN, ATM y ATR también responden al daño oxidativo del ADN y a las ERO, lo que sugiere una función no convencional como reguladores del estado redox intracelular.[33]

En la Fig. 1.III.12 y 1.III.13 se muestran los productos finales derivados del ataque del radical HO• a las bases del ADN.

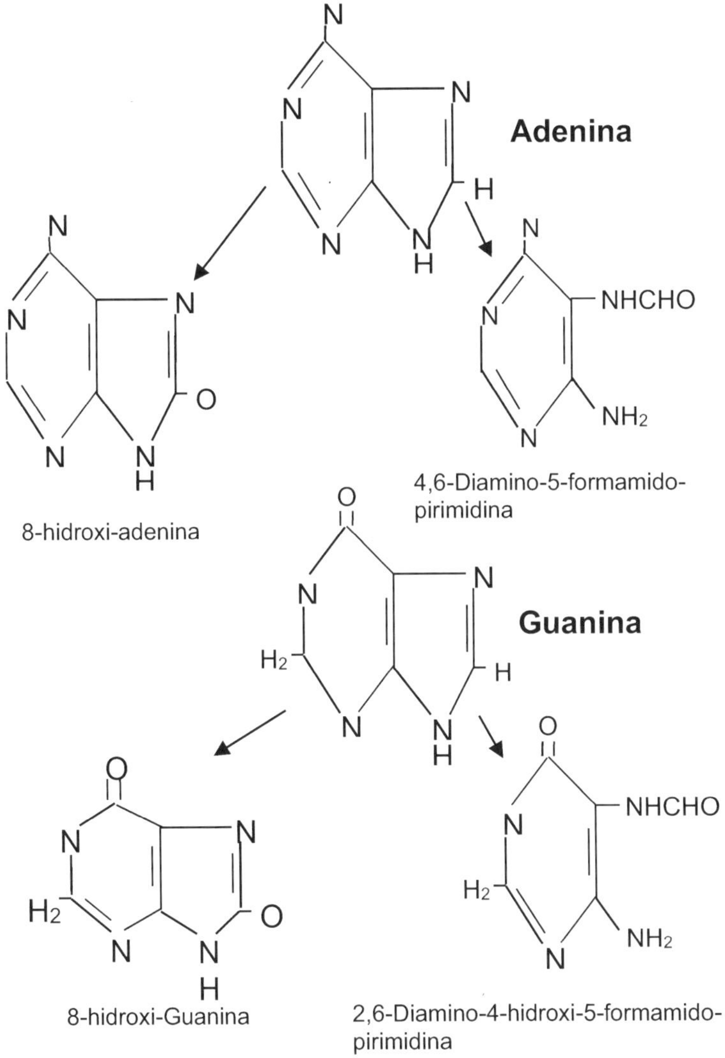

Fig. 1.III.12. Productos de la reacción de la adenina y guanina con el HO•.

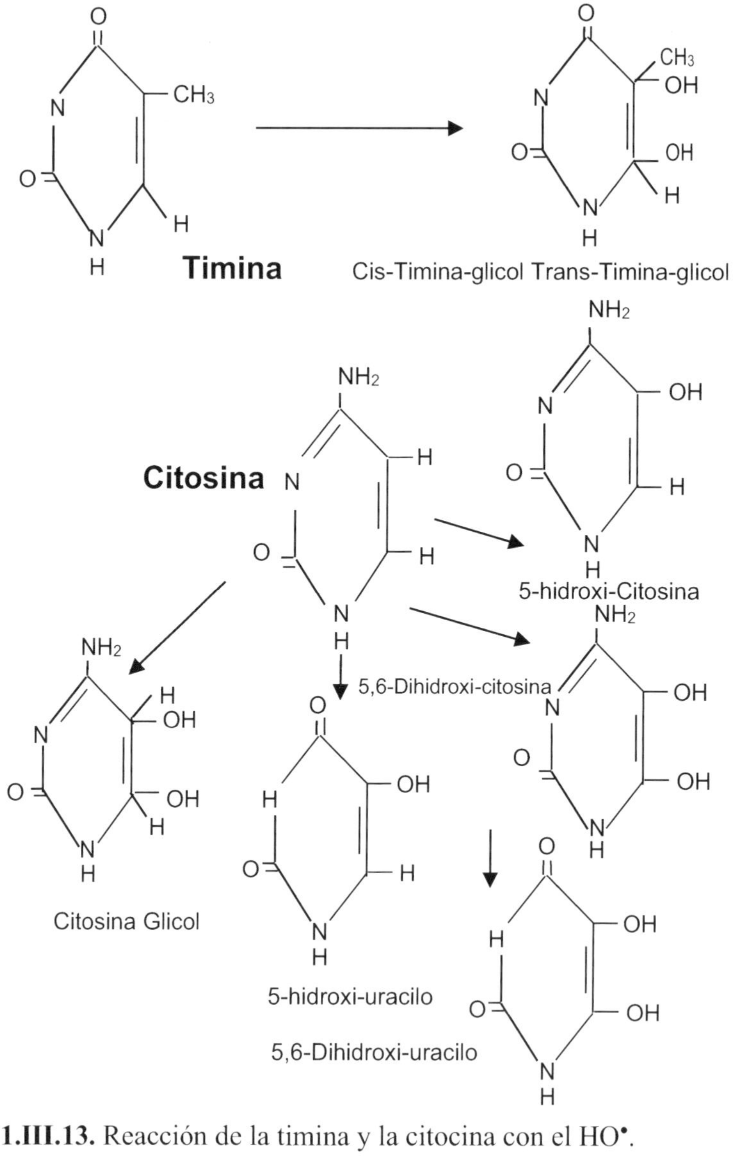

Fig. 1.III.13. Reacción de la timina y la citocina con el HO•.

3.4.2. Desaminación Oxidativa de Purinas y Pirimidinas

El exceso en la producción de •NO, el cual se descompone en diferentes óxidos de nitrógeno puede producir daño directo al ADN. Es muy importante la reacción entre el N_2O_3 y ciertos sustratos nucleofílicos como aminas primarias y secundarias y grupos sulfihidrilos de péptidos y proteínas. El N_2O_3 promueve la desaminación oxidativa de muchas aminas aromáticas primarias, que incluyen las **purinas** y **pirimidinas**, formadoras de nitrosaminas intermediarias (Fig. 1.III.14).

$ArNH_2 + N_2O_3 \rightarrow ArNH\text{-}NO + NO_2^- + H^+$

$ArNH\text{-}NO + H^+ \rightarrow ArN_2 + H_2O \quad ArNH_2 \rightarrow$ amina aromática

$ArN_2 + H_2O \rightarrow ArOH + N_2 + H^+$

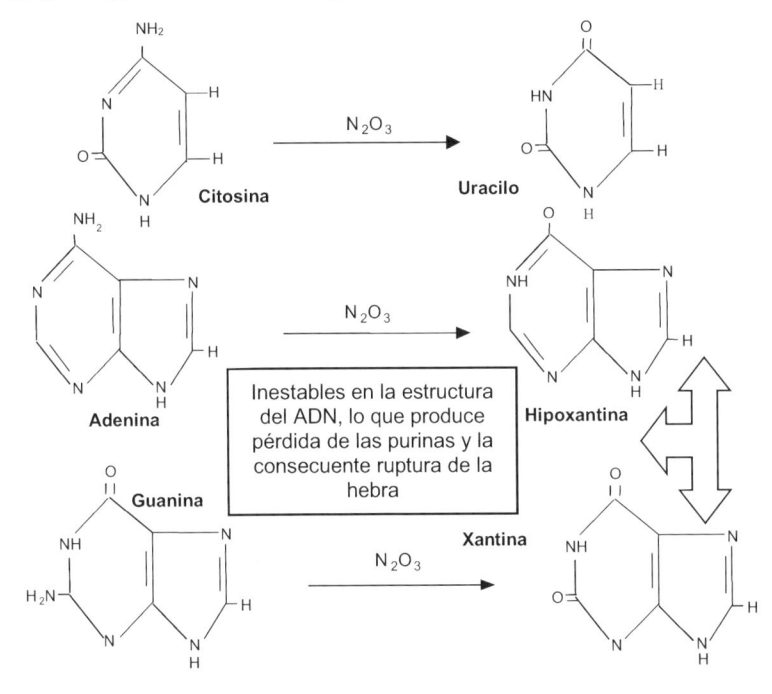

Fig. 1.III.14. Desaminación oxidativa de purinas y pirimidinas.

3.5. Efectos de las ERO en el metabolismo energético

El EO compromete muchas funciones celulares. Una consecuencia importante del daño oxidativo es la alteración del metabolismo energético. Una sobreproducción de •NO interrumpe la producción de energía en la célula al inactivar la aconitasa (enzima del ciclo de Krebs) y la citocromo oxidasa (cadena respiratoria). En la Fig. 1.III.15 se muestran los resultados de Gardner *et al*.[34,35] en cultivos de células de la línea A549 (pulmón humano) incubadas con diferentes concentraciones de •NO donde se aprecia una reducción muy marcada de la respiración mitocondrial cuando se incrementan las concentraciones de •NO en el medio de cultivo.

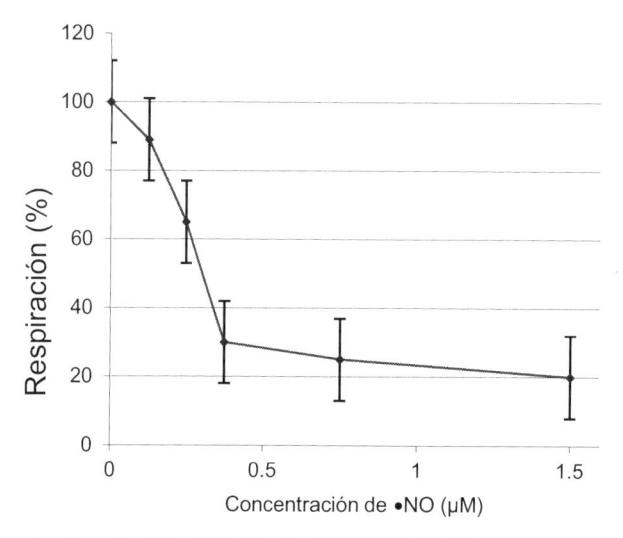

Fig. 1.III.15. Células de pulmón humano de la línea A549 que respiran a un nivel fisiológico de O_2 (5 µM) incubadas con concentraciones submicromolares de •NO. Gardner et al.[34,35]

Por otra parte, otros autores plantean que la inactivación de la aconitasa por el •NO se debe a que esta ERO es capaz de liberar hierro de la enzima para producir cambios estructurales y funcionales de esta importante enzima del ciclo de Krebs (Fig. 1.III.5). Además del •NO, otras ERO son capaces de oxidar grupos sulfihidrilos importantes para la actividad de la aconitasa que conduce a una disminución de la actividad de la misma.

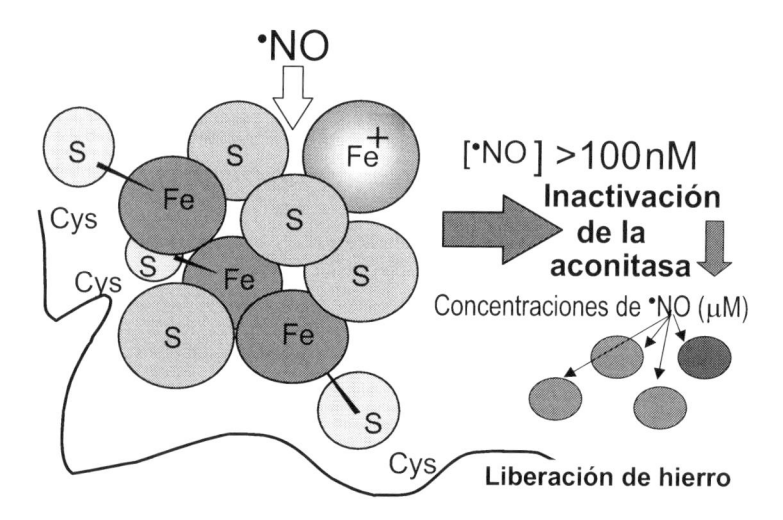

Fig. 1.III.15. Representación esquemática de la inactivación de la aconitasa por el •NO.

Por otro lado, el H_2O_2 inhibe la glicólisis al inactivar la gliceraldehído-3-fosfato deshidrogenasa (GAPDH).[36,37] Además, el H_2O_2 inhibe el ciclo de Krebs al inactivar las enzimas aconitasa[38] y α-cetoglutarato deshidrogenasa,[37] las cuales son muy sensibles al EO. Estos eventos traen aparejados la inhibición de la producción de ATP y la muerte celular.

Bibliografía Sección 1. Capítulo III.

1. Gebicki S, Gebicki JM. Crosslinking of DNA and proteins induced by protein hydroperoxides. *Biochem J.* Mar 15 1999;338 (Pt 3)(Pt 3):629-636.
2. Aruoma OI. Nutrition and health aspects of free radicals and antioxidants. *Food Chem Toxicol.* Jul 1994;32(7):671-683.
3. Delanty N, Dichter MA. Oxidative injury in the nervous system. *Acta Neurol Scand.* Sep 1998;98(3):145-153.
4. Jakubczyk K, Dec K, Kaldunska J, Kawczuga D, Kochman J, Janda K. Reactive oxygen species - sources, functions, oxidative damage. *Pol Merkur Lekarski.* Apr 22 2020;48(284):124-127.
5. Fulbert JC, Cals MJ. [Free radicals in clinical biology. Origin, pathogenic effect and defense mechanisms]. *Pathol Biol (Paris).* Jan 1992;40(1):66-77.
6. Sevanian A, Ursini F. Lipid peroxidation in membranes and low-density lipoproteins: similarities and differences. *Free Radic Biol Med.* Aug 2000;29(3-4):306-311.
7. Dennis KJ, Shibamoto T. Gas chromatographic determination of malonaldehyde formed by lipid peroxidation. *Free Radic Biol Med.* 1989;7(2):187-192.
8. Morrow JD, Hill KE, Burk RF, Nammour TM, Badr KF, Roberts LJ, 2nd. A series of prostaglandin F2-like compounds are produced in vivo in humans by a non-cyclooxygenase, free radical-catalyzed mechanism. *Proc Natl Acad Sci U S A.* Dec 1990;87(23):9383-9387.
9. Morrow JD, Awad JA, Kato T, et al. Formation of novel non-cyclooxygenase-derived prostanoids (F2-isoprostanes) in carbon tetrachloride hepatotoxicity. An animal model of lipid peroxidation. *J Clin Invest.* Dec 1992;90(6):2502-2507.
10. Pratico D. F(2)-isoprostanes: sensitive and specific non-invasive indices of lipid peroxidation in vivo. *Atherosclerosis.* Nov 1 1999;147(1):1-10.
11. Lawson JA, Rokach J, FitzGerald GA. Isoprostanes: formation, analysis and use as indices of lipid peroxidation in vivo. *J Biol Chem.* Aug 27 1999;274(35):24441-24444.
12. Morrow JD, Minton TA, Badr KF, Roberts LJ, 2nd. Evidence that the F2-isoprostane, 8-epi-prostaglandin F2 alpha, is formed in vivo. *Biochim Biophys Acta.* Jan 3 1994;1210(2):244-248.
13. Fukunaga M, Makita N, Roberts LJ, 2nd, Morrow JD, Takahashi K, Badr KF. Evidence for the existence of F2-isoprostane receptors on rat vascular smooth muscle cells. *Am J Physiol.* Jun 1993;264(6 Pt 1):C1619-1624.
14. Stadtman ER, Levine RL. Protein oxidation. *Ann N Y Acad Sci.* 2000;899:191-208.
15. Martinez-Sanchez G, Giuliani A, Perez-Davison G, Leon-Fernandez OS. Oxidized proteins and their contribution to redox homeostasis. *Redox Rep.* 2005;10(4):175-185.
16. Stadtman ER, Oliver CN. Metal-catalyzed oxidation of proteins. Physiological consequences. *J Biol Chem.* Feb 5 1991;266(4):2005-2008.
17. Scherer NM, Deamer DW. Oxidative stress impairs the function of sarcoplasmic reticulum by oxidation of sulfhydryl groups in the Ca2+-ATPase. *Arch Biochem Biophys.* May 1 1986;246(2):589-601.
18. Kaneko M, Matsumoto Y, Hayashi H, Kobayashi A, Yamazaki N. Oxygen free radicals and calcium homeostasis in the heart. *Mol Cell Biochem.* Oct 12 1994;139(1):91-100.

19. Orrenius S, Burkitt MJ, Kass GE, Dypbukt JM, Nicotera P. Calcium ions and oxidative cell injury. *Ann Neurol.* 1992;32 Suppl:S33-42.
20. Simonian NA, Coyle JT. Oxidative stress in neurodegenerative diseases. *Annu Rev Pharmacol Toxicol.* 1996;36:83-106.
21. Stadtman ER, Moskovitz J, Berlett BS, Levine RL. Cyclic oxidation and reduction of protein methionine residues is an important antioxidant mechanism. *Mol Cell Biochem.* May-Jun 2002;234-235(1-2):3-9.
22. Chandran S, Binninger D. Role of Oxidative Stress, Methionine Oxidation and Methionine Sulfoxide Reductases (MSR) in Alzheimer's Disease. *Antioxidants (Basel).* Dec 21 2023;13(1).
23. Southorn PA, Powis G. Free radicals in medicine. I. Chemical nature and biologic reactions. *Mayo Clin Proc.* Apr 1988;63(4):381-389.
24. Henle ES, Linn S. Formation, prevention, and repair of DNA damage by iron/hydrogen peroxide. *J Biol Chem.* Aug 1 1997;272(31):19095-19098.
25. Box HC, Dawidzik JB, Budzinski EE. Free radical-induced double lesions in DNA. *Free Radic Biol Med.* Oct 1 2001;31(7):856-868.
26. Marnett LJ, Burcham PC. Endogenous DNA adducts: potential and paradox. *Chem Res Toxicol.* Nov-Dec 1993;6(6):771-785.
27. Reid TM, Loeb LA. Tandem double CC-->TT mutations are produced by reactive oxygen species. *Proc Natl Acad Sci U S A.* May 1 1993;90(9):3904-3907.
28. Gros L, Saparbaev MK, Laval J. Enzymology of the repair of free radicals-induced DNA damage. *Oncogene.* Dec 16 2002;21(58):8905-8925.
29. McConkey DJ, Hartzell P, Nicotera P, Orrenius S. Calcium-activated DNA fragmentation kills immature thymocytes. *FASEB J.* May 1989;3(7):1843-1849.
30. Beckman KB, Ames BN. Oxidative decay of DNA. *J Biol Chem.* Aug 8 1997;272(32):19633-19636.
31. Wallace SS. Biological consequences of free radical-damaged DNA bases. *Free Radic Biol Med.* Jul 1 2002;33(1):1-14.
32. Fleming AM, Burrows CJ. On the irrelevancy of hydroxyl radical to DNA damage from oxidative stress and implications for epigenetics. *Chem Soc Rev.* Sep 21 2020;49(18):6524-6528.
33. Choi JE, Chung WH. Functional interplay between the oxidative stress response and DNA damage checkpoint signaling for genome maintenance in aerobic organisms. *J Microbiol.* Feb 2020;58(2):81-91.
34. Gardner HW. Oxygen radical chemistry of polyunsaturated fatty acids. *Free Radic Biol Med.* 1989;7(1):65-86.
35. Gardner PR, Martin LA, Hall D, Gardner AM. Dioxygen-dependent metabolism of nitric oxide in mammalian cells. *Free Radic Biol Med.* Jul 15 2001;31(2):191-204.
36. Colussi C, Albertini MC, Coppola S, Rovidati S, Galli F, Ghibelli L. H2O2-induced block of glycolysis as an active ADP-ribosylation reaction protecting cells from apoptosis. *FASEB J.* Nov 2000;14(14):2266-2276.
37. Tretter L, Adam-Vizi V. Inhibition of Krebs cycle enzymes by hydrogen peroxide: A key role of [alpha]-ketoglutarate dehydrogenase in limiting NADH production under oxidative stress. *J Neurosci.* Dec 15 2000;20(24):8972-8979.
38. Mansilla S, Tortora V, Pignataro F, et al. Redox sensitive human mitochondrial aconitase and its interaction with frataxin: In vitro and in silico studies confirm that it takes two to tango. *Free Radic Biol Med.* Mar 2023;197:71-84.

Sección 1. Especies Reactivas de Oxígeno y Estrés Oxidativo
Capítulo IV

Mecanismos Antioxidantes

Las ERO se generan en condiciones fisiológicas en todas las células. Por su potencial efecto destructivo, los leucocitos las producen contra agentes externos y son beneficiosas en este caso, pero la mayor parte de las veces, el organismo utiliza potentes mecanismos para evitar la acumulación de las ERO. El primer componente de los mecanismos de defensa antioxidante es la *barrera fisiológica* que limita el paso del oxígeno desde el aire inspirado hasta las células. Los llamados *antioxidantes primarios* son los que previenen la formación de nuevas ERO. Esto lo consiguen mediante la conversión de las ERO en moléculas menos perjudiciales, antes de que puedan reaccionar, o evitan su producción a partir de otras moléculas. En este grupo se destacan las enzimas SOD, GPx y proteínas de unión a metales como la ferritina y la ceruloplasmina.[1] Los *antioxidantes secundarios* capturan los radicales y evitan las reacciones en cadena. Ejemplos de ellos son la vitamina E y C, β-carotenos, ácido úrico, bilirrubina, albúmina, glutatión. Los *antioxidantes terciarios* son los encargados de la reparación de las biomoléculas dañadas. En este grupo se incluyen las enzimas reparadoras de ADN y la metionina sulfóxido redutasa.

Los antioxidantes se pueden clasificar también por su origen, *endógenos* los que podemos sintetizar y *exógenos* los que debemos ingerir como parte de la dieta. Un antioxidante, desde el punto de vista bio-médico, se puede definir como aquella sustancia que presente en bajas concentraciones con respecto a la sustancia oxidable, es capaz de prevenir o inhibir su oxidación o reparar un daño oxidativo. De esta manera los antioxidantes actúan como agentes que equilibran en las células las acciones de las ERO. La participación de los antioxidantes en el equilibrio del balance oxidativo, permite preservar la integridad de componentes celulares cruciales, como lípidos, proteínas y ADN, lo que es fundamental para la prevención de diversas enfermedades.

4.1. Mecanismos antioxidantes endógenos

4.1.1. Enzimas antioxidantes

Superóxido dismutasa

Las *Superóxido dismutasas* (EC.1.15.1.1) son un grupo de metaloenzimas que pueden dividirse en dos familias filogenéticas diferentes CuZn-SOD y FeMn-SOD. Las SOD catalizan la conversión de $O_2^{\bullet-}$ a H_2O_2 y O_2 con una constante de reacción de $2\cdot 10^9$ $M^{-1}\cdot s^{-1}$ para la CuZn-SOD.[2] En los organismos eucariotas existen tres tipos diferentes de SOD en dependencia de su localización que en su conjunto, contribuyen a regular las concentraciones de $O_2^{\bullet-}$.[3] La SOD es la única enzima conocida que actúa sobre un radical. Todas las isoformas de la SOD catalizan la dismutación del $O_2^{\bullet-}$ con similar eficiencia.[2]

Superóxido dismutasa dependiente de Cu y Zn (CuZnSOD)

La CuZnSOD es una enzima que se ha conservado durante la evolución (gen en el cromosoma 21) y constituye la primera línea de defensa antioxidante. Presenta 2 subunidades idénticas de aproximadamente 32 kDa, cada una con metales como cofactores, constituido por un átomo de cobre y uno de zinc unidos por un residuo histidina,[2] Fig.1.IV.1.

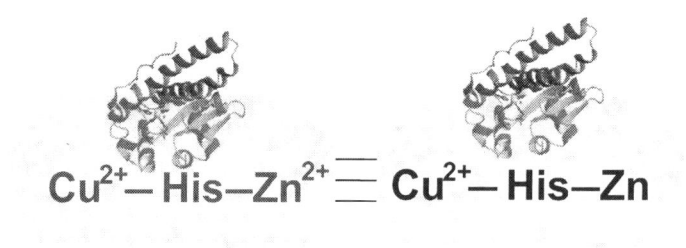

$$Cu^{2+}-His-Zn^{2+} = Cu^{2+}-His-Zn$$

Fig. 1.IV.1. Representación esquemática de la estructura de la Cu/ZnSOD.

La CuZnSOD es una de las proteínas más estables que se conoce (estable en el intervalo de pH 4,5-9,5). Además, resiste repetidos ciclos de congelación-descongelación y refrigeración prolongada. Se inhibe por el CN^- y por el dietilditiocarbamato, lo que permite establecer métodos específicos para la determinación de su actividad enzimática.

La CuZnSOD puede inactivarse por el H_2O_2 como consecuencia de varias reacciones secuenciales:
1. El H_2O_2 reduce el Cu^{2+} del sitio catalítico a Cu^+
2. Otra molécula de H_2O_2 oxida el Cu^+ a una especie oxidante poderosa que puede ser el Cu(I)O, el Cu(II)OH o el Cu(III)
3. Oxidación del residuo histidina del centro activo

Los ratones *knock-outs* para la CuZnSOD parecen normales, lo que sugiere que la CuZnSOD no es totalmente esencial para la vida. Los *knock-outs* para la MnSOD no llegan a las 3 semanas de vida. Sin embargo, las hembras *knock-outs* para la CuZnSOD muestran una reducción marcada en la fertilidad y aumento en la letalidad de los embriones, lo que sugiere que las ERO participan en la aparición de anormalidades en la reproducción femenina de los mamíferos.

Superóxido dismutasa dependiente de Manganeso (MnSOD)

La MnSOD es un homotetrámero de 96 kDa que contiene un átomo de Mn por subunidad (cromosoma 14 en humanos). Se sintetiza en el citosol y llega a matriz mitocondrial como una proteína precursora que posee una secuencia N-terminal de 24 aminoácidos. El transporte de la MnSOD del citosol a la matriz mitocondrial es un proceso que requiere ATP, por lo que cualquier evento que bloquee o disminuya la producción de ATP compromete el transporte de MnSOD a la mitocondria. Existe una relación directa entre la actividad metabólica y la actividad de MnSOD.[4] La MnSOD se induce con mayor facilidad que la CuZnSOD y las ERO son capaces de incrementar su expresión. El $ONOO^-$ es capaz de inhibir la actividad de la MnSOD al provocar la nitración de un residuo tirosina específico que es esencial para la actividad. Existe una MnSOD que está presente en la membrana plasmática de células eucariotas (ECMnSOD).[2]

La importancia biológica de la SOD queda demostrada por las siguientes evidencias:
1. La inactivación del gen de la MnSOD en *E. coli* aumenta la frecuencia de mutaciones cuando crecen en condiciones aerobias
2. La eliminación del gen de MnSOD en *S. cerevisiae* incrementa su sensibilidad al O_2
3. Los ratones *knock-outs* para la MnSOD presentan cardiomiopatías y letalidad neonatal
4. La transfección de células en cultivo con el cADN para la MnSOD hace a las células resistentes a la citotoxicidad inducida por Paraquat, Adriamicina, $TNF\alpha$ y a las transformaciones neoplásicas inducidas por la radiación
5. Ratones transgénicos para la MnSOD son resistentes a la cardiotoxicidad de la Adriamicina y a la isquemia cerebral

Superóxido dismutasa extracelular (EC-SOD)

La EC-SOD es una glicoproteína tetramérica de 135 kDa dependiente de Cu y Zn. Es secretada al espacio intersticial de los tejidos y a los fluidos extracelulares y es responsable de la actividad de la SOD presente en el plasma, linfa y fluido sinovial. La EC-SOD es el principal antioxidante presente en el intersticio de la pared de los vasos sanguíneos y única enzima extracelular que elimina los radicales aniones superóxido.

Esta isoforma de la SOD no se induce por su sustrato o por otros oxidantes y su regulación ocurre de forma coordinada por citocinas. La EC-SOD ejerce un control primario sobre la inactivación del •NO.

Superóxido dismutasa dependiente de hierro (FeSOD)

La FeSOD se encuentra presente en la membrana externa de células procariotas y está compuesta por 2 dímeros de 40 000 Da. La composición de aminoácidos de esta isoforma es diferente de las demás SOD.

Superóxido dismutasa dependiente de níquel (NiSOD)

La NiSOD se encuentra presente al igual que la FeSOD en los microorganismos. Está compuesta por 4 subunidades idénticas de 13,4 kDa y es inhibida por el CN⁻ y el H_2O_2, pero no por la azida. La apoenzima (sin níquel) no tiene actividad, lo que indica que el Ni es esencial para su función biológica.

Glutatión Peroxidasa

Las *Glutatión peroxidasas* (E.C.1.11.1.9) son enzimas dependientes de selenio (Se) y son uno de los sistemas antioxidantes más importantes en la célula.[1] Contienen un átomo de Se unido a un residuo de cisteína (selenio cisteína) en cada una de las 4 subunidades idénticas. La GPx tiene un peso de aproximadamente 80 kDa. El Se es esencial para la actividad de la enzima. En pacientes con enfermedad de Keshan, provocada por déficit de Se, la actividad de la GPx es muy baja. La GPx utiliza el GSH como cofactor y es altamente específica por el mismo, sin embargo, reduce una gran cantidad de hidroperóxidos.

$$ROOH + 2\,GSH \xrightarrow{GPx} ROH + GSSG + H_2O$$

Existen 5 isoenzimas de la GPx en mamíferos (Matés *et al*., 1999). Aunque su expresión es ubicua, la actividad de cada isoforma varía en dependencia del tipo de tejido:

1. **GPx1**: se encuentra en citosol y mitocondria y reduce el H_2O_2 y los hidroperóxidos orgánicos a expensas del GSH
2. **GPx2**: se detecta muy poco en la mayoría de los tejidos con excepción del tracto gastrointestinal
3. **GPx3**: se encuentra fundamentalmente en riñones
4. **GPx4**: presente en citosol y membrana de la mayoría de los tejidos, es específica para los hidroperóxidos derivados de fosfolípidos (Ph GPx)
5. **GPx5**: Identificada recientemente, se expresa específicamente en el epidídimo de ratón y es <u>independiente</u> de Se

Los hepatocitos secretan al plasma una GPx glicosilada rica en puentes disulfuro, que es la responsable de la actividad de esta enzima en los fluidos extracelulares como el plasma.

Cuando las concentraciones celulares de H_2O_2 son relativamente bajas la GPx es más activa que la catalasa para transformar este sustrato. La GPx es la principal enzima antioxidante para eliminar H_2O_2 en los eritrocitos. Para que pueda mantenerse la actividad de la GPx es necesaria la actividad de la Glutatión reductasa (GR), una enzima que emplea el NADPH como cofactor (Fig.1.IV.2). La GR tiene una distribución celular muy similar a la GPx.

Catalasa

La catalasa (EC.1.11.1.6) es una metaloproteína tetramérica que contiene 4 subunidades de 60 kDa. Cada una contiene un grupo hemo. Es una de las enzimas más eficientes que se conoce y de las más abundantes. Reacciona con el H_2O_2 para generar agua y oxígeno. Se localiza en la matriz de los peroxisomas y en la mitocondria, mientras que en eritrocitos se encuentra en el citoplasma. Existen muchas isoformas de catalasa, la mayoría presenta Fe (grupo hemo), pero algunas poseen Mn. La mayoría de las bacterias anaerobias NO presentan catalasa. Aunque su afinidad por el H_2O_2 es inferior a la que exhibe la GPx, bajo condiciones de sobreproducción la catalasa puede asumir el papel protagónico en la eliminación del H_2O_2.[5]

La descomposición del H_2O_2 ocurre en dos etapas:

1) Formación de un complejo primario entre el H_2O_2 y el Fe^{3+} del grupo prostético

$$\text{Catalasa—Fe}^{3+} + H_2O_2 \longrightarrow \text{Compuesto I}$$

2) Descomposición del complejo primario, que se favorece cuando otra molécula de H_2O_2 sirve como donor de H^+. En este caso el H_2O_2 actúa como oxidante y como reductor

Compuesto I + H_2O_2 ⟶ Catalasa-Fe^{3+} + H_2O + O_2

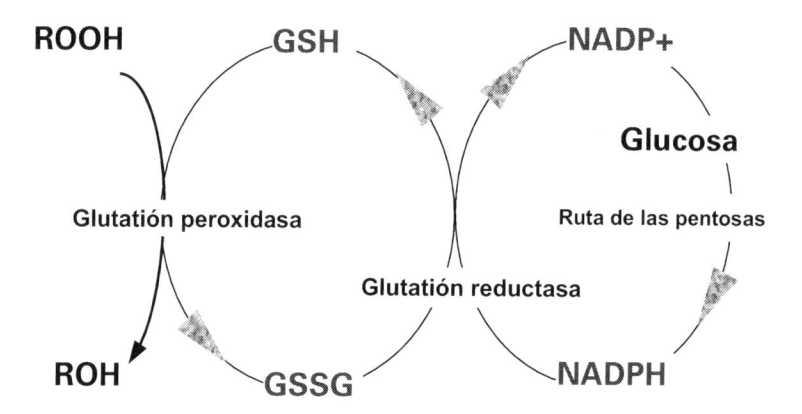

Fig. 1.IV.2. Reducción de peróxidos (ROOH) a alcoholes (ROH) mediante acciones coordinadas de las enzimas glutatión peroxidasa y glutatión reductasa. La **glutatión peroxidasa (GPx)** reduce los ROOH a ROH usando glutatión reducido (GSH), generando glutatión oxidado (GSSG) como subproducto. La **glutatión reductasa (GR)** regenera el GSH a partir del GSSG, utilizando NADPH como fuente de electrones. El **NADPH** utilizado en esta reacción proviene principalmente de la vía de las pentosas fosfato, que es una ruta metabólica que produce NADPH para procesos biosintéticos y de defensa antioxidante.

Tiorredoxina

Las tiorredoxinas (Trx) son pequeñas proteínas (aprox. 108 residuos de amino ácidos) que contienen un sitio catalítico conservado a lo largo de la evolución: -Trp-Cys-Gly-Pro-Cys-Lys-. Las Trx presentan 2 Cys capaces de sufrir oxidación-reducción reversiblemente. Existen 3 miembros de la familia de Trx: la **Trx1**, la **Trx2** y una proteína mucho mayor conocida como **p32 TrxL**. Las Trx se encargan de reducir los grupos sulfihidrilos oxidados de las proteínas. El estado redox de grupos SH es importante para la estructura de las proteínas, la regulación de la actividad de muchas enzimas y el control de la actividad y unión de factores de transcripción del ADN.[6] Las **Trx** son esenciales en la regulación redox de la función de muchas proteínas y en la señalización, mediante el control redox de grupos –SH.

Muchos factores de transcripción como el NF-κB y el AP-1 requieren de una reducción previa mediada por Trx para poder unirse al ADN.[7] La Trx se sobre-expresa por muchos tumores humanos y es secretada por las células del tumor lo cual estimula el crecimiento de células cancerosas. Células transfectadas con el cADN de la Trx muestran crecimiento tumoral incrementado, disminución en la apoptosis *in vivo* y reducción en la sensibilidad a la apoptosis inducida por una gran variedad de agentes. Por otra parte, células tranfectadas con una Trx mutada inactiva, muestran disminución en el crecimiento tumoral *in vivo*.[6]

Las Trx actúan como donante de equivalentes de reducción de muchas enzimas como la ribonucleótido reductasa (esencial en la síntesis de ADN), la metionina sulfóxido reductasa y la tiorredoxina peroxidasa (o peroxirredoxina). La conversión de Met. oxidada a Met. es catalizada por la Met. sulfóxido reductasa, la cual depende de Trx.

ERO + Met. → Metionina oxidada (Met. Ox.)

Met.Ox.+Trx(SH)$_2$ → Metionina sulfóxido reductasa →
$$\text{Met.} + \text{Trx(S-S)} + H_2O$$
Trx(S-S) + NADPH + H$^+$ → Tiorredoxina reductasa →
$$\text{Trx(SH)}_2 + NADP^+$$

La tiorredoxina peroxidasa se encuentra en la mitocondria y detoxifica el H_2O_2 generado por metabolismo mitocondrial, a expensas de Trx.

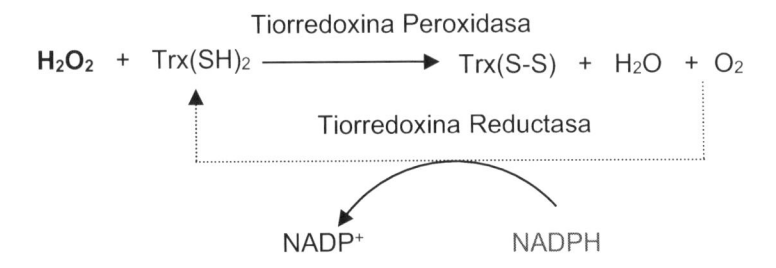

$$H_2O_2 + \text{Trx(SH)}_2 \xrightarrow{\text{Tiorredoxina Peroxidasa}} \text{Trx(S-S)} + H_2O + O_2$$

Tiorredoxina Reductasa

NADP$^+$ ← NADPH

Este sistema (TrxR y Trx) es particularmente importante en condiciones de EO elevado, como en enfermedades neurodegenerativas e inflamatorias. Además, regulan la actividad de numerosos factores de transcripción sensibles al redox, como NF-κB y AP-1, modulando respuestas celulares a estímulos externos y estrés.[8] La disfunción o sobreactivación de TrxR está asociada con diversas patologías, que incluyen cáncer, enfermedades cardiovasculares y trastornos neurodegenerativos. La inhibición de TrxR se considera un objetivo terapéutico en el tratamiento de estas enfermedades.

Adicionalmente en la terapia fotodinámica y en el tratamiento de infecciones bacterianas, la inhibición de TrxR puede ser utilizada para inducir el EO en células tumorales o patógenos, y de este modo promover su destrucción.[9]

Tiorredoxina reductasa

La tiorredoxina reductasa (TrxR) es un homodímero de 57 kDa que contiene selenio y un grupo flavina por sub-unidad. La disponibilidad de Se es un factor determinante en la actividad de la TrxR. La TrxR tiene gran similitud estructural con la GR. Hasta la actualidad se han confirmado la existencia de 2 TrxR: la **TrxR1** y la **TrxR2**. La TrxR1 es citosólica y la TrxR2 es mitocondrial. La TrxR tiene poca selectividad por los sustratos y es capaz de reducir algunos hidroperóxidos y a la Vitamina C, además de Trx.[6]

4.1.2. Antioxidantes preventivos (Secuestradores de metales de transición)

Transferrina

La transferrina es una glicoproteína de 80 kDa con 2 sitios de unión para el Fe(III) encargada de su transporte por la sangre y de entregar este metal a las células. Está constituida por una cadena polipeptídica plegada para formar 2 dominios globulares con un sitio de unión cada uno. La transferrina se sintetiza fundamentalmente en el hígado y en menor medida en cerebro, músculo y bazo. El receptor de transferrina se expresa mucho más en piel, testículos, páncreas e hígado. La tranferrina entrega el Fe a la ferritina (almacenamiento del metal a nivel intracelular).[10] Normalmente los sitios de unión de Fe en la transferrina están ocupados en un 30% solamente, lo que indica la casi ausencia de Fe libre en plasma. El Fe unido a transferrina se libera en condiciones acídicas. Se comienza a liberar a pH 5,6 y menores que éste. En el humano, la transferrina mantiene secuestrado prácticamente todo el Fe extracelular debido a su extremadamente alta afinidad por este ion (Fig.1.IV.3).

Lactoferrina

La lactoferrina es similar a la transferrina en peso molecular, secuencia aminoacídica y número de sitios de unión al Fe. Se libera en la degranulación de PMN activados y participa en la mielopoyesis, respuesta inmune primaria, proliferación de linfocitos, producción de citocinas y activación del complemento. Tiene una mayor capacidad de unión al Fe en condiciones acídicas que la transferrina.

Sitio de unión del Fe^{3+} a la transferrina humana

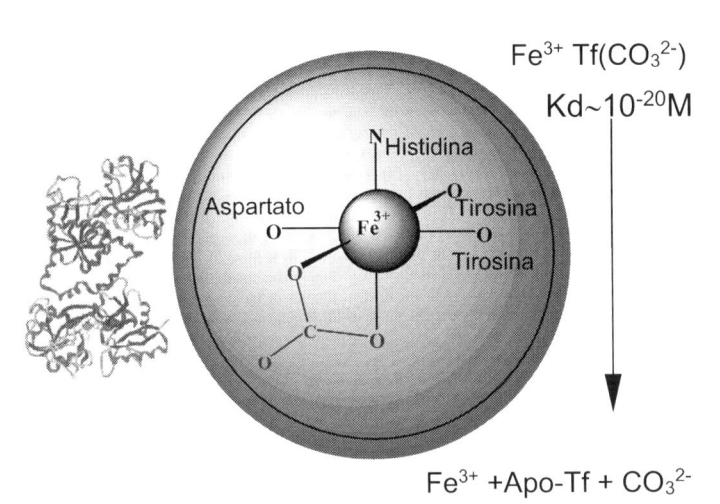

Fe^{3+} Tf(CO_3^{2-})

$Kd \sim 10^{-20} M$

Fe^{3+} +Apo-Tf + CO_3^{2-}

Fig. 1.IV.3. Secuestro de Fe por la transferrina (Tf). Apotransferrina (Apo-tf).

Ferritina

La ferritina es una gran macromolécula, la apoproteína tiene 24 subunidades. Puede existir en diferentes formas en dependencia de la saturación con Fe. Puede secuestrar hasta 4 000 átomos de Fe férrico (Fe^{3+}) por molécula.[10] Las ERO como el $O_2^{\bullet-}$ y el •NO pueden liberar Fe de la ferritina. La ferritina es una proteína citosólica, aunque recientemente se identificó una ferritina mitocondrial. Las citocinas proinflamatorias (TNFα, IL-2) inducen la síntesis de ferritina. Células que sobre expresan la ferritina mitocondrial son mucho más resistentes al H_2O_2 y a señales apoptóticas (TNFα).[10] El Fe entra a la ferritina en forma ferrosa y es oxidado por la misma proteína a Fe^{3+} para poder ser secuestrado en sus sitios de unión. La actividad ferroxidasa es esencial para el secuestro de Fe en la ferritina.[10]

También es esencial en el mantenimiento del estado redox celular al convertir el Fe^{2+} en Fe^{3+} (potencialmente menos tóxico). Ratones *knock-out* para la ferritina H (subunidad donde radica la actividad ferroxidasa) mueren durante la embriogénesis (muerte extremadamente temprana).[11] Igualmente, la baja regulación del contenido de ferritina H (mediante el uso de oligonucleótidos antisense) aumenta la susceptibilidad al daño oxidativo en leucocitos.[12]

Ceruloplasmina

La ceruloplasmina es una glicoproteína encargada de transportar cobre. Aproximadamente el 90% de todo el Cu plasmático se encuentra unido a la ceruloplasmina, mientras que el otro 10% a la albúmina, histidina y pequeños péptidos. Presenta actividad ferroxidasa, convierten el Fe^{2+} en Fe^{3+}, lo que impide que el Fe^{2+} catalice la reacción de Fenton y participe en la POL (descomponen hidroperóxidos). La ceruloplasmina es susceptible al ataque oxidativo, así como a sufrir proteólisis con la consiguiente liberación de Cu catalítico.[13]

Albúmina

La albúmina es la proteína mayoritaria del plasma (3,5 a 5,0 g/dL) y tiene la capacidad de unir Cu y Fe. Además de su capacidad quelante, la albúmina puede reaccionar con ERO e inactivarlas, participa en el transporte de antioxidantes y tiene otras funciones como el mantenimiento de la presión oncótica y como modulador de la inflamación que contribuyen a reducir el EO. Gracias al grupo tiol libre de Cys34, la albúmina puede actuar como neutralizador de ERO. La albúmina glucosilada contribuye de forma significativa a la patogénesis de la diabetes y otras enfermedades.[14]

Haptoglobina y Hemopexina

Haptoglobulina y hemopexina son proteínas plasmáticas (α_1-globulinas) secuestradoras de la hemoglobina liberada de los eritrocitos por lo que previenen la liberación del Fe. Ambas unen el grupo hemo que se ha liberado de la hemoglobina.

Metalotioneínas

Las metalotioneinas son proteínas ricas en residuos Cys de 61-68 kDa que se une con gran afinidad a metales. Constituyen una familia de proteínas compuesta por 4 miembros: las MT-1, MT-2, MT-3 y MT-4. Las MT-1 y MT-2 están presentes prácticamente en todos los tejidos, mientras que la MT-3 se expresa fundamentalmente en cerebro y la MT-4 es más abundante en tejido epitelial. Los promotores de la transcripción de los genes que codifican para MT-1 y MT-2 son complejos y se regulan por múltiples elementos como son los metales, ERO, glucocorticoides, citocinas, •NO y genes de respuesta inmediata. Las MT-1 y MT-2 se inducen rápidamente por estos elementos reguladores.

Las MT son reguladoras de la homeostasia de metales y una fuente de Zn para ser incluido en proteínas, lo cual incluye los factores de transcripción. Las MT impiden la deficiencia, así como la toxicidad del Zn *in vivo* y funcionan como mecanismos detoxificadores de metales reactivos y ERO.

4.1.3. Sustancias Endógenas con Capacidad Antioxidante

Glutatión

El glutatión se descubrió en 1888 por J. De Rey-Pailhade quien lo nombró primeramente *philothion* (griego: amor por el azufre). En 1929 fue identificada su estructura en detalles. Es un tripéptido, γ-glutamil-cisteinil-glicina que se encuentra en todas las células en concentraciones relativamente altas (0,4-12 mM) y es el compuesto con grupos -SH más abundante en los tejidos (-SH no proteicos). El Glutatión reducido (GSH) es intracelular y menos de un 0,5% se encuentra como Glutatión oxidado (GSSG). Solamente pequeñas cantidades de GSH y GSSG están presentes en los fluidos del organismo.

El enlace peptídico entre el glutamato y la cisteína es por el grupo γ-carboxilo y no por el α, lo que hace que este tripéptido sea resistente a la acción de peptidasas celulares (véase la estructura en la Fig.1.IV.4). Solamente la γ-glutamil-transpeptidasa que se encuentra en la membrana externa de ciertos tipos de células puede hidrolizar este enlace.[15,16]

$$\text{HOOC-CH(NH}_2\text{)-CH}_2\text{-CH}_2\text{-C(=O)-NH-CH-C(=O)-NH-CH}_2\text{-COOH}$$
$$|$$
$$CH_2$$
$$|$$
$$SH$$

γ-glutamil   **cisteinil**   **glicina**

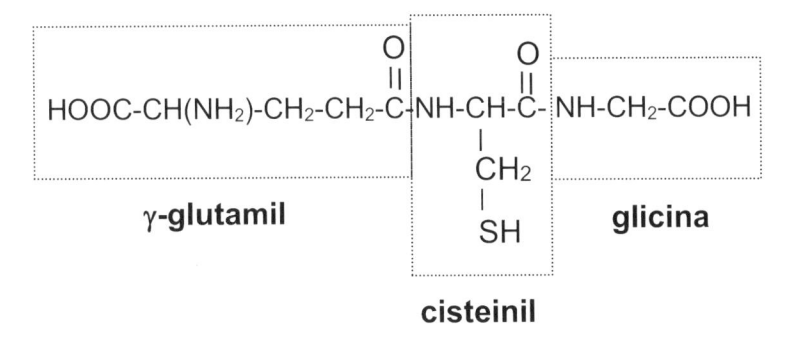

Fig. 1.IV.4. Estructura química del glutatión reducido. El glutatión es un tripéptido compuesto por tres aminoácidos: ácido glutámico, cisteína y glicina. Su estructura química se puede describir como γ-L-glutamil-L-cisteinil-glicina, con una unión amida inusual entre el grupo γ-carboxílico del ácido glutámico y el grupo amino de la cisteína. El glutatión (GSH) es un antioxidante crucial que participa en la neutralización de ERO como el oxígeno singlete, el anión superóxido, el peróxido de hidrógeno y el radical hidroxilo.

Principales funciones del glutatión:
1. Detoxificación de compuestos electrofílicos
2. Captura de RL
3. Cofactor de GPx

4. Preservación de grupos -SH en proteínas al prevenir su oxidación
5. Reservorio de Cys
6. Modulador de procesos celulares como la síntesis de ADN y funciones inmunes

El GSH se sintetiza a partir de los aminoácidos precursores en el citosol de prácticamente todas las células. La disponibilidad de L-cisteína es muy importante en la síntesis de GSH. El proceso de síntesis de GSH ocurre en dos pasos y ambas reacciones requieren ATP:

$$\text{L-glutamato} + \text{L-cisteína} + \text{ATP} \xrightarrow{\gamma\text{-glutamil-cisteína sintetasa}} \gamma\text{-glutamil-L-cisteína} + \text{ADP} + P_i$$

$$\gamma\text{-glutamil-L-cisteína} + \text{L-glicina} + \text{ATP} \xrightarrow{\text{GSH sintetasa}} \mathbf{GSH} + \text{ADP} + P_i$$

La γ-glutamil-cisteína sintetasa (GCS) cataliza el paso limitante en la síntesis del GSH. Está compuesta por una subunidad pesada (73 kDa) y otra ligera (30 kDa) que están codificadas por genes diferentes. En la subunidad pesada está presente toda la actividad catalítica de la GCS y la ligera es reguladora de la función de la enzima. La GCS es regulada por retroalimentación negativa por el GSH y por la disponibilidad de Cys. La GCS es regulada además por el EO y el TNFα, los que incrementan su actividad. La Butionina Sulfoximina (BSO) es un potente inhibidor de la GCS. El segundo paso de la síntesis del GSH es catalizado por la GSH sintetasa, una enzima que no es regulada por el GSH y ha sido muy poco estudiada.[15,16]

Urato

El urato está presente en el plasma en el intervalo de 180-420 μM. Es capaz de quelar Fe libre y cobre, además reacciona con HClO, atenúa la oxidación de lípidos, lipoproteínas y AGPI inducida por ozono y elimina directamente los radicales alquil peroxilo, alcohoxilo e hidroxilo.

Varios estudios sugieren que el radical urato podría ser de suficiente reactividad, por lo que los efectos antioxidantes del urato solo son efectivos en presencia de agentes regeneradores como el ascorbato. La reacción entre el urato y el hidroxilo da lugar a la Alantoína, un compuesto que se ha encontrado en elevadas concentraciones en el suero y fluido sinovial de pacientes con artritis reumatoide.

Bilirrubina

La bilirrubina está presente en el plasma en concentraciones menores de 20 µM. Es capaz de eliminar el $^1O_2$ y $RO_2^\bullet$. La bilirrubina unida a la albúmina plasmática contribuye de manera importante a las defensas antioxidantes no enzimáticas presentes en el plasma.

Ubiquinonas (coenzima Q)

Las ubiquinonas son derivados de las quinonas que contienen una cola isopeno. La forma reducida de las ubiquinonas, los ubiquinoles son liposolubles y actúan como antioxidantes eficientes. Los ubiquinoles tienen mayor capacidad antioxidante que las ubiquinonas. La principal ubiquinona presente en el plasma humano es la ubiquinona-10 (en el intervalo de 0,4 a 1 µM) y aproximadamente el 90% está en su forma reducida (como ubiquinol-10).

El ubiquinol-10 se encuentra en mayor concentración en algunos tejidos como el corazón, hígado y riñón. Aproximadamente el 50% de toda la ubiquinona-10 de la célula está localizada en la mitocondria, el 30% en el núcleo y el 10% en el retículo endoplasmático y el citosol. Actúa como antioxidante de ruptura de cadena en la POL en las LDL y sistemas liposomales. En condiciones de EO puede reciclar la vitamina E del radical α-tocoferil a α-tocoferol.

Melatonina

La melatonina o N-acetil-5-metoxitriptamina es una hormona encontrada en animales superiores y muchos otros sistemas biológicos, en concentraciones que varían de acuerdo al ciclo diurno/nocturno. La melatonina se sintetiza a partir del neurotransmisor serotonina. Se produce, principalmente, en la glándula pineal, y participa en una gran variedad de procesos celulares, neuroendocrinos y neurofisiológicos. Sus efectos antioxidantes son directos e indirectos, puede atrapar radicales libres, promover la reparación del ADN por vía de activación del sistema inmune o activar la síntesis de enzimas antioxidantes como la ZnSOD, MnSOD CAT, GPx.[17-22]

La sepsis se caracteriza por un desequilibrio oxidativo con niveles de oxidantes y antioxidantes que se correlacionan con la gravedad de la enfermedad. La melatonina y sus metabolitos pueden eliminar las ERO. La melatonina tiene ventajas aditivas sobre otros antioxidantes para prevenir el daño oxidativo. Si bien la melatonina alcanza altas concentraciones dentro de las mitocondrias junto con sus metabolitos, tiene una poderosa acción antioxidante protectora sobre las mitocondrias contra el daño oxidativo. La melatonina también participa en la vía SIRT3 intramitocondrial; SIRT3 es una histona desacetilasa de clase 3, que protege las mitocondrias del EO.[21] Recientemente se informó que los transportadores de oligopéptidos, PEPT1/2, están presentes en las membranas mitocondriales. Se cree que estos transportadores mueven la melatonina hacia las mitocondrias en contra de un gradiente. Esto puede explicar la concentración mucho mayor de melatonina en las mitocondrias en comparación con otros compartimentos subcelulares.[21]

En pacientes con lesión pulmonar aguda y síndrome de dificultad respiratoria aguda, especialmente cuando la enfermedad está avanzada y en pacientes tratados en la unidad de cuidados intensivos, con inflamación severa, hipoxemia y ventilación mecánica con altas concentraciones de oxígeno, la generación de oxidantes a nivel local y sistémico aumenta inevitablemente.[23,24] En consecuencia, se ha planteado la hipótesis de que la oxidación excesiva también está involucrada en Covid-19. Estudios que utilizaron melatonina para tratar a recién nacidos con dificultad respiratoria, documentaron el efecto antioxidante y antiinflamatorio de la melatonina en los pulmones.[25,26] Por tanto, es probable que la aplicación de melatonina sea útil para controlar la inflamación y la oxidación en sujetos infectados por coronavirus. En el Covid-19, se cree que la MPO de neutrófilos está sobre activada y, como resultado, contribuye sustancialmente al EO y a la fisiopatología de la Covid-19. Mientras que la melatonina, es un potente inhibidor de la MPO.[27] De hecho los estudios clínicos mostraron que el uso adyuvante de melatonina ayuda a reducir la trombosis, la sepsis y la mortalidad en pacientes con Covid-19.[28]

Además, la melatonina estimula la síntesis de otras enzimas antioxidantes, como la GPx, la GR, la gamma-glutamil-cisteína sintetasa, la glucosa-6 fosfato deshidrogenasa y la CAT. En un modelo experimental de sepsis, se demostró que la melatonina restablece las concentraciones de glutatión. La melatonina reduce los valores de malondialdehído y MPO en el hígado, el cerebro, los pulmones y los riñones y se ha demostrado que reduce la necrosis hepática en animales sépticos. Se han atribuido propiedades antioxidantes a la melatonina en modelos de shock séptico inducido por ligadura y punción cecal e insuficiencia hepática inducida por lipopolisacárido.[29]

4.2. Mecanismos antioxidantes exógenos

4.2.1. Antioxidantes Obtenidos de la Dieta

Vitamina E

Es un término genérico para designar diferentes tocoferoles. De ellos el más activo y abundante es el α-tocoferol. Su estructura le permite reaccionar con los RL, interactuar con los radicales lipídicos e impedir las reacciones de propagación. Como resultado se oxida a α- tocoferol quinona (Fig.1.IV.5).

La Vit. E fue descubierta en 1922 por Evans y Bishop[30] al observar que las ratas sometidas a una dieta que contenía solamente grasas purificadas, proteínas, carbohidratos y minerales, presentaban problemas en la reproducción. En 1936 Evans *et al.* aislaron la vitamina pura y sugirieron el nombre de tocoferol, el cual se deriva del griego *tocos* (nacimiento) y *phero* (portar). En el 1938 ya se había hecho la caracterización de su estructura. La actividad biológica de la Vitamina E no se limita a un solo compuesto, sino que es compartida por varios derivados del 2-metil-2-(4',8',12' trimetiltridecil)-6-cromanol, conocido como tocol. Estos compuestos pertenecen a dos series que difieren en el grado de insaturaciones en la cadena lateral fitil.

El α-tocoferol es el que exhibe mayor actividad biológica y representa aproximadamente el 90% de todos los tocoferoles presentes en los tejidos de los mamíferos. La actividad biológica de la Vit. E resulta de sus propiedades antioxidantes. Es importante en el mantenimiento de la integridad y estabilidad de las membranas biológicas al proteger los AGPI de la peroxidación. Además modula rutas de señalización relacionadas con la síntesis y distribución de neurotransmisores.[31]

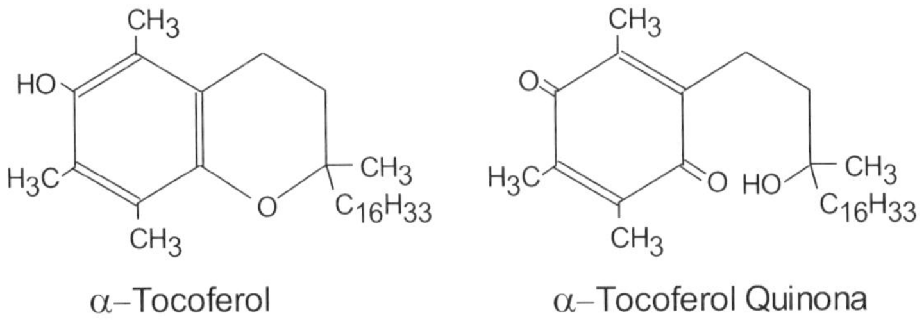

α-Tocoferol   α-Tocoferol Quinona

Fig. 1.IV.5. Estructura química del α-tocoferol y su producto de oxidación.

Existe una proteína conocida como *Tocopherol Binding Protein* (TBP) que está involucrada en el metabolismo y transporte del α-tocoferol en los tejidos. Se han aislado y caracterizado 3 TBP presentes en el citosol de prácticamente todas las células de los mamíferos:

- TBP hepática de 30 kDa y es muy selectiva en incorporar el α-tocoferol y no otro tocoferol a las VLDL. Esto explica porque el γ-tocoferol está presente en muy bajas concentraciones en plasma a pesar de que es rápidamente absorbido
- TBP de 15 kDa se encuentra en el citoplasma de muchos tejidos y está involucrada en la distribución intracelular y el metabolismo del α-tocoferol específicamente
- TBP de membrana plasmática (TBP_{pm}). Ha sido caracterizada en eritrocitos humanos y en hígado y regula las concentraciones de α-tocoferol en estas células

El α-tocoferol es regenerado (una vez que ha sido atacado por un radical) por el ácido ascórbico fundamentalmente, aunque se ha descrito que la Coenzima Q y algunos carotenoides pueden participar en este proceso (Fig. 1.IV.6). El α-tocoferol quinona se regenera a α-tocoferol con la posible intervención del ácido ascórbico y del GSH. Se ha sugerido además, que en membranas y lipoproteínas el ubiquinol puede participar en el mecanismo de regeneración. El α-tocoferol es también un importante inhibidor de la formación de nitrosaminas, por su capacidad de captar •NO. Igualmente se ha postulado que participa en la prevención de los daños originados por el •NO.[5,32]

La Vit. E es un antioxidante esencial, protector de la membrana celular que previene la oxidación de los AGPI. Es antiinflamatoria, interviene en la respiración celular del músculo cardíaco y el esquelético. Sus principales fuentes son: aceite de germen de trigo, almendras, cacahuetes. Su déficit produce: problemas nerviosos y musculares y disminución de los reflejos.

El grupo de la vitamina E incluye a los tocoferoles α, β, γ y a los d-tocoferoles, los cuales varían en la medida en que el anillo del cromanol está metilado. El d-α-tocoferol es el único esteroisómero presente en la naturaleza y el más potente en los ensayos biológicos (1,49 UI·mg^{-1}); el dl-α-tocoferol, totalmente sintético, está racemizado completamente y tiene menos actividad biológica (1,1 UI·mg^{-1}) que el d-α-tocoferol. El estándar internacional es el acetato de dl-α-tocoferol (1,0 UI·mg^{-1}). La actividad antioxidante del α-tocoferol es similar a la de la GPx, que contiene selenio. Las concentraciones de tocoferol plasmáticos varían en los seres humanos con las concentraciones de lípidos plasmáticos totales, lo cual afecta a la partición entre el plasma y el tejido adiposo, este último el principal depósito de reserva para los tocoferoles. El nivel plasmático normal de α-tocoferol es de 5 mg·mL^{-1} a 10 mg·mL^{-1} (11,6 mM a 23,2 mM).

Las enfermedades causadas por la deficiencia de Vit. E varían considerablemente según las especies. La deficiencia puede causar alteraciones de la reproducción, anomalías de músculo, hígado, médula ósea y función cerebral, hemólisis de eritrocitos, embriogénesis defectuosa y diátesis exudativa, un trastorno de la permeabilidad capilar. Puede presentarse distrofia de músculo esquelético y, en ciertas especies, se acompaña de miocardiopatía.

En seres humanos, las principales manifestaciones de la deficiencia de Vit. E son: 1) anemia hemolítica leve asociada con aumento de hemólisis eritrocitaria y 2) enfermedad espinocerebelosa, la cual aparece sobre todo en niños que tienen malabsorción de grasas debida a abetalipoproteinemia, enfermedad hepatobiliar colestática crónica, enfermedad celíaca o una anomalía congénita en el metabolismo de la Vit. E. La retinopatía de la prematuridad, también llamada fibroplasia retrolental, puede mejorar con el tratamiento con Vit. E, al igual que algunos casos de hemorragia intraventricular y subependimaria en el recién nacido.

Los lactantes nacen en un estado de relativa deficiencia de Vit. E, con valores plasmáticos de α-tocoferol inferiores a 5 mg·mL^{-1} (11,6 mM). El grado de deficiencia es tanto mayor cuanto más pequeño y más prematuro sea el lactante. La deficiencia de Vit. E en los lactantes prematuros persiste durante las primeras semanas de vida y puede atribuirse a transferencia placentaria limitada de Vit. E, bajas concentraciones tisulares al nacimiento, deficiencia dietética relativa en la infancia, malabsorción intestinal y crecimiento rápido. A medida que madura el aparato digestivo, la absorción de Vit. E mejora y los valores de Vit. E en sangre aumentan.

La malabsorción subyace por lo general a la deficiencia de Vit. E en niños y adultos. También puede ser una causa de deficiencia, una anomalía genética en el transporte de Vit. E. La anemia hemolítica en lactantes prematuros puede ser una manifestación de la deficiencia de Vit. E. En ese caso en el lactante se aprecian concentraciones de hemoglobina de (7 a 9) $g \cdot dL^{-1}$, concentraciones bajas de Vit. E, reticulosis e hiperbilirrubinemia.

La abetalipoproteinemia (síndrome de Bassen-Kornzweig), debida a ausencia genética de apolipoproteína B, causa una intensa malabsorción de grasa y esteatorrea, con neuropatía progresiva y retinopatía en las primeras dos décadas de la vida. Las concentraciones de Vit. E suelen ser indetectables.

Los niños con enfermedad hepatobiliar colestática o fibrosis quística manifiestan el síndrome neurológico de deficiencia de Vit. E. Sus signos son: ataxia espinocerebelosa con pérdida de reflejos tendinosos profundos, ataxia de tronco y extremidades, pérdida del sentido de la vibración y la postura, oftalmoplejía, debilidad muscular, ptosis palpebral y disartria. En adultos con malabsorción, la ataxia espinocerebelosa debida a deficiencia de Vit. E es sumamente rara, sin duda porque los adultos tienen grandes reservas de Vit. E en el tejido adiposo. En una rara forma genética de deficiencia de Vit. E sin malabsorción de grasas, el hígado parece carecer de una proteína que normalmente transfiere d-α-tocoferol desde los hepatocitos a las lipoproteínas de muy baja densidad. Por ello no pueden mantenerse los valores plasmáticos normales de α-tocoferol.

Los lactantes prematuros deficientes en Vit. E tienen debilidad muscular, creatinuria y pigmentación ceroide con necrosis en las biopsias musculares. También se observa un aumento de hemólisis con el H_2O_2. Las concentraciones plasmáticas de tocoferol son <4 $mg \cdot mL^{-1}$ ($<9,28$ mM). En los adultos, debe considerarse una deficiencia de Vit. E cuando el nivel plasmático de tocoferol es <5 mg/ml ($<11,6$ mM) con un aumento de susceptibilidad de los eritrocitos al H_2O_2. Si existe hiperlipidemia, el nivel de α-tocoferol está elevado, y la deficiencia se diagnostica cuando el nivel de tocoferol es $<0,7$ $mg \cdot g^{-1}$ ($<1,6$ $mmol \cdot g^{-1}$) de grasa plasmática, lo cual corresponde a <5 $mg \cdot mL^{-1}$ ($<11,6$ mM) en una persona normolipémica.

En personas con deficiencia de Vit. E que toman una dieta exenta de creatina puede haber creatinuria excesiva y aumento de los niveles plasmáticos de creatinfosfocinasa. Pueden perderse los axones mielínicos de gran diámetro en la periferia, y los cordones posteriores de la médula espinal pueden degenerar en personas con enfermedad espinocerebelosa.

La dosis profiláctica de α-tocoferol es de 0,5 mg·kg^{-1} para lactantes nacidos a término y de (5 a 10) mg·kg^{-1} para los lactantes prematuros. En la malabsorción que causa deficiencia manifiesta, deben administrarse de (15 a 25) mg·kg^{-1}·d^{-1} de α-tocoferol por v.o. en forma de d-α-tocoferilacetato hidrosoluble (1 mg = 1,4 UI). Se necesitan dosis mucho mayores (hasta 100 mg·kg^{-1}·d^{-1} v.o. en dosis repartidas) para el tratamiento temprano de la neuropatía o para superar el defecto de absorción y transporte en la abetalipoproteinemia. Este tratamiento ha aliviado los síntomas en pacientes jóvenes y ha detenido la neuropatía en pacientes mayores. En la forma genética de la deficiencia de Vit. E sin malabsorción de grasas, las dosis masivas de α-tocoferol (100 UI·d^{-1} a 200 UI·d^{-1}) mejoran la deficiencia y evitan las secuelas neurológicas. Personas adultas han tomado cantidades relativamente grandes de Vit. E (400 a 800) mg·d^{-1} de d-α-tocoferol) durante meses o años sin ningún daño aparente.

A veces se ha presentado debilidad muscular, fatiga, náuseas y diarrea en personas que toman de (800 a 3 200) mg·d^{-1}. El efecto tóxico más importante de la Vit. E a dosis >1 000 mg·d^{-1} es el antagonismo de la acción de la vitamina K y la potenciación del efecto de anticoagulantes cumarínicos orales, lo que puede conducir a hemorragia manifiesta.

Ácido ascórbico

El *ácido ascórbico (vitamina C)* fue cristalizada y obtenida en forma pura a partir del jugo de limón por los bioquímicos norteamericanos C.G. King y W.A. Waugh en 1932.[33] Solamente se precisa en la dieta en algunos pocos vertebrados incluido el hombre. El ácido ascórbico, la forma reducida de vitamina C, se biosintetiza a partir de la D-glucosa a través de una serie de reacciones catalizadas por enzimas. Sin embargo, en primates de orden superior, murciélagos, cobayas y algunas especies de peces y aves, esta capacidad se ha perdido a través de la evolución debido a la acumulación de mutaciones funcionales y deleciones en el gen que codifica la L-gulonolactona oxidasa, la enzima que cataliza el paso final en la biosíntesis de ascorbato. En consecuencia, la Vit. C es un nutriente esencial en estas especies y debe ser suministrado a través de la dieta para sustentar la vida.[34]

La Vit. C existe en 2 formas, la forma reducida de ácido ascórbico y su producto de oxidación de dos electrones, el ácido deshidroascórbico. Todas las funciones biológicas conocidas de la Vit. C están relacionadas con su forma reducida. Así, el ascorbato puede donar un electrón a otra molécula y reducirla, mientras él se oxida a radical ascorbilo, una forma de radical comparativamente estable y no dañina (Fig.1.IV.7).

Dos radicales ascorbilo pueden posteriormente dismutarse en 1 molécula de ascorbato y 1 molécula de ácido deshidroascórbico. El ácido dehidroascórbico es absorbido por la mayoría de las células y eficientemente reducido a ascorbato ya sea por vía química o enzimática por ácido deshidroascórbico reductasas dependientes de glutatión o reductasas del ácido deshidroascórbico dependientes de NADPH, como la tiorredoxina reductasa, previniendo así la pérdida metabólica de Vit. C Este proceso se conoce como reciclaje de ascorbato (Fig.1.IV.6).[34]

La ausencia prolongada de ácido ascórbico en la dieta de la especie humana ocasiona la enfermedad carencial conocida como escorbuto (Fig.1.IV.8).

La Vit. C se considera un importante agente antioxidante *in vivo*. La base de su acción está relacionada con la formación de una especie radicálica (radical semidehidroascorbato) menos reactiva que el radical captado. El ácido ascórbico, según el pH donde se encuentre, forma un complejo redox donde media una especie radicálica (radical ascorbilo) en el equilibrio entre ácido ascórbico y dehidroascórbico (Fig.1. IV.9). El radical ascorbilo es capaz de captar $^1O_2$ y otras formas radicálicas.

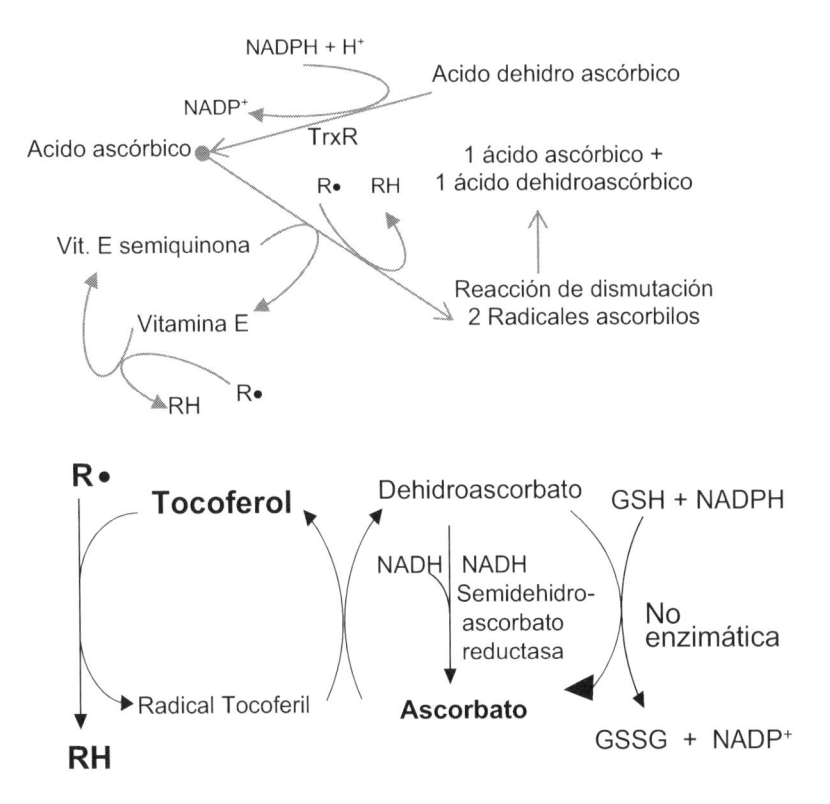

Fig. 1.IV.6. Regeneración del α-tocoferol por ascorbato. R•, radical libre; RH, molécula estable; GSG, glutatión reducido; GSSG, glutatión oxidado. La regeneración del alfa-tocoferol por ascorbato implica un proceso en el cual el ascorbato actúa como donante de electrones para restaurar la forma activa del tocoferol después de que este neutraliza radicales libres en las membranas

celulares. Las etapas del proceso son las siguientes: 1. Oxidación del Alfa-Tocoferol: El alfa-tocoferol neutraliza un radical libre en la membrana celular, transformándose en el radical tocoferil (una forma oxidada de tocoferol). 2. Reducción por Ascorbato: El ascorbato en el citosol dona un electrón al radical tocoferil, regenerando el alfa-tocoferol. Esto convierte al ascorbato en monodehidroascorbato (una forma menos activa). 3. Regeneración del Ascorbato por Glutatión: El glutatión reduce el monodehidroascorbato a ascorbato, cerrando el ciclo antioxidante. La enzima glutatión reductasa mantiene el glutatión reducido mediante NADPH, lo que permite que este ciclo continúe protegiendo las membranas celulares de la oxidación.

Una de las funciones más importantes de la Vit. C es la formación y mantenimiento del colágeno al funcionar como una coenzima en la conversión de la prolina y la lisina en hidroxiprolina e hidroxilisina, los cuales son importantes en la estructura del colágeno.

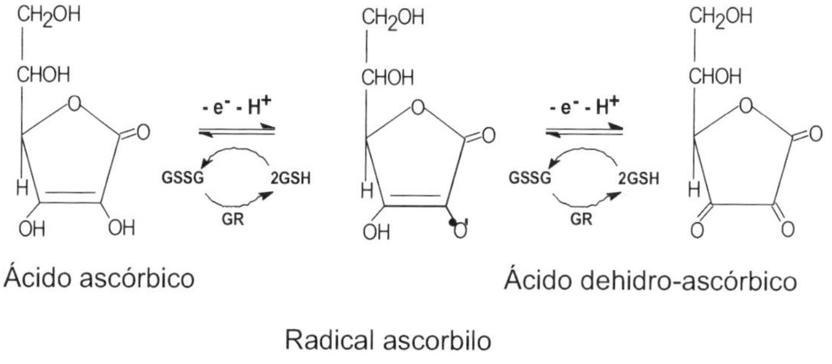

Fig. 1.IV.7. Equilibrio fisiológico del ácido ascórbico.[5] GR, Glutatión reductasa; GSH, glutatión reducido; GSSG, glutatión oxidado.

En ocasiones la Vit. C puede tener propiedades pro-oxidantes. Actualmente se considera que, como consecuencia de este mecanismo, las concentraciones elevadas de ácido ascórbico pueden ser generadoras de RL.[35] Aunque existen sistemas enzimáticos capaces de regenerar el ácido ascórbico que utilizan NADH (NADH semidehidroascorbato reductasa) o GSH (GSH-dehidroascorbato reductasa), estos son mayormente intracelulares por lo que, en condiciones de EO, las concentraciones de ascorbato en los fluidos disminuyen rápidamente.[36]

El ácido ascórbico es un di-ácido. A pH 7,4, 99,95% de la Vit. C estará presente como $AscH^-$; 0,05% como $AscH_2$ y 0,004% como Asc^{2-}. Así, las propiedades antioxidantes de la Vit. C se deben al $AscH^-$ (Fig. 1.IV.9).

La letra C del nombre de la vitamina es probablemente debida a su presencia en grandes cantidades en los **c**ítricos, a su participación en la síntesis de **c**olágeno o a su uso durante los resfriados (*cold*). Es el más potente antioxidante de fase acuosa presente en mamíferos. Cumple una función muy importante en la regeneración del α-tocoferol (Fig.1.IV.10).

La farmacocinética de la Vit. C, es decir, su absorción, distribución, metabolismo y excreción; es muy compleja y está estrechamente regulada por una variedad de mecanismos.[37] El ascorbato se absorbe desde el intestino a través del transportador de Vit. C dependiente de sodio (SVCT) 1, por transporte activo. El ácido deshidroascórbico también puede absorberse desde el intestino en menor medida por difusión facilitada a través de transportadores de la glucosa. La distribución de la sangre a los tejidos está gobernada por SVCT2 específicos de tejido que concentran la Vit. C desde los (50 a 70) μmol/L en plasma hasta (0,5 a 10) mmol/L en los tejidos.

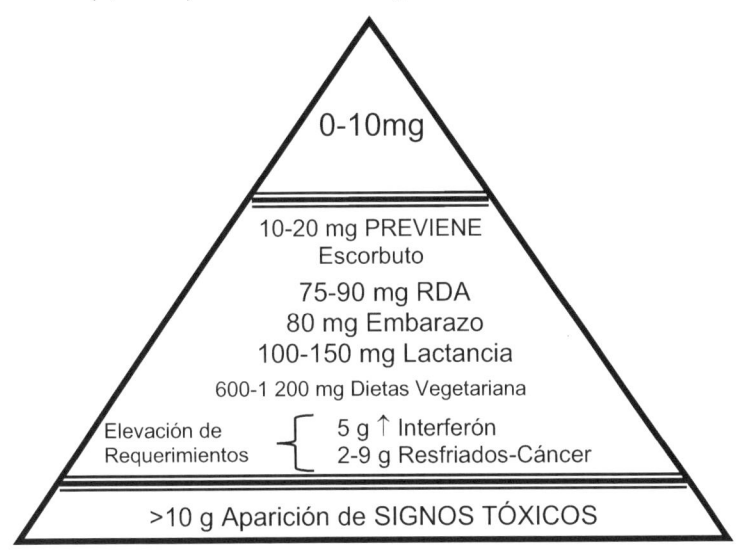

```
                    ▲
                   ╱ ╲
                  ╱   ╲
                 ╱0-10mg╲
                ╱─────────╲
               ╱10-20 mg PREVIENE╲
              ╱    Escorbuto      ╲
             ╱  75-90 mg RDA       ╲
            ╱   80 mg Embarazo      ╲
           ╱   100-150 mg Lactancia   ╲
          ╱ 600-1 200 mg Dietas Vegetariana ╲
         ╱ Elevación de  ⎰ 5 g ↑ Interferón    ╲
        ╱  Requerimientos⎱ 2-9 g Resfriados-Cáncer╲
       ╱─────────────────────────────────────────╲
      ╱   >10 g Aparición de SIGNOS TÓXICOS        ╲
     ────────────────────────────────────────────────
```

Fig. 1.IV.8. Relación entre las concentraciones de vitamina C ingeridas y sus efectos biológicos. RDA, dosis diaria recomendada; ↑, incremento.

Las mayores concentraciones tisulares de Vit. C se encuentran en el cerebro, ojos y glándulas suprarrenales. La Vit. C se excreta a través de los riñones por filtración glomerular. Sin embargo, si las concentraciones plasmáticas son bajas, los SVCT1 presentes en los riñones reabsorben el ascorbato de la orina para prevenir la pérdida de Vit. C. Por el contrario, si la ingesta de Vit. C excede alrededor de 400 mg/d en individuos sanos durante períodos largos, se produce una saturación, que resulta en una meseta en el plasma de concentraciones de aproximadamente (65 a 80) μmol / L, y cualquier otro exceso de Vit. C se excreta. Por lo tanto, este mecanismo dosis dependiente contribuye al control homeostático del estado de Vit. C en el organismo.[34]

La farmacocinética de la Vit. C, es decir, su absorción, distribución, metabolismo y excreción; es muy compleja y está estrechamente regulada por una variedad de mecanismos.[37] El ascorbato se absorbe desde el intestino a través del transportador de Vit. C dependiente de sodio (SVCT) 1, por transporte activo. El ácido deshidroascórbico también puede absorberse desde el intestino en menor medida por difusión facilitada a través de transportadores de la glucosa. La distribución de la sangre a los tejidos está gobernada por SVCT2 específicos de tejido que concentran la Vit. C desde los (50 a 70) μmol/L en plasma hasta (0,5 a 10) mmol/L en los tejidos.

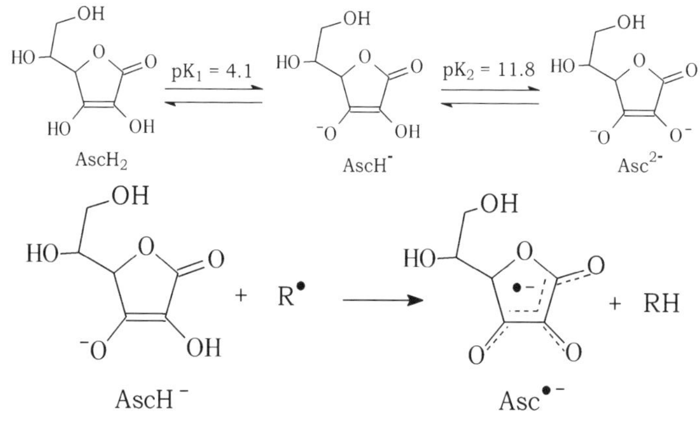

Fig. 1.IV.9. En condiciones fisiológicas las propiedades antioxidantes de la Vitamina C se deben al ascorbato (AscH⁻).

Las funciones biológicas de la Vit. C son muchas y pueden separarse en reacciones enzimáticas y no enzimáticas. Las reacciones no enzimáticas del ascorbato son a las relacionadas con su actividad antioxidante. El ascorbato es de hecho capaz de reducir cualquier ERO. La Vit. C también es capaz de regenerar la Vit. E liposoluble a partir de su forma oxidada. Es por esto que la Vit. C contribuyente en la protección de macromoléculas celulares como ADN, proteínas y lípidos del daño oxidativo.[34]

Junto con su actividad antioxidante inespecífica, se están descubriendo funciones más específicas de la Vit. C. La función más conocida de la Vit. C es su papel como cofactor de la dioxigenasas ferrosas y dependientes de 2-oxoglutarato que catalizan la hidroxilación de residuos de lisina y prolina en la formación de las cadenas de procolágeno para formar los componentes básicos del tejido (Colágeno funcional de triple hélice).

El ascorbato también es un cofactor para enzimas implicadas en la biosíntesis de norepinefrina y carnitina, la amidación de hormonas peptídicas, el metabolismo del aminoácido tirosina, la reducción de la tetrahidrobiopterina, y la desnitrosilación y fosforilación de lo óxido nítrico sintasa endotelial. A través de estas acciones, la Vit. C facilita una amplia gama de procesos fisiológicos como la respuesta inmune, la neurotransmisión, el metabolismo energético y la vaso relajación por mencionar algunos.

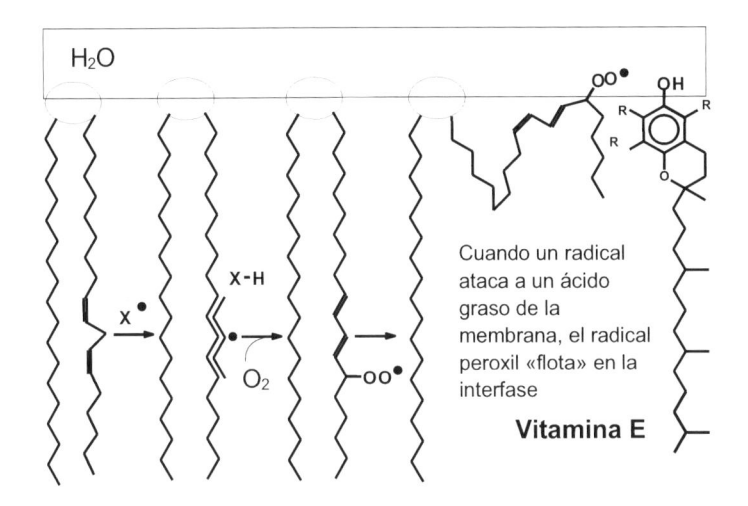

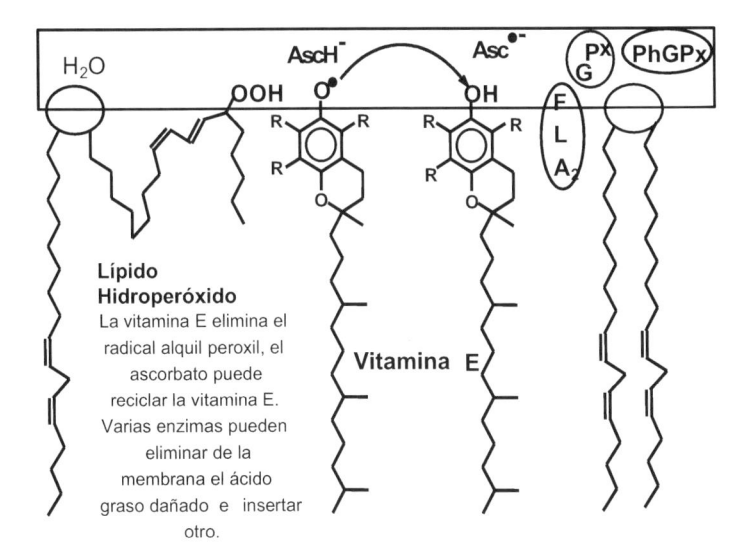

Fig. 1.IV.10. Participación la vitamina E y el ascorbato (AscH⁻) en la regeneración del radical alquil peroxil resultante de la peroxidación lipídica. •X, radical libre; FLA_2, fosfolipasa A_2; GPx, glutatón preroxidasa; PhGPx, GPx específica para fosfolípidos hidroperóxidos.

El ascorbato también participa en la hidroxilación del factor de hipoxia inducible (HIF) 1α, que afecta la regulación de cientos de genes y controla procesos esenciales como la angiogénesis y la proliferación celular. Más recientemente, ha sido descubrió que el ascorbato también es un cofactor del dominio Jumonji-C que se conoce como regulador maestro epigenético. Estas enzimas catalizan la hidroxilación de residuos de lisina y arginina metilados en histonas y residuos de citosina metilados en el ADN, que constituyen los pasos iniciales en la desmetilación que controlan la expresión genética.

A través de esta actividad, la Vit. C parece jugar un papel importante en la regulación epigenética normal y también puede ser importante en la prevención o tratamiento de enfermedades como cambios epigenéticos adquiridos, por ejemplo, en varios tipos de cánceres.[38]

La principal función de la Vit. C es como antioxidante, aunque también es básica para la formación del colágeno y glóbulos rojos. Como antioxidante regenera la Vit. E, neutraliza oxígeno singlete y captura $O_2^{·-}$ y $HO^·$. Las principales fuentes de Vit. C son: pimiento, tomate, coles, cítricos, fresas, espinacas y otras frutas y verduras. Su deficiencia provoca: encías sangrantes, mala cicatrización de heridas, piel reseca, irritabilidad, dolores articulares, entre otros trastornos.

La Vit. C es esencial para la formación de colágeno y ayuda a mantener la integridad de las sustancias de origen mesenquimatoso, como el tejido conjuntivo, el osteoide tisular y la dentina. Es esencial para la cicatrización de las heridas y facilita la recuperación de las quemaduras. Esta vitamina es un potente agente reductor y es oxidada y reducida reversiblemente en el organismo, funcionando como un sistema redox en la célula. Está implicada en el metabolismo de la fenilalanina y la tirosina. Como agente reductor (con el oxígeno, el ion ferroso y un 2-cetoácido), la Vit. C activa las enzimas que hidroxilan la prolina y la lisina del procolágeno a hidroxiprolina e hidroxilisina del protocolágeno. En los animales escorbúticos, la elastina se hace cada vez más deficiente en hidroxiprolina. La Vit. C protege a la reductasa del ácido fólico, que convierte el ácido fólico a ácido folínico, y puede ayudar a la liberación de ácido fólico libre a partir de sus formas conjugadas en los alimentos. La Vit. C facilita la absorción de hierro. La deficiencia grave produce el *escorbuto,* una enfermedad crónica con manifestaciones hemorrágicas y formación del hueso y dentina anormales.

En adultos, la deficiencia primaria suele deberse a idiosincrasias alimentarias o a dietas inadecuadas. Las deficiencias se presentan en las enfermedades del TGI, en especial cuando el paciente está a «régimen de úlcera». Embarazo, lactancia y tirotoxicosis aumentan las necesidades de Vit. C; las enfermedades inflamatorias agudas y crónicas, la cirugía y las quemaduras aumentan las necesidades de manera importante. La diarrea incrementa las pérdidas fecales y la aclorhidria reduce la cantidad absorbida. El estrés por frío o calor aumenta la excreción urinaria de Vit. C. El calor (p. ej., esterilización de fórmulas de alimentación artificial, la cocción) puede destruir la Vit. C de los alimentos.

En estados carenciales la formación de las sustancias del cemento intercelular en los tejidos conjuntivos, el hueso y la dentina es defectuosa, lo que origina capilares debilitados y la subsiguiente hemorragia y defectos en el hueso y estructuras relacionadas. Las hemorragias ocurren de forma avascular, de modo que las heridas cicatrizan mal y se abren con facilidad. El crecimiento endocondral se detiene porque los osteoblastos dejan de formar tejido osteoide, y se producen lesiones óseas. En su lugar se forma una unión fibrosa entre diáfisis y epífisis, y las uniones costocondrales aumentan de tamaño. En este tejido fibroso están englobados fragmentos de cartílago densamente calcificados. Las pequeñas hemorragias equimóticas que se producen dentro del hueso o a lo largo del mismo, o las grandes hemorragias subperiósticas debidas a pequeñas fracturas inmediatas a la línea blanca en dirección a la diáfisis, complican estas lesiones.

En los adultos, el escorbuto permanece latente durante 3 a 6 meses tras la reducción de la Vit. C en la dieta a <10 mg·d^{-1}. El escorbuto manifiesto va precedido por lasitud, debilidad, irritabilidad, pérdida de peso y vagas mialgias y artralgias. Las múltiples hemorragias subungueales pueden formar una media luna cerca del extremo distal de la uña y son más extensas que las de la endocarditis bacteriana. Las encías se vuelven hinchadas, de color púrpura, esponjosas y friables; en la deficiencia extrema sangran con facilidad. Con el tiempo se producen infecciones secundarias, gangrena y aflojamiento de los dientes. Estas alteraciones afectan solamente a la encía que rodea los dientes naturales o a los que tienen raíces ocultas. Las cicatrices antiguas se abren, las heridas nuevas no cicatrizan y pueden producirse hemorragias en cualquier parte del cuerpo, especialmente en forma de petequias perifoliculares y equimosis en la piel de los miembros inferiores. En los ancianos, estas alteraciones no son necesariamente escorbúticas. En los adultos no se producen lesiones óseas, a excepción de la hemorragia subperióstica.

Otros síntomas y signos de escorbuto son la hemorragia de la conjuntiva bulbar, la neuropatía femoral por hemorragia en las vainas femorales, la oliguria, el edema de las extremidades inferiores, el deterioro de la reactividad vascular y la artritis parecida a la artritis reumatoide. Las encías sangrantes no son el rasgo más característico del escorbuto. El folículo piloso hiperqueratósico con hiperemia o hemorragia circundante es casi patognomónico.

El ácido ascórbico plasmático cae desde el intervalo normal de 0,6 mg·dl^{-1} a 1,4 mg·dl^{-1} (34 mM a 79 mM) a <0,2 mg·dL^{-1} (<11 mM), a veces casi a cero. Los niveles de ácido ascórbico en la capa leucoplaquetaria de la sangre centrifugada son más significativos; los valores normales >16 mg·10^8 células (>91 nmol·10^8 células) se reducen a <2,0 mg·10^8 células (<11,4 nmol·10^8 células). Cuando las reservas de Vit. C están agotadas, aparece poca cantidad en la orina tras una dosis de prueba de Vit. C. Una prueba de fragilidad capilar positiva es un hallazgo casi constante, y la anemia es frecuente. Los tiempos de hemorragia, coagulación y protrombina son normales.

En los adultos es preciso diferenciar el escorbuto de la artritis, las enfermedades hemorrágicas y la gingivitis. Los síntomas articulares se deben a sangrado alrededor de la articulación o en su interior. La presencia de hemorragias petequiales además de los estudios sanguíneos ayuda en el diagnóstico.

Una dosis de Vit. C de 60 mg·d^{-1} v.o. es completamente protectora. La mayoría de los especialistas en nutrición creen que las dosis enormes de Vit. C (unos 10 g· d^{-1}) no reducen la incidencia o la gravedad del resfriado común ni influyen sobre la evolución de una enfermedad maligna o la arteriosclerosis. Estas dosis masivas acidifican la orina, pueden causar diarrea por los efectos osmóticos, predisponen a los cálculos urinarios de oxalato y promueven la sobrecarga de hierro.

Para el escorbuto en los adultos, se administran 100 mg de ácido ascórbico v.o. tres veces al día durante un período de 1 a 2 semanas, hasta la desaparición de los síntomas, seguidos por una dieta nutritiva que aporte una a dos veces la CDR. Después pueden administrarse las dosis de mantenimiento habituales. En los pacientes escorbúticos, las dosis terapéuticas de ácido ascórbico restablecen las funciones de la Vit. C en pocos días. Los signos y los síntomas suelen desaparecer en 1 a 2 semanas. La gingivitis crónica con hemorragia subcutánea extensa puede tardar algo más en curar.

Carotenoides

Los carotenoides son antioxidantes naturales liposolubles que se encuentran en frutas y verduras y son responsables de su pigmentación. Al menos 600 carotenoides se encuentran en la naturaleza, aunque alrededor de 20 de ellos, incluidos el β-caroteno, el α-caroteno, el licopeno, la luteína, la zeaxantina, la mesozeaxantina y la criptoxantina, son detectables en la sangre humana.[39] Los *carotenos*, cuya fuente fundamental en los alimentos es el retinol (provitamina A), son capaces de inactivar al $^1O_2$ y a los RL. Su efecto antioxidante se debe a la interacción entre los dobles enlaces conjugados de la cadena insaturada y el radical. La Vit. A puede actuar como donor o aceptor de electrones bajo determinadas condiciones.

En el microambiente fisiológico este compuesto está cuidadosamente protegido de la oxidación.[40] Durante su absorción intestinal se transporta en quilomicrones que contienen otros lípidos antioxidantes, transita por el plasma asociado a una proteína, viaja al interior celular asociado a otra proteína y se almacena en el hígado y otros tejidos, en glóbulos lipídicos que contienen α-tocoferol.[41] Por lo anterior, es importante diferenciar entre las propiedades químicas y el papel fisiológico de esta sustancia. Los carotenos son especialmente reactivos con los lipoperóxidos.[5] Los carotenoides, cuya función esencial es la de servir como precursor de la vitamina A (Fig.1.IV.11), también contrarrestan eventos mutagénicos y neoplásicos.[42] Se conoce, que la ingestión de pocas cantidades se correlaciona con un incremento en la incidencia de cáncer de pulmón, displasia cervical, catarata cortical y enfermedades cardiovasculares. Por otra parte, su ingesta elevada con fines terapéuticos, puede conducir a retinopatías.[41]

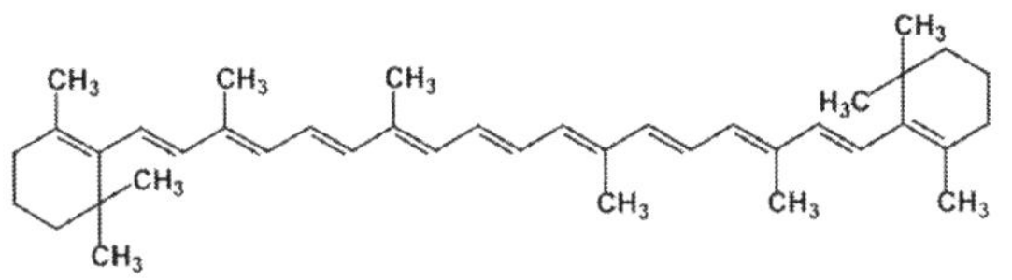

β-Caroteno

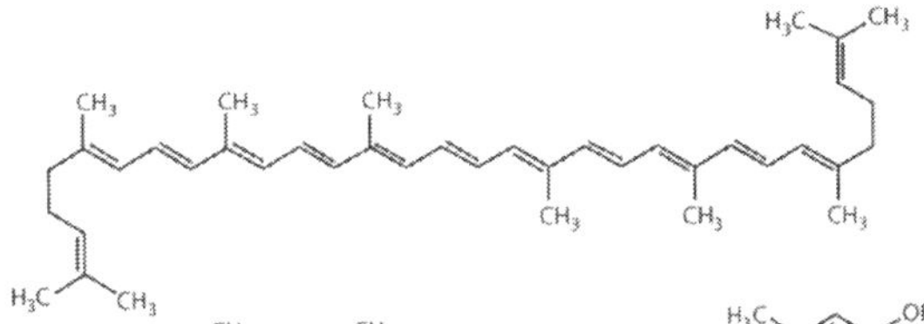

Licopeno

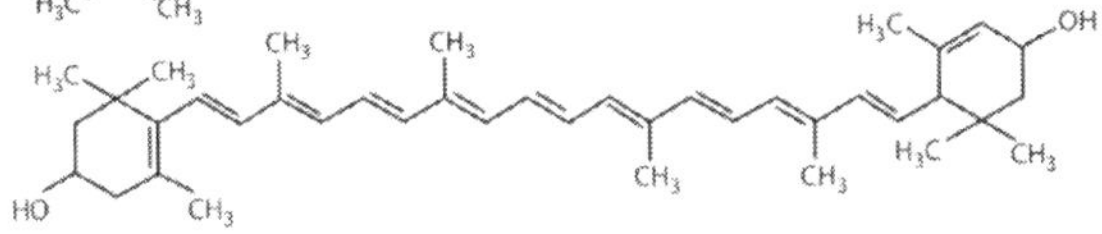

Luteína

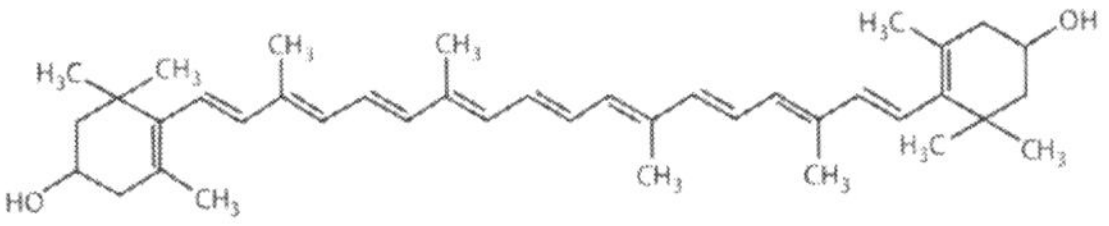

Zeaxantina

Fig. 1.IV.11. Estructura química de los carotenoides más comunes obtenidos de la dieta.

La mácula lútea y el cristalino humano son ricos en luteína, zeaxantina y mesozeaxantina, conocidas colectivamente como xantofilas maculares, que ayudan a mantener la salud ocular y prevenir enfermedades oftálmicas. Los carotenoides oculares absorben la luz de la región visible, longitud de onda de (400 a 500) nm, lo que les permite proteger la retina y el cristalino del posible daño fotoquímico inducido por la exposición a la luz. Estos antioxidantes naturales también ayudan a secuestrar los RL producidos por reacciones fisiológicas complejas y, en consecuencia, protegen el ojo del EO, la apoptosis, la disfunción mitocondrial y la inflamación.[39]

Vitamina A: Actúa como antioxidante, previene la ceguera nocturna, participa en la formación del tejido epitelial: piel y membranas de las mucosas internas. El hígado, la yema de huevo, zanahoria y espinacas son buenas fuentes de Vit. A. Los síntomas de su carencia son: acné, piel reseca y escamosa, insomnio, ceguera nocturna, entre otros.

Ácido lipoico

El ácido lipoico (ALA) (Fig. 1.IV.12) es un tiol intracelular que se encuentra en las mitocondrias, donde se utiliza como cofactor para los complejos de piruvato deshidrogenasa (PDH) y α-cetoglutarato deshidrogenasa. Está presente en pequeñas cantidades en tejidos animales (5-25 nmol·g^{-1}) y se encuentra unido a complejos enzimáticos. Cuando está unido no tiene actividad antioxidante. Sin embargo, cuando se consume en la dieta, en su forma libre, es un excelente antioxidante que puede participar en el reciclaje de la Vit. C. Cuando entra a las células es reducido a *ácido dihidrolipoico*, el cual es un antioxidante poderoso.

A pesar de sus diversos potenciales, la eficacia terapéutica del ALA es relativamente baja debido a su perfil farmacocinético. Los datos sugieren que el ALA tiene una vida media y una biodisponibilidad cortas (alrededor del 30 %) provocadas por su degradación hepática, solubilidad reducida e inestabilidad en el estómago. Sin embargo, el uso de diversas formulaciones innovadoras ha mejorado enormemente la biodisponibilidad del ALA. Estudios clínicos describen su utilidad en pacientes diabéticos con neuropatía, obesidad, enfermedades relacionadas con el sistema nervioso central y anomalías en el embarazo.[43]

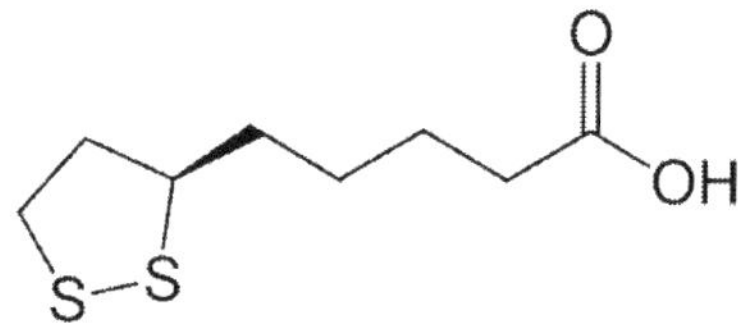

Fig. 1.IV.12. Estructura química del ácido lipoico.

Selenio

El Se es un microelemento esencial. Jons Jakob Berzelius en 1817 nombró este elemento en honor a la diosa de la luna Selene. Es un cofactor importante de muchas selenoproteínas como la GPx y la Iodotironina desiodinasa. La selenometionina es un aminoácido que se encuentra en los alimentos que en lugar de azufre presenta Se en su estructura. Este aminoácido se incorpora a las selenoproteínas. Los pacientes con la enfermedad de Keshan muestran disminución en la actividad de la GPx. Estudios en animales muestran que el Se protege frente al cáncer causado por sustancias químicas y la luz UV y estos resultados fueron avalados por estudios epidemiológicos. La suplementación del alimento animal también reduce la incidencia de cáncer de piel, mama, gástrico, oral, pancreático, renal, de pulmón, oseofaringeo y colorrectal. Además de formar parte de la GPx, el Se modifica el metabolismo de carcinógenos, la formación de moléculas ajenas unida al ADN, la proliferación celular y la respuesta inmunológica. Un nivel inadecuado de Se puede reducir la esperanza de vida al acelerar el proceso de envejecimiento o aumentar la vulnerabilidad a diversos trastornos, incluida la disfunción del sistema inmunológico y el riesgo de cáncer.[44]

Cabe señalar que se han descubierto 25 selenoproteínas en humanos. Las selenoproteínas han sido implicadas en muchas vías metabólicas y funcionales, como el envejecimiento, el cáncer o las infecciones. Las glutatión peroxidasas dependientes de Se (GPX1-4 y GPX6) y las tiorredoxina reductasas (TrxR1-3) suprimen directamente el EO; la GPX4 citosólica es esencial para el desarrollo embrionario y la supervivencia celular. GPX1 es la selenoproteína más abundante y una forma metabólica importante de Se corporal contra el EO severo. De hecho, GPX1 fue la primera selenoproteína descubierta en el organismo de los mamíferos.[45] GPX1 es una selenoenzima especial de mamíferos que mantiene el equilibrio redox al desintoxicar ERO. También se conocen varias selenoproteínas no enzimáticas, como las selenoproteínas F, H, I, K, etc. Según las recomendaciones de la OMS, la ingesta diaria de Se en adultos debe ser de (40 a 70) μg/día dependiendo del género y la condición corporal (peso, estado de embarazo en las mujeres, etc.). Sin embargo, el contenido medio de Se en la dieta diaria a menudo no alcanza este nivel. El nivel típico de consumo diario varía en el intervalo de (30 a 50) μg/día en diferentes países europeos.[46] Cabe mencionar que el Se en dosis superiores a 400 μg/día puede ser nocivo.

Los valores plasmáticos varían desde 8 mg·dL^{-1} a 25 mg·dL^{-1} (1,0 μM a 3,2 μM), en función de la ingesta de selenio. En un estudio reciente de pacientes con una historia de cáncer escamoso o de células basales, 200 mg·d^{-1} de selenio al parecer redujeron la mortalidad en todos los cánceres y la incidencia de cánceres de pulmón, colorrectales y prostáticos. Sin embargo, no evitó la aparición de cánceres cutáneos ni afectó significativamente la mortalidad por todas las causas. Estos hallazgos requieren un estudio ulterior.

Deficiencia: La deficiencia de selenio es rara entre los seres humanos, incluso en Nueva Zelanda y Finlandia, donde la ingesta de selenio es de 30 mg·d^{-1} a 50 mg·d^{-1}, comparada con los 100 mg·d^{-1} a 250 mg·d^{-1} en Estados Unidos y Canadá. En China, donde la ingesta de selenio es, en promedio, de 10 mg·d^{-1} a 15 mg·d^{-1}, la deficiencia de selenio aparece asociada a la enfermedad de Keshan, una miocardiopatía viral endémica que afecta a niños y mujeres jóvenes en ese país. Esta miocardiopatía puede prevenirse, pero no curarse, con suplementos de selenio de 50 mg·d^{-1}. Pacientes que recibían nutrición parenteral total prolongada desarrollaron deficiencia de selenio con hipersensibilidad y dolor muscular que respondieron a un suplemento de selenometionina.

Toxicidad: A dosis altas (>900 mg·d^{-1}), el selenio produce un síndrome tóxico consistente en dermatitis, pérdida del cabello, uñas enfermas y neuropatía periférica asociada con niveles plasmáticos >100 mg·dL^{-1} (>12,7 μM).

Hierro

El hierro es necesario para la formación de la hemoglobina, pigmento de los glóbulos rojos de la sangre responsables de transportar el oxígeno. También participa como cofactor de la catalasa. La hemoglobina en los hombres se encuentra en cantidades suficientes, pero las mujeres en edad menstrual, que necesitan casi dos veces más cantidad de hierro debido a la pérdida que se produce en la menstruación, suelen tener deficiencias y deben tomar hierro fácil de asimilar. El hierro del hemo, que se encuentra sobre todo en productos de origen animal, se absorbe mucho mejor que el hierro no hémico, que constituye más del 85 % del hierro en una dieta media. Por otra parte, la absorción de hierro no hemo aumenta cuando se consume con proteínas animales y Vit. C.

El organismo es capaz de almacenar cantidades importantes de este elemento como reserva, asociado a una proteína llamada ferritina. Las fuentes fundamentales del hierro son las vísceras, los productos cárnicos, los productos del mar, en especial los mariscos y el bacalao y la leche materna. Se necesita en cantidades variables de hierro según la edad, el género y la presencia de condiciones especiales. Niños y adolescentes: Entre 7 y 15 mg/día; Hombres adultos: 8 mg/día. Mujeres adultas: De 19 a 50 años: 18 mg/día (debido a las pérdidas menstruales); Mayores de 50 años: 8 mg/día. Embarazo: 27 mg/día (debido al aumento de la producción de glóbulos rojos y el crecimiento del feto). Lactancia: 9-10 mg/día.

Los estadios asociados a la sobrecarga de hierro son particularmente importantes desde el punto de vista redox, debido a que el Fe libre es un catalizador de las reacciones de formación de HO$^{\cdot}$.

Enfermedad por sobrecarga de hierro: La sobrecarga crónica de hierro se caracteriza por un aumento del depósito, local o generalizado, de Fe en el interior de los tejidos del organismo. Esta alteración se denomina habitualmente *hemosiderosis* si se halla al examinar un tejido. Cuando el depósito excesivo de Fe se asocia a lesión tisular o el Fe total orgánico es superior a 5 g, se aplica el término *hemocromatosis*. La hemocromatosis, una enfermedad genética por sobrecarga de Fe ligada al HLA, debe diferenciarse de otras enfermedades hereditarias que cursan con un incremento en las reservas de Fe (p. ej., aceruloplasminemia, hipotransferrinemia / atransferrinemia), de la sobrecarga no genética de Fe y de la sobrecarga de Fe de etiología indeterminada.

La forma primaria de hemocromatosis es una enfermedad genética con una frecuencia homocigota de 1:200 y una frecuencia heterocigota de 1:8. El gen de la hemocromatosis (*HLA-H*) se ha identificado recientemente en el brazo corto del cromosoma 6 como una mutación puntual única en la que se sustituye el aa Cys. en posición 282 por una Tyr. El 83% de los pacientes con hemocromatosis clínica son homocigotos para esta mutación, que codifica una molécula similar al HLA-A. También se ha encontrado una mutación en nt 187C® (His 63 Asp) ligada al complejo principal de histocompatibilidad; estos cambios se han designado mutaciones asociadas a hemocromatosis.

El hallazgo de estas mutaciones no explica el mecanismo fisiopatológico que provoca el aumento de la absorción de Fe. La mayor absorción de Fe a partir del TGI parece ser la causa de la sobrecarga. Dado que los mecanismos fisiológicos de excreción del Fe se encuentran limitados, éste se acumula en el organismo. El contenido total de Fe corporal puede alcanzar 50 g, una cifra muy superior a los niveles normales, próximos a 2,5 g en mujeres y 3,5 g en varones.

La *hemosiderosis focal* se produce principalmente en los pulmones y los riñones y es el resultado de otros procesos patológicos obvios. La hemosiderosis pulmonar secundaria a hemorragia pulmonar recurrente aparece como una entidad idiopática, como parte del síndrome de Goodpasture y en la estenosis mitral grave. En ocasiones, la pérdida de Fe provocada por estos episodios de hemorragia en el interior de los pulmones causa anemia ferropénica porque no puede reutilizarse el Fe. La hemosiderosis renal puede deberse a una hemólisis intravascular extensa provocada por el traumatismo de los hematíes (p. ej., coagulación intravascular diseminada crónica, valvas defectuosas o desgarradas de las válvulas cardíacas o prótesis valvulares cardíacas mecánicas) o asociarse a hemoglobinuria paroxística nocturna. El glomérulo filtra la Hb libre y se produce el depósito renal de Fe con saturación de haptoglobina. El parénquima renal no se lesiona, pero la hemosiderinuria intensa puede provocar deficiencia de Fe.

La *hemocromatosis genética* rara vez es sintomática antes de la edad media de la vida. El 80-90 % de los varones afectados tienen unos depósitos corporales totales de Fe superiores a 10 g antes de desarrollar síntomas. En las mujeres, los síntomas aparecen con mayor frecuencia tras la menopausia, ya que la pérdida de Fe durante la menstruación y la gestación proporciona cierta protección. Por esta razón, el contenido hepático de Fe es superior en las mujeres que presentan la menopausia antes de los 50 años.

A pesar de la pérdida de sangre durante el embarazo y la menstruación, las mujeres muestran una expresión clínica fenotípica completa de la hemocromatosis. El hallazgo clínico que conduce al diagnóstico suele ser accidental, dado que las secuelas clínicas de la sobrecarga de Fe son manifestaciones tardías; la mejor estrategia consiste en la evaluación precoz clínica y de laboratorio de la acumulación de Fe. En las mujeres, la fatiga y los síntomas constitucionales inespecíficos son hallazgos tempranos; en los varones, el síntoma inicial de presentación suele ser una cirrosis o una diabetes.

Los indicios clínicos del depósito avanzado de Fe incluyen disfunción hepatocelular e incluso cirrosis, pigmentación cutánea bronceada, diabetes mellitus (evidente en el 50-60% de los pacientes) y miocardiopatía que se manifiesta por cardiomegalia, insuficiencia cardíaca y arritmias o trastornos de la conducción. La insuficiencia hipofisaria es frecuente y puede ser la causa de la atrofia testicular y la pérdida de libido que se observan a menudo. Con menor frecuencia aparecen dolor abdominal, artritis y condrocalcinosis. Estos cambios se deben al depósito parenquimatoso de Fe, si bien la existencia de una mayor incidencia familiar de diabetes mellitus sugiere que otros factores, aparte de la siderosis pancreática, pueden desempeñar un cierto papel. Los carcinomas hepatocelulares ocurren con mayor frecuencia en pacientes con hemocromatosis de larga duración que en cualquier otra forma de cirrosis; su incidencia aproximada es del 14%.

La hemocromatosis suele diagnosticarse en fases tardías de la enfermedad después de producirse lesiones tisulares significativas, ya que los síntomas clínicos son insidiosos y la intensidad de la afectación orgánica es variable; por tanto, el cuadro clínico completo evoluciona con lentitud. La existencia de otros mecanismos no genéticos productores de sobrecarga de Fe, como los estados hemolíticos congénitos (p. ej., anemia de células falciformes, talasemia), deben descartarse de manera apropiada.

En la hemocromatosis genética, el Fe sérico está elevado (> 300 mg·dl^{-1}). La saturación de transferrina sérica es un parámetro sensible de incremento de Fe y debe evaluarse cuando supera el 50%. La ferritina sérica está aumentada y la ferritina eritrocitaria es mayor de 200 mg/L. La administración de deferoxamina (Fig. 1.IV.21), un agente quelante (500-1 000 mg i.m. según el tamaño del paciente), aumenta notablemente la excreción urinaria de Fe (>2 mg·24 h^{-1}) y se utiliza como prueba diagnóstica en determinadas circunstancias cuando el diagnóstico no está claro. Además, cuando el contenido hepático de Fe está aumentado de forma significativa, la resonancia magnética pone de manifiesto este cambio. La biopsia hepática ha sido la piedra angular en el proceso diagnóstico: actualmente sólo sirve para aportar la evidencia de fibrosis (cirrosis). Las pruebas genéticas son la técnica diagnóstica de elección. La demostración de siderosis hepática y de un incremento cuantitativo del contenido hepático (índice medio de Fe hepático >2; concentración media de Fe hepático >250 mmol·g^{-1}) confirma el diagnóstico.

El diagnóstico clínico genotípico y el tamizaje adecuado de los pacientes de primer grado se han simplificado con la disponibilidad del método diagnóstico para C282Y, la mutación más prevalente, y el ensayo para H63D, una mutación de menor prevalencia; estas mutaciones genéticas existen en más del 95% de casos de hemocromatosis.

La flebotomía es el método más sencillo para eliminar el exceso de Fe en los pacientes con hemocromatosis y mejora la supervivencia, pero no modifica la incidencia de carcinoma hepatocelular. Las flebotomías deben iniciarse tan pronto como se realice el diagnóstico.

Se extraen 500 mL a la semana de sangre (alrededor de 250 mg de Fe) hasta que se normalicen los niveles de Fe sérico y que la saturación de transferrina sea muy inferior al 50 %. Por lo general, las flebotomías se realizan semanalmente. Cuando las reservas de Fe son normales, pueden efectuarse más flebotomías para mantener la saturación de transferrina por debajo del 10 %. La concentración de ferritina sérica es un parámetro menos válido durante la descarga de Fe. La diabetes mellitus, las anomalías cardíacas, la impotencia y otras manifestaciones secundarias deben tratarse de manera específica.

Sobrecarga genética de hierro: Dos enfermedades hereditarias infrecuentes, la hipotransferrinemia / atransferrinemia y la aceruloplasminemia, se acompañan de un aumento de los depósitos de Fe. En la deficiencia de transferrina, el Fe absorbido se introduce en el sistema portal como Fe ligado a sustancias distintas a la transferrina y se deposita en el hígado. La transferencia posterior a la eritrona para satisfacer las necesidades fisiológicas se encuentra reducida como consecuencia de la disminución del sistema de transporte. En el déficit de ceruloplasmina, la ausencia de ferroxidasa origina una conversión defectuosa de Fe^{2+} en Fe^{3+}, que es necesaria para la unión a la transferrina; la alteración de este proceso reduce el movimiento de Fe desde los depósitos intracelulares hacia el transporte plasmático con la consiguiente acumulación de Fe en los tejidos.

Estos defectos de transporte se diagnostican mediante la determinación en suero de transferrina (es decir, capacidad de fijación de Fe) y ceruloplasmina. La terapia sustitutiva con transferrina o ceruloplasmina (según el diagnóstico) sería el tratamiento ideal, pero estos productos no están disponibles en la actualidad.

Sobrecarga no genética de hierro: La sobrecarga de Fe secundaria a transfusiones y la sobrecarga de Fe que ocurre sin aumento de la absorción como consecuencia de una eritropoyesis defectuosa (p. ej., en anemias hemolíticas congénitas o hemoglobinopatías) se identifican habitualmente mediante la historia clínica. Dado que estas situaciones (denominadas a veces «hemocromatosis secundarias») se asocian a anemia, no es posible realizar flebotomías.

La administración de deferoxamina (20-40 mg·kg^{-1}·24 h^{-1}) en perfusión lenta s.c. o i.v. a lo largo de la noche mediante una pequeña bomba portátil reduce de manera eficaz los depósitos de Fe. El tratamiento con deferoxamina puede provocar taquifilaxia, por lo que debe evaluarse su eficacia de forma continua (generalmente mediante la determinación de Fe urinario). Por otra parte, una orina de color salmón confirma la presencia de más de 50 mg·d^{-1} de Fe en la orina.

Sobrecarga de hierro de etiología indeterminada: Las hepatopatías parenquimatosas, sobre todo la hepatopatía alcohólica, la esteatohepatitis no alcohólica y la hepatitis C crónica, pueden conllevar un aumento de los depósitos de Fe. Los mecanismos de producción se desconocen, aunque siempre debe tenerse en cuenta la posible existencia de un factor etiológico ambiental, como la hemocromatosis genética, y evaluarse en consecuencia. La descarga de Fe no parece mejorar la disfunción hepática en los pacientes que no padecen hemocromatosis genética.

Deficiencia: La deficiencia de hierro, que puede causar anemia, es la deficiencia nutricional más frecuente en el mundo. Puede ser consecuencia de una ingesta insuficiente de hierro en lactantes, niñas adolescentes y mujeres embarazadas. La pérdida de sangre puede producir una deficiencia de hierro en cualquier persona. Todas las personas que la padecen necesitan un suplemento de hierro.

Toxicidad: El exceso de hierro es tóxico, y causa vómitos, diarrea y lesión del intestino. El hierro puede acumularse en el organismo cuando se administra un tratamiento de hierro a una persona en cantidades excesivas o durante mucho tiempo, cuando una persona recibe transfusiones de sangre repetidas o tiene alcoholismo crónico. La enfermedad por sobrecarga de hierro (hemocromatosis) es un trastorno hereditario potencialmente mortal, aunque susceptible de tratamiento, en el cual se absorbe demasiado hierro.

Zinc

El zinc también es importante para la formación de enzimas. Se cree que la insuficiencia de zinc impide el crecimiento normal y, en casos extremos, produce enanismo. El organismo contiene de 2 g a 3 g de zinc, que se encuentra principalmente en huesos, dientes, cabello, piel, hígado, músculo, leucocitos y testículos. Un tercio de los 100 mg·dl^{-1} (15,3 mM) de Zn se encuentra en el plasma, unido débilmente a la albúmina, y unos 2/3 fijados firmemente a las globulinas. Existen más de 100 metaloenzimas que contienen zinc, entre ellas un gran número de deshidrogenasas con nicotinamida adenina dinucleótido (NADH), ARN y ADN polimerasas y factores de transcripción del ADN, así como fosfatasa alcalina, SOD y anhidrasa carbónica. La ingesta dietética de zinc por los adultos sanos varía desde (6 a 15) mg·d^{-1}, y la absorción está alrededor de un 20 %. Son buenas fuentes la carne, el hígado, los huevos y los mariscos (especialmente las ostras). Los requerimientos diarios son de 0,2 mg·kg^{-1}·d^{-1} en los adultos.

Deficiencia: Los signos y los síntomas de la deficiencia de zinc incluyen anorexia, retraso del crecimiento, maduración sexual retrasada, hipogonadismo e hipospermia, alopecia, trastornos inmunológicos, dermatitis, ceguera nocturna, alteración del gusto (hipogeusia) y deterioro de la cicatrización de las heridas. Los primeros signos de deficiencia de zinc en niños con alimentación deficiente son crecimiento inferior al óptimo, anorexia y alteración del gusto. Las manifestaciones más graves de la deficiencia de zinc han sido descritas en enanos iraníes. Estos niños adolescentes, que consumían grandes cantidades de tiza, sufrían retraso del crecimiento y la maduración sexual y tenían anemia, hipogonadismo, hepatoesplenomegalia, piel áspera y letargo mental. Tras el tratamiento con una dieta bien equilibrada que contenía cantidades suficientes de zinc durante 1 año, apareció el vello púbico, los órganos sexuales aumentaron de tamaño, se reanudó el crecimiento lineal y se normalizó la piel. La anemia respondió a los suplementos de hierro. Apareció deficiencia de zinc en algunos pacientes con cirrosis, porque la capacidad para retener el zinc se pierde.

Los signos bioquímicos asociados con la deficiencia de zinc son: concentraciones disminuidas de zinc plasmáticas (<70 mg·dL^{-1}[<10,7 mM]), fosfatasa alcalina, alcohol deshidrogenasa en la retina (lo que explica la ceguera nocturna), y testosterona plasmática, así como deterioro de la función de los linfocitos T, reducción de la síntesis de colágeno (que produce mala cicatrización de las heridas) y disminución de la actividad de la ARN polimerasa en varios tejidos.

La valoración clínica de una deficiencia de zinc leve es difícil porque muchos signos y síntomas son inespecíficos. No obstante, si una persona mal nutrida tiene un nivel plasmático de zinc en el límite inferior o bajo, subsiste con una dieta alta en fibra y en fitato que contiene pan integral (que reduce la absorción de zinc), y tiene una sensación del gusto reducida, una respuesta linfocítica a los mitógenos alterada y una función hormonal gonadal reducida, entonces se debe sospechar una deficiencia de zinc y se debe ensayar el tratamiento con suplementos de zinc (15 mg·d^{-1} a 25 mg·d^{-1}). Una deficiencia de zinc en la madre puede causar anencefalia en el feto. La deficiencia secundaria se presenta en hepatopatías, en estados de malabsorción y durante la nutrición parenteral prolongada. Las características pueden ser ceguera nocturna y letargia mental.

La *acrodermatitis enteropática*, un raro trastorno autosómico recesivo, antes mortal, es consecuencia de la malabsorción del zinc. El defecto implica la generación insuficiente de una proteína de transporte que hace posible la absorción de zinc en el intestino. Los síntomas suelen empezar tras el destete del lactante de la leche materna. Este trastorno se caracteriza por dermatitis psoriasiforme, pérdida del cabello, paroniquias, retraso del crecimiento y diarrea. La administración de 30 mg·d^{-1} a 150 mg·d^{-1} de sulfato de zinc por vía oral conduce a la remisión completa.

Toxicidad: Ingerir zinc en grandes cantidades (200 mg·d^{-1} a 800 mg·d^{-1}), por lo general al consumir alimentos ácidos o beber de un contenedor galvanizado, puede causar vómitos y diarrea. Dosis de zinc que oscilan entre 100 mg·d^{-1} y 150 mg·d^{-1} interfieren en el metabolismo del cobre y causan hipocupremia, microcitosis eritrocitaria y neutropenia. La fiebre del humo metálico, también llamada escalofrío de los fundidores de latón o agitación por zinc, es un riesgo industrial causado por inhalación de humos de óxido de zinc y produce daño neurológico.

Manganeso

Es un componente de varios sistemas enzimáticos, incluidas la SOD mitocondrial, las glucosiltransferasas, la fosfoenolpiruvato carboxicinasa específicas de manganeso, y es esencial para la estructura del hueso normal. La ingesta varía mucho en función principalmente del consumo de fuentes ricas en manganeso, como cereales sin refinar, verduras de hojas verdes y té. La ingesta habitual de este elemento es de 2 mg·d^{-1} a 5 mg·d^{-1}, y la absorción es del 5 % al 10 %.

Se ha descrito un caso de deficiencia de manganeso humana en un voluntario que recibió una dieta purificada que contenía 0,1 mg·d^{-1} de manganeso. Desarrolló dermatitis pasajera, hipocolesterolemia y un aumento de los niveles de fosfatasa alcalina. Perdió alrededor de un 60 % de su reserva corporal estimada de manganeso en 2 semanas, pero no se produjeron nuevas pérdidas durante otras 4 semanas con la dieta deficiente. La deficiencia de manganeso no se ha documentado en la literatura clínica.

La *intoxicación por manganeso* suele estar limitada a personas que trabajan en las minas y refinan el mineral; la exposición prolongada causa síntomas neurológicos que se asemejan al parkinsonismo o a la enfermedad de Wilson.

Cobre

El cobre está presente en muchas enzimas y en proteínas de la sangre, el cerebro y el hígado. La insuficiencia de cobre está asociada a la imposibilidad de utilizar el hierro para la formación de la hemoglobina. El cobre es un metal pesado cuyos iones libres son tóxicos. Casi todo el cobre del organismo está presente en forma de componente de las cuproproteínas, reduciendo de ese modo las concentraciones de iones cobre libres *in vivo* casi a cero. Los mecanismos genéticos controlan los procesos mediante los cuales el cobre se incorpora a las apoproteínas y aquellos por los que se evitan las acumulaciones tóxicas de cobre.

Casi todas las dietas diarias contienen de (2 a 3) mg de cobre, de los cuales se absorbe aproximadamente sólo la mitad. Todo el cobre absorbido por encima de las necesidades metabólicas se elimina a través de la bilis, probablemente por medio de los lisosomas hepáticos. Un adulto tiene en promedio unos 150 mg de cobre en el organismo, de los cuales unos (10 a 20) mg están en el hígado. El resto se distribuye en todo el organismo.

Deficiencia adquirida de cobre: En las personas genéticamente normales, las anomalías adquiridas, ambientales o dietéticas, rara vez causan una deficiencia de cobre clínicamente importante. Las únicas causas descritas de esas deficiencias son el *kwashiorkor*, la diarrea infantil persistente, que suele asociarse con una dieta limitada a la leche, la malabsorción grave, como en el esprúe (enfermedad celiaca), la nutrición parenteral total exenta de cobre y el exceso de ingesta de sales de zinc como suplemento dietético. Hay que dirigir el tratamiento a la causa de la deficiencia, habitualmente con la adición de 2 mg a 5 mg de ion cúprico diariamente.

Deficiencia heredada de cobre: La deficiencia heredada de cobre (síndrome de Menkes) se presenta en lactantes varones que han heredado un gen mutante ligado al cromosoma X, con una incidencia aproximada de 1 por cada 50 000 nacidos vivos. El trastorno se caracteriza por deficiencias de cobre en el hígado y el suero y, lo que es más importante, deficiencias de cuproproteínas esenciales, como la citocromo-c oxidasa, la ceruloplasmina y la lisiloxidasa. El trastorno se caracteriza clínicamente por retraso mental grave, pelo escaso, acerado o ensortijado y algunas otras anomalías, algunas de las cuales pueden correlacionarse con deficiencias de cuproproteínas específicas. No se conoce un tratamiento claramente eficaz. El alcance de los estudios según los cuales el histidinato de cobre prolonga la vida de los lactantes afectados, es una incógnita dada la heterogeneidad fenotípica y genotípica.

Toxicosis por cobre: En contacto prolongado con recipientes, tuberías o válvulas de cobre, un alimento o bebida ácida pueden disolver varios miligramos de cobre, suficientes para causar náuseas, vómitos y diarrea que cesan espontáneamente. Si se ingieren cantidades del orgen de los gramos de una sal de cobre, habitualmente como intento de suicidio, o si se aplican compresas saturadas con una solución de una sal de cobre a grandes áreas de piel quemada, la anemia hemolítica y la anuria resultantes inducidas por el cobre son generalmente mortales.

Tratamiento: Si se han deglutido unos gramos de cobre, el lavado gástrico inmediato seguido de inyecciones i.m. diarias de al menos 300 mg de dimercaprol puede evitar la muerte. La administración oral de (1 a 4) g de penicilamina diariamente puede promover la excreción del cobre absorbido por la piel quemada.

La cirrosis infantil india, la cirrosis infantil no india y la toxicidad idiopática por cobre son probablemente trastornos idénticos en los cuales el exceso de cobre hepático causa cirrosis con cuerpos hialinos de Mallory. Todas ellas parecen ser causadas por ingerir leche que ha sido hervida o almacenada en vasijas de cobre o latón corroídas, aunque estudios recientes proponen que la toxicidad idiopática por cobre puede presentarse sólo en lactantes con un defecto congénito desconocido.

El tratamiento con penicilamina es muy eficaz, y se ha comunicado que algunos lactantes en la India siguen con buena salud después de interrumpir la penicilamina.

Enfermedad de Wilson (Toxicidad hereditaria por cobre): La enfermedad de Wilson es un trastorno progresivo y generalmente mortal del metabolismo del cobre que afecta a 1 de cada 30 000 personas que heredan un par mutante del gen ATP7B localizado en el cromosoma 13. Los síntomas no se presentan nunca en los portadores heterocigóticos, que tienen un solo gen mutante y que parecen constituir alrededor de un 1,1 % de todas las poblaciones étnicas y geográficas estudiadas.

Patogenia e historia natural: La toxicosis por cobre de la enfermedad de Wilson se caracteriza, desde el nacimiento, por una concentración media de cobre hepático 20 veces más alta de lo normal y por deficiencia de la cuproproteína plasmática ceruloplasmina, en promedio alrededor de un 30 % de la normal. Esas concentraciones son diagnósticas de la enfermedad, pero existen en todos los lactantes durante los primeros 2 a 3 meses de la vida, lo que hace poco fiable el diagnóstico antes de los 6 meses de edad. No obstante, puesto que las manifestaciones clínicas nunca se observan antes de la edad de 5 años, los estudios para confirmar o excluir el diagnóstico en los niños con riesgo significativo de enfermedad de Wilson pueden diferirse inocuamente hasta el segundo año de vida.

En alrededor de un 40 % a un 50 % de los pacientes, las primeras manifestaciones de enfermedad aparecen en el hígado. La afección inicial puede ser un episodio de hepatitis aguda, a veces diagnosticado erróneamente como mononucleosis infecciosa. Aunque el paciente puede estar asintomático durante años, en cualquier momento puede desarrollarse una hepatitis, sea aguda, crónica activa o fulminante. Tanto si se produce esa afectación como si no se produce, la patología hepática avanza hacia la fibrosis y finalmente a cirrosis. La enfermedad de Wilson es casi con certeza el diagnóstico de cualquier paciente que presente hepatitis fulminante, anemia hemolítica con prueba de Coombs negativa, deficiencia de ceruloplasmina e hipercupruria.

Aproximadamente en el 40 % al 50 % de los pacientes, la enfermedad afecta en primer lugar al SNC. Aunque el cobre difunde fuera del hígado hacia la sangre y después a los demás tejidos, sólo tiene efectos desastrosos sobre el cerebro. Allí puede causar una enfermedad neurológica motora caracterizada por cualquier combinación de temblores, distonía, disartria, disfagia, corea, babeo, apertura constante de la boca e incoordinación.

La toxicidad del cobre para el cerebro se manifiesta a veces en primer lugar en forma de conducta excesivamente inadecuada, deterioro brusco del rendimiento escolar o, raras veces, una psicosis indistinguible de la esquizofrenia o la enfermedad maniaco-depresiva. A medida que el cobre se desplaza desde el hígado al cerebro, parte de él se deposita siempre en la membrana de Descemet de la córnea, donde produce los «anillos o semilunas de Kayser-Fleischer» de color dorado o verdoso-dorado. A excepción de la cefalea, nunca se presentan trastornos sensitivos.

En un 5 % a un 10 % de los pacientes, la enfermedad de Wilson puede manifestarse en primer lugar en los anillos de Kayser-Fleischer detectados durante una exploración de la refracción del ojo, en forma de amenorrea o abortos repetidos o, a causa de los depósitos renales de cobre, en forma de hematuria visible o microscópica o de un nivel de ácido úrico en suero anormalmente bajo, resultante de una excreción urinaria anormalmente alta.

Cualquiera que sea la forma en que evolucione la enfermedad de Wilson, siempre es mortal, generalmente antes de los 30 años de edad, habitualmente después de años de padecimientos, a no ser que se instaure a tiempo un tratamiento específico ininterrumpido durante toda la vida.

Diagnóstico: A no ser que se sospeche una enfermedad de Wilson, su diagnóstico puede pasarse por alto por su rareza. Debería sospecharse en una persona menor de 40 años con cualquiera de las situaciones siguientes: 1) Una enfermedad hepática, neurológica o psiquiátrica sin otra explicación. 2) Transaminasemia asintomática persistente sin otra explicación. 3) Existencia de un hermano, un primo o padres con enfermedad de Wilson.

Cuando se sospecha una enfermedad de Wilson, el diagnóstico puede confirmarse por lo general inequívocamente si el paciente presenta uno de los siguientes pares de anomalías:

- Deficiencia de ceruloplasmina activa como oxidasa (<20 mg·dL^{-1}) y exceso de cobre hepático (>250 mg·g^{-1} [>3,9 mmol·g^{-1}] de hígado seco) acompañados por cambios histopatológicos compatibles con la enfermedad de Wilson.
- Deficiencia de ceruloplasmina y presencia de anillos de Kayser-Fleischer confirmada por un oftalmólogo usando una lámpara de hendidura.
- Presencia confirmada de anillos de Kayser-Fleischer y anomalías neurológicas motoras de la clase enumerada antes.
- Exceso de cobre hepático e incorporación anormalmente baja de ^{64}Cu en la ceruloplasmina a pesar de una concentración normal de ésta (20 mg·dL^{-1} a 30 mg·dL^{-1}).
- Deficiencia de ceruloplasmina y excreción urinaria de cobre en 24 h >100 mg (>1,6 μmol·L^{-1}) sin administración de penicilamina.

El diagnóstico no puede basarse sólo en la deficiencia de ceruloplasmina, porque la tienen alrededor del 20 % de los portadores heterocigotos de la enfermedad de Wilson, pero éstos nunca tienen síntomas o signos de la enfermedad. Los heterocigotos no tienen que ser tratados. El diagnóstico no puede basarse sólo en un exceso de cobre hepático, ya que pueden presentarse concentraciones de cobre igualmente altas en la cirrosis biliar y otros síndromes colestásicos.

Tratamiento: Es obligatorio un tratamiento continuo, durante toda la vida, en cualquier paciente con un diagnóstico confirmado de enfermedad de Wilson, ya sea sintomática o asintomática. De otro modo la muerte es segura, bien por la patología hepática o bien por la del SNC. La monitorización periódica es esencial para asegurar el cumplimiento del tratamiento. Para el tratamiento de la enfermedad de Wilson se han aprobado la penicilamina, la trientina y el acetato de zinc.

La Penicilamina es el fármaco de elección, otros que también se utilizan son Clorhidrato de trientina, Dimercaprol y Sales de zinc. Los pacientes que tienen insuficiencia hepática grave que no responde a la quelación y los tratamientos diuréticos combinados también pueden ser candidatos para el trasplante hepático. Además, deben reducir al mínimo la ingesta de alimentos ricos en cobre (p. ej., mariscos, chocolate, hígado, setas y nueces), aunque no es imprescindible un seguimiento estricto de la dieta baja en cobre.

Cromo

El cromo, estimula la tolerancia a la glucosa ya que es potenciador de la acción de la insulina. Sus fuentes son las legumbres. Sobre otros elementos trazas de importancia en la nutrición animal (p.ej.: aluminio, boro, cobalto, níquel, silicio y vanadio) no se ha establecido que sean requeridos por el humano. Todos los elementos trazas son tóxicos cuando de utilizan a dosis altas, y algunos (arsénico, níquel y cromo) están asociados al incremento de la frecuencia de aparición de cáncer. Los elementos: plomo, cadmio, bario y estroncio son tóxicos, mientras que el oro y la plata se comportan como elementos inertes cuando se utilizan en las prótesis dentales.

La dieta diaria humana contiene más de 100 000 compuestos químicos diferentes (p.ej. una taza de café contiene alrededor de 1 000). De estos componentes solo 300 se clasifican como nutrientes y 45 como nutrientes esenciales. Sin embargo, muchas de las otras sustancias aportan beneficios a la salud, pero de ellas el hombre conoce muy poco.

Flavonoides

Los flavonoides comprenden un gran grupo de metabolitos secundarios presentes en las plantas. Se conocen más de 5 000 compuestos individuales. Su función en las plantas posiblemente es la protección frente a la luz UV y los insectos. El efecto antioxidante tan potente se debe a: 1) Actividad capturadora de radicales y 2) Propiedades quelantes de metales. En dependencia de su estructura química se han clasificado en diferentes grupos que incluyen los ácidos fenólicos (Fig. 1.IV.12), flavanoles, flavonoles, flavonas/flavanonas, antocianidinas (Fig. 1.IV.13, 1.IV.14) e isoflavonas (Fig. 1.IV.15). En la Tab. 1.IV.1 se muestran las velocidades de reacción de algunos flavonoides con el HO•.

Tabla 1.IV.1. Velocidad de reacción de algunos flavonoides con el radical hidroxilo.

Compuesto	Constante de velocidad de reacción con el HO• $(M^{-1} \cdot s^{-1})$ *
Ácido ferúlico	$4,55 \cdot 10^9$
(+) Catequina	$3,65 \cdot 10^9$
(-) Epicatequina	$2,84 \cdot 10^9$
Ácido vanílico	$1,60 \cdot 10^{10}$
Carnosol	$8,70 \cdot 10^{10}$
Ácido carnósico	$5,90 \cdot 10^{10}$

Leyenda: *Tomado de Scott et al., 1993, *Free Rad Res Commun* **19**:241-253.[47] La velocidad de reacción con el hidroxilo se calculó con el empleo del ensayo de la 2-desoxi-D-ribosa.

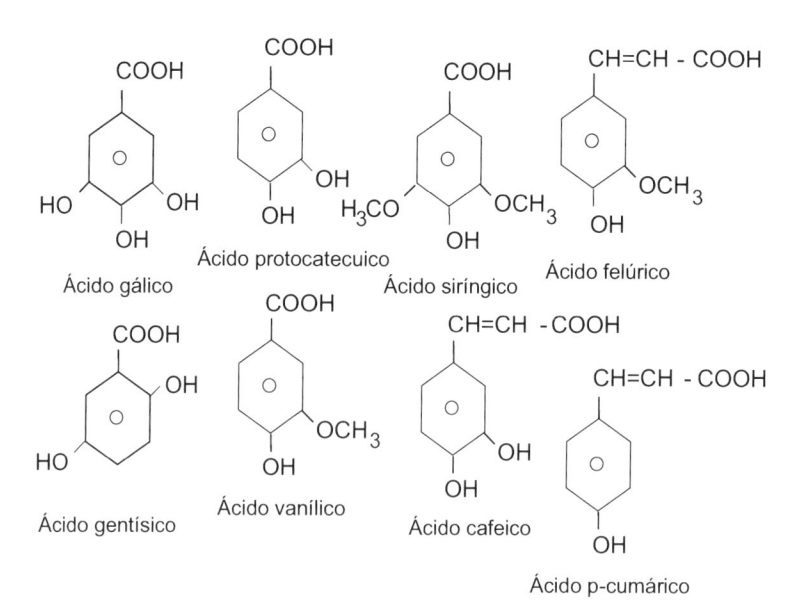

Fig. 1.IV.12. Estructura de algunos flavonoides, ácidos fenólicos.

4.2.2. Antioxidantes Sintéticos

Debido a la activa participación de las ERO en diferentes estados fisiopatológicos se han sintetizado numerosos antioxidantes con el objetivo de ser utilizados en el tratamiento de diversas enfermedades humanas. Resumiremos brevemente los principales antioxidantes sintéticos que se encuentran actualmente en investigación y otros que ya han sido aprobados para su uso en humanos.

Compuesto	Grupos OH
Morina	3,5,7,2′,4′
Miricetina	3,5,7,3′,4′,5′
Quercetina	3,5,7,3′,4′
Rutina	5,7,3′,4′
Quercetagetina	3,5,6,7,3′,4′

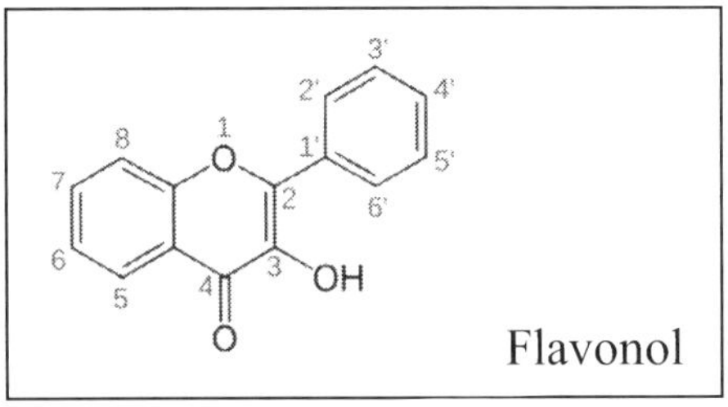

Flavonol

Compuesto	Grupos OH
(−)-epicatequina	3,5,7,3′,4′
Epigalocatequina	3,5,7,3′,4′,5′
(+)-catequina	3,5,7,3′,4′
Epigalocatequina	3,5,7,3′,4′,5′,3″,4″,5″

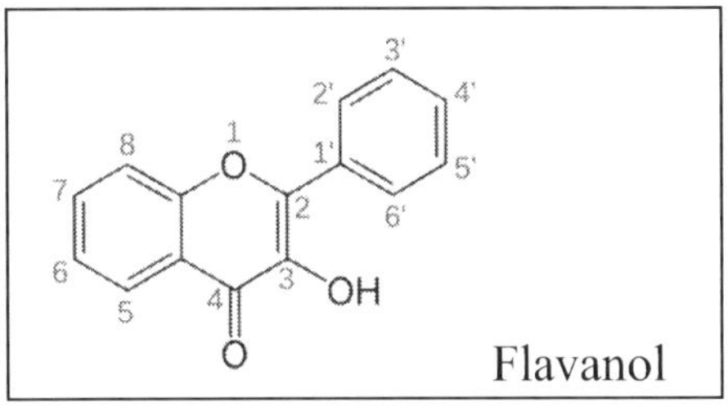

Flavanol

Fig. 1.IV.13. Estructura de algunos flavonoles.

Antioxidantes Capturadores de ERO

En este grupo de antioxidantes capturadores de ERO se destacan los lazaroides (21-aminoesteroides, como por ejemplo el tirilazad mesilato) y las pirrolopirimidinas (Fig. 1.IV.16). Estos agentes son potentes inhibidores de la POL.

También es importante mencionar aquellos compuestos que contienen Se en su estructura y mimetizan los efectos de la GPx (Fig. 1.IV.17). De este grupo entre los más estudiados y relevantes se encuentran:

1. **Ebselen**: Es uno de los compuestos más ampliamente investigados y ha sido evaluado en varios ensayos clínicos. Aunque muestra una actividad catalítica moderada y una solubilidad acuosa pobre, sigue siendo un referente en la investigación de miméticos de GPx.
2. **Ésteres de seleninato cíclicos y espiradioxyselenuranos**: Estos compuestos han sido investigados recientemente como posibles miméticos de GPx de nueva generación. Presentan actividades catalíticas prometedoras y mecanismos redox que emulan la actividad de la GPx.
3. **Selenohidantoínas**: Inspiradas en la selenoneína, estas moléculas han demostrado actividad similar a la GPx en la reducción de hidroperóxidos y han mostrado ser no tóxicas en ensayos de citocompatibilidad.

4. **Diselenuros y monoselenuros**: Compuestos como el 1,2-diselenano-4,5-diol y sus derivados anfifílicos han mostrado ciclos catalíticos conmutables dependiendo de los sustratos de peróxido, lo que les confiere una alta actividad antioxidante.
5. **Selenoglutathiona diselenida (GSeSeG)**: Este análogo de glutatión ha mostrado reacciones redox únicas en el ciclo catalítico similar a la GPx y ha sido propuesto para la reparación de proteínas desnaturalizadas.
6. **Compuestos de organoselenio basados en aminas**: Estos compuestos, como los derivados de diarylamina, han mostrado actividad significativa similar a la GPx y han sido evaluados por su capacidad para inhibir la ferroptosis.

Otros antioxidantes que como resultado de numerosos estudios han mostrado potentes efectos antioxidantes son: N-acetilcisteína (Fig. 1.IV.18), la fenil-tert-butil-nitrona (PBN) (Fig. 1.IV.19), el BN 80933 (potente inhibidor de la POL e inhibidor de la nNOS) (Fig. 1.IV.21), los 2-metil-aminocromanos y los antioxidantes con esqueleto del BHT.

Enzimas Antioxidantes (uso terapéutico)

La SOD se ha conjugado con polietilenglicol (PEG)-SOD o con ácido maleico divinil-éter (Pyran-SOD), lográndose tiempos de vida medios mayores en circulación. Fridovich ha descrito un complejo de la desferroxamina con Mn (III) que cataliza la dismutación del superóxido *in vitro*.[48] Se han sintetizado nuevas SOD miméticas conocidas como *tetrakis*:

-Fe(II)-tetrakis-N,N,N',N'(2-piridilmetil-2-aminoetil) amina (Fe-TPEN)

-Fe(III)-tris[N-(2-piridilmetil)-2-aminoetil-amina (Fe-TPAA)

Recientemente se han desarrollado nuevas SOD miméticas con mayor estabilidad como el EUK-8 y el M40403.

Compuesto
Eriodictiol
Fustin
Hesperidina
Kaemferol
Luteolina
Naringenina
Naringina
Taxifolina

Flavonas

Compuesto
Naringerina
Eriodictiol
Hesperetina

Flavanonas

Compuesto
Pelargonidina
Cianidina
Delfinidina
Petunidina
Malvindina

Antocianidinas

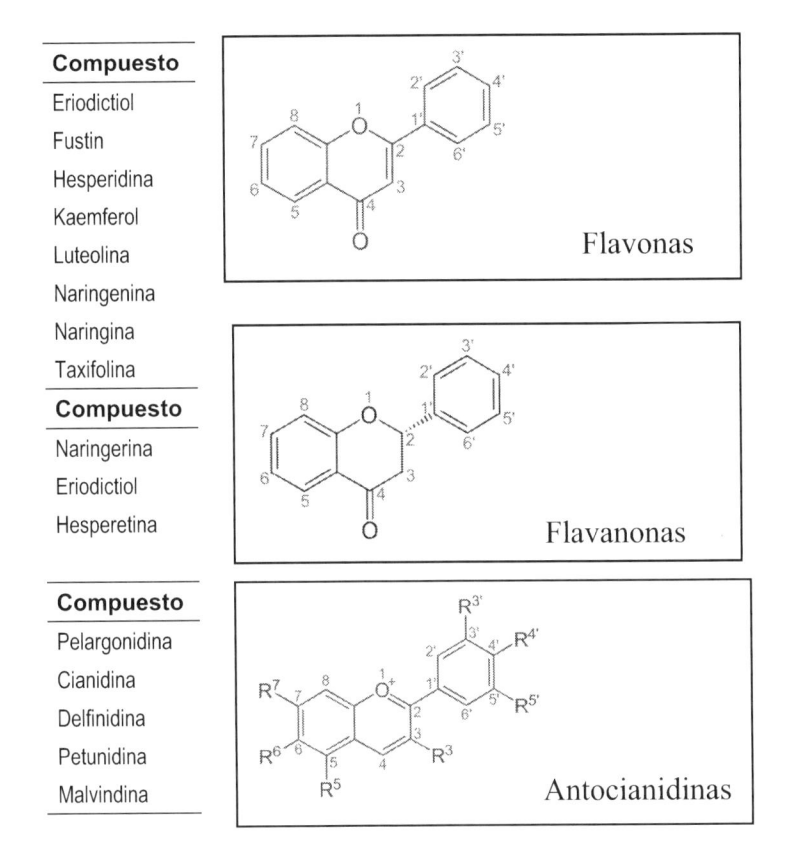

Fig. 1.IV.14. Estructura de algunos flavanoles, flavonoles, flavonas, favanonas y antocianidinas.

Genisteina

Daidzeina

Fig. 1.IV.15. Estructura de las dos isoflavonas más abundantes y que se encuentran en la soya.

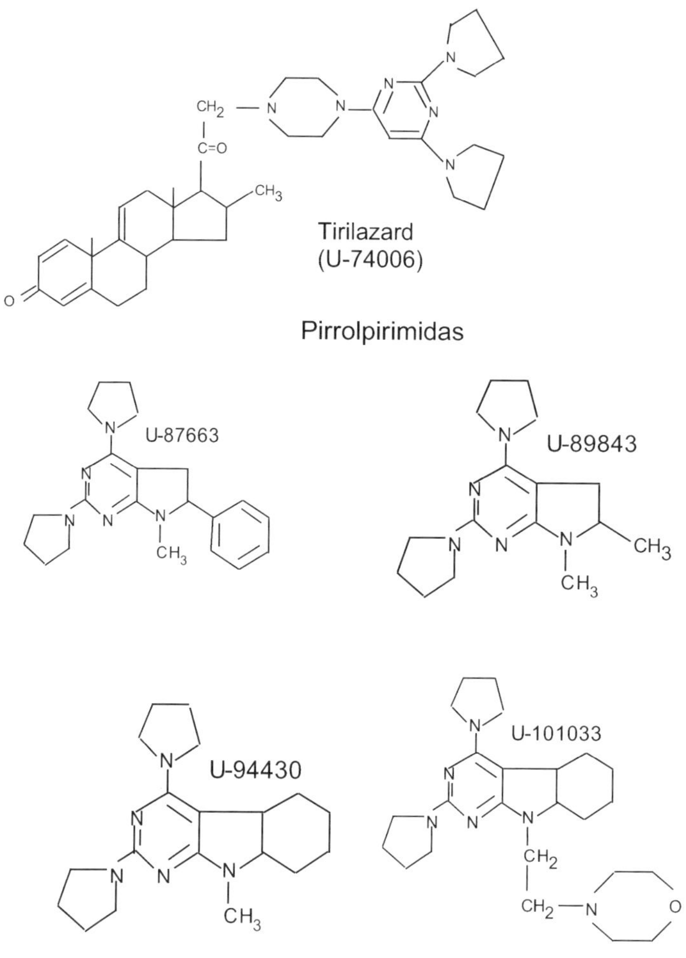

Fig. 1.IV.16. Estructuras químicas de los 21-aminoesteroides y las pirrolopirimidinas.

Nanozimas basadas en porfirinas de estaño (Sn-TCPP): son nanozimas que han mostrado una actividad catalítica excepcional en la dismutación de aniones superóxido, superando a muchos de los miméticos de SOD convencionales. Además, presentan una mayor estabilidad térmica y ácida en comparación con las SOD naturales.[48] Otros miméticos de la SOD son los **Complejos de Mn(II) con ligandos de cadena abierta**: Estos han demostrado efectos antioxidantes y antiinflamatorios en modelos celulares de enfermedades inflamatorias intestinales, mejorando la inercia cinética contra el intercambio de metales y mostrando una mayor bioactividad.[49]

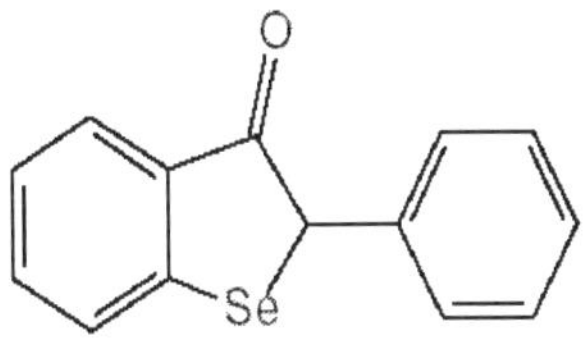

Ebselen

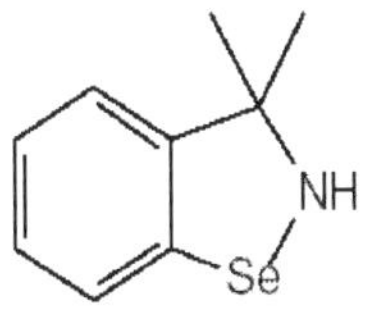

BXT-51056

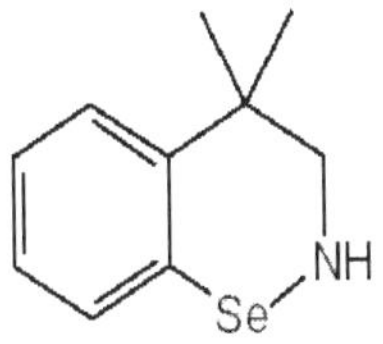

BXT-51072

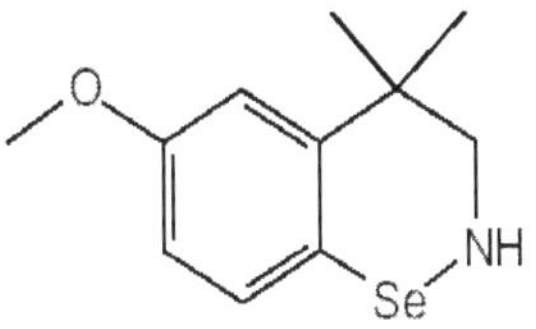

BXT-51077

Fig. 1.IV.17. Estructuras químicas de los compuestos que mimetizan la acción de la glutatión peroxidasa.

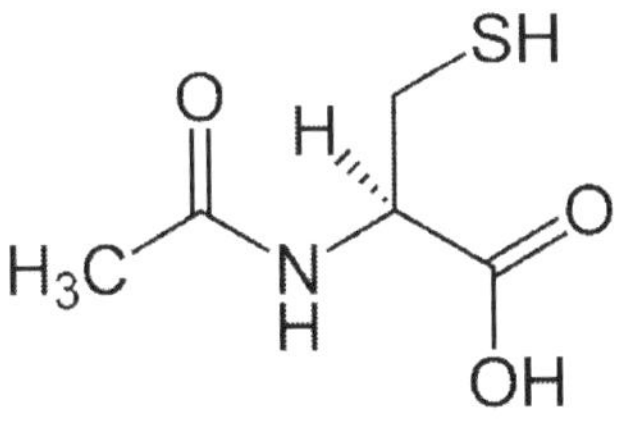

Fig. 1.IV.18. Estructura de la N-acetil-cisteína.

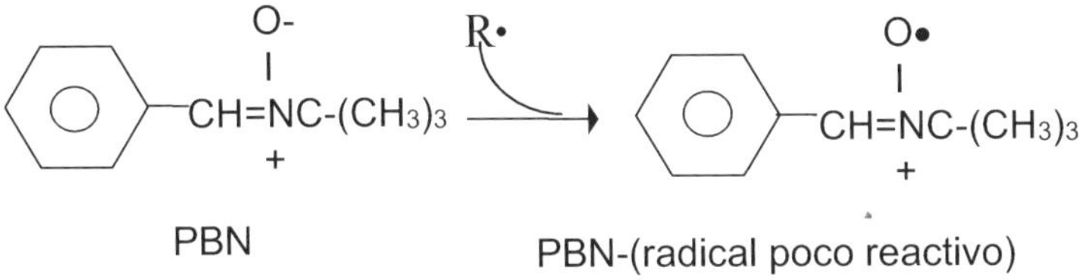

PBN

PBN-(radical poco reactivo)

Fig. 1.IV.19. Estructura del PBN (α-fenil-tert-butil-nitrona) y del radical que se forma una vez que reacciona con un radical.

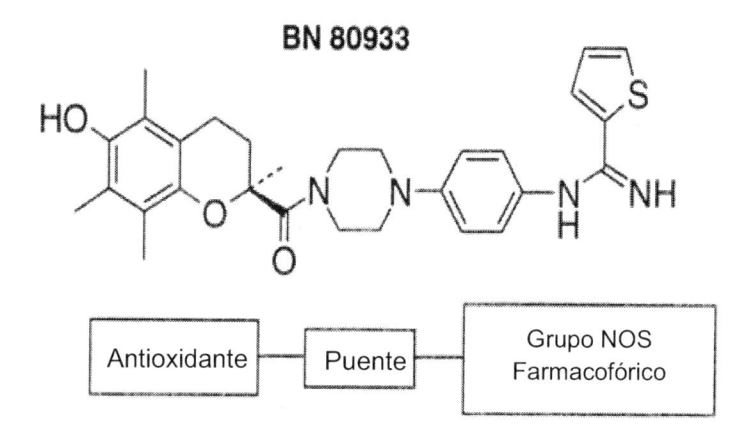

Fig. 1.IV.20. Estructura del BN 80933 (antioxidante e inhibidor de la NOS).

Antioxidantes preventivos secuestradores de metales de transición

Deferroxamina (Desferral®)

La deferroxamina (DFO) es un compuesto aislado del *Streptomyces pilosus*. Forma complejos con el Fe y se usa en la clínica en forma de mesilato. La Deferiprona es otro quelante de hierro con potentes efectos (Fig. 1.IV.21). Estudios recientes indican que DFO puede tener aplicaciones importantes en el campo de la regeneración de tejidos debido a sus propiedades para regular negativamente la inflamación, al tiempo que promueve la vascularización, mejorando así la curación de heridas *in vivo*.[50]

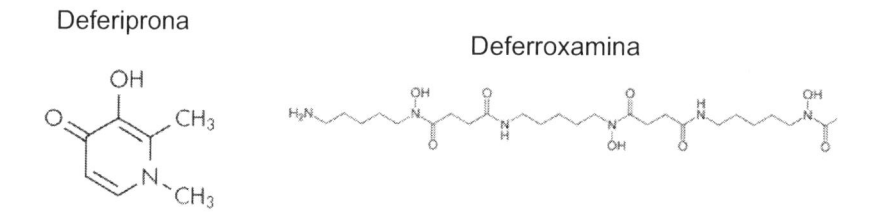

Fig. 1.IV.21. Estructura de algunos quelantes de hierro.

Fármacos con propiedades antioxidantes

Numerosos fármacos comúnmente utilizados en el tratamiento de diversas enfermedades poseen propiedades antioxidantes. Dentro de éstos cabe mencionar a los antiinflamatorios no esteroidales, el Probucol, los β-bloqueadores, bloqueadores de canales de calcio, inhibidores de la enzima convertidora de angiotensina, entre otros.

Entre los sistemas de generación e inactivación de ERO se establecen complejas reacciones (Fig.1.IV.22). El equilibrio o desequilibrio entre estos sistemas va a condicionar un balance redox fisiológico o el EO.

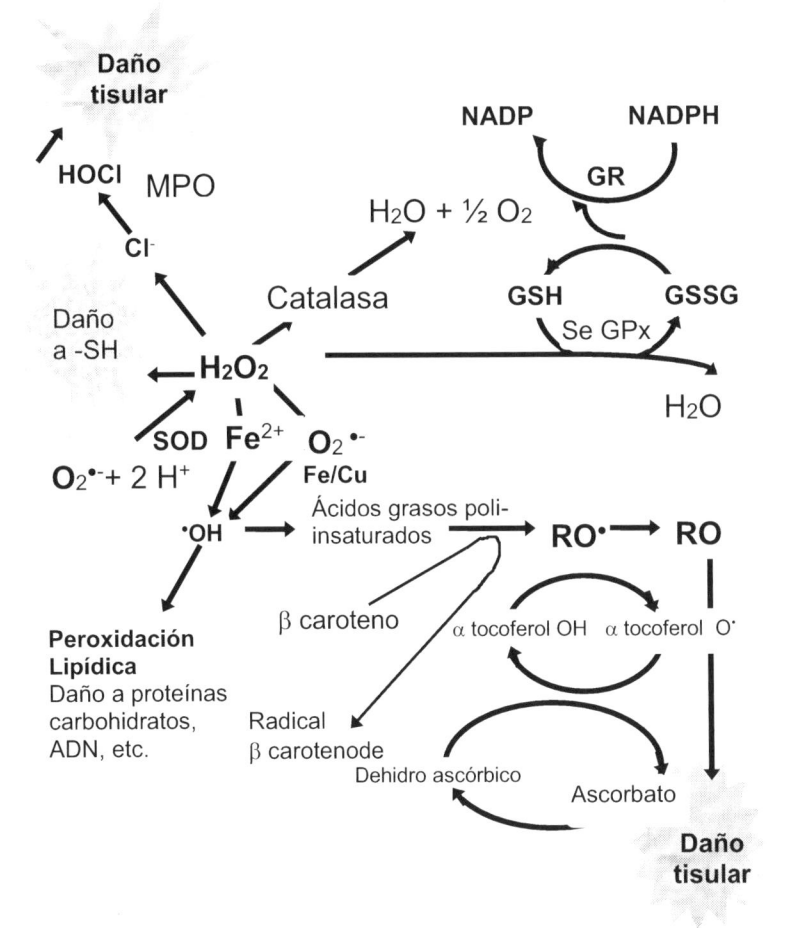

Fig. 1.IV.22. Interacción entre los sistemas antioxidantes. Las interacciones entre los sistemas de generación e inactivación de especies reactivas de oxígeno (ERO) son complejas y multifacéticas, involucrando una serie de reacciones bioquímicas y mecanismos de señalización. **Generación de EOS:** Las EOS se generan principalmente en las mitocondrias, el retículo endoplásmico y los

peroxisomas. En las mitocondrias, la cadena de transporte de electrones es una fuente significativa de superóxido ($O_2\bullet^-$). Otras fuentes incluyen las NADPH oxidasa, que producen $O_2\bullet^-$ en respuesta a señales extracelulares, y las óxido nítrico sintasas, que generan óxido nítrico (NO•). **Interacciones y Conversión de ERO:** Las ERO pueden interconvertirse entre sí. Por ejemplo, el $O_2\bullet^-$ puede dismutarse espontáneamente o mediante la acción de la superóxido dismutasa (SOD) para formar H_2O_2. El H_2O_2 puede ser reducido a agua por la catalasa (CAT) o la glutatión peroxidasa (GPx), o puede reaccionar con iones metálicos para formar radicales hidroxilo (•OH), altamente reactivos. **Neutralización de ROS:** El sistema antioxidante celular incluye enzimas como SOD, CAT y GPx, y antioxidantes no enzimáticos como el glutatión (GSH), la vitamina C y la vitamina E. Estas defensas neutralizan las ERO y previenen el daño oxidativo a biomoléculas como lípidos, proteínas y ADN.

Bibliografía Capítulo 1. Sección IV.

1. Mates JM, Perez-Gomez C, Nunez de Castro I. Antioxidant enzymes and human diseases. *Clin Biochem.* Nov 1999;32(8):595-603.
2. Zelko IN, Mariani TJ, Folz RJ. Superoxide dismutase multigene family: a comparison of the CuZn-SOD (SOD1), Mn-SOD (SOD2), and EC-SOD (SOD3) gene structures, evolution, and expression. *Free Radic Biol Med.* Aug 1 2002;33(3):337-349.
3. Marklund SL. Regulation by cytokines of extracellular superoxide dismutase and other superoxide dismutase isoenzymes in fibroblasts. *J Biol Chem.* Apr 5 1992;267(10):6696-6701.
4. Inoue M, Sato EF, Nishikawa M, et al. Cross talk of nitric oxide, oxygen radicals, and superoxide dismutase regulates the energy metabolism and cell death and determines the fates of aerobic life. *Antioxid Redox Signal.* Aug 2003;5(4):475-484.
5. Fulbert JC, Cals MJ. [Free radicals in clinical biology. Origin, pathogenic effect and defense mechanisms]. *Pathol Biol (Paris).* Jan 1992;40(1):66-77.
6. Powis G, Mustacich D, Coon A. The role of the redox protein thioredoxin in cell growth and cancer. *Free Radic Biol Med.* Aug 2000;29(3-4):312-322.
7. Nordberg J, Arner ES. Reactive oxygen species, antioxidants, and the mammalian thioredoxin system. *Free Radic Biol Med.* Dec 1 2001;31(11):1287-1312.
8. Holmgren A, Lu J. Thioredoxin and thioredoxin reductase: current research with special reference to human disease. *Biochem Biophys Res Commun.* May 21 2010;396(1):120-124.
9. Bjorklund G, Zou L, Wang J, Chasapis CT, Peana M. Thioredoxin reductase as a pharmacological target. *Pharmacol Res.* Dec 2021;174:105854.
10. Arosio P, Levi S. Ferritin, iron homeostasis, and oxidative damage. *Free Radic Biol Med.* Aug 15 2002;33(4):457-463.
11. Ferreira C, Bucchini D, Martin ME, et al. Early embryonic lethality of H ferritin gene deletion in mice. *J Biol Chem.* Feb 4 2000;275(5):3021-3024.
12. Lin F, Girotti AW. Hemin-enhanced resistance of human leukemia cells to oxidative killing: antisense determination of ferritin involvement. *Arch Biochem Biophys.* Apr 1 1998;352(1):51-58.
13. Patel KB, Stratford MR, Wardman P, Everett SA. Oxidation of tetrahydrobiopterin by biological radicals and scavenging of the trihydrobiopterin radical by ascorbate. *Free Radic Biol Med.* Feb 1 2002;32(3):203-211.
14. Belinskaia DA, Voronina PA, Shmurak VI, Jenkins RO, Goncharov NV. Serum Albumin in Health and Disease: Esterase, Antioxidant, Transporting and Signaling Properties. *Int J Mol Sci.* Sep 25 2021;22(19).

15. Griffith OW. Biologic and pharmacologic regulation of mammalian glutathione synthesis. *Free Radic Biol Med.* Nov 1999;27(9-10):922-935.
16. Griffith OW, Mulcahy RT. The enzymes of glutathione synthesis: gamma-glutamylcysteine synthetase. *Adv Enzymol Relat Areas Mol Biol.* 1999;73:209-267, xii.
17. Fisher SP, Davidson K, Kulla A, Sugden D. Acute sleep-promoting action of the melatonin agonist, ramelteon, in the rat. *J Pineal Res.* Sep 2008;45(2):125-132.
18. Ahmadi Z, Ashrafizadeh M. Melatonin as a potential modulator of Nrf2. *Fundam Clin Pharmacol.* Feb 2020;34(1):11-19.
19. Mortezaee K, Potes Y, Mirtavoos-Mahyari H, et al. Boosting immune system against cancer by melatonin: A mechanistic viewpoint. *Life Sci.* Dec 1 2019;238:116960.
20. Hardeland R. Aging, Melatonin, and the Pro- and Anti-Inflammatory Networks. *Int J Mol Sci.* Mar 11 2019;20(5).
21. Reiter RJ, Tan DX, Rosales-Corral S, Galano A, Zhou XJ, Xu B. Mitochondria: Central Organelles for Melatonin's Antioxidant and Anti-Aging Actions. *Molecules.* Feb 24 2018;23(2).
22. Bondy SC, Campbell A. Mechanisms Underlying Tumor Suppressive Properties of Melatonin. *Int J Mol Sci.* Jul 27 2018;19(8).
23. Tamura DY, Moore EE, Partrick DA, Johnson JL, Offner PJ, Silliman CC. Acute hypoxemia in humans enhances the neutrophil inflammatory response. *Shock.* Apr 2002;17(4):269-273.
24. Sarma JV, Ward PA. Oxidants and redox signaling in acute lung injury. *Compr Physiol.* Jul 2011;1(3):1365-1381.
25. Gitto E, Reiter RJ, Sabatino G, et al. Correlation among cytokines, bronchopulmonary dysplasia and modality of ventilation in preterm newborns: improvement with melatonin treatment. *J Pineal Res.* Oct 2005;39(3):287-293.
26. Gitto E, Reiter RJ, Cordaro SP, et al. Oxidative and inflammatory parameters in respiratory distress syndrome of preterm newborns: beneficial effects of melatonin. *Am J Perinatol.* May 2004;21(4):209-216.
27. Camp OG, Bai D, Gonullu DC, Nayak N, Abu-Soud HM. Melatonin interferes with COVID-19 at several distinct ROS-related steps. *J Inorg Biochem.* Oct 2021;223:111546.
28. Hasan ZT, Atrakji D, Mehuaiden DAK. The Effect of Melatonin on Thrombosis, Sepsis and Mortality Rate in COVID-19 Patients. *Int J Infect Dis.* Jan 2022;114:79-84.
29. Galano A, Tan DX, Reiter RJ. Melatonin: A Versatile Protector against Oxidative DNA Damage. *Molecules.* Feb 27 2018;23(3).
30. Ralla T, Kluenter AM, Litta G, Muller MA, Bonrath W, Schafer C. Over 100 years of vitamin E: An overview from synthesis and formulation to application in animal nutrition. *J Anim Physiol Anim Nutr (Berl).* May 2024;108(3):646-663.
31. Martin A, Cherubini A, Andres-Lacueva C, Paniagua M, Joseph J. Effects of fruits and vegetables on levels of vitamins E and C in the brain and their association with cognitive performance. *J Nutr Health Aging.* 2002;6(6):392-404.
32. Aruoma OI. Characterization of drugs as antioxidant prophylactics. *Free Radic Biol Med.* 1996;20(5):675-705.
33. King CG, Waugh WA. The Chemical Nature of Vitamin C. *Science.* Apr 1 1932;75(1944):357-358.
34. Lykkesfeldt J, Carr AC. Vitamin C. *Adv Nutr.* Jan 2024;15(1):100155.
35. Niki E. Interaction of ascorbate and alpha-tocopherol. *Ann N Y Acad Sci.* 1987;498:186-199.
36. Garewal HS, Diplock AT. How 'safe' are antioxidant vitamins? *Drug Saf.* Jul 1995;13(1):8-14.
37. Lykkesfeldt J, Tveden-Nyborg P. The Pharmacokinetics of Vitamin C. *Nutrients.* Oct 9 2019;11(10).
38. Mikkelsen SU, Gillberg L, Lykkesfeldt J, Gronbaek K. The role of vitamin C in epigenetic cancer therapy. *Free Radic Biol Med.* Jul 2021;170:179-193.
39. Johra FT, Bepari AK, Bristy AT, Reza HM. A Mechanistic Review of beta-Carotene, Lutein, and Zeaxanthin in Eye Health and Disease. *Antioxidants (Basel).* Oct 26 2020;9(11).
40. Olson JA. Vitamin A and carotenoids as antioxidants in a physiological context. *J Nutr Sci Vitaminol (Tokyo).* 1993;39 Suppl:S57-65.

41. Olson JA. Benefits and liabilities of vitamin A and carotenoids. *J Nutr.* Apr 1996;126(4 Suppl):1208S-1212S.
42. Kennedy AR, Krinsky NI. Effects of retinoids, beta-carotene, and canthaxanthin on UV- and X-ray-induced transformation of C3H10T1/2 cells in vitro. *Nutr Cancer.* 1994;22(3):219-232.
43. Salehi B, Berkay Yilmaz Y, Antika G, et al. Insights on the Use of alpha-Lipoic Acid for Therapeutic Purposes. *Biomolecules.* Aug 9 2019;9(8).
44. Bjorklund G, Shanaida M, Lysiuk R, et al. Selenium: An Antioxidant with a Critical Role in Anti-Aging. *Molecules.* Oct 5 2022;27(19).
45. Avery JC, Hoffmann PR. Selenium, Selenoproteins, and Immunity. *Nutrients.* Sep 1 2018;10(9).
46. Kieliszek M, Blazejak S. Current Knowledge on the Importance of Selenium in Food for Living Organisms: A Review. *Molecules.* May 10 2016;21(5).
47. Scott BC, Butler J, Halliwell B, Aruoma OI. Evaluation of the antioxidant actions of ferulic acid and catechins. *Free Radic Res Commun.* 1993;19(4):241-253.
48. Li L, Li H, Shi L, Shi L, Li T. Tin Porphyrin-Based Nanozymes with Unprecedented Superoxide Dismutase-Mimicking Activities. *Langmuir.* Jun 14 2022;38(23):7272-7279.
49. Schanne G, Zoumpoulaki M, Gazzah G, et al. Inertness of Superoxide Dismutase Mimics Mn(II) Complexes Based on an Open-Chain Ligand, Bioactivity, and Detection in Intestinal Epithelial Cells. *Oxid Med Cell Longev.* 2022;2022:3858122.
50. Holden P, Nair LS. Deferoxamine: An Angiogenic and Antioxidant Molecule for Tissue Regeneration. *Tissue Eng Part B Rev.* Dec 2019;25(6):461-470.

Sección 1. Especies Reactivas de Oxígeno y Estrés Oxidativo
Capítulo V

Estrés oxidativo y los metales tóxicos

5.1 Estrés oxidativo - contaminantes ambientales

5.1.1. Introducción

La contaminación ambiental es un fenómeno que data de épocas anteriores al uso de los recursos naturales por el hombre. La actividad volcánica de las primeras eras geológicas y los incendios forestales ocasionados por los rayos, son ejemplos de fenómenos naturales que aportaron gran cantidad de gases, humos y cenizas al ambiente. Sin embargo, la actividad humana en sus diferentes etapas de desarrollo ha provocado alteraciones del equilibrio ecológico. La introducción de nuevas sustancias, el aumento de los residuos industriales y domésticos, el uso indiscriminado de los recursos naturales y la ruptura de los ciclos biogeoquímicos de los elementos naturales han conducido a la crítica situación ambiental en la que se encuentra la humanidad moderna.

Se considera *contaminante ambiental* a toda sustancia química, biológica o radiológica que al incorporarse o encontrarse por encima de sus concentraciones normales en cualquiera de los compartimentos ambientales, altera y cambia sus condiciones naturales. El ser humano, como parte integrante del medio ambiente, se ve expuesto a un gran número de estas sustancias que pueden ocasionar cambios fisiopatológicos en el individuo con la consiguiente aparición de efectos tóxicos y cáncer. Diversos estudios han relacionado la exposición ambiental y ocupacional a diferentes sustancias químicas con la generación de EO.[1-4] En algunos casos, los efectos adversos provocados por los contaminantes están asociados a la generación de especies oxidantes capaces de dañar las biomoléculas; en otros, lo que se ve comprometida es la capacidad antioxidante del individuo. Por otra parte, se han utilizado biomarcadores de EO para evaluar la exposición a diversas sustancias químicas.[5,6]

5.1.2. Vías de entrada de los contaminantes al organismo

Los contaminantes químicos pueden entrar al organismo humano fundamentalmente a través de las vías respiratorias, la piel y las vías digestivas. Por cualquiera de ellas, los daños pueden producirse a nivel local en los órganos de la vía de entrada o en órganos distantes por la translocación de los contaminantes a la circulación sistémica.

Importancia especial se le confiere a la vía inhalatoria dados los altos índices de contaminación atmosférica que caracterizan a las ciudades modernas y por ser una de las principales formas de exposición laboral.

Vía inhalatoria

Por esta vía entran fundamentalmente partículas y gases que se encuentran en la atmósfera en las grandes ciudades y que proceden de la combustión, los procesos industriales, las actividades de la construcción y el tránsito vehicular. Pueden producir daños directamente sobre los pulmones y vías aéreas o penetrar a través de la membrana respiratoria hacia la circulación sistémica para producir efectos tóxicos en otros sistemas. Por ejemplo, es la ruta de entrada del benceno (médula ósea), disulfuro de carbono (aparato cardiovascular y sistema nervioso), cadmio (riñón) y mercurio (riñón, sistema nervioso central).

Entre los principales contaminantes atmosféricos se encuentran los compuestos de azufre y de nitrógeno, el ozono, óxidos de carbono como el CO_2 y el CO, compuestos orgánicos volátiles, hidrocarburos policíclicos aromáticos y metales pesados, entre otros. Los contaminantes atmosféricos pueden estar en forma de gases o de partículas y en función de esto serán sus capacidades de producir daños localmente a nivel del pulmón y vías respiratorias o difundir hacia la circulación sistémica.

Contaminantes gaseosos

Sus efectos dependen en gran medida de su solubilidad en agua. Los gases muy hidrosolubles se absorben en las vías respiratorias superiores y sus efectos presumiblemente se observarán a nivel de la tráquea y vías respiratorias de mayor calibre. Por el contrario, los gases menos solubles pueden llegar a los bronquiolos y alveolos pulmonares y provocar daños en las vías respiratorias más bajas, el propio pulmón o pasar hacia la circulación sanguínea.

Material particulado

El material particulado está constituido por las partículas sólidas o líquidas que se encuentran en el aire. Sus efectos biológicos dependen de la naturaleza física (ej. tamaño de partícula) y química de las partículas y de la modalidad de depósito y distribución en el tracto respiratorio (atracción electrostática, intercepción, impactación, sedimentación, difusión). En función del tamaño, las partículas pueden ser sedimentables o hallarse en suspensión.

Las *sedimentables* tienen diámetros superiores a los 10 μm y, por su velocidad de sedimentación en el aire, no son capaces de penetrar más allá de las vías respiratorias superiores por lo que tiene poca importancia en las enfermedades crónicas, a excepción de una posible relación con el cáncer. Las *partículas suspendidas*, por su parte, tienen una naturaleza físico-química muy heterogénea y una composición muy variable. Por ejemplo, se pueden encontrar partículas de carbono, vanadio, sílice, asbesto, Fe, aluminio y compuestos orgánicos, entre otros. Tienen diámetros menores de 10 μm y se clasifican en partículas PM_{10} (diámetros entre 2,5 μm y 10 μm) y $PM_{2,5}$ (diámetros menores de 2,5 μm). De su tamaño depende el depósito en el sistema respiratorio; en general son las partículas con diámetros inferiores a los 5 μm las que pueden llegar hasta la periferia del pulmón y los alveolos y, en consecuencia, generar daños crónicos en dicho órgano o difundir al torrente circulatorio por el que será capaz de llegar a otros órganos. El proceso de difusión se produce fundamentalmente para partículas de menos de 1 μm de diámetro (Fig.1.V.1).

TAMAÑO DE PARTÍCULA

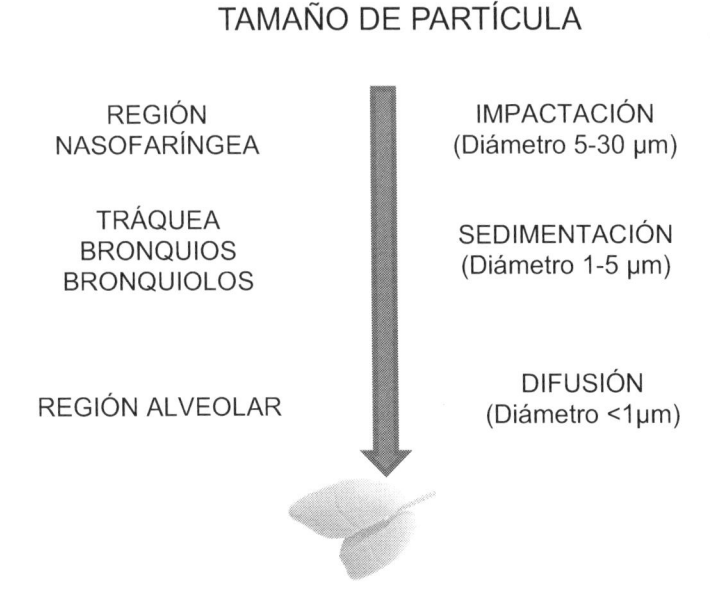

REGIÓN NASOFARÍNGEA	IMPACTACIÓN (Diámetro 5-30 μm)
TRÁQUEA BRONQUIOS BRONQUIOLOS	SEDIMENTACIÓN (Diámetro 1-5 μm)
REGIÓN ALVEOLAR	DIFUSIÓN (Diámetro <1μm)

Fig. 1.V.1. Retención de partículas según su tamaño, en el árbol respiratorio.

Estudios realizados con partículas de menos de 100 nm (nanopartículas) han evidenciado daños pulmonares[7,8] que son atribuidos a la capacidad de dichas partículas de causar EO e inflamación.[9]

Además del tamaño de las partículas y de la solubilidad de los gases, otros factores como la composición química real, las propiedades mecánicas y la inmunogenicidad o capacidad infecciosa del material inhalado determinan, en gran medida, la naturaleza de las enfermedades que aparecen en las personas expuestas.

5.2. Daño oxidativo en el pulmón causado por agentes químicos

A pesar de que el tejido pulmonar puede ser dañado de forma directa o indirecta por productos metabólicos de compuestos orgánicos, el efecto más importante de muchos tóxicos inhalados es el daño oxidativo a los pulmones. Existen al menos dos fuentes importantes de ERO en el pulmón. La primera la constituyen los propios microsomas y mitocondrias de las células que son capaces de generar especies oxidantes durante el metabolismo celular normal. La acción de cualquier tóxico a nivel pulmonar que produzca la liberación de los componentes microsomales y de flavoproteínas al espacio extracelular puede inducir en el mismo la generación de ERO y la producción de daños en el tejido. Una segunda fuente importante de ERO en el pulmón la constituyen los leucocitos, fundamentalmente neutrófilos, monocitos y macrófagos. Los procesos de quimiotaxis y activación fagocítica producen un incremento sustancial en la liberación de oxidantes potentes por parte de fagocitos estimulados, por lo que el daño oxidativo puede representar un componente importante de todos los tipos de daño pulmonar que se acompañen de inflamación.

Observaciones realizadas en humanos y animales sugieren que la secuela del EO puede ser importante en el inicio y propagación de patologías como la bronquitis crónica, enfisema, desórdenes intersticiales (fibrosis) y cáncer.[10] Numerosos estudios han reportado incrementos en la actividad de las enzimas secuestradoras de RL en los pulmones de animales expuestos a O_3, NO_2 y otros agentes tóxicos. Otros estudios han demostrado generación de ERO,[11] inflamación en pulmones de ratas y de humanos[12,13] y carcinogénesis[14] por la inhalación de partículas de los gases de la combustión del diesel. Una serie hipotética de eventos se ha propuesto para explicar la expresión de genes inflamatorios inducida por nanopartículas derivadas de la combustión en la cual la depleción de antioxidantes endógenos y la POL juegan un papel fundamental (Fig. 1.V.2).[9] Lo mismo se evidencia durante la inhalación de ozono a bajas concentraciones por tiempos prolongados.[15]

El pulmón es particularmente sensible al EO. Las células alveolares están recubiertas por una película formada por: agua, sales y diferentes moléculas entre las que se encuentran diversos fosfolípidos con propiedades surfactantes, proteínas y antioxidantes lipofílicos e hidrofílicos. La capacidad antioxidante de este fluido de la superficie alveolar es limitada, debido al bajo contenido de antioxidantes que fisiológicamente se encuentran en él (Tabla 1.V.1).

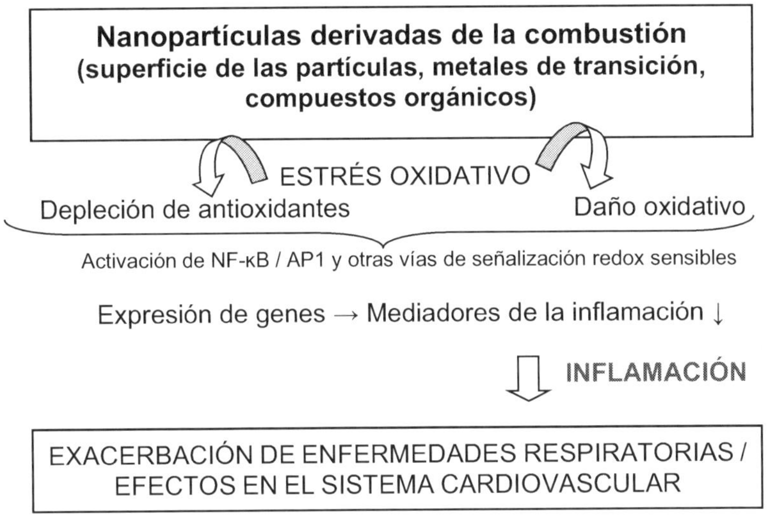

```
┌─────────────────────────────────────────────┐
│   Nanopartículas derivadas de la combustión │
│    (superficie de las partículas, metales   │
│       de transición, compuestos orgánicos)  │
└─────────────────────────────────────────────┘
                    ↓ ESTRÉS OXIDATIVO ↓
   Depleción de antioxidantes      Daño oxidativo
   ────────────────────────────────────────────
   Activación de NF-κB / AP1 y otras vías de señalización redox sensibles
       Expresión de genes → Mediadores de la inflamación ↓
                        ⇩ INFLAMACIÓN
┌─────────────────────────────────────────────┐
│  EXACERBACIÓN DE ENFERMEDADES RESPIRATORIAS /│
│     EFECTOS EN EL SISTEMA CARDIOVASCULAR    │
└─────────────────────────────────────────────┘
```

Fig.1.V.2 Serie hipotética de eventos que explican la expresión de genes inflamatorios por interacción de nanopartículas derivadas de la combustión con células pulmonares.

Tabla 1. V.1. Comparación del contenido de antioxidantes del fluido alveolar superficial con respecto a la sangre.

	FAS	Sangre
Volumen	17-20 mL	Plasma ~ 2,71 L
Proteínas totales	~7 mg/L Total ~130 mg	~75 mg/L Total ~202 g
Albumina	~3,5 mg/L Total ~63 mg	~45 mg/L Total ~122 g
Transferrina	~0,3 mg/L	2-3 mg/L
Ceruloplasmina	~25 µg/L	140-400 µg/L
Lactoferrina	~0,5 µg/L	?
GSH	300-400 µM	Plasma ~3 µM Eritrocitos ~2,2 mM
Vitamina E	~2 µg/L	~10-20 µg/L
Vitamina C	~3,5 µg/L	~9 µg/L
Ácido úrico	~0,05 mg/L	~0,04-0,07 mg/L
Bilirrubina	?	~1,0 mg/dL
Glucosa	~0,4 mg/L	~0,7-1,0 mg/L

Legenda: FAS, fluido alveolar superficial.

5.3 Metales generadores de daño redox

Los metales se caracterizan por sus propiedades redox y su capacidad de unión a biomoléculas. Se distribuyen de forma natural en el ambiente a través de ciclos bioquímicos y geológico, pero la actividad industrial humana puede acortar su tiempo de residencia en forma mineral, puede formar nuevos compuestos y puede incrementar grandemente su distribución mundial por descargas a la tierra, al agua y a la atmósfera en forma de gases o de partículas finas que pueden ser transportadas a distancias globales.

En los sistemas biológicos los metales tienen dos clasificaciones: metales esenciales (biometales) y metales tóxicos.[16] Los biometales son aquellos que participan en el control de vías metabólicas y de señalización (zinc, Fe, Cu, magnesio) mientras que los metales tóxicos son aquellos a los que no se les conocen funciones biológicas siendo capaces de producir afectaciones en el organismo (aluminio, arsénico, plomo, mercurio).

Muchos estudios han reportado efectos tóxicos y carcinogénicos producidos por los metales.[17,18] También es conocido que ciertos metales de transición como el zinc, Cu, Fe, cobalto y Mn participan en el control de varias vías metabólicas y de señalización. Sin embargo, sus propiedades redox y de coordinación química son tales que les permiten escapar de los mecanismos de control homeostáticos, de transporte, compartimentación y enlace a determinados tejidos y constituyentes celulares.

La ruptura de esos mecanismos conduce a la unión de estos metales a otras proteínas o la sustitución de otros metales de sus sitios naturales de unión lo que conduce a daños fisiopatológicos.[16,19]

Un gran número de resultados experimentales sugiere que los metales tóxicos y carcinogénicos pueden interactuar con proteínas nucleares causando daño oxidativo a macromoléculas biológicas. El daño puede ser «directo» mediante cambios conformacionales de las biomoléculas inducidos por el metal o «indirecto» como consecuencia de la formación de ERO. La generación de ERO conduce a daños en el ADN, POL, depleción de grupos sulfhidrilo proteicos y otros efectos. Según Valko y colaboradores los metales pueden promover la generación de ERO por dos mecanismos generales fundamentales[16,19,20]:

1. Generación de $O_2^{\bullet-}$ y $HO^{\bullet}$ mediante la reacción de Fenton (Fe, Cu, Cr, Vd, Co).
2. Depleción de GSH y enlace a grupos sulfhidrilo proteicos (Hg, Cd, Ni, As).

Los metales producen también activación de los factores de transcripción nuclear NF-κB, AP-1 y p-53; factores que controlan la expresión de genes que reparan el ADN dañado, potencian el sistema inmune, contrarrestan la proliferación de células dañadas e inducen apoptosis.[21]

Además, los metales son capaces de producir alteraciones en la homeostasis del calcio,[22] como resultado del daño a las membranas celulares, lo que conduce a la activación de varios sistemas dependientes del Ca^{2+} que incluyen las endonucleasas.

Numerosos estudios han mostrado que existe un grupo de metales, como hierro (Fe), cobre (Cu), cromo (Cr) y vanadio (V) que exhiben actividad prooxidante a través de un mecanismo básico de producción de ERO. Las evidencias señalan que los metales pueden actuar como agentes catalíticos en la reacción de Fenton (reacción 1), promoviendo la formación del ·OH.

$$H_2O_2 + L\text{-}M^{n+} \rightarrow HO^{\cdot} + {}^-OH + L\text{-}M^{n+1} \quad \text{reacción (1)}$$

(L, ligando del metal; M, Metal)

M representa el metal, que es oxidado ($M^{n+} \rightarrow M^{n+1} + e^-$) durante el proceso. Para que el metal actúe como un auténtico catalizador, la reacción (1) debe ir seguida de un paso de reducción ($M^{n+1} + e^- \rightarrow M^{n+}$) para regenerar la forma metálica que participa en la reacción de Fenton. Cuando el agente de reducción es el $O_2^{\cdot -}$ (reacción 2), la suma de las reacciones 1+2 forma el ciclo propuesto por Haber y Weiss (reacción 3).

$$L\text{-}M^{n+1} + O_2^{\cdot -} \rightarrow L\text{-}M^{n+} + O_2 \quad \text{reacción (2)}$$
$$H_2O_2 + O_2^{\cdot -} \rightarrow HO^{\cdot} + {}^-OH + O_2 \quad \text{reacción (3)}$$

La clásica reacción de Fenton fue descrita para el Fe y las especies que participan son Fe^{2+}/Fe^{3+}. Cuando otros metales de transición actúan como catalizadores (las reacciones llamadas *tipo Fenton*), las parejas redox propuestas son: Cu^{1+}/Cu^{2+}, Cr^{2+}/Cr^{3+}, Cr^{5+}/Cr^{6+} y V^{4+}/V^{5+}. Algunos aspectos biológicos de la reacción de Fenton son controversiales y las principales críticas se centran en que: a) la constante de velocidad de la reacción de Fenton sería demasiado baja, b) el $HO^{\cdot}$ no sería la especie activa producida, c) las reacciones tipo Fenton en soluciones homogéneas (donde el metal se encuentra unido a compuestos de bajo peso molecular) serían poco significativas en comparación con los procesos *tipo Fenton*-sitio específicos (donde el metal se encuentra unido a macromoléculas) y d) no habría metales disponibles *in vivo* para actuar como catalizadores. Estas críticas no han sido aún respondidas satisfactoriamente y queda por dilucidar la secuencia completa de las reacciones responsables del daño oxidativo mediado por metales *in vivo*.

Un segundo grupo de iones metálicos, como los de mercurio (Hg), níquel (Ni), plomo (Pb) y cadmio (Cd) no parecen por sí mismos generar RL, sin embargo, su toxicidad está asociada a la POL, oxidación del ADN y concentraciones elevadas de H_2O_2, entre otras evidencias de daño oxidativo. Los resultados experimentales sugieren que la disminución en las concentraciones de GSH y de -SH unidos a proteínas desempeñaría un papel importante en las manifestaciones tóxicas mediadas por este grupo de metales, pero podría haber otras explicaciones posibles que están siendo estudiadas.

5.3.1 Cadmio

Fue descubierto como elemento en 1817 producto a que en la naturaleza está casi exclusivamente asociado con el zinc. Alrededor de 13 mil toneladas de cadmio son producidas cada año a partir de las baterías de níquel-cadmio, pigmentos, estabilizadores químicos, cubiertas metálicas y aleaciones. Para la población general, la mayor fuente de cadmio son los alimentos debido a que las plantas lo captan fácilmente de los suelos contaminados. Por otra parte, la mayor fuente de exposición al cadmio por vía respiratoria es a través del humo del cigarrillo. Desde el punto de vista ocupacional, la mayor ruta de exposición es a través de los pulmones por la presencia del metal en el aire y los humos de industrias que emplean procesos térmicos como la producción de Fe, la combustión de combustibles fósiles y la producción de cemento.

El cadmio puede ser absorbido en el intestino y los pulmones. Por la vía gastrointestinal se absorbe aproximadamente entre un 5% y un 8%, aunque la absorción puede ser mayor cuando en la dieta hay deficiencia de calcio y Fe o el nivel de proteínas es bajo. La absorción por la vía respiratoria es aún mayor oscilando entre un 15% y un 30%.[23]

El cadmio es un material altamente tóxico y, en contraste con otros metales como el Zn^{2+} y el Mn^{2+}, para él no existen mecanismos de control homeostático en el organismo. Tiene un tiempo de vida media extremadamente largo; en algunos estudios se ha estimado que el tiempo de vida media oscila entre 15 y 20 años.[24] En condiciones fisiológicas, sólo pequeñas cantidades de cadmio se encuentran en la sangre. Cuando se producen intoxicaciones con el metal, el Cd^{2+} se acumula casi exclusivamente en los eritrocitos (90%-95%) unido a la hemoglobina, aunque también puede ser transportado por la sangre en unión a la albúmina siendo distribuido fundamentalmente hacia hígado y riñón. Las sales solubles de cadmio se acumulan y ejercen toxicidad en el riñón, hígado, pulmones, cerebro, corazón y SNC. Puede causar osteoporosis, anemia, enfisema, daño tubular renal irreversible, eosinofilia, anosmia y rinitis crónica. Además, es un fuerte carcinógeno humano y se ha asociado a cáncer de pulmón, próstata, páncreas y riñón.[25,26]

Aunque este metal por sí mismo es incapaz de generar RL, algunos estudios demuestran que es capaz de generar indirectamente H_2O_2, $O_2^{\bullet-}$, $HO^{\bullet}$ y $^{\bullet}NO$.[27,28] Se ha propuesto que este metal es capaz de desplazar al Fe y al Cu de varias proteínas citoplasmáticas y de membranas (ej. apoferritina, ferritina), de esta forma incrementa las cantidades de Fe y Cu libre que puede participar en la reacción de Fenton.[29,30] Otros estudios sugieren que el Cd también puede sustituir al Mn presente en la enzima SOD, impidiendo la acción detoxificadora de $O_2^{\bullet-}$ que ejerce la misma.

La exposición a Cd eleva muy rápidamente la POL en los tejidos[31] y genera incremento en el contenido de Fe detectable en las células testiculares de Leydig, que constituyen el blanco a la carcinogénesis mediada por Cd.[32] Resultados similares se obtuvieron después de la administración de Ni en ratas[33] y varios de los efectos hallados fueron inhibidos por la deferoxamina, un típico quelante del Fe. Estos hallazgos sugieren una participación del Fe en estos procesos, probablemente a través de un desplazamiento de este metal de sus sitios de unión y la subsiguiente redistribución, resultando en un aumento de las reacciones mediadas por Fe. Aún no está claro en qué medida el aumento de los procesos oxidativos se produce como un efecto directo de Cd o Ni o indirectamente a través de desplazamientos de Fe inducidos por estos metales.

5.3.2 Mercurio

En el ambiente, los humanos y animales están expuestos al Hg en diferentes formas químicas que incluyen vapores de Hg elemental, mercurio inorgánico y en forma de compuestos orgánicos (metilmercurio).[34] La principal vía de exposición es a través de los alimentos, sin embargo, las principales fuentes que producen exceso de exposición son de tipo ambiental. Tanto la absorción como la eliminación dependen en gran medida de la forma química, por ejemplo, la absorción gastrointestinal es de un 15% para la forma inorgánica Hg^{2+} mientras que alcanza de un 90% a 95% para el metilmercurio.

Las vías fundamentales de eliminación son la orina y las heces dependiendo de la forma química del mercurio, de la dosis y del tiempo de exposición. Una vez en el organismo, las formas inorgánicas del mercurio tienden a acumularse en el riñón en tanto que el mercurio orgánico tiene mayor afinidad por el cerebro.[35]

Se ha comprobado que en los adultos los iones de mercurio tienen gran afinidad por átomos de sulfuro reducidos, especialmente aquellos que se encuentran formando parte de los grupos tiol de moléculas como GSH, cisteína, metalotioneína, homocisteína, N-acetilcisteína y albúmina.[36] Esta unión a los grupos sulfhidrilo tiene entonces una estrecha relación con los procesos de captación por el túbulo proximal, acumulación, transporte y toxicidad de los iones mercurio[37] así como con la generación de EO.

Diversos estudios han sugerido que la exposición de animales de experimentación a Hg se acompaña de la inducción de EO.[38,39] La alta afinidad de los iones mercurio para enlazarse a los grupos sulfhidrilo sugiere que tras la depleción de los tioles intracelulares (fundamentalmente el GSH) se produce o se predispone a las células del túbulo proximal al EO (Fig.1.V.3). Lund y colaboradores demostraron que la administración de mercurio como Hg^{2+} a ratas produjo una depleción del GSH y un incremento en la formación de H_2O_2 y POL a nivel de las mitocondrias de las células renales.[40]

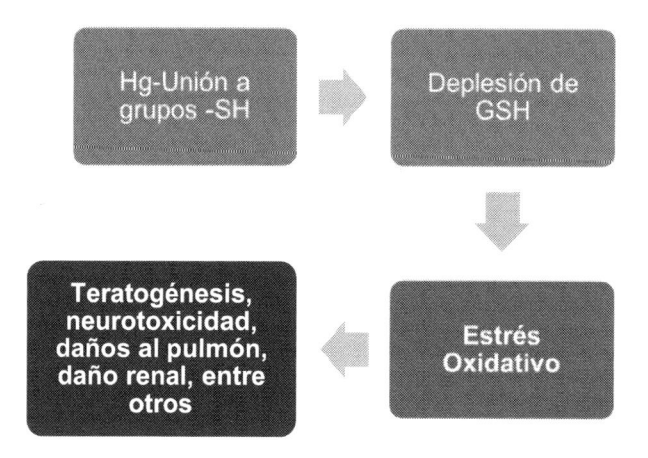

```
[Hg-Unión a grupos -SH] → [Deplesión de GSH]
                              ↓
[Teratogénesis, neurotoxicidad, daños al pulmón, daño renal, entre otros] ← [Estrés Oxidativo]
```

Fig.1.V.3. Estrés oxidativo generado por mercurio como consecuencia de la depleción del GSH.

También se ha podido comprobar la generación de EO en trabajadores expuestos al mercurio. En un estudio realizado en mineros expuestos, Kobal y colaboradores evaluaron las enzimas Cu/Zn SOD, CAT y GPx en eritrocitos, así como las concentraciones de hidroperóxidos lipídicos y MDA demostrándo que aún después de terminada la exposición se producía EO.[41]

La relación entre las concentraciones de Hg en sangre y el nivel de enzimas hepáticas, incluidas ALT, AST y gamma glutamil transferasa (GGT), guarda una estrecha relación, lo que sugiere que la GGT puede considerarse un marcador temprano de EO para la exposición al Hg. Lo anterior es más evidente en la población de edad avanzada (>60 años). Además, existe un efecto de potenciación con el consumo regular de alcohol y una alta concentración de Hg en sangre. Esto podría explicarse por el EO, el deterioro del metabolismo celular y la muerte celular debido al daño hepático por la exposición al Hg, lo que lleva a una elevación de las enzimas hepáticas, especialmente de GGT.[42]

5.3.3 Cromo

El Cr existe en una serie de estados de oxidación con valencias desde 2+ hasta 6+, pero solo el Cr^{3+} y el Cr^{4+} tienen significación biológica. El Cr^{3+} es un micronutriente esencial que se considera un cofactor para la acción de la insulina y por tanto para el metabolismo normal de la glucosa. El cromo es utilizado en tres industrias básicas: metalúrgica, química y refractaria. Los trabajadores están expuestos a este metal durante el proceso de galvanizado, laminado y de soldadura. La exposición ocupacional a compuestos que poseen Cr^{4+} induce toxicidad pulmonar e incremento de algunos tipos de cáncer.[43]

El Cr^{4+} es permeable a las membranas; la atraviesa mediante un transportador e inmediatamente después que penetra es reducido en los tejidos a Cr^{3+} y, a veces, a Cr^{5+}. El Cr^{3+} se une directamente a la transferrina, proteína transportadora de Fe en el plasma.

En contraste, el Cr^{4+} es captado rápidamente por los eritrocitos después de la absorción y reducido a Cr^{3+} dentro de los mismos. Sin tener en cuenta la fuente, el Cr^{4+} es ampliamente distribuido en el organismo (Fig. 1.V.4). La mayor captación de Cr^{3+} como complejo proteico es por la vía de la médula ósea, pulmones, nodos linfáticos, bazo, riñón e hígado, destacándose en particular el pulmón.[44]

Hasta hace poco, el transporte de Cr a través de las membranas celulares concernía exclusivamente a las especies de Cr^{4+}. Recientemente también se ha demostrado que otras especies reducidas como Cr^{5+} y Cr^{3+}, generadas por mecanismos redox extracelulares, tienen una gran permeabilidad a través de las membranas por lo que deben ser tomadas en consideración a la hora de describir el modelo de carcinogenicidad por cromo.[45]

La excreción del Cr ocurre primariamente por la orina; aproximadamente 10% de la dosis absorbida es eliminada por excreción biliar, con cantidades menores eliminadas por las uñas, el pelo, la leche y el sudor. El aclaramiento plasmático generalmente es rápido (en cuestión de horas) mientras que la eliminación desde los tejidos es más lenta (tiempo de vida media de varios días).

En voluntarios sanos se observó que el Cr^{4+} se eliminó más rápido que el Cr^{3+}.[16] En un estudio realizado a trabajadores expuestos a Cr, se concluyó que provoca un incremento en la POL en plasma, específicamente en soldadores que tenían concentraciones de Cr en orina mayores que los limites biológico admisibles de exposición y mayor lipoperoxidación al evaluarse el MDA.[46]

Diversos estudios han asociado los efectos tóxicos y carcinogénicos del Cr con el EO.[47] Se considera que una vez dentro de la célula, en presencia de reductores celulares, el Cr causa una gran variedad de lesiones al DNA, que incluye la formación de enlaces raros de Cr-DNA, enlaces cruzados DNA- proteínas, enlaces cruzados DNA-DNA y daño oxidativo.[48]

Dentro de la célula el Cr^{6+} forma rápidamente un complejo con el GSH, seguido por una reducción lenta a Cr^{5+}, el que a su vez puede reaccionar con H_2O_2 para la formación del HO• a través de la reacción de Fenton. A partir de aquí, puede establecerse un complejo sistema de reacciones en las que participa el Cr en diferentes estados de oxidación, potenciándose la generación de ERO.[16]

Algunos estudios con suplementos dietarios han demostrado que la toxicidad del Cr^{3+} depende en gran medida del ligando. Un estudio comparativo utilizando Cr^{3+}-picolinato y Cr^{3+}-niacina como suplementos nutricionales demostró que el primero produjo mayor EO y daño al DNA que el segundo.[49]

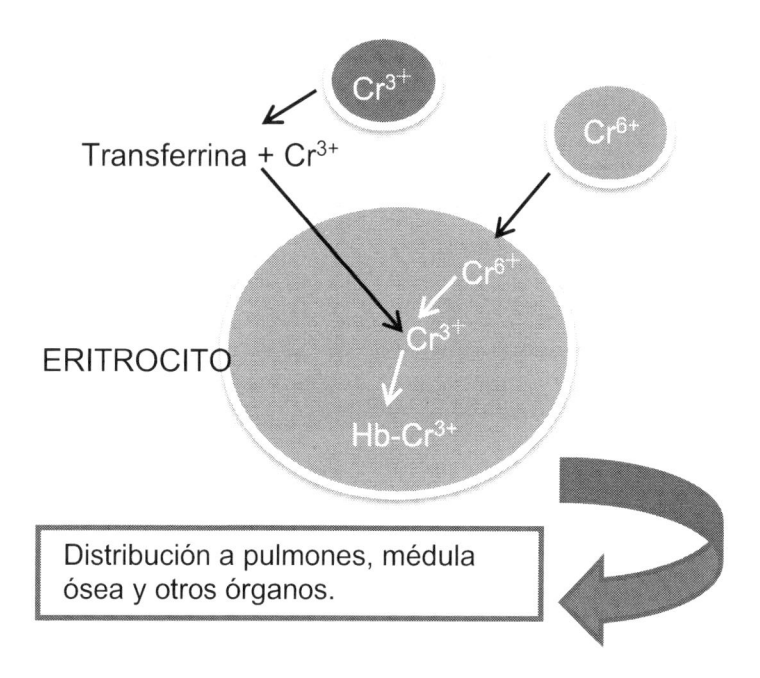

Fig. 1.V.4. Distribución del Cromo. Tanto el Cr^{3+} como el Cr^{6+} entran al eritrocito. El Cr^{6+} se reduce dentro del eritrocito a Cr^{3+} y en esta forma es transportado por la hemoglobina.

5.3.4 Arsénico

El arsénico (As) es un elemento metaloide tóxico que está presente en el aire, el agua y el suelo. El arsénico inorgánico tiende a ser más tóxico que el arsénico orgánico. Ejemplos de arsenicales orgánicos metilados incluyen el ácido monometilarsónico [MMA(V)] y el ácido dimetilarsínico [DMA(V)]. El daño oxidativo mediado por ERO es un denominador común en la patogénesis del arsénico. Además, el arsénico induce cambios morfológicos en la integridad de las mitocondrias. Los mecanismos están mediados por la generación de ERO y el agotamiento del GSH, lo cual aumentan la sensibilidad de las células a la toxicidad del por arsénico. Cuando tanto el organismo está expuesto al As, experimenta una mayor formación de ERO, incluidos los radicales ROO•, O_2•⁻, el $^1O_2$, el •OH a través de la reacción de Fenton, el H_2O_2, el radical dimetilarsénico y el radical peroxilo dimetilarsénico. El As induce la formación de lípidos oxidados que a su vez generan varias moléculas bioactivas, de los cuales los aldehídos [malondialdehído (MDA) y 4-hidroxi-nonenal (HNE)] son los principales productos finales. La exposición crónica y aguda al As incide en la etiología del cáncer, enfermedades cardiovasculares (hipertensión y aterosclerosis), trastornos neurológicos, trastornos gastrointestinales, enfermedades hepáticas y renales, efectos en la salud reproductiva, cambios dérmicos y otros trastornos de la salud. En los sistemas de defensa antioxidantes contra la toxicidad del As, se ha considerado el papel de la Vit. C, Vit. E., la curcumina, el GSH y las enzimas antioxidantes como la SOD, la CAT y la GPx en sus funciones protectoras contra el EO inducido por el As.[50]

Algunos mecanismos potenciales a través de los cuales el As índice EO son los siguientes:[51]

- ✓ La alteración de la integridad mitocondrial y el potencial de membrana, la pérdida de organización mitocondrial, la liberación de cyt-c y activación de Bax (proteína apoptótica), disminución de la expresión de Bcl2 y apoptosis.
- ✓ La metilación del As. La desintoxicación del As está asociada con su metilación en el hígado por As3MT, y la producción de sus metabolitos metilados incluye MMAV, MMAIII, DMAV y DMAIII. En esta vía, el As necesita GSH y otros tioles. El agotamiento del GSH y otros tioles altera el estado redox, produciendo metabolitos metilados de As que aumentan el EO.
- ✓ La alteración de algunas vías de señalización: como la vía de fosforilación de tirosina y la vía de la proteína quinasa activada por mitógenos (MAPK), y factores de transcripción como NF-κB, AP-1, apoptosis, activación de p53 y expresión de Bax.
- ✓ Daño a proteínas, carbohidratos, lípidos y ADN. El As daña las proteínas al producir HO• u O_2•⁻, lo que conduce a la producción de carbonilo, aldehídos y cetocompuestos. Este metaloide también daña algunos residuos de aminoácidos como la cisteína y la metionina, lo que puede provocar alteraciones en la estructura de las proteínas, degradación, despliegue, fragmentación, inactivación de enzimas (como las enzimas antioxidantes, piruvato deshidrogenasa) y la producción de productos finales de glicación avanzada.
- ✓ El As causa daño a los carbohidratos, lo que lleva a la producción de cetoaminas y cetoaldehídos, así como cambios en el metabolismo de los carbohidratos (es decir, la inhibición del complejo piruvato deshidrogenasa, hiperglucemia e intolerancia a la glucosa)
- ✓ El As causa daño a los lípidos, lo que conduce a la producción de radicales de ácidos grasos, MDA, HNE, la oxidación de las membranas celulares y la inactivación de los receptores unidos a las membranas.
- ✓ El As puede dañar el ADN, provocando alteraciones en las bases del ADN (como la producción de 8-OHdG; las bases alteradas pueden modificar el sitio de unión de los factores de transcripción y cambiar la expresión de genes relacionados), alteraciones en las enzimas reparadoras del ADN, rotura de las cadenas de ADN y el entrecruzamiento del ADN-proteína.

Una de las fuentes de contaminación por As es el agua. En los EE. UU., las aguas subterráneas de las regiones del suroeste contienen frecuentemente cantidades significativas de As. Se estima que los valores de As en aproximadamente el 16% de los pozos en Nuevo México superan los 10 µg/L, centrándose la mayor parte de esta contaminación por As en la cuenca media del Río Grande. En Arizona, se han informado valores en el intervalo de (10 a 210) µg/L para agua de pozo. En Perú se han informado altas concentraciones de As en aguas subterráneas y superficiales relacionadas con actividades mineras. En un distrito del norte de Chile, el contenido de As en el agua potable excedía los 100 µg/L hasta 1979, cuando se construyó una planta de eliminación de As. De hecho, después de 2004, los valores de As en el agua potable en la misma región habían caído a aproximadamente 10 µg/L. En diferentes sitios de muestreo en el norte de Argentina, las concentraciones medidas de As en el agua potable alcanzaron aproximadamente 2000 µg As/L. Estos altos niveles en Chile y Argentina se explican por las características geológicas relacionadas con la cordillera de los Andes.

Estudios recientes realizados en Serbia mostraron valores sustancialmente elevados de As en comparación con el límite de 10 µg/L. Las concentraciones de As determinadas en las muestras de agua investigadas del sistema público de suministro de agua de la región norte de Serbia fueron más de diez veces superiores a las recomendadas e incluso alcanzaron niveles superiores a 300 µg/L. Estos hallazgos pueden explicarse por las características geológicas de la región norte de Serbia, perteneciente a la cuenca de Panonia (Hungría, Rumania, Croacia y Serbia), que se sabe que contiene niveles elevados de As de origen natural. Se ha estimado que casi 500 000 personas están expuestas a niveles superiores al límite recomendado, lo que convierte a esta región en la mayor zona afectada de Europa.[52]

Otra fuente de contaminación con As son los alimentos. Para las personas que no están expuestas ocupacionalmente al As ni a través del agua potable, la fuente más importante de As son los alimentos. Entre los alimentos de origen terrestre, algunos cereales, como el arroz (*Oryza sativa* L.), tienen concentraciones que a veces llegan a 0,4 mg/kg de peso seco. La principal especie de As en el arroz y otras plantas regadas con agua que contiene As o cultivadas en suelos ricos en As es el inorgánico (iAs). A diferencia de los organismos terrestres, que contienen principalmente As inorgánico, la mayor parte del As en los organismos marinos son organoarsenicales. En particular, en organismos de la parte superior de la cadena alimentaria marina, la arsenobetaína es el compuesto As predominante. Sin embargo, en las algas marinas, los arsenoazúcares son los arsenicales más importantes, y también prevalecen en los mariscos. Los arsenolípidos, también sintetizados en algas en lugar de fosfato, se encuentran en la fase lipídica de los organismos marinos y están presentes en varios tipos de mariscos, incluidos el aceite de hígado de bacalao y el atún. El pescado marino, así como otros tipos de mariscos marinos, contienen concentraciones de As de hasta 100 mg As/kg. Mientras que en los organismos marinos la arsenobetaína es el As más común, los organismos de agua dulce también la contienen, pero en concentraciones mucho más bajas.

La exposición ocupacional a compuestos de As es otra fuente importante de exposición. En algunos casos, la exposición ocupacional puede incluso provocar intoxicación por As, especialmente en industrias que utilizan As inorgánico o en trabajadores que utilizan otros arsenicales tóxicos. Estos incluyen la conservación de la madera, la fumigación de viñedos, las aleaciones de metales no ferrosos, la producción de vidrio y la producción de semiconductores electrónicos. El iAs también se emite en las industrias de fundición, como las de As o de Cu, lo que da como resultado una exposición tanto ocupacional como ambiental asociada con un mayor riesgo de cáncer de pulmón entre los trabajadores y residentes en las cercanías de una fundición.[52]

Mientras que la prevención primaria destinada a reducir la exposición ambiental al As tóxico inorgánico y orgánico procedente del agua potable y de los alimentos para los muchos millones de personas con una exposición inaceptable al As debería ser el enfoque prioritario, puede ser necesaria una intervención terapéutica en casos de intoxicación aguda, subaguda e incluso los envenenamientos crónicos. En este caso, la quelación con DMPS (sulfonato de dimercaptopropano), que puede administrarse por vía oral o intravenosa, parece prometedora en cuanto al alivio de los síntomas. En casos agudos graves, se puede utilizar una combinación de DMPS por vía intravenosa con BAL (*British anti-Lewite, dimercaptopropanol*) por vía intramuscular en los primeros días del tratamiento.

La modulación de los tioles celulares para la protección contra las ERO se ha utilizado como estrategia terapéutica contra la intoxicación por As. La N-acetilcisteína, el ácido α-lipoico, la vitamina E, la quercetina y algunos extractos de hierbas muestran actividad profiláctica contra la mayoría de las lesiones mediadas por As tanto en modelos *in vitro* como *in vivo*.[53]

Bibliografía Sección 1. Capítulo V.

1. Shadnia S, Azizi E, Hosseini R, et al. Evaluation of oxidative stress and genotoxicity in organophosphorus insecticide formulators. *Hum Exp Toxicol.* Sep 2005;24(9):439-445.
2. Caglieri A, Goldoni M, Acampa O, et al. The effect of inhaled chromium on different exhaled breath condensate biomarkers among chrome-plating workers. *Environ Health Perspect.* Apr 2006;114(4):542-546.
3. Kalahasthi RB, Rao RH, Murthy RB, Kumar MK. Effect of chromium(VI) on the status of plasma lipid peroxidation and erythrocyte antioxidant enzymes in chromium plating workers. *Chem Biol Interact.* Dec 15 2006;164(3):192-199.
4. Kalahasthi RB, Hirehal Raghavendra Rao R, Bagalur Krishna Murthy R. Plasma lipid peroxidation and erythrocyte antioxidants status in workers exposed to nickel. *Biomarkers.* May-Jun 2006;11(3):241-249.
5. He Y, Zou L, Luo W, et al. Heavy metal exposure, oxidative stress and semen quality: Exploring associations and mediation effects in reproductive-aged men. *Chemosphere.* Apr 2020;244:125498.

6. Shukla V, Das SK, Mahdi AA, et al. Metal-induced oxidative stress level in patients with fibromyalgia syndrome and its contribution to the severity of the disease: A correlational study. *J Back Musculoskelet Rehabil.* 2021;34(2):319-326.
7. Ghio AJ, Kim C, Devlin RB. Concentrated ambient air particles induce mild pulmonary inflammation in healthy human volunteers. *Am J Respir Crit Care Med.* Sep 2000;162(3 Pt 1):981-988.
8. Roberts JR, Young SH, Castranova V, Antonini JM. Soluble metals in residual oil fly ash alter innate and adaptive pulmonary immune responses to bacterial infection in rats. *Toxicol Appl Pharmacol.* Jun 15 2007;221(3):306-319.
9. Donaldson K, Seaton A. The Janus faces of nanoparticles. *J Nanosci Nanotechnol.* Dec 2007;7(12):4607-4611.
10. Pratomo IP, Tedjo A, Noor DR, Rosmalena. Differentially Expressed Genes Analysis in the Human Small Airway Epithelium of Healthy Smokers Shows Potential Risks of Disease Caused by Oxidative Stress and Inflammation and the Potentiality of Astaxanthin as an Anti-Inflammatory Agent. *Int J Inflam.* 2023;2023:4251299.
11. Arimoto T, Yoshikawa T, Takano H, Kohno M. Generation of reactive oxygen species and 8-hydroxy-2'-deoxyguanosine formation from diesel exhaust particle components in L1210 cells. *Jpn J Pharmacol.* May 1999;80(1):49-54.
12. Miyabara Y, Yanagisawa R, Shimojo N, et al. Murine strain differences in airway inflammation caused by diesel exhaust particles. *Eur Respir J.* Feb 1998;11(2):291-298.
13. Nordenhall C, Pourazar J, Blomberg A, Levin JO, Sandstrom T, Adelroth E. Airway inflammation following exposure to diesel exhaust: a study of time kinetics using induced sputum. *Eur Respir J.* Jun 2000;15(6):1046-1051.
14. Ichinose T, Yajima Y, Nagashima M, Takenoshita S, Nagamachi Y, Sagai M. Lung carcinogenesis and formation of 8-hydroxy-deoxyguanosine in mice by diesel exhaust particles. *Carcinogenesis.* Jan 1997;18(1):185-192.
15. Di Mauro R, Cantarella G, Bernardini R, et al. The Biochemical and Pharmacological Properties of Ozone: The Smell of Protection in Acute and Chronic Diseases. *Int J Mol Sci.* Feb 1 2019;20(3).
16. Valko M, Morris H, Cronin MT. Metals, toxicity and oxidative stress. *Curr Med Chem.* 2005;12(10):1161-1208.
17. Huang C, Bode AM, Chen NY, et al. Transactivation of AP-1 in AP-1-luciferase reporter transgenic mice by arsenite and arsenate. *Anticancer Res.* Jan-Feb 2001;21(1A):261-267.
18. Chen CY, Wang YF, Lin YH, Yen SF. Nickel-induced oxidative stress and effect of antioxidants in human lymphocytes. *Arch Toxicol.* Mar 2003;77(3):123-130.
19. Valko M, Rhodes CJ, Moncol J, Izakovic M, Mazur M. Free radicals, metals and antioxidants in oxidative stress-induced cancer. *Chem Biol Interact.* Mar 10 2006;160(1):1-40.
20. Valko M, Izakovic M, Mazur M, Rhodes CJ, Telser J. Role of oxygen radicals in DNA damage and cancer incidence. *Mol Cell Biochem.* Nov 2004;266(1-2):37-56.
21. Klaunig JE, Kamendulis LM. The role of oxidative stress in carcinogenesis. *Annu Rev Pharmacol Toxicol.* 2004;44:239-267.
22. McNulty TJ, Taylor CW. Extracellular heavy-metal ions stimulate Ca2+ mobilization in hepatocytes. *Biochem J.* May 1 1999;339 (Pt 3)(Pt 3):555-561.
23. Goyer RA, Liu J, Waalkes MP. Cadmium and cancer of prostate and testis. *Biometals.* Oct 2004;17(5):555-558.
24. Jin T, Lu J, Nordberg M. Toxicokinetics and biochemistry of cadmium with special emphasis on the role of metallothionein. *Neurotoxicology.* Aug-Oct 1998;19(4-5):529-535.
25. Matovic V, Buha A, Bulat Z, Dukic-Cosic D. Cadmium toxicity revisited: focus on oxidative stress induction and interactions with zinc and magnesium. *Arh Hig Rada Toksikol.* Mar 2011;62(1):65-76.
26. Bernhoft RA. Cadmium toxicity and treatment. *ScientificWorldJournal.* 2013;2013:394652.
27. Galan A, Garcia-Bermejo ML, Troyano A, et al. Stimulation of p38 mitogen-activated protein kinase is an early regulatory event for the cadmium-induced apoptosis in human promonocytic cells. *J Biol Chem.* Apr 14 2000;275(15):11418-11424.

28. Iwama K, Nakajo S, Aiuchi T, Nakaya K. Apoptosis induced by arsenic trioxide in leukemia U937 cells is dependent on activation of p38, inactivation of ERK and the Ca2+-dependent production of superoxide. *Int J Cancer.* May 15 2001;92(4):518-526.
29. Casalino E, Sblano C, Landriscina C. Enzyme activity alteration by cadmium administration to rats: the possibility of iron involvement in lipid peroxidation. *Arch Biochem Biophys.* Oct 15 1997;346(2):171-179.
30. Watjen W, Beyersmann D. Cadmium-induced apoptosis in C6 glioma cells: influence of oxidative stress. *Biometals.* Feb 2004;17(1):65-78.
31. Muller M, Anke M, Hartmann E, Illing-Gunther H. Oral cadmium exposure of adults in Germany. 1: Cadmium content of foodstuffs and beverages. *Food Addit Contam.* Apr 1996;13(3):359-378.
32. Koizumi T, Li ZG. Role of oxidative stress in single-dose, cadmium-induced testicular cancer. *J Toxicol Environ Health.* Sep 1992;37(1):25-36.
33. Athar M, Hasan SK, Srivastava RC. Evidence for the involvement of hydroxyl radicals in nickel mediated enhancement of lipid peroxidation: implications for nickel carcinogenesis. *Biochem Biophys Res Commun.* Sep 30 1987;147(3):1276-1281.
34. Fitzgerald WF, Clarkson TW. Mercury and monomethylmercury: present and future concerns. *Environ Health Perspect.* Dec 1991;96:159-166.
35. Carocci A, Rovito N, Sinicropi MS, Genchi G. Mercury toxicity and neurodegenerative effects. *Rev Environ Contam Toxicol.* 2014;229:1-18.
36. Hultberg B, Andersson A, Isaksson A. Interaction of metals and thiols in cell damage and glutathione distribution: potentiation of mercury toxicity by dithiothreitol. *Toxicology.* Jan 2 2001;156(2-3):93-100.
37. McGoldrick TA, Lock EA, Rodilla V, Hawksworth GM. Renal cysteine conjugate C-S lyase mediated toxicity of halogenated alkenes in primary cultures of human and rat proximal tubular cells. *Arch Toxicol.* Jul 2003;77(7):365-370.
38. Ronchetti GZ, Simoes MR, Schereider IRG, et al. Oxidative Stress Induced by 30 Days of Mercury Exposure Accelerates Hypertension Development in Prehypertensive Young SHRs. *Cardiovasc Toxicol.* Dec 2022;22(12):929-939.
39. Alattar A, Alvi AM, Rashid S, et al. Carveol ameliorates mercury-induced oxidative stress, neuroinflammation, and neurodegeneration in a mouse brain. *Neurotoxicology.* Sep 2022;92:212-226.
40. Lund BO, Miller DM, Woods JS. Studies on Hg(II)-induced H2O2 formation and oxidative stress in vivo and in vitro in rat kidney mitochondria. *Biochem Pharmacol.* May 25 1993;45(10):2017-2024.
41. Kobal AB, Horvat M, Prezelj M, et al. The impact of long-term past exposure to elemental mercury on antioxidative capacity and lipid peroxidation in mercury miners. *J Trace Elem Med Biol.* 2004;17(4):261-274.
42. Balali-Mood M, Naseri K, Tahergorabi Z, Khazdair MR, Sadeghi M. Toxic Mechanisms of Five Heavy Metals: Mercury, Lead, Chromium, Cadmium, and Arsenic. *Front Pharmacol.* 2021;12:643972.
43. Feng Z, Hu W, Rom WN, Costa M, Tang MS. Chromium(VI) exposure enhances polycyclic aromatic hydrocarbon-DNA binding at the p53 gene in human lung cells. *Carcinogenesis.* Apr 2003;24(4):771-778.
44. Bagchi D, Stohs SJ, Downs BW, Bagchi M, Preuss HG. Cytotoxicity and oxidative mechanisms of different forms of chromium. *Toxicology.* Oct 30 2002;180(1):5-22.
45. Pourahmad J, O'Brien PJ. Biological reactive intermediates that mediate chromium (VI) toxicity. *Adv Exp Med Biol.* 2001;500:203-207.
46. Elis A, Froom P, Ninio A, Cahana L, Lishner M. Employee exposure to chromium and plasma lipid oxidation. *Int J Occup Environ Health.* Jul-Sep 2001;7(3):206-208.
47. Iyer M, Anand U, Thiruvenkataswamy S, et al. A review of chromium (Cr) epigenetic toxicity and health hazards. *Sci Total Environ.* Jul 15 2023;882:163483.

48. Kasprzak KS. Possible role of oxidative damage in metal-induced carcinogenesis. *Cancer Invest.* 1995;13(4):411-430.
49. Bagchi D, Joshi SS, Bagchi M, et al. Cadmium- and chromium-induced oxidative stress, DNA damage, and apoptotic cell death in cultured human chronic myelogenous leukemic K562 cells, promyelocytic leukemic HL-60 cells, and normal human peripheral blood mononuclear cells. *J Biochem Mol Toxicol.* 2000;14(1):33-41.
50. Jomova K, Jenisova Z, Feszterova M, et al. Arsenic: toxicity, oxidative stress and human disease. *J Appl Toxicol.* Mar 2011;31(2):95-107.
51. Zargari F, Rahaman MS, KazemPour R, Hajirostamlou M. Arsenic, Oxidative Stress and Reproductive System. *J Xenobiot.* Jul 18 2022;12(3):214-222.
52. Nurchi VM, Djordjevic AB, Crisponi G, Alexander J, Bjorklund G, Aaseth J. Arsenic Toxicity: Molecular Targets and Therapeutic Agents. *Biomolecules.* Feb 4 2020;10(2).
53. Flora SJ. Arsenic-induced oxidative stress and its reversibility. *Free Radic Biol Med.* Jul 15 2011;51(2):257-281.

Sección 2. Capítulo I.
Métodos Analíticos para el Estudio del Estrés Oxidativo

Biomarcadores

Identificar las ERO individuales que participan en la patogénesis de las enfermedades es extremadamente difícil debido al corto tiempo de vida media de estas, su elevada reactividad y la carencia de una tecnología lo suficientemente sensible para detectar la presencia de ERO directamente en los sistemas biológicos.[1] A consecuencia de estos inconvenientes analíticos, muchas de las evidencias disponibles acerca del papel de las ERO en las enfermedades es circunstancial. Es por lo anterior que en muchas enfermedades no está aún claro si las ERO constituyen el origen o son la consecuencia de la enfermedad.

Por tanto, para el estudio de los daños que originan las ERO se hace necesario contar con biomarcadores que permitan monitorear su participación en la patogénesis de una enfermedad o desorden, o en la toxicidad de un xenobiótico.

Un biomarcador debe reflejar modificaciones en un sistema biológico relacionado con la exposición o el efecto de un xenobiótico u otro tipo de agente o factor tóxico. Existen diferentes tipos de biomarcadores: Biomarcadores de monitoreo ambiental (biomarcadores a una exposición potencial), Biomarcadores de monitoreo biológico, Biomarcadores del efecto biológico, Biomarcadores de vigilancia de salud.[1]

Los biomarcadores del efecto biológico (BEB) están relacionados con la medición de un efecto temprano o tardío de una sustancia química u otro factor en un sistema fisiológico, órgano u organismo. Los biomarcadores del balance *redox* van a clasificarse dentro de esta categoría. La medición de un BEB persigue monitorear o identificar a individuos o poblaciones de riesgo frente a un efecto dañino a la salud y tomar las medidas preventivas necesarias.

Un biomarcador ideal debe reunir las características siguientes:
1. Alta especificidad para el efecto de interés
2. Ser reflejo de un efecto temprano
3. Su análisis debe ser fácil y de bajo costo
4. Factibilidad de realización con muestras tomadas de forma no invasivas
5. Bajo nivel de interferencia con el fluido biológico de interés
6. Correlación entre los niveles de exposición y la respuesta del biomarcador

7. Debe existir correlación entre la magnitud del daño y la respuesta del biomarcador

1.1. Biomarcadores del daño a proteínas por ERO

Durante el EO, las ERO reaccionan con las biomoléculas para rendir diversos productos típicos de este proceso oxidativo. Como resultado de la oxidación, además de producirse alteraciones estructurales (agregación, fragmentación y entrecruzamiento) y funcionales en las biomoléculas, se originan derivados tóxicos (Tab. 2.I.1). Las biomoléculas presentan un orden de reactividad diferente frente al ataque de ERO. Gebicki (1999)[2] demostró, en experimentos, en los que irradió células con radiolisis γ que las proteínas eran capaces de secuestrar entre un 50-75% de las ERO (Fig.1.III.1). Esta reactividad depende adicionalmente de otros factores como la naturaleza del agente oxidante, el microambiente donde tiene lugar la reacción, la abundancia relativa de la biomolécula en el sitio de reacción y la velocidad de recambio o reparación de la biomolécula, entre otros factores.

Las proteínas son blancos importantes para las reacciones de oxidación, debido a su rápida velocidad de reacción con los oxidantes y su gran abundancia en células, tejidos extracelulares y fluidos corporales.[3]

Tabla 2.I1. Ejemplos de aminoácidos oxidados en muestras de tejidos y fluidos humanos (normales y patológicos).

Amino ácido oxidado	**Concentraciones fisiológicas**	**Concentraciones patológicas**
DOPA	1/10 000 Tyr. en cristalino	598/10 000 Tyr en catarata tipo IV
o-, m-Tyr.	1 a 6 pmol por g de tejido de la íntima de arterias	105 a 175 pmol por g de tejido de la íntima de arterias en placas arterioscleróticas
Di-Tyr.	**0,6** pmol·mg^{-1} arteria	**4,7** pmol·mg^{-1} en placas arterioscleróticas
Carbonilos proteicos	≈ 1 nmol·mg^{-1} proteínas en varios tejidos	Hasta **8** nmol·mg^{-1} proteínas en muestras de cerebros de pacientes con diferentes afecciones cerebrales

Leyenda: DOPA, dihidroxifenilalanina; Tyr., tirosina.

La oxidación de proteínas *in vivo* es de particular importancia pues afecta el funcionamiento normal de enzimas, transportadores proteicos, receptores y otros. Además, pueden ser fuente de generación de antígenos que desaten el mecanismo de la respuesta inmune, por lo que pueden contribuir, de forma secundaria, a dañar otras biomoléculas. Por ejemplo, la inactivación de las proteínas reparadoras del ADN o las ADN polimerasas conducen a la pérdida de fidelidad de la replicación del ADN.

La albúmina sérica es la proteína circulante más abundante en los mamíferos, incluidos los humanos. Tiene tres isoformas según el estado redox del residuo de cisteína libre en la posición 34, denominadas mercaptalbúmina (albúmina reducida), no mercaptalbúmina-1 y -2 (albúmina oxidada), respectivamente. El estado redox de la albúmina sérica se ha considerado durante mucho tiempo como un biomarcador del EO sistémico, ya que el estado redox cambia a un estado más oxidado en respuesta a la gravedad de la condición patológica en diversas enfermedades, como enfermedades hepáticas e insuficiencias renales. Sin embargo, estudios *ex vivo* recientes revelaron que la albúmina oxidada *per se* podría agravar las condiciones patológicas.[4]

La oxidación y carbonilación de las proteínas son el resultado de las modificaciones oxidativas a aminoácidos, escisión de péptidos mediada por ERO o como resultado de la interacción de otras moléculas oxidadas con las proteínas.

1.1.1. *Reacciones Fundamentales en el Esqueleto Carbonado y en la Cadena Lateral de las Proteínas*

Se han estudiado numerosos mecanismos mediante los cuales tienen lugar la ruptura del esqueleto carbonado de las proteínas. Su empleo para determinar los productos de oxidación proteicos *in vivo* es muy limitado debido a la interferencia de la acción de las proteasas y las elevadas proporciones en que se encuentran presentes las proteínas. La Fig. 2.I.1 resume las principales reacciones que tiene lugar a este nivel.

Las <u>reacciones a nivel de la cadena lateral</u> pueden ser en aminoácidos de cadena alifática, de cadena aromática o en hetero-átomos presentes en la cadena lateral (Fig.2.I.2).

1.1.2. *Oxidación de aminoácidos de cadena alifática*

Los *hidroperóxidos* formados son inestables, se alteran por el calor, la luz, la presencia de agentes reductores o iones metálicos, por lo que no son buenos marcadores del proceso. Los *alcoholes* derivados de este proceso son más estables y menos susceptibles a oxidaciones futuras, de ahí que algunos de ellos se han utilizado como marcadores. Algunos inconvenientes del uso de alcoholes como marcadores son:
1. Algunos alcoholes de aminoácidos existen en la naturaleza
2. Algunos alcoholes siguen otras rutas metabólicas

3. No se generan alcoholes por igual de todos los aminoácidos frente a determinados agentes oxidantes. (Ej. Val. y Leu. no generan alcoholes frente a la acción de HOCL o luz U.V.). Este último dato más que una desventaja puede ser útil en el análisis del origen del agente oxidante

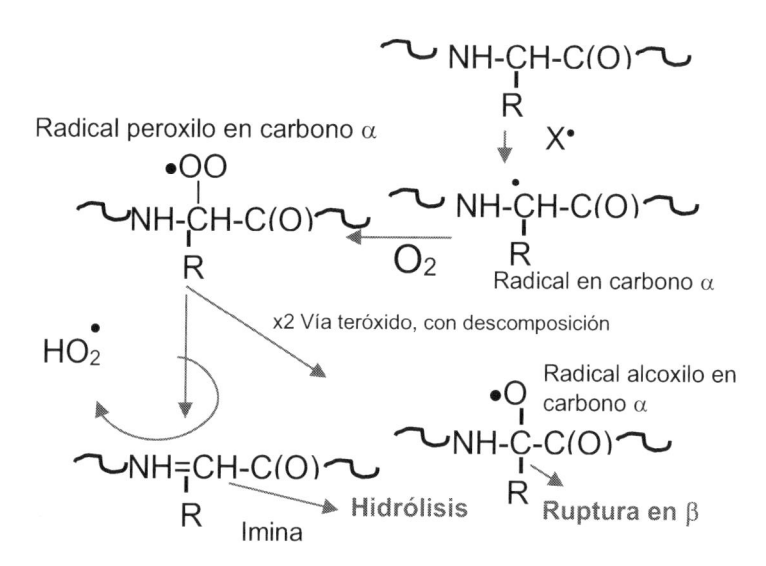

Fig. 2.I.1. Reacciones fundamentales en el esqueleto carbonado, durante la oxidación de proteínas en presencia de O_2. X•, radical libre genérico; R, cadena carbonada.

Los *compuestos carbonílicos* son propensos a oxidaciones adicionales, en particular los aldehídos que se oxidan a ácidos carboxílicos. Los aldehídos y cetonas desarrollan reacciones de base de Shift con las funciones amino. Aunque el paso inicial de la reacción es reversible, la formación de productos de Amadori es irreversible.

El empleo de la determinación de grupos carbonílicos *in vivo* cuenta con los inconvenientes siguientes:

1. Interfieren aldehídos y cetonas de azúcares o lípidos unidos a proteínas (Ej. glicoproteínas)
2. La presencia de este tipo de compuestos en proteínas que forman parte de sistemas complejos

No obstante, estos inconvenientes, la elevación del contenido de grupos carbonilos en tejidos se ha asociado con varios desórdenes: artritis reumatoide, enfermedad de Alzheimer, la diabetes, la sepsis, la insuficiencia renal crónica, síndrome de distrés respiratorio, enfermedad de Parkinson y arterosclerosis; también es elevado su contenido en sueros de fumadores.[5]

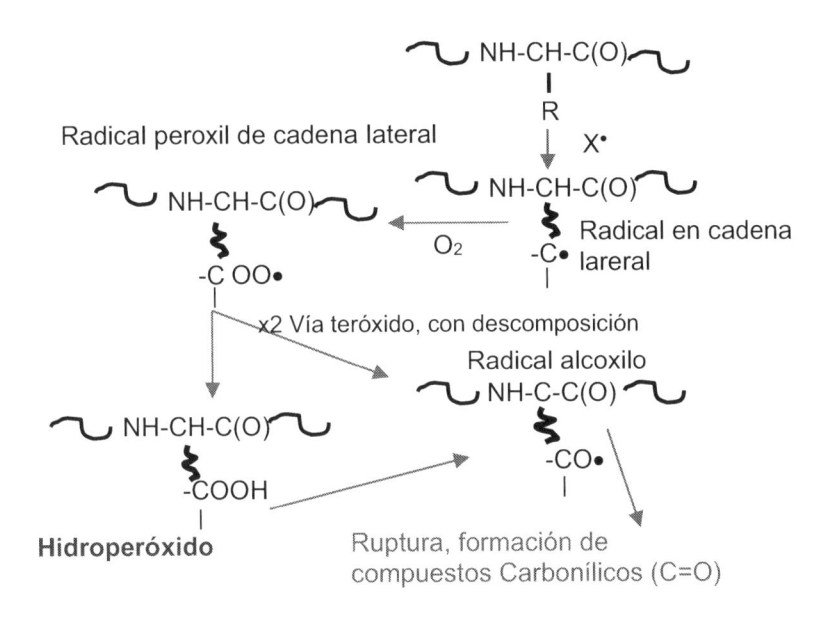

Fig. 2.I.2. Reacciones fundamentales en la cadena lateral, durante la oxidación de proteínas en presencia de O_2. X•, radical libre genérico; R, cadena carbonada.

Determinación de grupos carbonilo (C=O): Método de la 2,4-dinitrofenilhidracina (DNPH): fue utilizado por Oliver et al. (1987)[6] para estudiar modificaciones en la oxidación de proteínas que tenían lugar con la edad. Establecido como método en 1990 por Levine et al.[7] el procedimiento de manera general involucra la precipitación de las proteínas de la muestra, su reacción con la DNPH, la eliminación del exceso de DNPH por extracción con solventes, la disolución de las proteínas en hidrocloruro de guanidina, la obtención del espectro diferencial entre 360-390 nm y finalmente el cálculo de la concentración con el empleo del coeficiente de extinción molar $\varepsilon = 22 \text{ mm}^{-1} \cdot \text{cm}^{-1}$. Las desventajas fundamentales de este método son que es muy propenso a errores y además involucra múltiples pasos. En 1997 Kingu y Wei[8] desarrollan un método más ventajoso que se basa en la reducción catalítica de los grupos -C=O proteicos a –OH por acción de la alcohol deshidrogenasa dependiente de NADPH.

En la actualidad, la mayoría de los ensayos para la detección de grupos -C=O de proteínas implican la derivatización del grupo carbonilo con DNPH, lo que conduce a la formación de un producto estable de dinitrofenilo (DNP) hidrazona. Posteriormente se puede detectar mediante espectrofotometría, ELISA o la electroforesis unidimensional o bidimensional seguida de un inmunoensayo de transferencia Western.[5]

Los grupos -C=O proteicos se han detectado en altos niveles en la enfermedad de Alzheimer, la artritis reumatoide, la diabetes, la sepsis, la insuficiencia renal crónica y el síndrome de dificultad respiratoria.[5]

1.1.3. Oxidación de heteroátomos de la cadena lateral

Los principales procesos oxidativos que ocurren a este nivel son:

1. Conversión de homo y heterodímeros disulfuro en Cys. Met. El análisis de este tipo de compuestos no es posible debido a que diferentes enzimas actúan sobre él y lo remueven rápidamente.

$$RSH \longleftrightarrow RS^- + H^+ \quad RS^- + {}^\bullet OH \longleftrightarrow RS^\bullet + OH^- \quad 2\, RS^\bullet \to RSSR$$

2. Conversión de oxiácidos en Cys., mediante la formación de un radical tiil intermediario. Su formación depende de las concentraciones de O_2 y tiol, su determinación es difícil.
3. Conversión de sulfóxido en Met. La oxidación de Met. a sulfóxido tiene lugar por acción de diferentes agentes oxidantes. Esta oxidación es un marcador importante debido a que se ha establecido en mamíferos los mecanismos reparadores de este daño.

1.1.4. Oxidación de amino ácidos de cadena aromática

Los aminoácidos aromáticos y con heterociclos, junto a Met. y Cys. son los aminoácidos más susceptibles al daño oxidativo. Los productos de oxidación de los aminoácidos aromáticos (Phe., Trp., Tyr. e His.) los hacen marcadores muy sensibles de la oxidación. En todos los casos el blanco principal del ataque es el anillo aromático que como resultado se oxigena. En el caso del Trp. tiene lugar una ruptura del anillo (Tab.2.I.2).

Contrasta con la factibilidad lítica de los derivados carbonílicos, la de algunos productos de la oxidación de tirosina y fenilalanina que son estables aún a la hidrólisis ácida. La oxidación de la fenilalanina da lugar a o-tirosina. La captura de un electrón por o-tirosina genera un radical de elevado $t_{1/2}$ (radical tirosil). La reacción entre dos radicales tirosil conduce a la formación de ditirosina (DT). DT es un marcador celular y urinario de gran interés durante el EO.

La DT se encuentra en varias proteínas como producto de la irradiación ultravioleta, la irradiación gamma, el envejecimiento y la exposición a ERO. La DT también es el producto de procesos postraduccionales normales que afectan a proteínas estructurales específicas.[9]

Tabla 2.I.2. Daños oxidativos en proteínas de uso potencial como biomarcadores.

Sustrato y agente oxidante	Producto	Potencial como marcador
Tyr. + HO• o ERN	DOPA	Si, pero susceptible a oxidaciones posteriores
Tyr. + HOCL	3-clorotirosina 3,5-diclorotirosina	Si, propuesto como marcador específico de sistemas clorinantes
Tyr. + ERN	3-nitrotirosina	Si
Tyr. + ERO	Di-tirosina	Si, pero depende de factores que favorezcan la reacción de terminación radical-radical
Phe. + HO• o ERN	o-, m- tirosina	Si
Trp. + HO•	2-, 4-, 5-, 6- ó 7-hidroxitriptófano	Si
His. + HO•	2-oxo-histidina	Posible
Glu. + HO• + O_2	Ácido 4-hidroxiglutámico	Posible
Leu. + HO• + O_2	4-hidorxileucina 5-hidroxileucina	Posible, eluye con otros Si
Val. + HO• + O_2	3-hidorxivalina 4-hidroxivalina	Si Posible, eluye con otros
Lis. + HO• + O_2	3-hidroxilisina	Si
Pro. o Arg. + HO• + O_2	Ácido 5-hidroxi-2-aminovalerico	Si
Met. + HO•	Metionina sulfóxido	Si, pero puede ser reducido por enzimas

Leyenda: ERN, especies reactivas del nitrógeno; HO•, radical hidroxilo; Met., metionina; Tyr., tirosina; Phe., fenilalanina; Trp., triptófano; His., histidina; Glu., ácido glutámico; Leu., leucina; Val., valina; Lis, lisina; Pro., prolina; Arg., arginina; DOPA, 3,4 dihidroxifenilalanina.

1.2. Otros Productos de la Oxidación de Proteínas

Dimerización de aminoácidos, se producen por la reacción entre cadenas laterales para dar como resultado α, α'-diaminoácidos.

Ej.
1. $H_3N^+CH(R)CONHCH(R)CO_2^- + HO^\bullet$
$\rightarrow H_3N^+CH(R)CONHC^\bullet(R)CO_2^- + H_2O$

2. $2\ H_3N^+CH(R)CONHC^\bullet(R)CO_2^- \rightarrow$

$$H_3N^+CH(R)CONHC(R)CO_2^-$$
$$|$$
$$H_3N^+CH(R)CONHC(R)CO_2^-$$

Interacción de ERO con IgG: La interacción de ERO con IgG da como resultado la formación de quinureína y n-formil quinureína, ambas son fluorescentes y se han detectado en líquido sinovial y suero de pacientes con reuma.

Interacción de α_1 Anti proteinasa (α_1AP) con HOCL: La interacción de α_1AP con HOCL conduce a la oxidación del residuo Met.358, la α_1AP Met.358 sulfóxido es inactiva (esta se ha detectado en muestras de pulmón de fumadores y en líquido sinovial de pacientes con reuma).[10] La inactivación de α_1AP, principal inhibidor de la elastasa (enzima proteolítica) trae serios daños para el tejido.

Formación de Productos Avanzados de la Oxidación de Proteínas (PAOP): Los PAOP son el producto de los procesos de fragmentación, entrecruzamiento y agregación de las proteínas como resultado de su oxidación. Se ha demostrado que PAOP presentes en suero humano son capaces de activar monocitos en sistemas *in vitro*, y la magnitud de la activación es proporcional a la concentración de PAOP. Las concentraciones de PAOP se correlacionan con las de DT y carbonilos, pero son el resultado además de entrecruzamientos proteicos, dado que DT purificada no origina activación de monocitos. Altas concentraciones de PAOP se han encontrado en pacientes con trastornos renales. Su medición es espectrofotométrica (340 nm) y emplea muestras de plasma.

Los PAOP son una herramienta de una gran utilidad en el diagnóstico clínico, por su capacidad predictiva y su asociación con diferentes enfermedades de naturaleza inflamatoria. Los PAOP tienen actividad biológica *per se* y pueden actuar sobre células endoteliales, monocitos o linfocitos activando la perpetuación del proceso inflamatorio (Fig.2.I.3).

Los PAOP han demostrado ser un valioso marcador temprano del daño tisular oxidativo y mediadores activos de la inflamación asociada al estado urémico.[11] Además, se estima que concentraciones elevadas de estos productos podrían desempeñar un papel en la patogénesis y progresión de las enfermedades crónicas renales[12] y las complicaciones relacionadas con la diabetes y nefropatía diabética.[13,14]

Los PAOP ha sido utilizadas como biomarcadores en:

Enfermedades Crónicas:
- *Enfermedades Renales*: Los niveles de PAOP están significativamente elevados en pacientes con insuficiencia renal crónica y se correlacionan con el grado de disfunción renal.[15]

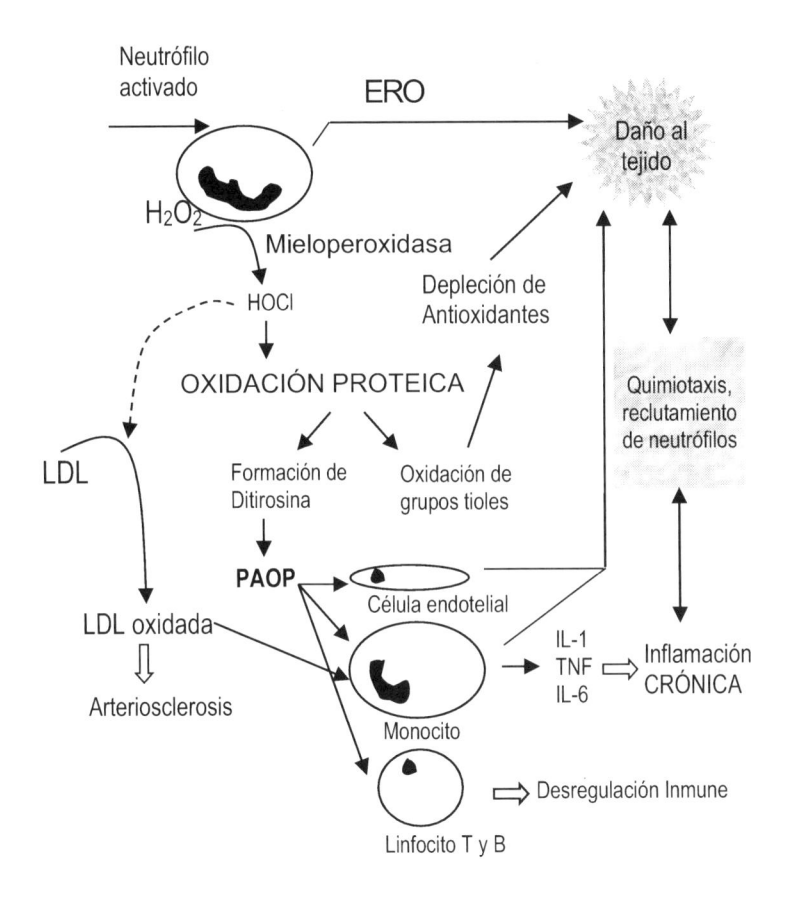

Fig. 2.I.3. Representación esquemática de la contribución de células endoteliales, monocitos y linfocitos a la producción de ERO a través de la formación de PAOP.[16]

- *Diabetes Mellitus*: En pacientes diabéticos, especialmente aquellos con complicaciones como la nefropatía diabética, los niveles de PAOP están aumentados.[17]
- *Enfermedades Cardiovasculares*: Los PAOP están relacionados con la aterosclerosis y la enfermedad coronaria. Sus niveles elevados pueden reflejar el grado de daño oxidativo en las paredes arteriales, lo que puede ser útil en la evaluación del riesgo cardiovascular.[18]

Enfermedades Inflamatorias:
- Los PAOP pueden estar elevados en condiciones inflamatorias crónicas, como la artritis reumatoide[19] y la enfermedad inflamatoria intestinal.[20]

Estrés Oxidativo en el Envejecimiento:
- El envejecimiento está asociado con un aumento del EO, y los valores de PAOP pueden reflejar el grado de daño oxidativo acumulado.[21]

Enfermedades Neurodegenerativas:
- En enfermedades como el Alzheimer y el Parkinson, los PAOP pueden ser útiles para evaluar el daño oxidativo a nivel neuronal, lo cual es relevante para el diagnóstico temprano y la monitorización de la progresión de estas enfermedades.

Un resumen general de los métodos aplicables a la determinación de marcadores de oxidación de proteínas se muestra en las tablas 2.I.3 y 2.I.4. Los propios mecanismos asociados a la oxidación proteica tienen aparejados mecanismos de inducción de respuesta antioxidante (Fig. 2.I.4) de este modo una oxidación moderada de proteínas *in vivo* puede inducir una respuesta antioxidante.

Tabla 2.I.4. Recomendaciones para la selección adecuada de un biomarcador de daño oxidativo a proteínas.

	A	B	C	D	E
Carbonilos	-	++	++	++	++
Tioles	+/-	++	++	?	++
Amino ácidos nitrados	++	+	?	?	++
Productos de la oxidación de Tyr	++	+	?	?	?
Productos de la oxidación de Trp	++	++	?	++	++
Metionina sulfóxido	++	++	?	?	++
Hidroxidos / hidroperóxidos	++	-	?	++	++
2-adipico semi aldehído proteico	?	++	?	?	?
Neo-epitopes	?	++	?	++	++
PAOP	+	+	+	++	+
ARAP	++	+	++	++	+

Leyenda:
++ Cumple con el criterio eficientemente; + Cumple; ? No bien evaluado; - No cumple. PAOP, productos avanzados de la oxidación de proteínas. ARAP, capacidad de secuestro de radicales de las proteínas del plasma (por quimioluminiscencia). A, Especificidad; B, Estabilidad; C, Variabilidad; D, Relación con enfermedades; E, Dosis- respuesta.[16]

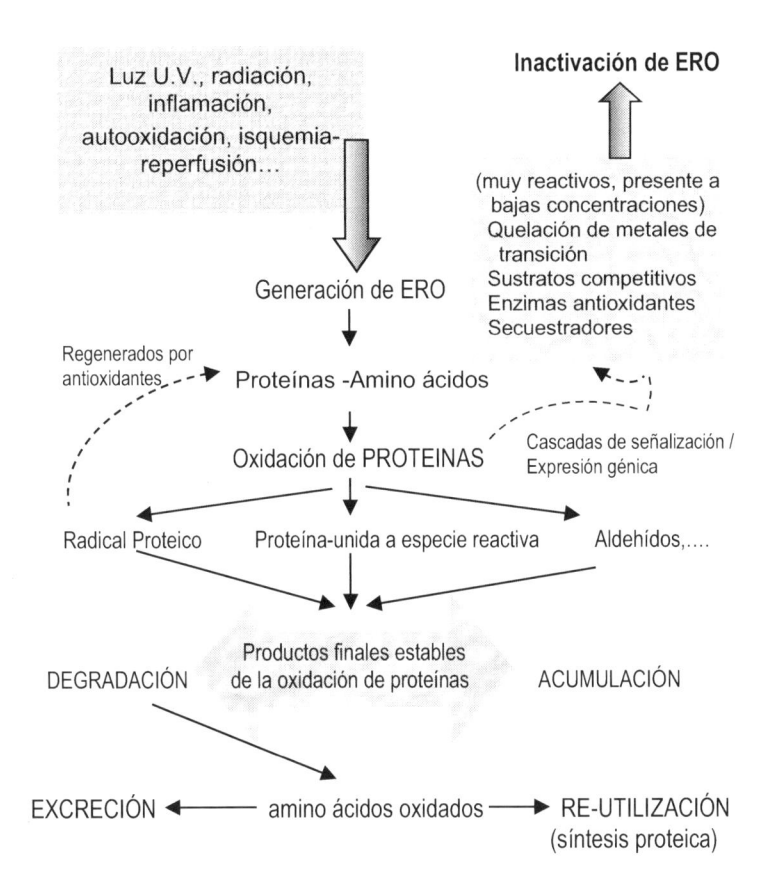

Fig. 2.I.4. Representación del mecanismo homeostático redox de las proteínas.[16]

1.2. Biomarcadores del daño a lípidos

La POL es el proceso inducido por ERO más extensamente estudiado. La presencia de una elevada concentración de fosfolípidos en las membranas y otros sitios donde se forman las ERO, los hacen blancos fácilmente accesibles al ataque de ERO. Los AGPI son altamente susceptibles a la peroxidación.

El proceso de peroxidación trascurre en forma de reacciones en cadena (Fig.1.III.2). Como resultado de estas reacciones se forma una gran cantidad de productos de degradación, alguno de los cuales tienen *per se* efectos biológicos y pueden actuar como segundos mensajeros del daño por ERO (Fig. 2.I.5).

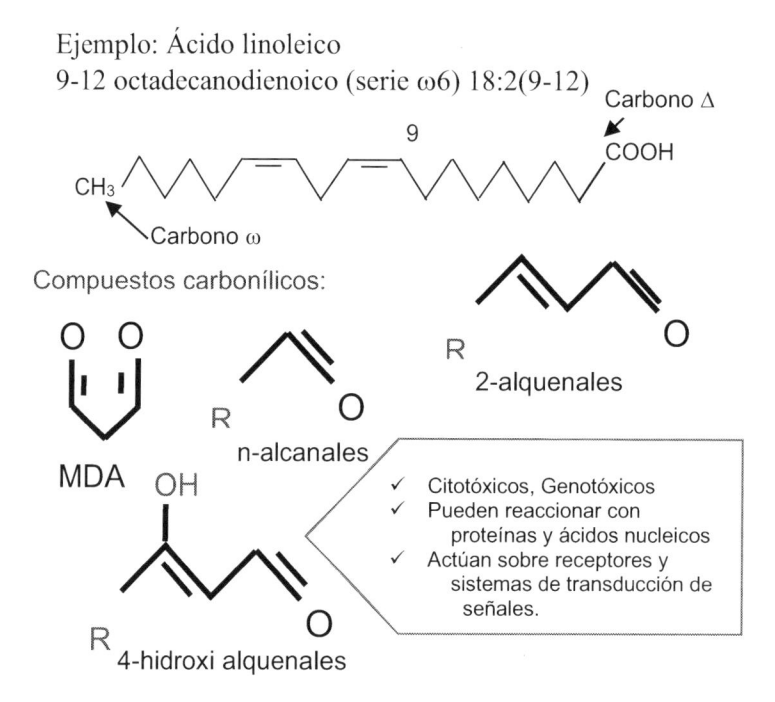

Ejemplo: Ácido linoleico
9-12 octadecanodienoico (serie ω6) 18:2(9-12)

Carbono Δ

Carbono ω

Compuestos carbonílicos:

MDA

n-alcanales

2-alquenales

4-hidroxi alquenales

- ✓ Citotóxicos, Genotóxicos
- ✓ Pueden reaccionar con proteínas y ácidos nucleicos
- ✓ Actúan sobre receptores y sistemas de transducción de señales.

Derivados del ácido araquidónico:

Fig. 2.I.5. Derivados del proceso de peroxidación lipídica y sus efectos biológicos. HETE, Ácido hidroxieicosanoico.

Isoprostano $F_2\alpha$-III	Vasoconstricción renal, de la arteria cerebral, de vasos de la retina. Agregación plaquetaria
iP F_2	Agregación plaquetaria
8-iP $F_2\alpha$-III	Induce respuestas proliferativas en fibroblastos y cardiomiocitos
HETE	Quimiotáctico para neutrófilos, activa proteína quinasa C y reconsumo de Ca
15-HETE	Inhibe migración de neutrófilos a través del endotelio activado por citocinas
12-HETE	Interviene en funciones hormonales y linfocitarias

Según la magnitud del daño que origina el proceso de POL será la respuesta observada a escala celular, se puede producir la atenuación del daño oxidativo por los mecanismos antioxidantes celulares, o a niveles más elevados de POL producirse la muerte celular (Fig. 2.I.6).

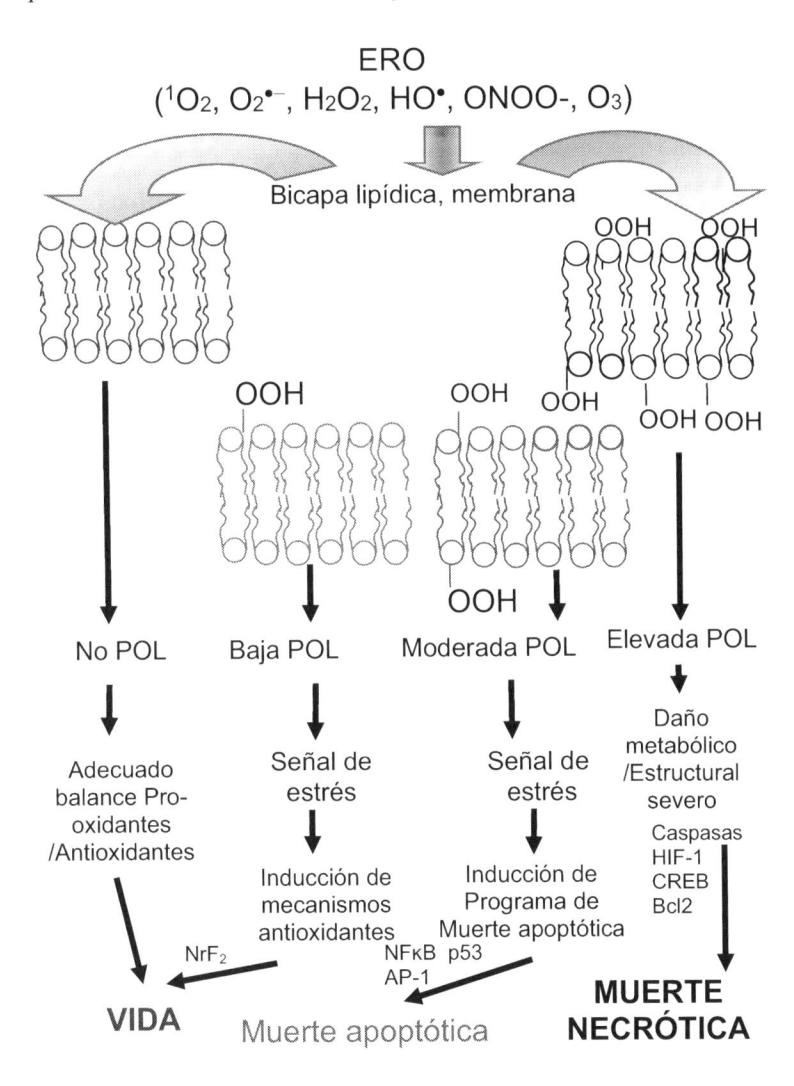

Fig. 2.I.6. Relación entre la peroxidación lipídica originada por ERO y los mecanismos de transducción de señales. ERO, especies reactivas del oxígeno; $^1O_2$, oxígeno singlete; $O_2^{\bullet-}$, radical anión superóxido; H_2O_2, peróxido de hidrógeno; $HO^\bullet$, radical hidroxilo; ONOO-, peroxinitrito; O_3, ozono; POL, peroxidación lipídica.

Los AGPI son los más susceptibles a la oxidación. Para su nomenclatura se han establecido diferentes reglas, se denomina el carbono del grupo ácido «carbono Δ», y el carbono terminal del grupo CH_3, «carbono ω». Al numerar los C que participan en el doble enlace, solo se hace referencia al que posee la numeración menor, a ese número se le suele anteponer la letra Δ que indica la presencia de una instauración. Los dobles enlaces también se pueden especificar por su localización a partir del C donde se ubica el primer doble enlace, pero a partir del -CH_3 (carbono ω).

En los ácidos grasos insaturados encontrados en organismos terrestres (Tab. 2.I.5), los dobles enlaces se encuentran a partir del C9, de existir varios dobles enlaces se disponen de forma no conjugadas y predomina la configuración cis.

Los AGPI se pueden clasificar en 3 series, si se toma en cuenta que los dobles enlaces adicionales se adicionan solo entre el átomo de carbono donde se localiza el primer doble enlace (a partir del carbono ω) y el carbono del grupo –CO_2H, por ello las series son ω3, ω6 y ω9.

Los grupos principales de productos derivados de los procesos de la POL que tienen utilidad como biomarcadores son: Hidrocarburos volátiles, Derivados de la oxidación del ácido araquidónico (AA), aldehídos, hidroperóxidos y dienos conjugados.

Tabla 2.I.5. Ácidos grasos insaturados más importantes para el ser humano.

Nomenclatura*	Nombre trivial	Sistemático	Serie
16:1(9)	Palmitoleico	9-hexadecenoico	ω7
18:1(9)	Oleico	9-octadecamonoenoico	ω9
18:2(9,12)	Linoleico	9,12-octadecadienoico	ω6
18:3(9,12,15)	Linolénico	9,12,15-octadecatrienoico	ω3
18:3 (6,9,12)	γ Linolénico	6,9,12-octadecatrienoico	ω6
20:3(8,11,14)	Dihomo-γ Linolénico	8,11,14-eicosatrienoico	ω6
20:4(5,8,11,14)	Araquidónico	5,8,11,14-eicosatetraenoico	ω6
20:5(5,8,11,14,17)	-	5,8,11,14,17-eicosapentaenoico	ω3

Leyenda: * Nomenclatura basada en: número total de átomos de carbono: número de instauraciones (posición de la instauración tomada a partir del carbono Δ).

1.2.1. Hidrocarburos Volátiles

La cuantificación de hidrocarburos volátiles (HV), esencialmente etano y propano se ha validado en numerosos estudios *in vivo* e *in vitro*, como marcadores de la POL.

Estos hidrocarburos formados como producto de la β-escisión de radicales hidroperoxilo lipídicos son derivados de la oxidación de los AGPI de membrana más abundantes (ω3 y ω6), por lo que los HV producto de su oxidación son los más frecuentes.[1]

ω3 AGPI → oxidación → etano
ω6 AGPI → oxidación → propano, pentano, hexano

Existen diferentes estudios que correlacionan las concentraciones de HV con eventos en los que está presente el EO. La determinación de HV consiste esencialmente en tomar una muestra de aire exhalado que se pasa por un absorbente a -100 °C donde estos gases se concentran y posteriormente se cuantifican mediante cromatografía gaseosa con un detector de ionización de llama.

La determinación de HV presenta las ventajas siguientes: es un método no invasivo, muy sensible, se pueden tomar muestras repetidas de un mismo sujeto. Por otra parte, sus principales desventajas son: Es necesario disponer de las concentraciones basales de pentano e isopreno en el aliento humano. Pentano e isopreno tienen puntos de fusión similares por lo que es difícil su separación por CG.

La mayoría de los hidrocarburos presentes en el aliento son indicadores de la presencia de contaminación en el medio, más que de los que se producen de forma endógena. La contaminación originada por la inhalación de hidrocarburos ambientales puede ser atenuada si se coloca la persona en una atmósfera libre de HV por 90 min antes de tomar la muestra.

La concentración de O_2 en los sitios de formación de los HV afecta el rendimiento de la reacción, por lo que en tejidos de elevado consumo de O_2 pudieran producir menores cantidades de alcanos que en tejidos menos oxigenados. Es por ello que no es posible determinar el origen del alcano exhalado, para estudiar el papel de la POL en una patología específica.

Los alcanos son susceptibles a ser metabolizados (sufren transformaciones metabólicas en diferentes órganos) por lo que la relación producción / excreción puede verse afectada (el etano es menos susceptible a transformaciones metabólicas).

El uso de las mediciones de HV es limitado en la práctica clínica (Tab. 2.I.6) debido a la complejidad técnica, el tiempo que requiere, la contaminación de las muestras con el aire ambiental y el limitado tiempo de conservación de las muestras (1 a 2) días.

1.2.2. Derivados de la Oxidación del Ácido Araquidónico

Isoprostanos (iP): constituidos por una serie de compuestos similares estructuralmente a las prostaglandinas (PG) que se forman durante la POL a partir de la oxidación de AA y el ácido eicosapentaenoico (ver sección 1, epígrafe 3.2.2).

Tabla 2.I.6. Estudios que correlacionan las concentraciones de hidrocarburos volátiles con eventos en los que está presente el estrés oxidativo.

	Evento	Alcano	↑	Correlación
Roedores	Deficiencia de Vit. E, Se	Etano	*	-
	Exposición a etanol, CCL$_4$, Paraquat	Etano	*	-
Humanos	Asma	Pentano	*	Asma aguda
	Enfermedades hepáticas relacionadas con el consumo de alcohol	Etano	5 veces	Consumo diario de alcohol
	Colitis ulcerativa	Etano	1,5 veces	Evaluación endoscópica

Leyenda: ↑, incremento; * significativo.

Debido a su similitud estructural con PG-F$_{2\alpha}$ se llaman colectivamente F$_2$-isoprostanos, su determinación es posible en plasma u orina. Para su nomenclatura se propone por Pratico (1999)[22] la denominación iP, y su división en clases: de la I a la VI para los derivados del ácido eicosapentaenoico y de la III a la VI para los derivados del AA (como resultado de la oxidación del AA pueden formarse potencialmente 64 clases de iP).

La presencia de iP como marcadores de la POL fue determinada por primera vez en sistemas *in vitro* en los años 1975-1976 por Pryor y Porter.[23] En 1990 Morrow *et al.*[24] demuestran la presencia de estas estructuras en humanos y desde entonces se ha acumulado un gran número de evidencias que demuestran su utilidad como marcador de los procesos de POL.

La formación de iP no requiere que el AA este necesariamente libre, su formación puede ocurrir sobre el AA esterificado, por tanto, puede formarse *in situ* y acumularse en el tejido blanco de la oxidación. Su posterior liberación por la FLA_2 conduce a su circulación por la sangre y posterior eliminación urinaria. Independientemente de este mecanismo la ciclooxigenasa 1 (COX1) plaquetaria y la ciclooxigenasa 2 (COX2) en monocitos pueden generar un tipo particular de iP el 8-iP $PGF_{2\alpha}$.

La cuantificación de iP es un indicador de gran importancia en la evaluación clínica de antioxidantes y en estudios de tipo dosis/efecto de un antioxidante (Tab. 2.I.7). Debido a que los iP se forman como productos de la oxidación del AA, deben tenerse en cuenta medidas específicas para evitar que su producción los genere de manera artefactual: las muestras de suero y órganos se deben congelar a -80 °C (nitrógeno líquido), en estas condiciones son estables 8 meses; las muestras de orina son estables 7 d a temperatura ambiente (en ellas no está presente el AA).

Tabla 2.I.7. Isoprostanos (F_2-iP) determinado como marcador de peroxidación lipídica en diferentes sistemas o patologías.

	Analito	Sistema / Patología	Correlación con
In vitro	F_2-iP totales	Oxidación de microsomas Fe/ADP	PRATB
	F_2-iP totales	Oxidación de LDL con Cu/AAPH	Movilidad electroforética de LDL, fosfolípidos peroxidados
In vivo	F_2-iP totales plasma normal 35 ±6 pg·mL^{-1}	Mayor en fumadores	
	$iPF_{2\alpha}$-III orina normal 1600±600 pg·mL^{-1}	Mayor en hipercolesterolemia, diabetes no insulinodependiente, fumadores, infarto del miocardio, enfermedad crónica obstructiva del pulmón	

Leyenda: PRATB, Productos reactivos con el ácido tiobarbitúrico; LDL, lipoproteínas de baja densidad; AAPH, 2,2'-azobis(2-amidinopropano) bicloruro; ADP, difosfato de adenosina.

Los métodos analíticos fundamentales que se utilizan son: CG/MS, HPLC/MS, Purificación mediante inmunoafinidad/MS e Inmunoensayo iPF_2 –III.

Desventajas: requiere métodos analíticos altamente especializados lo que lo hace no apropiado para estudios clínicos amplios. El método basado en Inmunoensayo, aún no está totalmente validado.

1.2.3. Aldehídos

Las reacciones de propagación asociadas a la POL están acompañadas de la producción de numerosos compuestos carbonílicos que se forman tras sucesivas reacciones de escisión, reordenamiento y oxidación. Tras la peroxidación de los AGPI ω3 y ω6 se producen fundamentalmente:

ω3 → propanol; 4-hidroxi 2,3 trans hexanal

ω6 → hexanal; 4-hidroxi 2,3, trans nonenal (4HN)

Los compuestos carbonílicos son mayormente detectables en los tejidos biológicos junto a otros aldehídos. En contraposición con las ERO los aldehídos son relativamente estables y pueden difundir a sitios distantes de donde se produjo el daño primario.

El indicador de la POL más extensamente utilizado es el malondialdehído (MDA) (Tabla 2.I.8 y 2.I.9), especialmente la determinación practicada mediante el ensayo del ácido tiobarbitúrico (ATB), un ensayo espectrofotométrico simple, que consiste básicamente en la reacción a 100 °C del MDA + ATB para formar un agente cromogénico.

Tabla 2.I.8. Ejemplos de estudios recientes en los que se han detectado concentraciones elevadas de MDA.

Estado fisiopatológico	Muestra	↑	Correlación con:
Infarto de miocardio	Plasma	*	GPx
Diabetes mellitus	Plasma	*	Complicaciones Vasculares
Alzheimer	Tejido Cerebral	*	CAT, GPx, SOD
Quemaduras	Orina	20 veces	Progresión de la infección
Actividad Física	Orina	*	

Leyenda: GPx, glutatión peroxidasa; CAT, catalasa; SOD, superóxido dismutasa; ↑, incremento; * significativo.

Este ensayo presenta las desventajas siguientes:

- Aunque el MDA es la fuente principal de formación del cromógeno, interfieren en la reacción: urea, bilirrubina, glucosa, proteínas y otros aldehídos.
- Se estima que solo del 1% al 2% del cromógeno procede del MDA originalmente presente en la muestra, que la mayor parte se produce durante la degradación térmica de los AGPI.
- El MDA se metaboliza rápidamente en los tejidos a acetaldehído y CO_2.

Tabla 2.I.9. Métodos analíticos desarrollados recientemente para la determinación de MDA y otros compuestos carbonílicos en fluidos biológicos y tejidos.

Analito	Derivatizado con	Método analítico	Muestra biológica
MDA	ATB	HPLC/Fluorescencia HPLC/UV	Plasma, Hígado
MDA	PFPH	CG/Detector de captura de electrones	Orina, Plasma, esperma, homogenados de tejidos
MDA	NMH	CG/Detector de nitrógeno fósforo	Eritrocitos
Aldehídos	DNPH	CG/MS	Macrófagos alveolares

Leyenda: ATB, ácido tiobarbitúrico; PFPH, pentafluorfenilhidracina; NMH, n-metil hidracina; DNPH, dinitrofenilhidracina; CG, cromatografía gaseosa; HPLC, cromatografía líquida de alta resolución; UV, ultra violeta; MDA, malondialdehído.

Variantes aplicadas al método para incrementar su sensibilidad:
- Adición de antioxidantes (Ej. BHT), para evitar la formación de artefactos de MDA durante la ebullición
- Adición de EDTA, quelata metales y evita descomposición de hidoperóxidos lipídicos (LOOH)
- Congelar las muestras a -70 °C
- Extracción del cromógeno con solventes y su determinación por métodos fluorométricos, HPLC o CG

El método desarrollado por Esterbauer y Cheesman (1990)[25] permite mediante un ensayo espectrofotométrico determinar las concentraciones de MDA y 4HA.

Este método emplea el n-metil 2-fenil indol como cromógeno y se fundamenta en la reacción de condensación de una molécula de sustrato con dos moléculas del cromógeno bajo condiciones de acidez, para dar como resultado un producto que absorbe la luz a 586 nm.

1.2.4. Otros Biomarcadores de la POL

Dienos conjugados (DC): La determinación de DC es un método relativamente nuevo de medición del daño oxidativo a los AGPI. Los LOOH poseen DC característicos en sus estructuras que absorben la luz U.V. alrededor de los 234 nm. La medición de DC es muy útil en sistemas de lípidos puros o preparados de tejidos de animales de experimentación. En materiales biológicos en general, sustancias como las hemoproteínas absorben la luz en esta región e interfieren con la determinación, por tanto, se recurre a extracciones con cloroformo en las que aun interfieren diferentes compuestos carbonílicos que absorben a 210 nm, por lo que se prefiere el análisis mediante el método de la segunda derivada del espectro UV, método que permite distinguir incluso entre diferentes tipos de DC presentes.

Mas del 90 % de los DC presentes en el plasma humano corresponden a isómeros del ácido linoleico (no presente en animales) este producto puede provenir de la dieta o ser producido por el metabolismo de bacterias, por lo que no es recomendable la determinación de DC como indicador de la POL en estudios en humanos.

Hidroperóxidos lipídicos: Los LOOH son las moléculas mayoritarias producto de la POL en su etapa inicial. Se pueden determinar mediante diversas técnicas, su medición precisa es difícil dada su rápida degradación *in vivo*, la cual es necesario minimizar mediante la adición a la muestra de antioxidantes y su rápida refrigeración. Es posible determinar diferentes LOOH mediante el empleo de métodos CG/MS o HPLC. Para determinar LOOH totales se han desarrollado diferentes métodos espectrofotométricos y quimioluminicentes. El método de Fishwick y Swoboda (1997)[26] permite monitorear el contenido de oxodienos conjugados a 233 nm y la concentración de oxodienos e hidroperoxidienos conjugados.

Los oxodienos conjugados presentan máxima absorción en el intervalo de longitud de onda de 233-235 nm en el espectro UV, debido a la conjugación de los dobles enlaces. El método de Fishwick y Swoboda se basa en medir la absorbancia a 233 nm de una muestra, lo cual permite cuantificar la presencia de estos oxodienos y, por ende, el grado de oxidación lipídica.

Aplicaciones:
- ✓ **Control de calidad en la industria alimentaria**: para evaluar el grado de rancidez o estabilidad de productos grasos.

- ✓ **Estudios de biología celular y fisiología**: donde se monitorea el daño oxidativo en membranas celulares.
- ✓ **Investigaciones en antioxidantes**: para evaluar la efectividad de antioxidantes en prevenir la oxidación lipídica.

Este método es sencillo, rápido y eficaz para monitorear los primeros estadios de la oxidación lipídica mediante la detección de oxodienos conjugados.

1.3. Biomarcadores del daño a carbohidratos y ADN

Se conoce que la acción de HO• sobre azúcares simples, conduce a la formación de diferentes productos de degradación como MDA a partir de la 2-desoxi-d-ribosa, ácido urónico, aldónico y formato (principal producto de degradación de la glucosa). En cuanto a la degradación de carbohidratos complejos la formación de productos finales de la glicosilación avanzada (PFGA) y los daños oxidativos al ácido hialurónico son los procesos investigados de mayor relevancia en lo relativo a la oxidación de carbohidratos por ERO.

1.3.1. Productos Finales de la Glicosilación Avanzada

Los PFGA se generan mediante reacciones no enzimáticas entre los grupos carbonilo (cetonas o aldehídos) de los azúcares con grupos aminos libres de proteínas o aminoácidos. Inicialmente se forma una base de Schift inestable que sufre un reordenamiento hacia la formación de productos de Amadori (Fig. 2.I.7).

Finalmente se forman los PFGA que consisten en heterociclos oxigenados unidos a proteínas por el átomo de N, como consecuencia de una compleja cascada de reacciones de deshidratación, condensación, fragmentación, oxidación y ciclización. Los PFGA son agregados amarillo-pardos que se distinguen por presentar un espectro de absorción difuso y una potente característica fluorescente (370/440 nm). Los PFGA pueden provocar el entrecruzamiento de proteínas y formar agregados insolubles que pueden obstaculizar varias funciones fisiológicas. PFGA son resistentes a la proteólisis, pueden además interactuar con receptores endoteliales o de monocitos para potenciar sus efectos nocivos. Altas concentraciones de PFGA se han detectado en enfermedades degenerativas del SNC. En pacientes diabéticos los productos de Amadori que produce la glucosa «fructosilamina» se encuentran elevados.

La fructosilamina es un marcador de glicación temprana, mientras que las proteínas glicosiladas más avanzadas, como la hemoglobina glicosilada (HbA1c), reflejan la glicación a largo plazo.

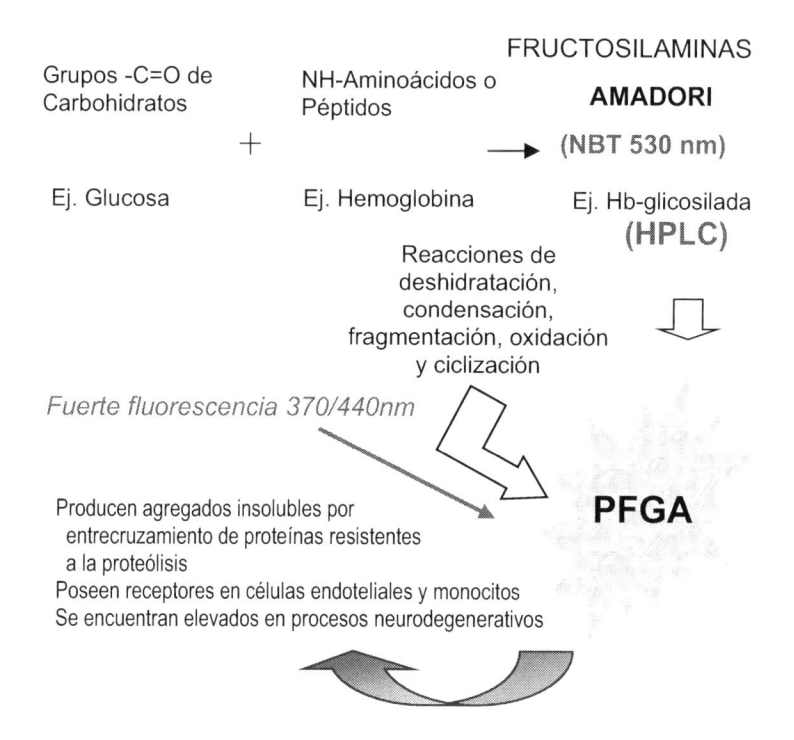

Fig. 2.I.7. Formación de Productos Finales de la Glicosidación Avanzada (PFGA). NBT, nitro-azul de tetrazolium; HPLC, cromatografía líquida de alta resolución.

La hemoglobina glicada A1c (HbA1c) constituye un indicador del índice glucémico a largo plazo de un individuo; últimos 2-3 meses, esto se debe a que la vida útil de los glóbulos rojos es de aproximadamente 120 días, y la HbA1c refleja el promedio de las concentraciones de glucosa a lo largo de ese tiempo. La HbA1c se forma por la modificación irreversible del grupo α-amino N-terminal de la cadena de β globina con glucosa a través del reordenamiento de Amadori. El término "A1c" se refiere a una fracción específica de hemoglobina A que ha sido glicada y ocurre con mayor frecuencia cuando los niveles de glucosa son elevados.

Los valores de HbA1c se utilizan comúnmente en la práctica clínica para diagnosticar y monitorizar la diabetes. Se considera que un valor de HbA1c inferior al 5,7 % es normal, entre 5,7 % y 6,4 % indica prediabetes, y un valor superior al 6,5 % es diagnóstico de diabetes. Hay otras formas de hemoglobina glicada, como HbA1a y HbA1b, que también se generan mediante la unión de glucosa con la hemoglobina A, pero son menos comunes y su cantidad es mucho menor en comparación con la HbA1c. La HbA1c es la forma de hemoglobina

glicada que se mide con más frecuencia en la práctica clínica debido a varias razones:
- Estabilidad: Una vez que la glucosa se une a la hemoglobina A, esta unión es estable durante toda la vida útil del glóbulo rojo (aproximadamente 120 días). Esto permite que la HbA1c refleje los niveles promedio de glucosa en sangre durante un período prolongado.
- Relevancia para la diabetes: El valor de HbA1c se correlaciona con el riesgo de complicaciones a largo plazo de la diabetes, como las enfermedades cardiovasculares, neuropatía y daño renal.
- Facilidad de medición: La HbA1c se puede medir fácilmente mediante un análisis de sangre rutinario, sin la necesidad de realizar pruebas de glucosa frecuentes durante el día.

1.3.2. Oxidación de Hialuronato

El hialuronato (Hi) es un glucosaminoglicano que es el componente básico del fluido sinovial (fluido que lubrica las articulaciones) y del humor vítreo del ojo. Además, es un componente esencial de la matriz extracelular en tejidos conectivos, piel, cartílagos y articulaciones. Su papel principal es mantener la hidratación y la integridad estructural de los tejidos. Está formado por uniones repetidas de 250-2 500 de β-D-glucuronil- β -D-n acetil glucosamina con un PM $> 4 \cdot 10^6$ u.m.a. El Hi se asocia por su carácter aniónico a metales como el Ca^{2+} para formar una hélice de una sola hebra arrollada a la izquierda. Esta estructura convierte al Hi en una estructura rígida muy hidratada y viscosa en solución.

El hialuronato es particularmente susceptible a la degradación por ROS debido a la presencia de grupos funcionales como los grupos hidroxilo (-OH) en sus monosacáridos. (Fig. 2.I.8).

Se ha demostrado que en las enfermedades inflamatorias articulares y la artritis reumatoide se produce la fragmentación de Hi como consecuencia de la acción de las ERO, evidenciándose que en estos casos no participa la hialuronidasa.

ERO específicas y sus efectos en el hialuronato:
- **Radical hidroxilo (OH·)**: Puede romper directamente la cadena de ácido hialurónico mediante una descomposición oxidativa.
- **Peróxido de hidrógeno (H_2O_2)**: Aunque menos reactivo que el radical hidroxilo, puede penetrar en las membranas celulares y participar en reacciones de Fenton en presencia de metales, generando radicales hidroxilo *in situ* que oxidan el hialuronato.
- **Oxígeno singlete ($^1O_2$)**: Puede oxidar grupos funcionales específicos del hialuronato, afectando su estructura química.

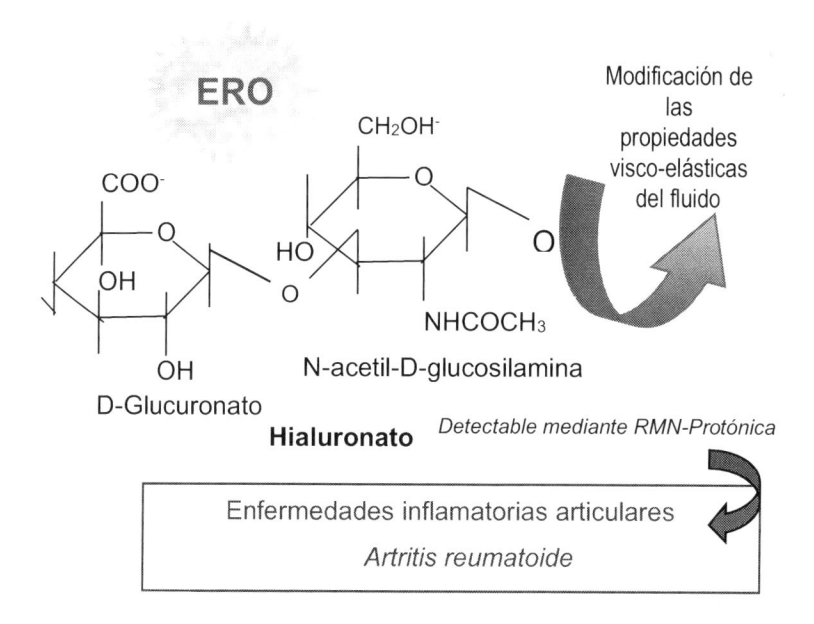

Fig. 2.I.8. Consecuencias del ataque al hialuronato por especies reactivas del oxígeno (ERO). RMN, resonancia magnética nuclear.

1.3.3. Principales Modificaciones Oxidativas del ADN

Las modificaciones oxidativas al ADN están involucradas en muchos procesos patológicos, su participación en el envejecimiento y el cáncer es muy importante (Tab. 2.I.10). Entre las más de 100 modificaciones posibles que tienen lugar en el ADN, la modificación dominante es la hidroxilación en la posición 8 de la guanina para la formación de 8-hidoxi-dexosi gunanina (8-OH-dG).

Se ha demostrado que esta modificación tiene un elevado significado biológico porque es mutagénica, existen las enzimas reparadoras específicas de este daño, pues su reparación es vital para la sobrevida. El hallazgo de 8-OH-dG en orina de individuos sanos, implica que este proceso ocurre incluso en condiciones no patológicas

La 8-OH-dG presenta una gran estabilidad química y metabólica, pues no se modifica por la acción de enzimas microsomales ni por la acción de enzimas proteolíticas plasmáticas o urinarias, se absorbe poco por el TGI. Estos elementos, además de que pueden tomarse muestras de modo no invasivos (orina) y que el método es específico para el efecto de interés, hacen a la 8-OH-dG un buen biomarcador. Por otra parte, la determinación de 8-OH-dG tiene en su contra que los métodos de detección son caros y laboriosos y que 8-OH-dG en orina pudiera provenir también de la hidrólisis de desoxi-GTP.

Tabla 2.I.10. Aplicaciones de la determinación de 8-OH-dG como biomarcador del estrés oxidativo.

Inductor del EO	Concentración de 8-OH-dG	Hipótesis a la que se arriba
Ejercicio físico	Se eleva en orina, disminuye en linfocitos	El ejercicio físico incrementa los mecanismos reparadores del ADN
ASA	Disminuye en hígado de ratas	Previene cirrosis y carcinogénesis en ratas
Luz U.V.	Se eleva en ratones desnudos	Correlación luz UV/ elevación de 8-OH-dG/ cáncer de piel
Benceno	Elevación en orina humana	8-OH-dG pudiera ser un marcador de riesgo de cáncer
Quimioterapia del cáncer	Elevación de la excreción / elevación de los efectos adversos	Correlación con la aparición de efectos adversos
Fumadores	Se eleva en espermatozoides	Confirma papel inductor de daño al ADN en fumadores
Elevación en: Enfermedades autoinmunes, diabetes no insulino dependiente, artritis reumatoides y anemia de Fanconi.		

Leyenda: 8-OH-dG, 8-hidoxi-dexosi gunanina; ASA, ácido acetil salicílico; U.V., ultravioleta; EO, estrés oxidativo.

Adicionalmente los mecanismos de reparación enzimáticos en humanos no están aun completamente descritos y las técnicas para estimar su funcionamiento, desde el punto de vista cuantitativo, aún están en desarrollo.

Las mediciones del daño al ADN en base a estas determinaciones de productos de degradación (Tabla 2.I.11), reflejan probablemente el resultado del balance daño/reparación, por lo que estas mediciones pueden ser reflejo de una elevación del daño o una disminución de los mecanismos reparadores.

Método HPLC: El método de detección por HPLC de 8-OH-dG es el más usualmente utilizado, se puede emplear en el análisis del ADN aislado de tejidos o células, o en muestras de orina. Se necesita acoplar al detector EC uno UV para determinar las concentraciones de dG, pues la concentración de 8-OH-dG debe darse por 10^5 moléculas de dG. El proceso de aislamiento del ADN puede conducir a errores artefactuales por lo que las concentraciones basales, determinadas en diferentes laboratorios tienen variaciones de hasta 180 veces.

Tabla 2.I.11. Métodos utilizados en la detección del daño oxidativo al ADN.

Método:	Analito:	Matriz biológica:
HPLC/EC o U.V.	8-OH-dG, dG	Orina, ADN
HPLC/UV	dTGA, TGA	Orina
^{32}P-Post-marcaje/HPLC	8-OH-dG	ADN
Elusión alcalina	8-OH-dG	ADN
Ensayo Cometa	8-OH-dG, Purinas oxidadas, Pirimidinas oxidadas	ADN
Métodos inmunológicos	8-OH-dG	Plasma, ADN, Orina
CG-MS	más de 100 modificaciones	ADN

Leyenda: 8-OH-dG, 8-hidoxi-dexosi guanina; U.V., ultravioleta; dG, dexosi guanina; dTGA, dexosi tio guanina; TGA, tioguanina; CG, cromatografía gaseosa; MS, espectrometría de masa; HPLC, cromatografía líquida de alta resolución; EC, detector electro-químico.

Método CG-MS: Método muy sensible (0,1 moléculas de 8-OH-dG por 10^5 moléculas de dG, se parte de una muestra de 25-50 µg de ADN) y específico. Es posible mediante su empleo caracterizar muchos productos de la oxidación. Requiere personal altamente especializado y equipamiento muy costoso. Existen pocos isótopos marcados de los que se emplean como estándares internos para el análisis. El uso de elevadas temperaturas durante el proceso de derivatización anterior a la CG-MS, puede inducir oxidación de bases y nucleótidos no oxidados.

Elusión Alcalina y Ensayo Cometa: El principio básico de ambos métodos está relacionado con los cambios estructurales que tienen lugar en el ADN en medio alcalino. La elusión alcalina se basa en un sistema que es capaz de detectar los fragmentos pequeños o grandes que se originan como resultado de la elusión a través de un filtro o sistema similar. (p.ej. incorporación de timidina-H$_3$ al ADN y medición de la radioactividad de las fracciones que eluyan, en este caso se necesita que las células estén vivas para que puedan incorporar timidina-H$_3$).

En el ensayo Cometa, las células se colocan sobre un gel, se lisan y se someten a un campo electroforético. El ADN no dañado no migra mientras que fragmentos escindidos o que han sufrido cambios en el super arrollamiento migran. Después de la tinción con un agente colorante del ADN, el ADN celular se aprecia en forma de «cometa», la cantidad de ADN en la cola provee información sobre el daño que ha tenido lugar sobre esta biomolécula. Se necesitan pocos cientos de células para este análisis. Su sensibilidad es excepcional. Por otra parte, uno de sus inconvenientes es que no es posible controlar los daños al ADN que tienen lugar durante el aislamiento o almacenamiento de esta macromolécula. Aunque se ha demostrado la correlación entre el ensayo Cometa y las concentraciones de 8-OH-dG, la especificidad de los métodos de elusión alcalina y cometa es baja. En estas técnicas la forma en que se distribuyan las lesiones al ADN es importante en el resultado final. Por ejemplo, en las situaciones extremas siguientes: 1. Modificaciones al ADN distribuidas a lo largo del ADN; 2. Modificaciones agrupadas en un solo sitio del ADN.

En la situación 1 el daño al ADN será fácilmente detectable, ocurre lo contrario en la segunda situación. Esta desventaja pudiera superarse si el método se asocia a una determinación química después de la hidrólisis del ADN, en este tipo de determinación no es importante la distribución del daño al ADN.

Métodos inmunológicos: Se basan en la obtención de anticuerpos específicos para la 8-OH-dG, por su especificidad es un método muy útil para mediciones en orina, ADN, tejidos aislados e inmunohistoquímica, pero aún no se han desarrollado totalmente.

Post-marcaje con ^{32}P más HPLC: Método con elevada sensibilidad, con 1 µg de ADN se determina 1 molécula de 8-OH-dG por 10^6 moléculas de dG. La sensibilidad del método es de 5-50 pg o 15-150 fmol. Durante la realización del método puede producirse oxidación artefactual de la muestra.

Fragmentación del ADN: Permite el análisis en suspensiones celulares o ADN aislado de tejidos. Mide la fragmentación que se produce en el ADN esencialmente por la activación de endonucleasas. Consiste en aislar la fracción nuclear. Posteriormente mediante ultra centrifugación se separa el ADN intacto del fragmentado. Se procede después a la tinción de ambas fracciones (difenhidramina), finalmente se determina el porcentaje de ADN total y el porcentaje fragmentado. El método es espectrofotométrico y requiere mucho tiempo (2 d). Basándose en un principio similar, pero con el empleo de la separación cromatográfica también se puede determinar el porcentaje de fragmentación del ADN.

1.4. Otros biomarcadores del balance redox

1.4.1. Enzimas Antioxidantes

La exposición constante de los organismos aerobios al EO constituye un reto para los sistemas sofisticados con que cuenta la célula para hacerles frente. Entre los sistemas enzimáticos más importantes encargados de estas funciones están: 1) La Superóxido dismutasa (SOD) que existe en tres formas: CuZnSOD en el citoplasma, MnSOD en la mitocondria y ECSOD en el fluido extracelular también acoplada a Cu Zn. 2) La Catalasa (CAT), de la que se han encontrado dos formas en tejidos de mamíferos, la citoplasmática y la localizada en los peroxisomas. 3) La glutatión peroxidasa (GPx) en tres formas fundamentales que se localizan en el núcleo, citoplasma y mitocondria y la glutatión reductasa (GR).

La SOD dismuta el $O_2^{\bullet-}$ a H_2O_2, mientras que CAT y GPx reducen el H_2O_2 a H_2O (ver sección 1, epígrafe 4.1.1.).

Métodos para la detección de SOD

Los métodos más empleados en la medición de la actividad enzimática de SOD son los basados en la generación de $O_2^{\bullet-}$ por el sistema xantina (X)/xantina oxidasa (XO) y el empleo de indicadores como INT, NBT o citocromo c. También se han empleado los sistemas de detección basados en la generación de $O_2^{\bullet-}$ durante el proceso de autooxidación de algunos compuestos como el pirogalol y las catecolaminas. El método Randox (Irlanda) Cat. SD125 es un juego de reactivos de utilidad en la detección de las concentraciones de SOD eritrocitarias que emplea el sistema generador X/XO y el INT como indicador, con el empleo de este método se han encontrado valores de referencia de 1,102-1,601 $U \cdot mg\ Hb^{-1}$.

Métodos para la detección de GPx y GR

La acción de la GPx sobre los hidroperóxidos se acompaña con la oxidación del GSH a GSSG, la acción de la GR reductasa sobre este último regenera el GSH con el consumo de NADPH y su transformación a $NADP^+$. Este último paso lleva aparejada una disminución de la densidad óptica a 340 nm, como consecuencia del consumo de NADPH que es el indicador básico para la detección de la actividad enzimática de GPx y GR. El juego de reactivos Randox (Irlanda) Cat. RS504, 505 y 506 y el de la firma Bioxytech (USA) GPx-340 para la detección de GPx utilizan como sustrato un hidroperóxido orgánico (cumeno hidroperóxido) y concentraciones óptimas de GR y NADPH para la detección de la actividad de GPx, se han estimado los valores basales en eritrocitos en 27,5-73,6 $U \cdot g\ Hb^{-1}$.

Al ser GPx una enzima dependiente de Se, y habiéndose demostrado que existe correlación entre las concentraciones de Se y la actividad de la enzima, se pueden estimar los valores de concentración de Se con los datos de actividad enzimática de GPx.

La firma Bioxytech (USA) dispone de un método inmunológico (Bioxytech pl.GPx.EIA) que permite detectar un subtipo específico de GPx plasmática y dependiente de Se. Esta enzima circulante tiene origen renal y se correlaciona con las concentraciones de Se provenientes de la dieta. El método consiste básicamente en la incubación del suero con un anticuerpo policlonal, su sensibilidad es de 2,5 $ng \cdot mL^{-1}$ y es altamente específico.

Para la determinación de la actividad enzimática de GR se añaden en el medio de reacción concentraciones óptimas de GSSG y NADPH, la sensibilidad de esta técnica que mide la disminución de la densidad óptica a 340 nm es de 0,14 $mU \cdot mL^{-1}$.

Otras enzimas que intervienen en el metabolismo del GSH

La determinación de otras enzimas que intervienen en el metabolismo del GSH (sección 1, epígrafe 4.1.3.) es de interés en la investigación de deficiencias en el sistema metabólico del GSH. La determinación de la actividad de la γ-GluCys sintetasa consiste en la medición de γ-GluCys como producto de reacción en presencia de ditiotreitol, γ-GluCys, Gly, Glu y ATP, mientras que la determinación de la actividad de la GSH sintetasa consiste en la medición del GSH como producto de la reacción en presencia de ditiotreitol, γ-GluCys, Gly. Por otra parte, la presencia de cantidades elevadas de GSH en la orina es una evidencia diagnóstica de deficiencias hereditaria de γ-GT (Glutatión transferasa), o de que esta enzima está inhibida.

Catalasa

La actividad de esta enzima se determina esencialmente por la disminución de la D.O. que se produce durante su acción sobre el H_2O_2 a 240 nm.

La modificación de la actividad de estas enzimas está presente en la fisiopatología de numerosos desórdenes asociados al EO. Por otra parte, se han desarrollado recientemente métodos inmunohistoquímicos que han permitido un mejor estudio del papel de estas enzimas en enfermedades como el cáncer.

Las modificaciones que tienen lugar en la actividad de estas enzimas en diferentes situaciones hacen difícil y compleja la interpretación de los datos experimentales. No obstante, esta desventaja, y la asociada a que su determinación tiene que ser necesariamente por métodos invasivos, las modificaciones de su actividad son herramientas de gran utilidad en la investigación del EO.

Establecer la **relación CAT/SOD** genera una variable de gran utilidad, pues es un indicador del valor de equilibrio que se produce entre la dismutación del $O_2^{\bullet-}$ generado por la SOD, el H_2O_2 producto de esta reacción y su posterior detoxidicación por la CAT a H_2O. (Tabla 2.I.12). En pacientes diabéticos este índice correlaciona además con el equilibrio metabólico redox.[27]

1.4.2. Antioxidantes de Bajo Peso Molecular

Los antioxidantes de bajo peso molecular son pequeñas moléculas de naturaleza hidro o lipofílica que pueden penetrar fácilmente la célula y concentrarse en lugares específicos donde tiene lugar el EO. Estos compuestos se originan de fuentes diversas que incluyen la síntesis endógena, productos de desecho del metabolismo celular y la dieta fundamentalmente.

Entre los antioxidantes de bajo peso molecular tenemos: ácido úrico, ácido ascórbico, tocoferol, polifenoles, GSH, Coenzima Q10, bilirrubina, melatonina, carnosina, carotenos, NADPH y ácido dihidrolipoico.

Tabla 2.I.12. Ejemplo de valores de relación CAT/ SOD encontrados en algunos estudios.

Matriz biológica	Valor de referencia*	Condición clínica	Variación patológica*	Referencia
Suero	n=60 0,11	Pie diabético	n=100 ↑2,24	Martínez-Sánchez et al. 2005[27]
Suero	n=60 0,11	Riego Cardiovascular	n=113 ↓0,03	Delgado-Roche et al. 2009[28]
Suero	n=30 0,10	Infertilidad masculina	n=31 ↓0,08	Mallok et al. 2011[29]
Lisado eritrocitos	n=30 0,017		n=31 ↑0,020	
Espermatozoides	n=30 0,02		n=31 ↑0,05	
Plasma seminal	n=30 0,004		n=31 ↑0,04	

Leyenda: * n, número de muestras; valor catalasa / superóxido dismutasa; ↑, aumenta; ↓, disminuye con respecto al valor de referencia.

La determinación de estos antioxidantes por lo general requiere de métodos cromatográficos. En el caso de la determinación de <u>ácido ascórbico</u> existe un método espectrofotométrico que permite detectar sus concentraciones en plasma o muestras de alimentos. El método se basa en la reducción del Fe^{3+} a Fe^{2+} por el ácido ascórbico presente en la muestra y la reacción de este Fe^{2+} con el cromógeno 2,4,6-tripiridil-S-triazina (TPTZ) el cual desarrolla una coloración violeta con un máximo de absorción a 595 nm.[30]

Por otra parte, la determinación de <u>GSH y GSSG</u> en diversas matrices biológicas es una herramienta de extraordinaria importancia en estudios relacionados con el EO.

El GSH se encuentra en concentraciones de hasta 12 mM y actúa como amortiguador en la prevención del daño oxidativo debido a sus propiedades nucleofílicas y reductoras. La forma oxidada del GSH (GSSG) se encuentra presente en un 1% con respecto a la célula en su conjunto, sin embargo, en algunos compartimentos como la mitocondria puede alcanzar un 25%. Las concentraciones de GSSG constituyen un indicador fisiológico del incremento de las defensas intracelulares frente a las ERO. De esta forma un incremento de

GSSG en tejidos indica un incremento de la detoxificación de ERO y al mismo tiempo una disminución en las defensas antioxidantes dependientes de GSH.

Diversos estudios han demostrado que las deficiencias de GSH están relacionadas con los mecanismos fisiopatológicos del Parkinson, la diabetes y el SIDA. Por otra parte, anormalidades en el metabolismo del GSH han sido relacionadas con desórdenes del SNC como el Alzheimer y la enfermedad de Huntington. Adicionalmente se ha observado una disminución fisiológica con la edad, de las concentraciones plasmáticas de GSH, mientras que las de GSSG permanecen sin modificaciones apreciables.

La determinación de GSH es particularmente compleja, cuando se toman muestras de suero o plasma, las principales fuentes de error son: 1) la hemólisis y 2) el almacenamiento de la muestra a temperatura ambiente. La primera origina una sobreestimación de las concentraciones de GSH, debido a que el eritrocito contiene concentraciones 500 veces superiores a las del plasma; mientras que la segunda fuente de error origina una subestimación pues favorece los procesos líticos o de autooxidación del GSH. Es por lo anterior que en la recolección de las muestras deben seguirse medidas especiales.

El método clásico de determinar el GSH y GSSG es el ensayo espectrofotométrico que emplea el reactivo de Elman DNBT, 5′,5′, ditiobis (ácido 2-nitrobenzoico) que forma el cromógeno 5-tionitrobenzoato. Para la determinación de GSSG se utiliza además GR, que transforma el GSSG presente en la muestra a GSH. Este método tiene un sinnúmero de aplicaciones en diversas matrices biológicas.

Para la determinación de GSH, GSSG, y otros compuestos relacionados también se han desarrollado métodos fluorométricos, electroquímicos, RPE y cromatográficos (TLC, HPLC, CG, MS), algunos valores de concentraciones de GSH y GSSG determinados por diferentes métodos se observan en la Tabla 2.I.13. Por otra parte, el cálculo de la relación GSH/GSSG es de gran valor en la interpretación sistémica de los trastornos asociados al EO.

Técnicamente es casi imposible la determinación de las concentraciones de todos los antioxidantes de bajo peso molecular. Además, debemos tener en cuenta que su potencia como antioxidante depende tanto de su concentración como de su reactividad (Fig. 2.I.9), es por ello que más que determinar las concentraciones específicas de cada uno de ellos, se ha trabajado en los métodos que miden actividad antioxidante total.

1.4.3. Determinación de Actividad Antioxidante Total

Se han desarrollado numerosos métodos para determinar la actividad antioxidante total. Existen dos grandes grupos de métodos, los llamados medidores de la Reactividad Total de los Antioxidantes (TAR) y los que miden el Potencial Reactivo Antioxidante Total (TRAP). Los métodos TRAP se basan en la medición de la cantidad de antioxidantes presentes en la muestra que son capaces de secuestrar radicales (no ofrecen información sobre la reactividad de los compuestos por separados) o sea que TRAP = $\sum$ ni [Xi] donde n es el número de RL atrapados por Xi moléculas.

Tabla 2.I.13. Concentraciones de GSH y GSSG encontrados con el uso de diferentes métodos y matrices biológicas.

Matrix	Método	Concentración GSH	GSSG
Eritrocitos	HPLC	1,95±0,11 mM	0,37±0,029mM
Plasma Humano, sujetos sanos	HPLC	2,10±1,02 a 7,67±2,23 µM	0,08±0,09 µM
Vino de uvas	HPLC	6,8 a 16,6 µM	-
Plasma	EC	7,68±2,43 µM	-
Orina	EC	850 mg·d^{-1}	-
Eritrocitos	EC	1,12±0,25 mM	-
Plasma	U.V.	2,44±0,32 µM	-

Leyenda: HPLC, cromatografía líquida de alta resolución; EC, electroforesis capilar; U.V., espectrofotometría ultra violeta, con el reactivo de Elman.
Nota: Tomado de Camera y Picardo 2002[31] y Gil et al. 2003.[32]

Mientras que en los métodos TAR, este indicador dependerá tanto de las concentraciones como de la reactividad de los antioxidantes que componen la muestra. TAR es un indicador que recoge la sumatoria de la reactividad de los antioxidantes presentes, por lo que TAR = $\sum$ ki [Xi] donde ki es la medida de la reactividad de las moléculas Xi.

Algunos de los métodos más empleados en la medición de la actividad antioxidante total son:

Métodos que involucran oxidantes, pero que no son necesariamente prooxidantes:

TRAP/TAS=TEAC Actividad antioxidante basada en equivalentes de Trolox
TRAP/TAR Ciclovoltametría
TRAP/FRAP Potencial antioxidante, capacidad reductora de Fe
TRAP Potencial antioxidante total en homogenados de cerebro
TRAP Potencial de Peroxidación (inducción con Cu^{2+})

Métodos que involucran agentes oxidantes que son prooxidantes:

TRAP Electrodo de Oxígeno
TRAP/TAR Ensayo del luminol (método quimioluminiscente)
TRAP Dicrolofluereceina acetato (fluorescencia o espectrofotometría)
TRAP Oxidación de ficocianina
TRAP/TOSC Capacidad secuestradora total de oxiradicales
TRAP/TAR OARC Capacidad de Absorber Radicales de Oxígeno (emplea ficocianina como blanco de la oxidacion y como sistema generador Cu^{2+}/H_2O_2 o AAPH (2,2'-azobis(2-amidinopropano) dicloruro)

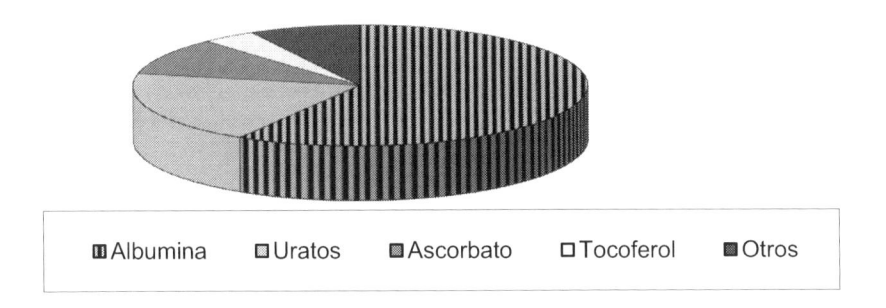

A. Antioxidantes del plasma humano (concentración molar relativa)
a) Antioxidantes secuestradores de radicales libres: Albúmina, Uratos, Ascorbato, α-tocoferol, bilirrubina, β-caroteno, Ubiquinona
b) Antioxidantes que se unen a metales: Transferrina, Ceruloplasmina, Haptoglobulina, Hemopexina

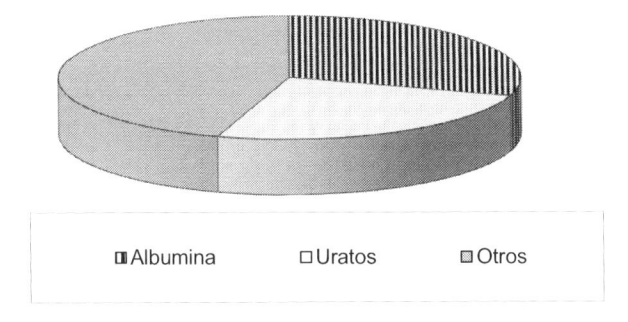

B. Contribución a la reactividad antioxidante total

Fig. 2.I.9. Concentración molar relativa de antioxidantes en plasma humano y contribución relativa a la actividad antioxidante.

El método TRAP TAS =TEAC Actividad antioxidante basada en equivalentes de Trolox, se encuentra disponible en forma de juego de reactivos por los laboratorios Randox (Irlanda). Su principio es el empleo del ABTS (2,2-azino-di-(3-etilbenzotiazolin sulfonato)) el cual se incuba con una peroxidasa (metamioglobina) y H_2O_2 para rendir el radical ABTS+•. Este radical presenta una coloración verde azulada relativamente estable, que se mide a 600 nm.

La presencia de antioxidantes en la muestra produce una supresión de esta coloración, esta coloración es proporcional a la concentración de los antioxidantes. Los valores de referencia para este indicador son de (1,30 a 1,77) $mmol \cdot L^{-1}$.

Se han encontrado valores disminuidos de TAS en pacientes con la enfermedad de Crohn's, fibrosis cística, bajo regímenes de diálisis renal y otras.

Se han encontrado incrementos en los valores de TAS en personas sometidas a suplementación vitamínica. Este indicador también es de utilidad en la evaluación y comparación de la capacidad antioxidante de vinos y otras bebidas.

TRAP/TAR Ensayo del luminol (método quimio luminiscente)

La quimioluminiscencia (QL) es el fenómeno de emisión de luz que acompaña una reacción química. La molécula durante su oxidación absorbe energía, colocándose en un estado eléctricamente excitado, al retornar de este estado, cede adiabáticamente la energía en forma de fotones.

Para el estudio de la QL se utilizan contadores de centelleo (en modo fuera de coincidencia), luminómetros o contadores de fotones. Este método emplea AAPH como generador de RL (Fig. 2.I.10) y la luminiscencia del luminol como indicador de la concentración de RL en estado estacionario. Los RL se producen por termólisis del AAPH, el producto oxida el luminol.

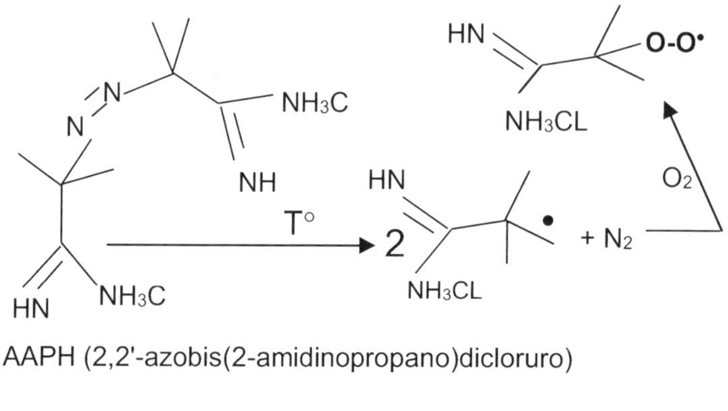

Fig. 2.I.10. Generación de radicales libres por termólisis del AAPH (2,2'-azobis (2-amidinopropano) bicloruro).

En esta reacción se emite QL, cuya intensidad va a ser directamente proporcional a la concentración de RL en el estado estacionario. Los efectos de una muestra sobre la QL pueden emplearse para monitorear la actividad antioxidante. Los antioxidantes inhiben esta reacción, captan los radicales peroxilos del azo-compuesto o los radicales intermediarios de la oxidación del luminol.

Medición TRAP: Se basa en la medición de los tiempos de inducción que tienen lugar en el sistema generador. Se mide el tiempo en el cual se produce la recuperación del 40 % de la luminiscencia inicial (Fig. 2.I.11).

El método TAR mide modificaciones momentáneas en la emisión de luz producidas por la generación de ERO en condiciones de equilibrio. En este caso se emplean las muestras de plasma o antioxidantes más diluidas y se realizan otras modificaciones en las condiciones experimentales (Fig. 2.I.12).

Un incremento en la capacidad antioxidante del plasma o suero no es necesariamente una condición favorable si esta tuvo lugar como consecuencia de una respuesta adaptativa inicial ante un incremento del EO. De manera análoga, una disminución de la capacidad antioxidante total no es necesariamente una condición desfavorable cuando se acompaña de una disminución en la producción de la ERO.

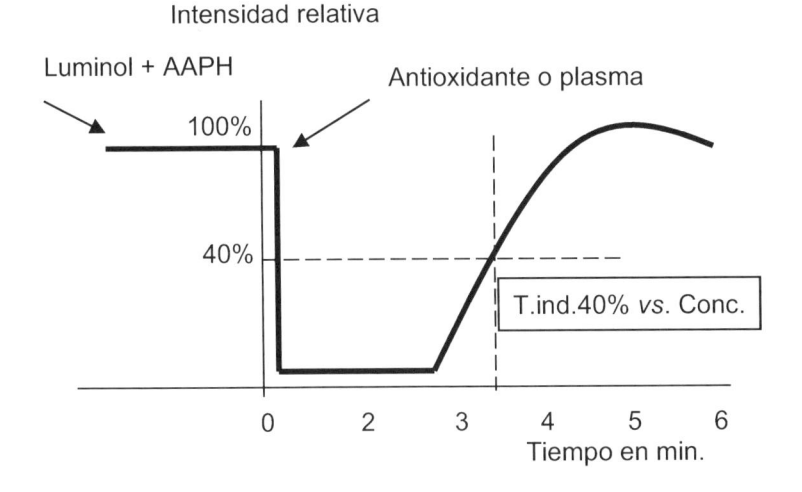

Fig. 2.I.11. Medición del Potencial Reactivo Antioxidante Total.

De manera general se debe esperar una disminución de la actividad antioxidante total cuando se incrementa la producción de ERO *in vivo*, pero la medición de este indicador solamente, no debe ser seguido como indicador sistémico del EO, es necesario un grupo de ensayos adicionales para la cabal comprensión de los fenómenos asociados al EO que tienen lugar en los sistemas biológicos.

La interpretación de las modificaciones que tienen lugar en la actividad antioxidante en plasma o suero dependerá de las condiciones en que ésta se determine.

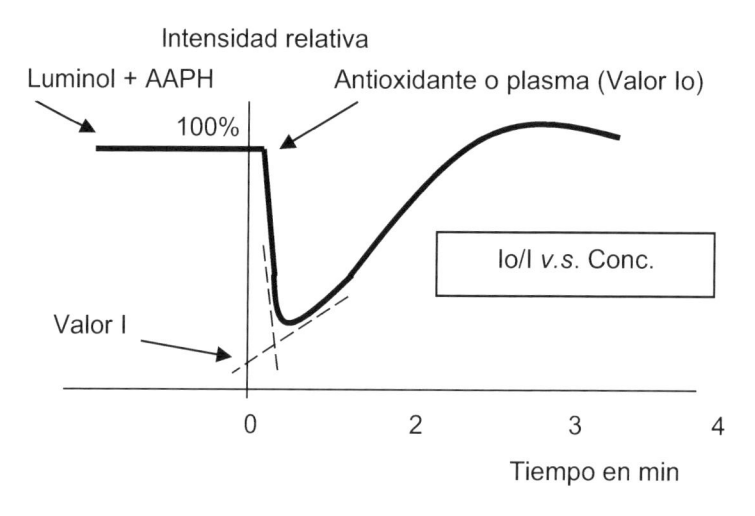

Fig. 2.I.12. Medición de la Reactividad Total de los Antioxidantes.

1.4.4. Otros Indicadores

Peróxido de hidrógeno: Existen algunos trabajos que indican que la sobreproducción de H_2O_2 pudiera ser un buen indicador de EO, a pesar de considerarse como un producto final del daño por RL. Las concentraciones de H_2O_2 se han medido fundamentalmente en saliva, aire exhalado y orina. Si tomamos en consideración los estudios preliminares en pacientes, existen evidencias de que cuando tiene lugar el EO en el tracto urinario puede ser importante la determinación de H_2O_2 en orina, de igual forma en condiciones de EO pulmonar es probable encontrar altas concentraciones de H_2O_2 en el aire exhalado.

El método para la determinación de H_2O_2 en soluciones acuosas y medio lipídico está disponible en forma de juegos de reactivos de las firmas Sigma (USA) PeroxiDetect Kit PD-1 y Oxis International Inc. (USA) Bioxytech H_2O_2-560 Cat. No. 21024.

Se trata de un método colorimétrico basado en la oxidación del Fe^{2+} a Fe^{3+} por el H_2O_2 en medio ácido. El ion Fe^{3+} se une a un indicador xilenol naranja (3,3-bis(n,n-di(carboximetil)-aminometil)-o cresol sulfoftaleina), sal sódica) para formar un compuesto coloreado estable a 560 nm. Por cada mol de H_2O_2

reaccionan aproximadamente 18 moles de Fe^{3+} lo cual hace el ensayo altamente sensible.

Óxido nítrico: Debido al corto tiempo de vida medio del •NO se hace muy difícil detectarlo. Los principales métodos que se han desarrollado para su determinación son:
- Medición de productos finales de su descomposición (nitratos/nitritos)
- Oxidación de oxihemoglobina o meta-hemoglobina
- Uso de electrodos selectivos sensibles al •NO
- QL espontánea después de su reacción con O_3 a altas temperaturas
- Técnicas de resonancia paramagnéticas

El método de determinación de NO_2/NO_3, es un método simple, de bajo costo y sensible (0,1-1 μM). El método de coloración con el reactivo de Griess solo detecta NO_2 por lo que para la determinación se necesita transformar por vía química o enzimática todo el NO_3 presente en la muestra a NO_2.

Los métodos de HPLC permiten también medir NO_2 y NO_3 sin necesidad de conversión previa. Los métodos quimio luminiscentes son 100 veces más sensibles que el que emplea el reactivo de Griess, al igual que la detección electroquímica, el ensayo de la oxihemoglobina y el de la citrulina. Todos ellos son los más recomendados para estudios en cultivos celulares y órganos aislados.

El ensayo con la oxihemoglobina se basa en la reacción del •NO con la oxihemoglobina (HbO_2) para formar meta-hemoglobina (MetHb): HbO_2 + •NO → MetHb + NO-

Se estima que la velocidad de esta reacción es de alrededor de 30 veces superior a la de la descomposición del •NO en solución, correspondiéndole una $k=3,7\cdot 10^7$ $M^{-1}\cdot s^{-1}$. La reacción HbO_2 + NO es estequiométrica en la mayoría de las condiciones experimentales. El $O_2^{•-}$ compite con el •NO por la oxidación de la Hb por lo que se recomienda añadir SOD. Este ensayo no es aplicable para la detección de •NO en condiciones anaeróbicas porque en este caso se favorece la formación de HbNO con características espectrales diferentes a la MetHb. En este ensayo la DO 420-577 disminuye (HbO_2) y se incrementa DO 410-630 (MetHb) en presencia de •NO.

Homocisteína: La Homocisteína es un aminoácido azufrado que se forma durante el metabolismo de la metionina, su determinación se realiza básicamente mediante técnicas de HPLC. La hiperhomocisteinemia (HHC) es considerada un factor de riesgo para la ocurrencia de enfermedades cardiovasculares, cerebro-vasculares, arterosclerosis, el Alzheimer y el cáncer. En un estudio prospectivo en 15 000 sujetos se demostró que un incremento de 1,7 μM sobre los valores basales estaban asociados a una elevación del riesgo de infarto del miocardio. Las causas de la HHC están relacionadas con factores genéticos (las deficiencias de cistationina β-reductasa, metileno-tetrahidrofolato reductasa, deficiencias en la síntesis de cofactores de la cobalamina) y no genéticos (deficiencias en la dieta de: folato, Vit. B12 o Vit. B6).

La homocisteína tiene propiedades aterogénicas asociadas a la disfunción endotelial; agregación trombótica de la sangre, y modifica factores de la coagulación. Las patologías que transitan con moderada HHC involucran una activación del sistema inmune y el EO, lo que hace pensar que estos eventos están relacionados. El tetrahidrofolato es un factor esencial en la conversión de la homocisteína en metionina. Debido a que el tetrahidrofolato es muy susceptible a la oxidación, un incremento en el EO pudiera conducir a su degradación, bajo estas condiciones pudiera producirse un estado de deficiencia de folato, aun cuando se consuma apropiadamente en la dieta. En sujetos donde está presente la HHC existe una correlación inversa con las concentraciones de ácido fólico y la suplementación con este revierte estados de HHC.

Los métodos de estimación de las concentraciones plasmáticos o séricos de homocisteína total, comienzan a desarrollarse a mediados de la década de los años 1980 mediante técnicas relativamente complejas y costosas que en general consisten en:

1. Generar homocisteína libre por reducción de los puentes disulfuros mediante la utilización de diferentes agentes reductores.
2. Separar la homocisteína de otros metabolitos de bajo peso molecular con grupo tiol mediante HPLC o por cromatografía gaseosa capilar.
3. Determinar la homocisteína mediante detección electroquímica, espectrofotometría de masa o la fluorimetría previo marcaje con un fluorocromóforo.
4. Utilizar anticuerpos monoclonales (inmunoensayo).

Aunque aún no puede hablarse de valores de referencia estandarizados sí hay consenso en aceptar un valor para adultos de concentración plasmática de homocisteína total en ayunas de aproximadamente 10 µM, con un intervalo de 5 µM a 15 µM. Los valores tienden a ser mayores en el género masculino y se elevan con la edad en ambos géneros. Las concentraciones de homocisteína en plasma se consideran *normales* cuando son inferiores a 10 µM, *limítrofes* cuando se encuentran entre (10-15) µM, *hiperhomocisteinemia* (HHC) *moderada* de (15-30) µM, *HHC intermedia* de (30-100) µM e *HHC severa* cuando los valores son superiores a 100 µM.

En general se acepta que los determinantes de la HHC son complejos e incluyen factores muy diversos de carácter demográfico, genético, adquiridos y que tienen que ver con el estilo de vida. En un intento de clasificación patogénica pueden plantearse 3 grupos de causas: 1. De origen genético, 2. Por deficiencias nutricionales; 3. Otras causas.

Durante la autooxidación de la homocisteína se generan potentes ERO, como son el $O_2^{\bullet-}$, el H_2O_2 y el $HO^{\bullet}$, los que a su vez pueden provocar disfunción endotelial, con el consiguiente daño de la pared vascular y sus graves consecuencias (regulación vasomotora alterada, cambio del fenotipo antitrombótico, activación y agregación plaquetaria, activación de la elastasa, aumento de la deposición de Ca^{2+} en la íntima arterial) y peroxidación de los lípidos de las lipoproteínas plasmáticas, fundamentalmente de las LDL, con la formación de hidroxicolesteroles altamente aterogénicos, la degradación de AGPI, la formación de lisolecitina y la modificación aldehídica de los restos de lisina de la Apo B_{100}, con los consiguientes efectos citotóxicos y aterogénicos. Un resumen con las características de varios biomarcadores puede apreciarse en la tabla 2.I.14.

Tabla 2.I.14. Comparación entre diferentes grupos de bioindicadores basados en algunos criterios y requerimientos para su consideración como biomarcador.

Requerimiento	Ac	Al	iP	8-OH-dG	AA
Velocidad de análisis	-	±	-	-	-
Sensibilidad	±	±	±	±	±
Facilidad de análisis	-	±	-	-	±
Técnicas no invasivas	+	+	-	±	-
Interferencias	-	-	±	±	±
Especificidad para el efecto	±	±	+	±	±
Correlación con el daño	+	+	+	±	±
Aplicabilidad en humanos	+	±	-	±	±

Leyenda: Ac, alcanos; Al, aldehídos; AA, amino ácidos, iP, isoprostanos; 8-OH-dG, 8 hidroxi desoxi guanina; -, no aplicable; ±, aplicable con desventajas; +, aplicable.

Bibliografía Sección 2. Capítulo I.

1. de Zwart LL, Meerman JH, Commandeur JN, Vermeulen NP. Biomarkers of free radical damage applications in experimental animals and in humans. *Free Radic Biol Med.* Jan 1999;26(1-2):202-226.
2. Gebicki S, Gebicki JM. Crosslinking of DNA and proteins induced by protein hydroperoxides. *Biochem J.* Mar 15 1999;338 (Pt 3)(Pt 3):629-636.
3. Kehm R, Baldensperger T, Raupbach J, Hohn A. Protein oxidation - Formation mechanisms, detection and relevance as biomarkers in human diseases. *Redox Biol.* Jun 2021;42:101901.
4. Tabata F, Wada Y, Kawakami S, Miyaji K. Serum Albumin Redox States: More Than Oxidative Stress Biomarker. *Antioxidants (Basel).* Mar 24 2021;10(4).
5. Dalle-Donne I, Rossi R, Giustarini D, Milzani A, Colombo R. Protein carbonyl groups as biomarkers of oxidative stress. *Clin Chim Acta.* Mar 2003;329(1-2):23-38.
6. Oliver CN. Inactivation of enzymes and oxidative modification of proteins by stimulated neutrophils. *Arch Biochem Biophys.* Feb 15 1987;253(1):62-72.
7. Levine RL, Garland D, Oliver CN, et al. Determination of carbonyl content in oxidatively modified proteins. *Methods Enzymol.* 1990;186:464-478.
8. Kingu CS, Wei R. Alcohol dehydrogenase-catalyzed reduction of protein carbonyl derivatives. *J Biochem Biophys Methods.* Feb 1 1997;34(1):61-68.
9. Giulivi C, Traaseth NJ, Davies KJ. Tyrosine oxidation products: analysis and biological relevance. *Amino Acids.* Dec 2003;25(3-4):227-232.
10. Ogden BE, Murphy SA, Saunders GC, Pathak D, Johnson JD. Neonatal lung neutrophils and elastase/proteinase inhibitor imbalance. *Am Rev Respir Dis.* Nov 1984;130(5):817-821.
11. Villalpando Sanchez DC, Alvarez Aguilar C, Gomez Garcia A. Advanced oxidation protein products and their relationship with cardiovascular risk factors in young apparently healthy people. *Clin Investig Arterioscler.* Sep-Oct 2017;29(5):209-215.
12. Villalpando-Sanchez DC, Barajas-Medina CA, Alvarez-Aguilar C, Lopez-Ortiz G, Romero-Henriquez LF, Gomez-Garcia A. Advanced Oxidative Protein Products Had a Diagnostic Accuracy for Identifying Chronic Kidney Disease in Adult Population. *Metabolites.* Jan 7 2024;14(1).
13. Conti G, Caccamo D, Siligato R, et al. Association of Higher Advanced Oxidation Protein Products (AOPPs) Levels in Patients with Diabetic and Hypertensive Nephropathy. *Medicina (Kaunas).* Oct 7 2019;55(10).
14. Miranda-Diaz AG, Pazarin-Villasenor L, Yanowsky-Escatell FG, Andrade-Sierra J. Oxidative Stress in Diabetic Nephropathy with Early Chronic Kidney Disease. *J Diabetes Res.* 2016;2016:7047238.
15. Imafuku T, Watanabe H, Satoh T, et al. Advanced Oxidation Protein Products Contribute to Renal Tubulopathy via Perturbation of Renal Fatty Acids. *Kidney360.* Aug 27 2020;1(8):781-796.
16. Martinez-Sanchez G, Giuliani A, Perez-Davison G, Leon-Fernandez OS. Oxidized proteins and their contribution to redox homeostasis. *Redox Rep.* 2005;10(4):175-185.
17. Piwowar A. [Advanced oxidation protein products. Part II. The significance of oxidation protein products in the pathomechanism of diabetes and its complications]. *Pol Merkur Lekarski.* Mar 2010;28(165):227-230.
18. Rasool M, Malik A, Butt TT, et al. Implications of advanced oxidation protein products (AOPPs), advanced glycation end products (AGEs) and other biomarkers in the development of cardiovascular diseases. *Saudi J Biol Sci.* Feb 2019;26(2):334-339.
19. Najafizadeh SR, Amiri K, Moghaddassi M, Khanmohammadi S, Mirmiranpour H, Nakhjavani M. Advanced glycation end products, advanced oxidation protein products, and ferric reducing ability of plasma in patients with rheumatoid arthritis: a focus on activity scores. *Clin Rheumatol.* Oct 2021;40(10):4019-4026.
20. Liao Y, Xu J, Qin B, et al. Advanced oxidation protein products impair autophagic flux in macrophage by inducing lysosomal dysfunction via activation of PI3K-Akt-mTOR pathway in Crohn's disease. *Free Radic Biol Med.* Aug 20 2021;172:33-47.

21. Hohn A, Konig J, Grune T. Protein oxidation in aging and the removal of oxidized proteins. *J Proteomics.* Oct 30 2013;92:132-159.
22. Pratico D. F(2)-isoprostanes: sensitive and specific non-invasive indices of lipid peroxidation in vivo. *Atherosclerosis.* Nov 1 1999;147(1):1-10.
23. Milne GL, Dai Q, Roberts LJ, 2nd. The isoprostanes--25 years later. *Biochim Biophys Acta.* Apr 2015;1851(4):433-445.
24. Morrow JD, Hill KE, Burk RF, Nammour TM, Badr KF, Roberts LJ, 2nd. A series of prostaglandin F2-like compounds are produced in vivo in humans by a non-cyclooxygenase, free radical-catalyzed mechanism. *Proc Natl Acad Sci U S A.* Dec 1990;87(23):9383-9387.
25. Esterbauer H, Cheeseman KH. Determination of aldehydic lipid peroxidation products: malonaldehyde and 4-hydroxynonenal. *Methods Enzymol.* 1990;186:407-421.
26. Fishwick MJ, Swoboda PTA. Measurement of oxidation of polyunsaturated fatty acids by spectrophotometric assay of conjugated derivatives. *J Sci Food Agric.* 1977;28(4):387-393.
27. Martínez-Sánchez G, Al-Dalain SM, Menendez S, et al. Therapeutic efficacy of ozone in patients with diabetic foot. *Eur J Pharmacol.* Oct 31 2005;523(1-3):151-161.
28. Delgado-Roche L, Martínez-Sánchez G, Díaz-Batista A. Determinación de marcadores de estrés oxidativo en pacientes con enfermedades cardiovasculares [Determination of oxidative stress markers in cardiovascular disease patients]. *Acta Bioquím Clín Latinoam.* 2009;43(3):307-313.
29. Mallok A, Martínez-Sánchez G, Flores-Sánchez RM, Alonso-Rodríguez CÁ. Relación entre indicadores clínicos del espermograma y variables redox en infertilidad masculina [Association between clinical indicators of spermogram and redox variables in the male infertility]. *Revista Cubana de Farmacia.* 2011;45(3):361-379.
30. Motchnik PA, Frei B, Ames BN. Measurement of antioxidants in human blood plasma. *Methods Enzymol.* 1994;234:269-279.
31. Camera E, Picardo M. Analytical methods to investigate glutathione and related compounds in biological and pathological processes. *J Chromatogr B Analyt Technol Biomed Life Sci.* Dec 5 2002;781(1-2):181-206.
32. Gil L, Martínez-Sánchez G, Gonzalez I, et al. Contribution to characterization of oxidative stress in HIV/AIDS patients. *Pharmacol Res.* Mar 2003;47(3):217-224.

Sección 2. Capítulo II.
Métodos Analíticos para el Estudio del Estrés Oxidativo

Caracterización de Antioxidantes

Antes del empleo a gran escala de compuestos naturales o sintéticos como antioxidantes profilácticos, es necesario un estudio profundo de las propiedades anti o prooxidantes de la molécula que se propone. Con estos fines se han diseñado diferentes metodologías experimentales. El desarrollo de estas metodologías es un factor crítico de gran importancia en las estrategias de formulación de un suplemento antioxidante y también en la elaboración de alimentos fortificados.

El resultado de los ensayos *in vitro* e *in vivo* (en animales de experimentación) tiene un papel predictivo sobre los fenómenos que pudieran tener lugar *in vivo* (en humanos). Sin embargo, una estrategia de investigación coherente debe dar respuesta a interrogantes básicas que deben ser satisfechas durante el desarrollo de un antioxidante con fines terapéuticos, preventivos o como aditivo de alimentos.

Debido a la diversidad de variantes experimentales y sistemas de ensayo, diseñados para el estudio de un antioxidante, resulta de interés examinar las premisas básicas que permitieran considerar a un agente cualquiera como antioxidante, así como la racional para su estudio.

Un antioxidante es aquella sustancia que presente, en muy bajas concentraciones comparadas con la *sustancia oxidable*, retarda o previene la oxidación de esta última. El término *sustancia oxidable* incluye cualquier tipo de moléculas producidas por los organismos vivos.[1]

Desde el punto de vista fisiológico está bien establecida la participación, en los mecanismos de defensa antioxidantes, de las enzimas SOD, GPx, CAT y de otras proteínas como la ceruloplasmina. Además, existen muchas referencias acerca de la actividad antioxidante de la Vit. E; también se han propuesto como antioxidantes diferentes compuestos como los β-carotenos, albúmina, metalotioneina, carnosina, mucus, ácido fítico, taurina, bilirrubina, ácido úrico, creatinina, ergotioneina, ácido dihidrolipoico, ovotiol, coenzima Q, poliamidas, retinol, flavonoides y otros fenoles, ácido ascórbico (también referido como prooxidante bajo ciertas condiciones de reacción) y fármacos como los antinflamatorios no esteroidales, desferroxamina y n-acetilcisteína.

El uso de antioxidantes en la terapia constituye un área de gran interés. No obstante, la terapia adecuada deberá tener en cuenta si la patología se origina por una disrupción aguda o crónica del balance antioxidante/pro-oxidante.[2] Los antioxidantes de origen natural son los más indicados para el tratamiento de disrupciones crónicas.[2]

El empleo de este tipo de suplementos, que generalmente contiene polifenoles, encuentra su mayor obstáculo en el desconocimiento de su biodisponibilidad y toxicidad.[3]

En la evaluación de la posible acción antioxidante de una sustancia *in vivo* es necesario dar respuesta a las interrogantes que se señalan en la Tabla 2.II.1. En este sentido se han diseñado diferentes baterías de ensayo *in vitro*.

En la Fig. 2.II.1 aparecen diferentes niveles para el estudio de la interacción de un agente antioxidante con las ERO. La flecha que marca la dirección *Reacciones Químicas - Organismos* es la estrategia más acertada cuando se parte de una sustancia nueva, sintética o natural. Mientras que la dirección contraria se ha seguido en la investigación de los mecanismos de acción de sustancias, que se utilizan con fines terapéuticos diversos, y que se sospecha que sus efectos están relacionados con sus propiedades antioxidantes.

Tabla 2.II.1. Interrogantes a responder durante la evaluación de una sustancia propuesta como antioxidante *in vivo*.[1]

¿Qué biomolécula se supone que protege el compuesto? ¿Está el compuesto presente *in vivo* cerca de esa biomolécula a una concentración suficiente?
Cómo ocurre la protección: ¿Por secuestro de ERO, previene su formación o por reparación de daños?
¿La molécula tiene un papel biológico primario o secundario como antioxidante?
Si el antioxidante secuestra ERO, ¿puede el radical derivado de esta interacción *per se* originar daños biológicos?
¿Puede la sustancia antioxidante causar daños en compartimentos biológicos diferentes a aquellos donde ejerce su protección?

2.1. Estudios a Nivel de Reacciones Químicas

La estrategia de estudio de una sustancia que se propone como antioxidante requiere despejar numerosas interrogantes (Tabla 2.II.1).[1] Para conocer si las acciones del agente que se ensaya están directamente relacionadas con su capacidad de captura de ERO o mecanismos que impidan su formación (p.ej. unión a metales de transición) es necesario estudiar su comportamiento en sistemas sencillos donde se ponen a reaccionar la ERO con el agente que evaluamos. Con este fin existe un conjunto de métodos experimentales cuyo basamento permite, a través de reacciones químicas, detectar si el agente que estudiamos capta o impide de algún modo la generación de ERO.

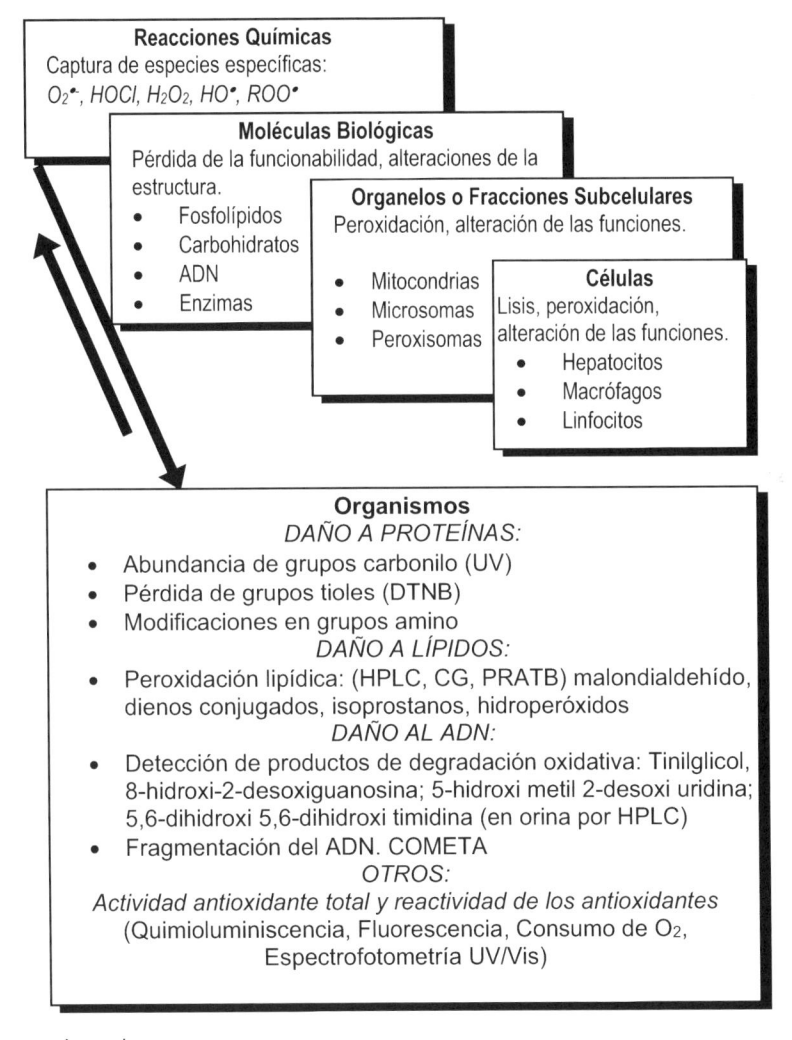

Reacciones Químicas
Captura de especies específicas:
$O_2^{\bullet-}$, $HOCl$, H_2O_2, $HO^{\bullet}$, $ROO^{\bullet}$

Moléculas Biológicas
Pérdida de la funcionabilidad, alteraciones de la estructura.
- Fosfolípidos
- Carbohidratos
- ADN
- Enzimas

Organelos o Fracciones Subcelulares
Peroxidación, alteración de las funciones.
- Mitocondrias
- Microsomas
- Peroxisomas

Células
Lisis, peroxidación, alteración de las funciones.
- Hepatocitos
- Macrófagos
- Linfocitos

Organismos
DAÑO A PROTEÍNAS:
- Abundancia de grupos carbonilo (UV)
- Pérdida de grupos tioles (DTNB)
- Modificaciones en grupos amino

DAÑO A LÍPIDOS:
- Peroxidación lipídica: (HPLC, CG, PRATB) malondialdehído, dienos conjugados, isoprostanos, hidroperóxidos

DAÑO AL ADN:
- Detección de productos de degradación oxidativa: Tinilglicol, 8-hidroxi-2-desoxiguanosina; 5-hidroxi metil 2-desoxi uridina; 5,6-dihidroxi 5,6-dihidroxi timidina (en orina por HPLC)
- Fragmentación del ADN. COMETA

OTROS:
Actividad antioxidante total y reactividad de los antioxidantes (Quimioluminiscencia, Fluorescencia, Consumo de O_2, Espectrofotometría UV/Vis)

Leyenda:
PRATB: Productos Reactivos con el Ácido Tiobarbitúrico; DTNB: ácido 5,5´-ditiobis 2-nitrobenzoico; UV/Vis: Ultra Violeta / Visible; HPLC: Cromatografía Líquida de Alta Eficiencia; CG: Cromatografía Gaseosa.

Fig. 2.II.1. Lógica para el estudio de un antioxidante.[4]

Su basamento general consiste en un sistema generador de la ERO de interés y un sistema de detección de los efectos de ésta sobre la molécula «blanco». En el medio de reacción se incluye la sustancia en ensayo. Los métodos que emplean la resonancia paramagnética de electrones son altamente sensibles al igual que los que utilizan la quimioluminiscencia, con la desventaja de que requieren del equipamiento especializado para estos fines.

2.1.1. Resonancia paramagnética de electrones (RPE)

RPE es una técnica analítica que puede detectar directamente los RL a concentraciones de hasta 10^{-10} M. Las especies químicas paramagnéticas son las moléculas o átomos que al contener e^- desapareados poseen un momento magnético no nulo. Por el contrario, las especies que poseen e^- apareados (diamagnéticas) tienen un momento magnético nulo y por tanto no pueden ser investigados por estos métodos.

Las especies paramagnéticas de interés biológico son los RL y numerosos complejos metalo-orgánicos como la hemoglobina y muchas enzimas. Para registrar el fenómeno de la Resonancia Magnética, la muestra se coloca en un campo magnético y se somete a una radiación electromagnética de frecuencia estable, bajo estas condiciones se produce la absorción de energía por parte de la especie radicálica, como resultado se obtiene un registro de este fenómeno (Fig. 2.II.2).

Para el ensayo RPE se coloca una muestra de un diámetro máximo de 3 mm. El experimento se realiza en un intervalo de temperaturas que va desde la temperatura del nitrógeno líquido a 100 °C. La muestra a analizar no necesita una preparación especial. Por ejemplo, pueden ser examinadas muestras de biopsias, plasma u otros fluidos biológicos.

La presencia de líquidos polares en la muestra como el agua, caracterizados por una elevada constante dieléctrica, atenúan la energía de microondas haciendo la técnica menos sensible. Mediante este método se han podido obtener señales típicas de células tumorales. Se pueden cuantificar con precisión el contenido de transferrina y ceruloplasmina sin necesidad de someter el suero a pretratamiento (Fig. 2.II.3).

Técnica de captura de espín electrónico

El corto tiempo de vida media de la mayoría de las ERO presentes en los sistemas biológicos representan un obstáculo para la RPE. Con la finalidad de superarlo se han introducido las técnicas que emplean una sustancia llamada «capturador de espín». Este tipo de sustancias son moléculas que portan un grupo nitrona o nitroso que al reaccionar con el RL inestable pasa a formar un RL estable (nitrosilo) cuyo espectro RPE es indicativo de la especie que le da origen.

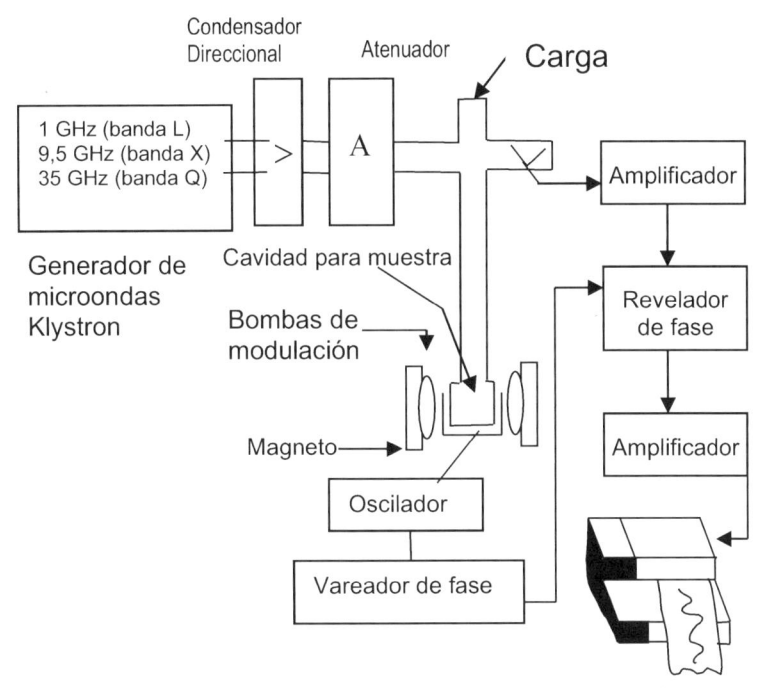

Fig. 2. II.2. Esquema de Bloque de un espectrómetro de RPE. La parte esencial es el generador de microondas (Klystron). El registrador recoge la primera derivada de la curva de absorbancia.

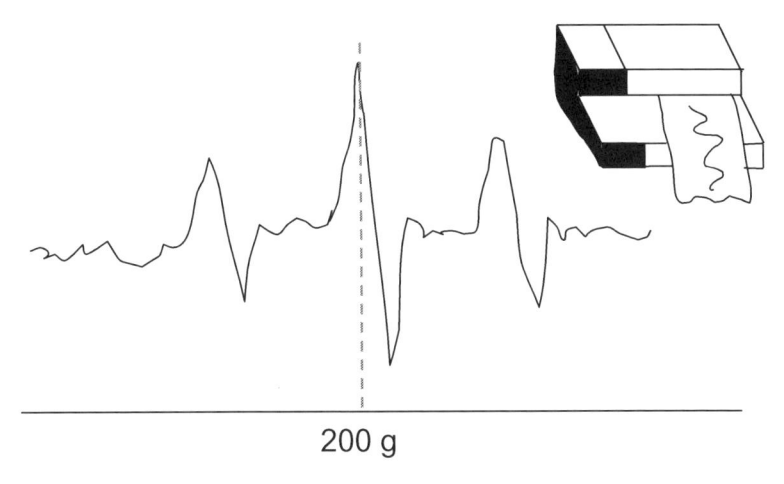

Fig. 2.II.3. Señal RPE de hígado de rata a baja energía de microonda. El valor numérico sobre el eje x se refiere al factor espectroscópico de separación g que caracteriza las distintas especies de una sustancia paramagnética. En g=200 se observa un pico de absorción de un RL, el resto de los picos corresponde a los complejos Fe-Hemoglobina.

El agente capturador de espín dimetil-pirrolin-n-óxido (DMPO) (Fig. 2.II.4) es particularmente selectivo para RL de O_2, los productos de la reacción de DMPO con $O_2^{\bullet-}$ y $HO^{\bullet}$ pueden ser fácilmente reconocidos y diferenciados.

Se han utilizado agentes de este tipo en el desarrollo de experimentos *in vivo*, pero no existen hasta el momento agentes secuestradores que puedan ser administrados al humano, donde el empleo de esta técnica se limita al análisis de la mezcla de la sangre tan pronto como es tomada con el agente capturador.

<u>Desventajas generales de la RPE</u>: El espectrómetro requiere de personal altamente especializado, las técnicas que se utilizan no son rutinarias, la interpretación del resultado requiere de un conocimiento profundo de la teoría químico física que sustenta la técnica.

Dimetil-pirrolin-n-óxido (DMPO)

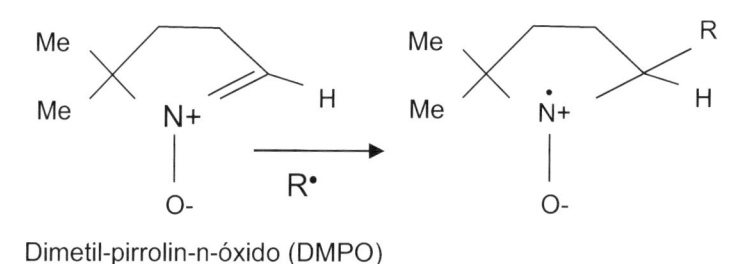

Fig. 2.II.4. Ejemplo de «capturador de espín»: Dimetil-pirrolin-n-óxido. Me, grupo metilo; R•, Radical libre orgánico.

2.1.2. Ensayo del DPPH

El DPPH (difenil-p-picril hidrazilo) es un radical natural, estable. Disuelto en etanol (concentración final de 200 µM) toma una coloración violeta intenso (λ=512-517 nm). El ensayo consiste en determinar la disminución de la absorbancia que tiene lugar en presencia del compuesto que se ensaya (20 min). El estudio cinético permite conocer cuán reactivo es el agente o la mezcla evaluada. Durante el estudio de mezclas pueden determinarse diferentes pendientes. El ensayo resulta positivo si la sustancia que ensayamos es capaz de capturar RL y por tanto decolorar la solución a un ritmo superior al ritmo normal.[5,6]

2.1.3. Radical Superóxido

El sistema generador más difundido es el de la X-XO, en él se utilizan los indicadores Iodonitrotetreazolium (INT), ferricitocromo C o nitroazul de tetrazolium (NBT). La sustancia bajo ensayo compite con los indicadores por el $O_2^{\bullet-}$.[7]

2.1.4. Peróxido de Hidrógeno

Para el ensayo de la capacidad de captura de H_2O_2, el sistema más utilizado es el que emplea la peroxidasa de rábano y un sustrato fluorescente o el guayacol.[1]

1. Ensayo de la peroxidasa: Se basa esencialmente en la reacción de la peroxidasa de rábano (HRP) con su sustrato y un indicador que puede ser el guayacol (determinación espectrofotométrica) o la escopoletina (determinación fluorescente) en el primer caso se mide el incremento de la D.O. a 436 nm y en el segundo la pérdida de la fluorescencia.

Controles: La sustancia empleada no debe ser *per se* sustrato para la peroxidasa, pues puede competir con el indicador y originar interferencias. Se observa si tienen lugar cambios espectrales en la sustancia o la peroxidasa incubadas con H_2O_2-HRP pues los productos oxidados por este sistema generalmente tienen características espectrales diferentes a los que le dan origen.

$$H_2O_2 + DH_2 \rightarrow HRP \rightarrow 2H_2O + D \text{ (oxidado)}$$

[DH_2 (guayacol o escopoletina)]

Compuestos que contengan grupos tioles o el ácido ascórbico pueden ser oxidados por la peroxidasa y constituyen serias interferencias.

2. Análisis de la interacción H_2O_2 con agentes que posean grupos tioles (cuantificación con DTNB)

Consiste en incubar el compuesto a diferentes concentraciones con H_2O_2 y seguir el curso temporal de la concentración de grupos SH. De encontrarse interferencias del compuesto que ensayamos con estos métodos se puede determinar la disminución de las concentraciones de H_2O_2 por tritración directa.

2.1.5. Ácido Hipocloroso

El ensayo de la elastasa es el más empleado como herramienta de investigación en el estudio de la capacidad de captura del HOCL. Se fundamenta en la capacidad del HOCl de inhibir la α_1-antiproteinasa, inhibidor de proteasas.[8] En este ensayo se necesita controlar que las sustancias que se ensayan no sean inhibidoras de la elastasa y que no impidan los efectos inhibidores de la $\alpha 1$-AP sobre la elastasa.

Es posible además estudiar los efectos directos del HOCL sobre un compuesto, siempre que este reúna determinados requisitos como presentar un máximo de absorción característico en el espectro UV-Vis. (p.ej. ácido ferúlico).

2.1.6. Radical Hidroxilo

El ensayo que emplea la 2-desoxirribosa como blanco del ataque del HO•, es de gran utilidad, pues no solo permite evaluar la capacidad secuestradora de un agente frente a HO•, sino que con algunas variaciones metodológicas permite conocer la constante de reacción agente- HO• y la capacidad quelante de Fe del agente estudiado.[9]

1. <u>Captura de HO•, ensayo de la 2-desoxi-d-ribosa.</u>

El ensayo de la 2-desoxi-d-ribosa se introdujo como método de aplicación práctica en 1981 (Gutteridge y Halliwell).[10] En este sistema el radical HO• se genera por la reacción de Fe^{3+}-EDTA y H_2O_2 en presencia de ácido ascórbico, el HO• reacciona con la 2-desoxi-d-ribosa para formar bases de propenal que rinden un cromógeno cuando reaccionan con el ATB a pH ácido. El radical HO• que se forma está disponible para atacar la 2-desoxi-d-ribosa u otro secuestrador presente en el medio de reacción. La constante de velocidad HO•/ blanco de la oxidación dependerá de la concentración de la sustancia en el medio y de la velocidad de formación del HO•.

Los compuestos insolubles no se pueden ensayar en este sistema, tampoco se pueden evaluar concentraciones de muestras que interfieran en la reacción de coloración ATB. Esta técnica permite además el cálculo de la constante de velocidad producto en ensayo/ HO•, para lo cual deberá graficarse el inverso de la absorbancia *vs.* la concentración, y realizar una serie de cálculos. Se ha estimado la constante de velocidad por este método para diferentes sustancias y se ha observado una elevada correlación entre esta y la determinada por radiólisis de pulso.

Esta metodología permite además verificar la capacidad del compuesto que ensayamos para unirse al hierro de forma que prevenga la catálisis para la formación de HO•. Con tales fines el ensayo se repite sin la adición de EDTA al medio. Si el Fe^{3+} se une a la molécula de desoxirribosa se potencia su daño en presencia de Vit. C. Los compuestos capaces de evitar este daño serán los capaces de inhibir la reacción Fe^{3+}-ascorbato o H_2O_2. Los compuestos que son capaces de unirse al Fe pueden dañarse ellos mismos porque HO• se produce en su vecindad.

Otra variante del ensayo donde se omite la adición de ascorbato, permite conocer la capacidad prooxidante del agente que estudiamos sobre carbohidratos.

2. <u>Ensayo de descomposición oxidativa del dimetil sulfóxido</u>

Es un ensayo alternativo que permite evaluar la actividad secuestradora de $HO^\bullet$ en compuestos con poca solubilidad en agua. Consiste en generar $HO^\bullet$ por un sistema Fenton similar al que utiliza el ensayo de la 2-desoxirribosa, estos oxidan el dimetil sulfóxido para dar lugar a la formación de formaldehído cuya D.O. puede registrase a 412 nm. La inhibición de la formación de formaldehído será el indicador de captura de $HO^\bullet$.

2.1.7. Especies Ferril

Ferril y Perferril: La ERO denominada *perferril* es un intermediario de la reacción Fe^{3+} y $O_2^{\bullet-}$.

Perferril

$O_2^{\bullet-} + Fe^{3+}\text{-Quelato} \leftrightarrow [O_2^{\bullet-} - Fe^{3+}\text{-Quelato} \leftrightarrow O_2\text{-}Fe^{2+}\text{-Quelato}] \leftrightarrow O_2 + Fe^{2+}\text{-Quelato}$

Se ha sugerido que este intermediario puede iniciar procesos de POL pero su presencia en el centro activo de una forma poco activa de la enzima peroxidasa, indica que el perferril no posee la reactividad capaz de originar daños *in vivo*.

La ERO *ferril* en la cual el hierro tiene grado de oxidación 4, se forma en sistemas de reacción Fenton (posiblemente como intermediario de la formación de $HO^\bullet$ y tiene un gran poder oxidante Fig. 2.II.5.

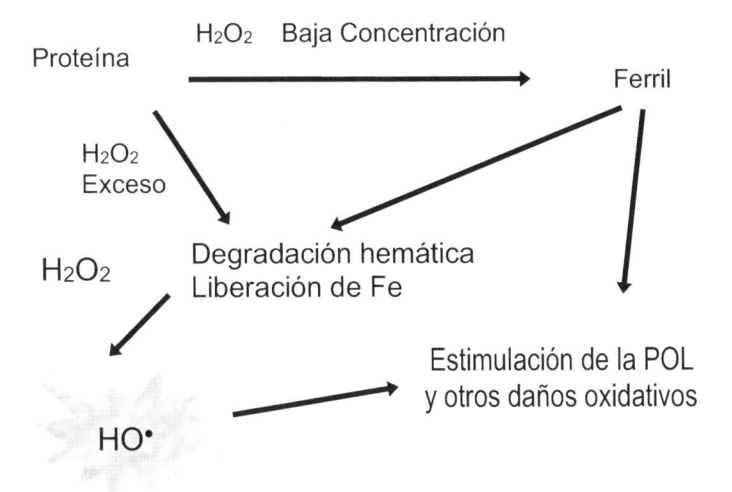

Fig. 2.II.5. Interacción de proteínas asociadas a hierro con H_2O_2 y generación de $HO^\bullet$. POL, peroxidación lipídica.

La incubación de hemoglobina o mioglobina con H_2O_2 es capaz de acelerar los procesos de POL. Este hecho se le atribuye a las ferril proteínas que actúan como iniciadores de la peroxidación. En exceso de H_2O_2 se produce liberación de hierro. Este ión así como la formación de perferril aceleran las reacciones radicálicas. Ello está directamente relacionado con la potenciación de la POL que tiene lugar en los sitios de inflamación donde ocurre sangramiento.

Los agentes capaces de interactuar con las especies ferril, previenen los procesos de peroxidación estimulados por ferril hemoproteínas. La Vit. C es un capturador eficaz de estas especies, así como el ácido úrico y compuestos ricos en grupos tioles, aunque el potencial pro-oxidante de los productos formados en estos casos limita su posible empleo con estos fines. Una mezcla de H_2O_2 y hemoglobina o mioglobina estimulan la POL, aparentemente por la acción del radical ferril asociado al grupo hemo. La capacidad de una sustancia para reaccionar con especies ferril puede ser evaluada mediante el registro espectrofotométrico de la pérdida de ferril mioglobina o ferril hemoglobina. El ácido ascórbico es un buen secuestrador de ferril, inhibe la peroxidación ferril dependiente que tiene lugar sobre ácidos grasos o membranas lipídicas.

Por otra parte, la exposición de hemoproteínas a elevadas concentraciones de H_2O_2 originan la ruptura del grupo hemo con la consecuente liberación de Fe. Algunos antioxidantes como la vit. C previenen este proceso mediante la reducción de los radicales ferril. La capacidad de inhibir la liberación de Fe provee de una metodología adicional para evaluar la actividad antioxidante potencial de un agente.

2.1.8. Radicales Alquil Peroxilo Hidrosolubles

Radical alquil peroxilo y alcohoxilo ($RO_2^•$, $RO^•$): se forman típicamente como intermediarios, durante la ruptura de lípidos peroxidados en las reacciones radicalarias de la POL.[8] La formación de $RO_2^•$ es el paso más importante de las reacciones de propagación en cadena durante la POL.[11,12] La peroxidación de la membrana produce pérdida de la fluidez, alteraciones en las funciones secretoras y de los gradientes iónicos.[13] Numerosos residuos químicos de estas reacciones, incluido el MDA pueden difundir del sitio donde se producen y provocar edema, alterar la permeabilidad vascular, desencadenar la reacción inflamatoria y la quimiotaxis, estimular la FLA_2 e inducir la liberación del AA, con la subsecuente formación de eicosanoides.[13] Por otra parte, se ha encontrado una estrecha relación entre la elevación de las concentraciones de algunos productos terminales de la POL, la activación de proto-oncogenes y la promoción de tumores.[14,15]

Entre los secuestradores más importantes de estos radicales se encuentran el GSH y la vit. C (de fase acuosa) y la vit. E y los β-carotenos (de fase lipídica). Este último solo actúa como antioxidante a bajas concentraciones de oxígeno.[1]

La contribución relativa de los radicales alquil peroxilo solubles en H_2O a la peroxidación, no ha sido totalmente esclarecida. En la mayor parte de los casos el ácido ascórbico es capaz de reparar estos daños. Sin embargo, el tamizaje completo sobre las características de un agente antioxidante debe incluir este tipo de ensayos.

Existen varios sistemas experimentales diseñados para el estudio de la acción de un agente sobre la formación de radicales alquil peroxilos hidrosolubles, uno de ellos es la acción de un sistema generador de HO• sobre el ácido úrico el cual rinde un radical alcohoxilo soluble detectable por RPE o alternativamente se coloca en el medio una proteína y se miden los daños oxidativos que tienen lugar en ésta, sin y con la adición del agente en estudio.

Otro sistema de los más frecuentemente utilizados es la generación por termólisis de un azo indicador (p.ej. Fig. 2.I.10) y la colocación en el medio de un lípido blanco de la oxidación. En este caso se analiza el efecto del antioxidante sobre la POL. Generalmente se emplea como blanco una suspensión de ácido linoleico.

En algunos de estos estudios se ha demostrado que el ácido ascórbico es un excelente secuestrador de radicales alquil peroxilo solubles en agua, mientras que agentes como la desferroxamina ejercen efectos antioxidantes pobres.

2.1.9. Radicales Alquil Peroxilo Liposolubles

De manera general un antioxidante puede actuar a diferentes niveles de la cadena de reacciones que tiene lugar durante el proceso de POL:

- Por disminución de las concentraciones de O_2 en el sitio de reacción
- Captura la ERO que inicia el proceso de POL
- Se une a metales de manera que impide la generación de la ERO iniciadora de la POL
- Descompone los peróxidos, transformándolos a productos no radicales (p.ej. alcoholes)
- Captura radicales intermediarios $RO^•/RO_2^•$ e impide la propagación de la POL.

Los radicales $RO_2^•$ liposolubles son las ERO de mayor peso en el proceso de POL de las membranas biológicas. Es por ello que los ensayos dirigidos a evaluar los efectos de una sustancia sobre esta cadena de reacciones utilizan como blanco el desarrollo del proceso de POL sobre membranas eritrocitarias, homogenizados de tejidos, liposomas o microsomas.

Los microsomas están formados por un conjunto de vesículas que se obtienen por homogeneización y posterior ultra centrifugación. Muchas de estas vesículas provienen del retículo endoplasmático celular y portan citocromo P-450 y NADPH-citocromo P-450 reductasa.[16]

A pesar de que este sistema ha sido utilizado ampliamente en la investigación, los mecanismos por los que transcurre la peroxidación microsomal, estimulada por Fe y NADPH, no se han esclarecido totalmente. De acuerdo a lo representado en la Fig. 2.II.6 la peroxidación transcurre con la participación del ion perferril; además en el sistema se forman $HO^\bullet$, $O_2^{\bullet-}$ y H_2O_2.

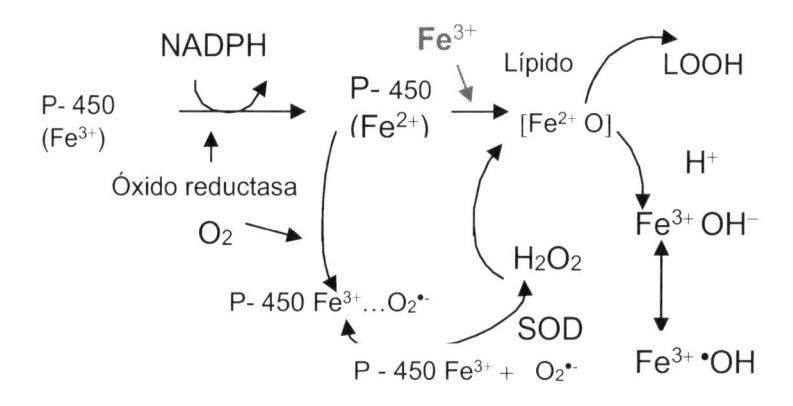

Fig. 2.II.6. Mecanismo propuesto para la peroxidación lipídica inducida por NADPH y Fe en microsomas hepáticos.

Aunque estos ensayos se practican ampliamente, los resultados que de ellos se derivan deben ser cuidadosamente analizados. En primer lugar, generalmente se trabaja a presiones de O_2 ambientales, lo cual hace que los resultados finales puedan ser muy variables debido a que existen antioxidantes que funcionan mejor a bajas presiones de O_2. Durante la reacción tiene lugar además una disminución de las presiones de O_2 en el medio, pues este se consume durante la reacción.

Por otra parte, se debe prestar atención al indicador final del proceso de POL, el cual puede realizarse por medición del consumo de O_2 o la reacción del TBA (donde se debe tener en cuenta la posibilidad de interferencias).

Adicionalmente influye el modo en que se inicie el proceso de peroxidación en los resultados finales. Si utilizamos un azo-indicador como el ABAP es difícil distinguir si el antioxidante actúa directamente y secuestra el radical derivado del ABAP o el radical alquil peroxilo utilizado como sustrato.

En el caso de los microsomas la POL puede acelerarse mediante la adición de Fe^{3+}/Vit. C, Fe^{3+}/ADP + NADPH. En estos sistemas de catálisis con metales, el antioxidante puede actuar no solo mediante el secuestro del radical $RO_2^\bullet$ sino también uniéndose al Fe y de esta forma desacelerar el proceso de POL. Es posible distinguir este fenómeno de la forma siguiente:

1. Si el antioxidante actúa uniéndose al metal entonces no se consume (se puede determinar su concentración antes y después de la reacción mediante métodos analíticos p.ej. HPLC)
2. El antioxidante reacciona con $RO_2^\bullet$, entonces se consume durante la reacción.

Adicionalmente un antioxidante de los que reaccionan directamente con $RO_2^\bullet$ produce una fase de retraso de la oxidación prolongada, período en el cual se consume, mientras que los agentes que se unen a Fe producen una inhibición constante de la reacción.

La mayoría de los procesos de POL *in vivo* son dependientes de metales, especialmente de Fe, es debido a ello que es importante el llevar a cabo este tipo de ensayos. Se debe prestar especial atención a los elementos artefactuales que pudieran alterar este resultado. En el caso de los microsomas cuando el proceso de peroxidación se inicia con la adición de NADPH/Fe^{3+}/ADP debe chequearse que el compuesto que se añade no inhiba la reducción enzimática del complejo Fe^{3+}ADP, esto se hace usualmente mediante la medición del consumo de NADPH.

Se debe tener en cuenta además que la adición del NADPH al medio conduce a la activación del sistema citocromo P450 que es capaz de metabolizar ciertos antioxidantes.

La peroxidación iniciada con Fe^{3+}/Vit. C debe realizarse con vista a minimizar el efecto de las monoamino oxidasas. Debe tenerse en cuenta que la vit. C añadida también puede producir la reducción de los lípidos oxidados solubles (derivados de la reacción del antioxidante-radical peroxilo) regenera el antioxidante y por tanto facilita su reacción. Este tipo de reacción tiene lugar si el radical derivado del antioxidante está accesible para su reducción en la membrana (tal es el caso del radical α-tocoferil). Debido a estas variaciones entre los métodos es importante comparar las acciones antioxidantes mediante el empleo de diferentes sistemas generadores.

En los sistemas que emplean microsomas se puede adicionalmente eliminar los efectos de los sistemas enzimáticos p.ej. aplicando calor (ebullición) a la preparación durante 15 min.

2.2. Estudios a nivel de moléculas biológicas

Las biomoléculas que forman los organismos vivos juegan un papel esencial en el mantenimiento de su integridad estructural y funcional. Para conocer con precisión la efectividad del agente que ensayamos, frente a los daños por ERO a estas macromoléculas, se han diseñado un conjunto de metodologías experimentales que resumimos a continuación.

2.2.1. Actividad Anti o Pro-oxidante Sobre ADN

Los ensayos que emplean Bleomicina-Fe^{3+}/ ácido ascórbico y Cu-Fenantrolina / H_2O_2 son los más empleados en el estudio de la actividad antioxidante o pro-oxidante de un agente frente al ADN. El sistema generador Bleomicina-Fe^{3+} daña al ADN fundamentalmente a nivel de los azúcares, mientras que el sistema Cu-Fenantrolina origina alteraciones en las bases. Esta diferencia está relacionada con la desigual reactividad de los intermediarios de la reacción. Los productos de degradación del ADN reaccionan con el ATB y forman productos reactivos con el ATB (PRATB), que sirven como marcadores de la intensidad del daño (Tabla 2.II.2).

Tabla 2.II.2. Efectos de un antioxidante en los ensayos de daño al ADN por bleomicina/Fe y fenantrolina/Cu.

Muestra	Magnitud del daño al ADN A_{532} nm			
	Bm./Fe^{3+}	Bm./Fe^{3+} + C 0,2 mM	Fenan./ Cu^{2+}	Fenan./ Cu^{2+} + C 0,2 mM
Blanco	0,019	0,163	0,169	0,233
C 0,2 mM	$0,163^b$	-	$0,233^b$	-
A % $^{p}/_{v}$ 0,024	0,021	$0,008^b$	$0,042^a$	$0,083^b$

Leyenda: A, Antioxidante; Bm., Bleomicina; Fenan., Fenantrolina; C, ácido ascórbico; p/v, peso / volumen; a Diferencias significativas p<0,05 con respecto al blanco; b, Diferencias significativas p< 0,01 con respecto al blanco.[17]

2.1.2. Peroxidación de LDL

La oxidación de LDL (Fig. 2.II.7) es un factor crítico en el desarrollo de la arterioesclerosis. Los eventos primarios de la aterogénesis comienzan con el paso de LDL al espacio sudendotelial donde quedan atrapadas y pueden ser oxidadas por la acción de células residentes como células del músculo liso, células endoteliales o macrófagos. Las LDL oxidadas estimulan la quimiotaxis de monocitos y a su vez inhiben su regreso a la circulación.

La interacción: macrófago/LDL oxidada, conduce a la formación de células espumosas. La oxidación de LDL conduce adicionalmente a la disfunción del endotelio, así como a la necrosis de las células espumosas, como resultado se liberan enzimas lisosomales y ocurren otros trastornos asociados al proceso necrótico.

La cinética de la oxidación comienza con incrementos discretos de la D.O. a 234 (formación de DC), llamada fase de latencia. Este período se utiliza usualmente como indicador de la resistencia de la LDL a la oxidación. Solo cuando la mayor parte (sino todos) los antioxidantes se agotan, comienza la oxidación de los AGPI y la acumulación de DC. Finalmente los DC peroxidados se descomponen en aldehídos que no absorben la luz a 234 nm. Este tipo de compuestos son los que interactúan con la lipoproteína Apo B y conduce a interferencias con el metabolismo normal de las lipoproteínas (Fig. 2.II.8).

Tanto la incorporación de antioxidantes a las LDL como dentro de las células vasculares reduce las manifestaciones clínicas de las enfermedades vasculares mediante la reducción de la oxidación de las LDL y la consecuente respuesta celular a las LDL oxidadas. La oxidación de LDL conduce a: incrementos de la adhesión de monocitos, incrementos en la formación de células espumosas, incremento de la citotoxicidad e incremento de la disfunción vascular.

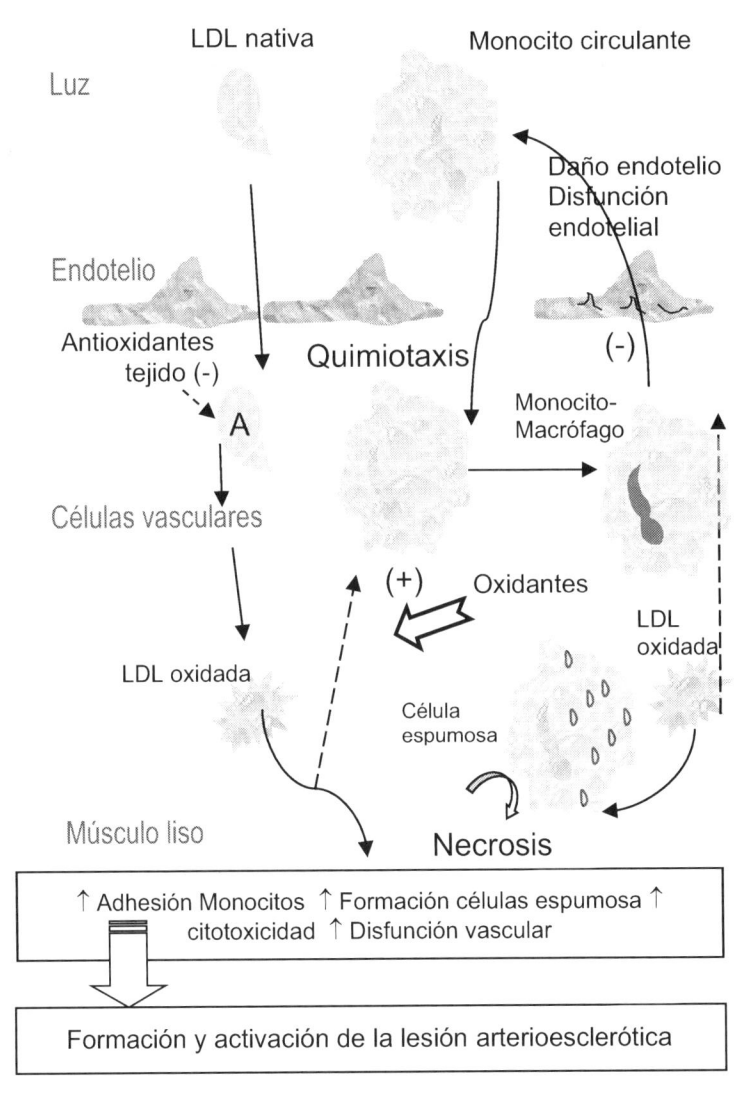

Fig. 2.II.7. Representación esquemática del proceso de oxidación de LDL y sus consecuencias.

A nivel experimental la inducción de la peroxidación se realiza generalmente con el uso de Cu o azo compuestos. Los antioxidantes prolongan las fases a o b (Fig.2.II.8).

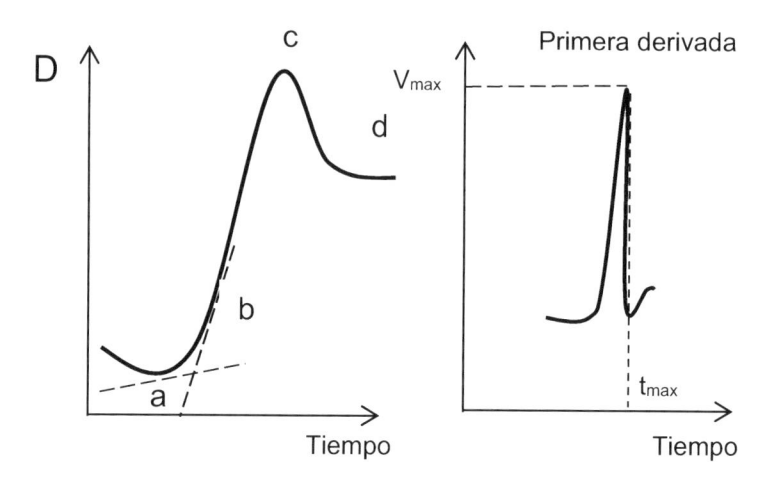

Leyenda: a) Período de latencia (dado por el contenido de antioxidantes)
b) Período de progresión c) Máximo de oxidación d) Descomposición

Fig. 2.II.8. Cinética de dienos conjugados a 234 nm.

También es posible seguir el proceso mediante la medición del contenido de MDA de forma cinética o en los puntos inicial o final. Por la movilidad electroforética, los ácidos grasos tienen cambios en su factor de retención (Rf) según sea su grado de peroxidación. Puede seguirse adicionalmente los grupos aminos libres con el reactivo TNBS a 340 nm.

La cinética de DC en LDL puede seguirse tanto en LDL aisladas de suero de animales o humanos tratados con antioxidantes o en LDL aisladas y tratadas *in vitro* con el agente. Siempre que se inicie la POL con Cu la muestra debe estar libre de EDTA. La primera derivada de la DO *vs.* t permite determinar los indicadores Vmax (razón máxima de acumulación de dienos) y tmax (tiempo en que la razón es máxima). Ambos son indicadores de la eficiencia del antioxidante.

2.2.3. Enzimas

Las técnicas desarrolladas en esta dirección se fundamentan en el análisis del comportamiento espectral (U.V.) de las principales enzimas antioxidantes y las modificaciones que tienen lugar al tratarlas en presencia o ausencia del compuesto en estudio con una ERO generada *in situ*.[8] Un ejemplo de este tipo de ensayo se muestra en la Fig.2.II.9.

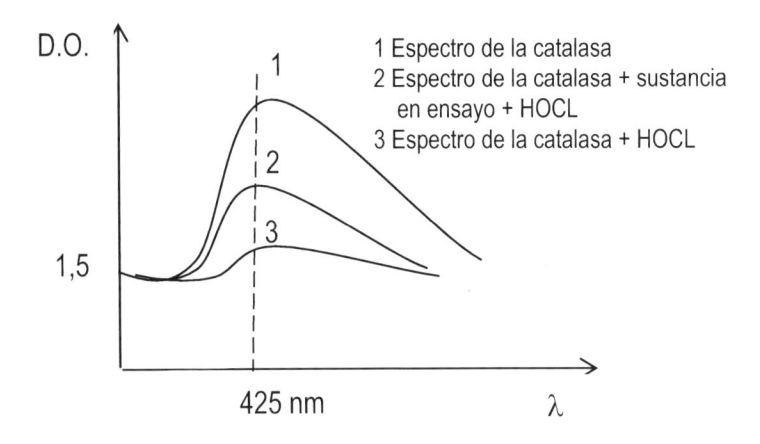

Fig. 2.II.9. Efecto protector de un agente frente al daño por HCLO a la catalasa.

2.2.4. Lípidos

Existen variados ensayos para el estudio de la peroxidación sobre lípidos y fosfolípidos, los más empleados utilizan homogenados de cerebro (de ratas o bovino), liposomas de fosfolípidos, AA, entre otros. La oxidación se genera por vía enzimática, catalizada por adición de metales o mediante la generación en el medio de alguna ERO. El agente en estudio se coloca en el sistema y se calculan los porcentajes de inhibición de la oxidación.[8]

2.3. Estudios de actividad antioxidante total

La capacidad antioxidante ha sido ampliamente estudiada mediante el empleo de métodos *in vitro*. Sin embargo, las principales cuestiones relacionadas con el estudio de los antioxidantes naturales son evaluar si estos antioxidantes demuestran un papel clave en el sistema biológico y evaluar su biodisponibilidad en el organismo. La mayoría de los resultados en la literatura que utilizan métodos de actividad antioxidante total, son controvertidos debido a la falta de estandarización (Tab. 2.II.3).

No obstante, estos métodos se consideran útiles en las fases de tamizaje y algunos se han encaminado al diagnóstico clínico, mediante el uso de suero, plasma u otros fluidos como muestra de partida.

2.4. Estudios a nivel de organelos, fracciones subcelulares y células

Los principales organelos, fracciones subcelulares y células sobre los que se estudian los efectos de las ERO y la acción de los antioxidantes son: polimorfonucleares (neutrófilos), mitocondrias, microsomas, macrófagos y leucocitos.[8,19-21] Estos sistemas representan un nivel de organización de la materia superior al anterior.

Tabla. 2.II.3. Ventajas y desventajas de los métodos *in vitro* para la evaluación de la actividad antioxidante total.[18]

Método	Ventaja	Desventaja
DPPH	Procedimiento fácil. Bajo costo. Reacción rápida.	La CE_{50} podría ser difícil de interpretar. La cinética de la reacción es difícil de estandarizar.
ABTS	Bajo costo. Reacción rápida. Puede usarse para evaluar el efecto del pH sobre la actividad, ya que es estable.	No estandarizado, dificulta la comparación. Es necesario un paso extra para generar RL a partir de la sal ABTS. Radical no estable durante largos períodos de tiempo.
ORAC	Estandarizado permite comparaciones.	Caro, dependiente del pH. La cuantificación requiere tiempo. Variaciones instrumentales.
FRAP	Útil para evaluar extractos naturales.	Usa elevados volúmenes de reactivos.
TRAP	Sensible	Compleja y requiere tiempo y un alto grado de experiencia.

Legenda: ABTS; Ácido 2,2'-azino-bis-3-etilbenzotiazolin-6-sulfónico; CE50, concentración efectiva media; DPPH, 1,1-difenil-2-picrilhidracilo; FRAP, Capacidad reductora del ion férrico; ORAC, capacidad de absorción de radicales de oxígeno; TRAP, Parámetro total de eliminación de radicales antioxidantes.

En este caso puede ocurrir metabolismo del agente, hay contacto con sistemas enzimáticos o con células íntegras, lo que permite evaluar las acciones del compuesto objeto de estudio y sus metabolitos o derivados sobre la integridad celular (funcional o estructural), la inducción de sistemas antioxidantes y/o la activación de mecanismos de reparación. La POL es el evento más utilizado como marcador de los procesos oxidativos en estos casos. La inducción de la oxidación se realiza con el auxilio de variados sistemas generadores de ERO (ver ensayos en microsomas, sección 2, epígrafe 2.1.3).

En los estudios sobre células, existen diversas variables metodológicas que incluyen los ensayos del agente en células aisladas o la administración de la sustancia investigada a animales y el análisis posterior del metabolismo oxidativo sobre determinadas células o fracciones celulares. En estos modelos se pueden estudiar además, la inducción o represión de genes involucrados en el sistema redox, una ves que las células se exponen al agente ensayado.

2.5. Estudios a nivel de organismos

Los estudios sobre organismos vivos son decisivos en la caracterización de una sustancia propuesta como antioxidante, estos aportan los elementos definitivos sobre la bioactividad y biodisponibilidad del compuesto y permiten dar respuesta, entre otras interrogantes, a si se alcanzan las concentraciones suficientes *in vivo* para ejercer la protección y si ocurren daños en sistemas fisiológicos diferentes a aquellos donde se ejerce la protección.

En los últimos años se han desarrollado un gran número de ensayos destinados a conocer las alteraciones que tienen lugar en el sistema de reacciones oxidativas en modelos de enfermedad o situaciones fisiopatológicas, mediante el análisis en fluidos (orina, suero) de productos de degradación de las principales moléculas biológicas o mediante el análisis del balance de antioxidantes totales en éstos.

Una recopilación de diversas metodologías se observa en la Fig. 2.II.10.[6,8,22-24] En el marco de la investigación preclínica, los modelos experimentales de I/R, la inducción de EO con CCL_4, fármacos que ejercen su mecanismo de acción mediado por la generación de ERO o la inducción de EO con ésteres de forbol, aportan información muy valiosa sobre los efectos *in vivo* del agente que se estudia.[25] En este nivel es conveniente la comparación de la sustancia que se investiga con antioxidantes reconocidos como las vit. E y C, tanto solas como en combinaciones.

Son escasos los antioxidantes que han alcanzado esta fase, probablemente debido a la complejidad de estos estudios que exigen, al igual que cualquier otra categoría de fármacos, la realización de pruebas clínicas con el mismo rigor que establecen las regulaciones para los fármacos convencionales. Por otra parte, muchos sistemas sanitarios incluyen los antioxidantes dentro de la categoría de «suplementos nutricionales», bajo la cual no es necesaria la presentación de evidencias clínicas en humanos. Este tipo de regulaciones favorece más a los productores que a los consumidores, pues se expende un producto cuya eficacia clínica es dudosa.

Ensayos para detectar daños sobre lípidos
Medición de Peróxidos lipídicos, aldehídos, dienos conjugados, PRATB por HPLC, aldehídos citotóxicos, pentano y etano, pérdida de insaturaciones de los ácidos grasos, hidroxinonenal, isoprostanos.

Daño a proteínas:
Determinar número de grupos carbonilo, y/o pérdida de grupos-SH.

Medición del contenido de antioxidantes:
Ácido úrico, alantoína, vitaminas, β- carotenos, glutatión, flavonoides, antioxidantes totales en plasma.

Detección de marcadores de daño oxidativo por HPLC:
$PGF_{2\alpha}$, Tirosina proteica, hidroxilación aromática, antioxidantes totales específicos, homocisteína.

Medición de la actividad de las enzimas antioxidantes:
SOD, CAT, GPx, GR, αGT

DAÑO OXIDATIVO

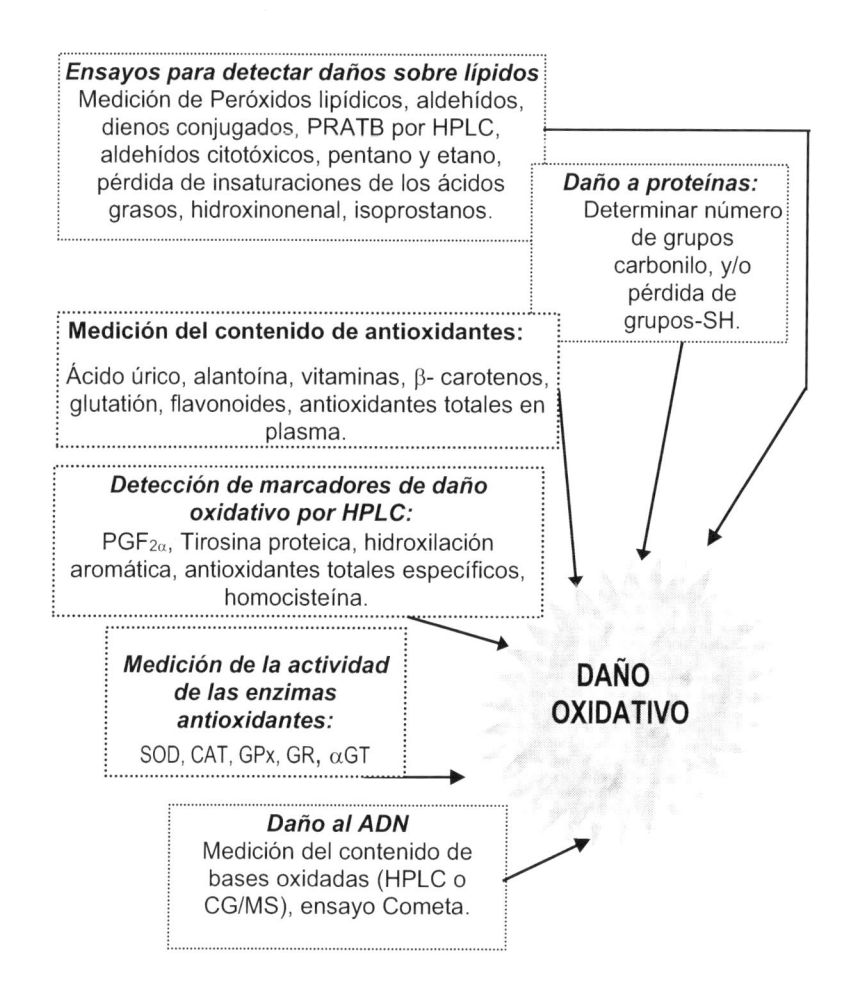

Daño al ADN
Medición del contenido de bases oxidadas (HPLC o CG/MS), ensayo Cometa.

Fig. 2.II.10. Métodos de detección de daño oxidativo en humanos y animales. HPLC, cromatografía líquida de alta eficiencia; CG/MS, cromatografía gaseosa acoplada a espectroscopia de masa; PTATB, productos reactivos con el ácido tiobarbitúrico; $PGF_{2\alpha}$; prostaglandina $F_{2\alpha}$; SOD, superóxido dismutasa; CAT, catalasa; GPx, glutatión peroxidasa; GR, glutatión reductasa; GT, glutatión transferasa.

Bibliografía Sección 2. Capítulo II.

1. Halliwell B, Gutteridge JM. Role of free radicals and catalytic metal ions in human disease: an overview. *Methods Enzymol.* 1990;186:1-85.
2. Maxwell SR. Anti-oxidant therapy: does it have a role in the treatment of human disease? *Expert Opin Investig Drugs.* Mar 1997;6(3):211-236.
3. Diplock AT, Charleux JL, Crozier-Willi G, et al. Functional food science and defence against reactive oxidative species. *Br J Nutr.* Aug 1998;80 Suppl 1:S77-112.
4. Martínez-Sánchez G. *Caracterización de los efectos biológicos del extracto de Mangifera indica L. (QF808). Un antioxidante multifuncional* [Doctoral]. La Habana: Departamento de Farmacología. Instituto de Farmacia y Alimentos, La Habana; 2001.
5. Jackson MJ. An overview of methods for assessment of free radical activity in biology. *Proc Nutr Soc.* Nov 1999;58(4):1001-1006.
6. Gulcin I. Antioxidants and antioxidant methods: an updated overview. *Arch Toxicol.* Mar 2020;94(3):651-715.
7. Marklund S, ed *Pyrogallol autooxidation*. Boca Raton, FL: CRC; 1985. Greenwalk R, ed. Handbook of Method for Oxygen Radical Research.
8. Aruoma OI. Characterization of drugs as antioxidant prophylactics. *Free Radic Biol Med.* 1996;20(5):675-705.
9. Aruoma OI. Nutrition and health aspects of free radicals and antioxidants. *Food Chem Toxicol.* Jul 1994;32(7):671-683.
10. Halliwell B, Gutteridge JM. Formation of thiobarbituric-acid-reactive substance from deoxyribose in the presence of iron salts: the role of superoxide and hydroxyl radicals. *FEBS Lett.* Jun 15 1981;128(2):347-352.
11. Gardner HW. Oxygen radical chemistry of polyunsaturated fatty acids. *Free Radic Biol Med.* 1989;7(1):65-86.
12. Gutteridge JM, Halliwell B. Iron toxicity and oxygen radicals. *Baillieres Clin Haematol.* Apr 1989;2(2):195-256.
13. Southorn PA, Powis G. Free radicals in medicine. I. Chemical nature and biologic reactions. *Mayo Clin Proc.* Apr 1988;63(4):381-389.
14. Cheeseman KH. Mechanisms and effects of lipid peroxidation. *Mol Aspects Med.* 1993;14(3):191-197.
15. Jaganjac M, Zarkovic N. Lipid Peroxidation Linking Diabetes and Cancer: The Importance of 4-Hydroxynonenal. *Antioxid Redox Signal.* Dec 2022;37(16-18):1222-1233.
16. Cecchini R, Aruoma OI, Halliwell B. The action of hydrogen peroxide on the formation of thiobarbituric acid-reactive material from microsomes, liposomes or from DNA damaged by bleomycin or phenanthroline. Artefacts in the thiobarbituric acid test. *Free Radic Res Commun.* 1990;10(4-5):245-258.
17. Martinez G, Delgado R, Perez G, Garrido G, Nunez Selles AJ, Leon OS. Evaluation of the in vitro antioxidant activity of Mangifera indica L. extract (Vimang). *Phytother Res.* Sep 2000;14(6):424-427.
18. Mendonca JDS, Guimaraes RCA, Zorgetto-Pinheiro VA, et al. Natural Antioxidant Evaluation: A Review of Detection Methods. *Molecules.* Jun 1 2022;27(11).
19. Muldoon DF, Hassoun EA, Stohs SJ. Role of iron in ricin-induced lipid peroxidation and superoxide production. *Res Commun Mol Pathol Pharmacol.* Apr 1996;92(1):107-118.
20. Paya M, Ferrandiz ML, Miralles F, Montesinos C, Ubeda A, Alcaraz MJ. Effects of coumarin derivatives on superoxide anion generation. *Arzneimittelforschung.* Jun 1993;43(6):655-658.
21. Beckman KB, Ames BN. Detection and quantification of oxidative adducts of mitochondrial DNA. *Methods Enzymol.* 1996;264:442-453.
22. de Zwart LL, Meerman JH, Commandeur JN, Vermeulen NP. Biomarkers of free radical damage applications in experimental animals and in humans. *Free Radic Biol Med.* Jan 1999;26(1-2):202-226.
23. Miller NJ, Rice-Evans CA. Spectrophotometric determination of antioxidant activity. *Redox Rep.* Jun 1996;2(3):161-171.

24. Rice-Evans CA, Miller NJ. Antioxidant activities of flavonoids as bioactive components of food. *Biochem Soc Trans.* Aug 1996;24(3):790-795.
25. Bagchi D, Vuchetich PJ, Bagchi M, et al. Protective effects of zinc salts on TPA-induced hepatic and brain lipid peroxidation, glutathione depletion, DNA damage and peritoneal macrophage activation in mice. *Gen Pharmacol.* Jan 1998;30(1):43-50.

Sección 3. Capítulo I.
El Balance Redox y la Alimentación

La dieta y su relación con las enfermedades crónicas

1.1. Introducción

La información que vincula la dieta con las enfermedades crónicas proviene de investigaciones epidemiológicas y ensayos controlados con seres humanos. Los experimentos con animales de laboratorio y las pruebas *in vitro* en cultivos de tejido también han contribuido al conocimiento de las relaciones entre la dieta y las diversas enfermedades crónicas señaladas en este capítulo.[1]

A medida que la situación social, y con ella la alimentaria, se modifica en una población y se favorece el riesgo de una enfermedad específica, aparece la enfermedad en una proporción creciente de los individuos, en particular en aquellos que son más sensibles. La variabilidad de la sensibilidad a la enfermedad, que puede tener un origen genético, hace que algunas relaciones entre la dieta y las enfermedades sean difíciles de identificar en una misma población, aun cuando la dieta puede influir mucho sobre el riesgo medio de aparición de la enfermedad en esa población.

Mientras que algunos países en desarrollo siguen preocupados por los problemas del hambre, la desnutrición y las enfermedades transmisibles, en otros ha aumentado considerablemente la prevalencia de las enfermedades crónicas. A medida que aumenta la expectativa de vida en muchos países en desarrollo, surgen nuevos problemas relacionados con los trastornos cardiovasculares, que reflejan los efectos coexistentes del envejecimiento de la población y de los riesgos vinculados con la dieta y estilos de vida que han acompañado el desarrollo económico. De acuerdo con las tendencias actuales, en un futuro cercano, esas enfermedades representarán una pesada carga de atención de salud para las comunidades menos prósperas.

Las etapas en la cual las enfermedades cardiovasculares se convierten en una causa importante de defunción corresponden al período de vida entre los 50 y los 60 años de edad y, en este período, la mortalidad por enfermedades cardiovasculares representa del 15-25% del total de defunciones.

A medida que existe progreso en las comunidades, las grasas de origen animal sustituyen progresivamente a los carbohidratos complejos (Fig.3.I.1). Los azúcares refinados simples, especialmente los jarabes de sacarosa y glucosa, también constituyen una proporción mucho mayor del total de carbohidratos de la dieta de estas comunidades, por ejemplo, estos representan el 50% en comparación con el 5-10% observado en muchas comunidades con bajos ingresos.

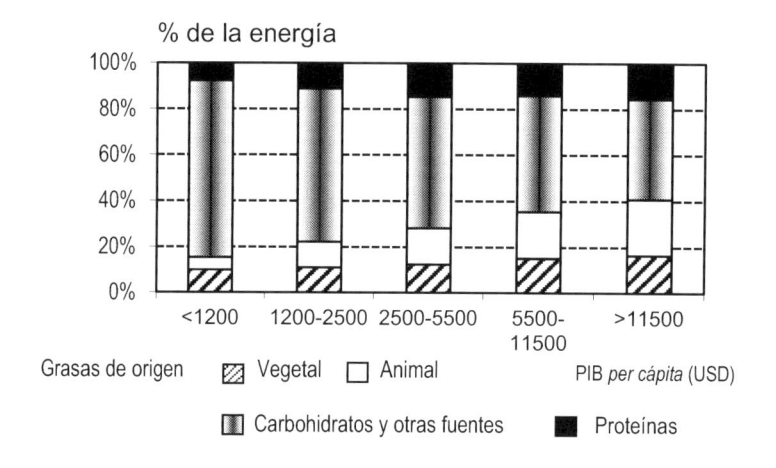

Fig. 3.I.1. Componentes de la dieta en relación con el producto interno bruto (PIB) *per cápita*. Este gráfico se basa en un análisis de los componentes de la dieta, el PIB y las tasas de mortalidad. Tomado de OMS.[2]

De este modo, la variación del consumo de alimentos amiláceos y grasas de origen animal es la característica más notable de los diferentes hábitos alimentarios de sociedades con distintos grados de prosperidad.

Las investigaciones epidemiológicas descritas, procedentes de muchos países desarrollados y en desarrollo, permiten concluir que por lo general existe una secuencia en la aparición de enfermedades crónicas a medida que la dieta del país en desarrollo se vuelve más occidental (Fig.3.I.2).

La apendicitis y la diabetes tienden a presentarse tempranamente, seguida después de varios decenios por la cardiopatía coronaria y los cálculos biliares, luego por el cáncer de intestino grueso y por último, diversos trastornos crónicos del tracto gastrointestinal.

Estas alteraciones han sido más ostensibles en países o grupos de población que experimentan una transición rápida entre distintas etapas culturales. Por ejemplo, durante 1960-1962 en el condado de Shangai (China) el cáncer y las ECV ocupaban las posiciones 6 y 7 entre las causas más frecuentes de mortalidad. Para 1978-1980, se habían convertido en las dos primeras causas de defunciones (OMS).[2]

% de la mortalidad (35-69 años)

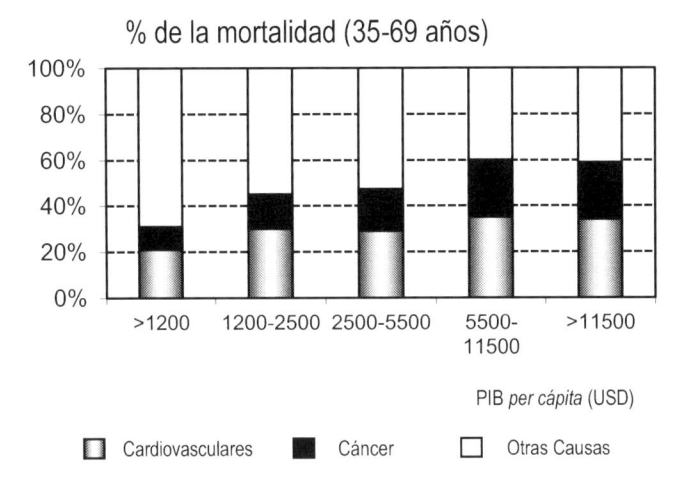

Fig. 3.I.2. Proporciones de defunciones, por enfermedades cardiovasculares, cáncer y otras enfermedades, en personas de ambos géneros de 35-69 años de edad, en relación con el producto interno bruto (PIB) *per cápita*. Este gráfico se basa en un análisis de las tasas de mortalidad por causas específicas entre las personas de 35-69 años de edad, tomadas de la base de datos de la OMS sobre la mortalidad internacional, ajustadas a la población mundial y según la distribución normalizada para la edad. Tomado de OMS.[2]

Las modificaciones dietéticas pueden ayudar a prevenir y controlar muchas enfermedades crónicas. Las dietas mediterráneas y la dieta para detener la hipertensión (DASH) enfatizan el consumo de frutas y verduras al tiempo que reducen la ingesta de carnes rojas. Estas dietas están respaldadas por evidencia bien establecida para pacientes con enfermedades cardiovasculares e hipertensión, respectivamente. Se ha demostrado que las dietas basadas en alimentos integrales y vegetales dan como resultado una reducción del peso corporal, niveles más bajos de hemoglobina glicada y una disminución de la resistencia a la insulina en pacientes con diabetes. Los pacientes con diabetes e hipertensión deben seguir una dieta saludable para el corazón, como la dieta DASH. Para los pacientes con diabetes y en riesgo de diabetes, las recomendaciones nutricionales clave, incluyen enfatizar la ingesta de vegetales sin almidón, minimizar la ingesta de azúcares agregados y granos refinados y elegir alimentos integrales en lugar de alimentos procesados. Los pacientes con enfermedad renal o hepática crónica deben seguir pautas de restricción de sodio e ingesta de proteínas. Los pacientes con síndrome del intestino irritable deben seguir una dieta baja en oligosacáridos, disacáridos, monosacáridos y polioles fermentables con suplementos de fibra. Los suplementos o alimentos probióticos pueden ser útiles para los problemas digestivos.[1]

1.2. Alimentos funcionales

El concepto de alimentos funcionales unifica a las ciencias médicas, de la nutrición y de los alimentos. En la última década, nuevas tecnologías como: biotecnología, ingeniería genética, procesamiento de alimentos, productos innovadores y producción en masa, permiten que los científicos dedicados a la alimentación diseñen nuevos productos saludables. El Instituto Nacional del Cáncer (E.E.U.U.), propuso de manera inicial el término «alimentos diseñados» para describir aquellos alimentos que contienen, de manera natural o enriquecidos, componentes químicos de tipo no nutritivo con actividad biológica procedentes de plantas (fitoquímicos), y poseen eficacia potencial para reducir el riesgo de cáncer. El Instituto de Medicina de la *U.S. Nacional Academy of Sciences* (E.E.U.U.) define a los alimentos funcionales como aquellos productos con potencial saludable que incluyen cualquier alimento o ingrediente alimentario modificado que ofrezca beneficio de salud más allá de los nutrimentos tradicionales que contiene.

La *Fundation for Innovation in Medicine* (E.E.U.U.) emplea por primera vez el término **nutracéutico** para identificar cualquier sustancia que se considere como alimento o parte de un alimento que proporcione beneficios médicos o de salud con la inclusión de la prevención y el tratamiento de enfermedades.[3] Los nutracéuticos involucran desde nutrimentos aislados, suplementos dietéticos y dietas, hasta alimentos diseñados que se obtienen por ingeniería genética, productos herbáceos y productos que se procesan como cereales, sopas y bebidas.

No obstante, existen inconsistencias y contradicciones generalizadas en las numerosas definiciones publicadas de «nutracéuticos» y «alimentos funcionales», lo que demuestra una incertidumbre total sobre lo que realmente son. No existen definiciones acordadas internacionalmente de «nutracéuticos» y «alimentos funcionales», ni de términos similares, como «alimentos saludables», o términos relacionados con productos a base de hierbas, a los que a veces se hace referencia como «nutracéuticos», lo que agrava la confusión. «Nutracéuticos» y «alimentos funcionales» son términos vagos, no discriminatorios e inútiles; la evidencia sugiere que deberían abandonarse en favor de términos más precisos.[3] La FDA aprueba en la actualidad 8 declaraciones con respecto a los alimentos y la salud, que se recogen en la tab. 3.I.1.

Las dietas con alto contenido de frutas y vegetales logran proteger al ser humano contra las enfermedades cardiovasculares y el cáncer. Al parecer las plantas desarrollan algunos compuestos, como parte de sus propios mecanismos de defensa contra agresiones del entorno, y estos benefician al hombre de manera fortuita. También se identifican efectos positivos en algunas proteínas específicas que se aíslan de fuentes animales.

Tabla 3.I.1. Aprobación actual de la FDA sobre alimentos que inciden en la prevención de diferentes enfermedades.

Enfermedad	Tipo de alimento aprobado con fines preventivos
Cáncer	Los granos que contienen fibra, las frutas y las verduras
Osteoporosis	Calcio
Cardiovasculares	Los granos que contienen fibra, las frutas y las verduras, alimentos ricos en fibra soluble en particular
	Reducidos en: Grasas saturadas, colesterol
Hipertensión	Reducidos en: Sodio
Caries dentales	Reducidos en: Azúcares y alcohol

Leyenda: FDA, *Food and Drug Administration* (E.E.U.U.)
Nota: Fuente, *Department of Health y Human Services* FDA (E.E.U.U.), 1993.[4]

Entre las moléculas propuestas como *señal de condiciones de estrés* se encuentra el *resveratrol*, molécula pequeña de tipo polifenólica, presente en diversas plantas, especialmente en la cáscara de la uva roja (y por tanto en el vino tinto). Esta sustancia en la planta pertenece al grupo de las fitoalexinas, encargadas de la protección frente a la luz UV, la agresión microbiana, entre otros. Bajo condiciones de estrés, sus concentraciones se incrementan (Fig.3.I.3). Una vez ingerida esta sustancia, en adición de sus reconocidos efectos antioxidantes, activa la vía de las proteínas sirtulinas, estas retardan los procesos apoptóticos y promueven la reparación celular, además son inhibidores de los procesos aterogénicos, neoplásicos y neurodegenerativos.

En la última década el número de productos químicos con actividad fisiológica aumentó de manera notoria (Tab. 3.I.2). Un gran número de ellos se identificó mediante encuestas epidemiológicas en las que se correlacionó algún beneficio para la salud con grupos alimentarios específicos.

En otros casos se relacionan experimentos en animales para probar las hipótesis relacionadas con los beneficios para la salud y la búsqueda de los mecanismos de acción responsables de estas acciones. Los experimentos necesarios para identificar y caracterizar los fitoquímicos con actividad fisiológica se describen en la Tab. 3.I.3.[5-7]

Se requiere que transcurran muchos años para comprender con claridad si estas sustancias ofrecen beneficios significativos para la salud, ya sea como ingredientes alimentarios, aditivos alimentarios o suplementos dietéticos. En muchos casos quizás los beneficios se deriven de efectos aditivos o sinérgicos. En relación con la eficacia se debe optar por dosis más bajas que produzcan los efectos que se mencionan, dado que las dosis altas aumentan el riesgo de toxicidad. Además, es importante determinar si la dosis del agente en el alimento tiene la misma eficacia que el compuesto aislado. Cada uno de los siguientes ejemplos se refiere a efectos fisiológicos, a las concentraciones que se encuentran de manera natural en los alimentos.

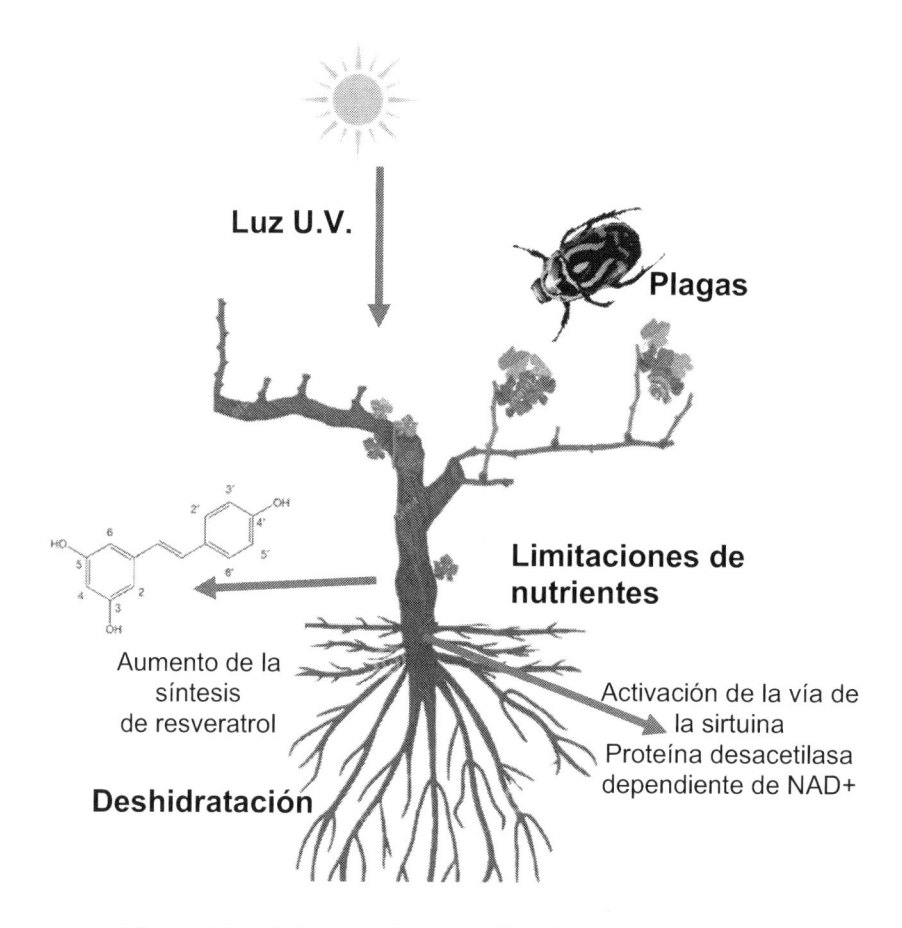

Luz U.V.

Plagas

Limitaciones de nutrientes

Aumento de la síntesis de resveratrol

Activación de la vía de la sirtuina
Proteína desacetilasa dependiente de NAD+

Deshidratación

Alteración del ciclo de vida. Resistencia al estrés.
LONGEVIDAD

Fig. 3.I.3. Representación del mecanismo de comunicación entre plantas y animales, ante condiciones ambientales adversas (estrés hídrico, salino, exceso de luz U.V. entre otros); se incrementa la síntesis de resveratrol (3,5,4' trihidroxi trans silbeno) una de las moléculas propuestas como señal inter reino. La ingestión de esta sustancia por los animales, induce señales de sobre vida.

Tabla 3.I.2. Clasificación potencial de los suplementos dietéticos funcionales.

- Antioxidantes, modificadores de daños oxidativos y mecanismos de defensa que se relacionan con el EO
- Antimutágenos, anticarcinógenos e inductores de enzimas del metabolismo de xenobióticos
- Sustancias antimicrobianas y antivirales
- Mejoradores del funcionamiento digestivo: fibra dietética, prebióticos, probióticos y microflora del colon
- Inmunomoduladores y agentes antiinflamatorios
- Sustancias neuro-reguladoras
- Fitoestrógenos
- Antihipertensivos
- Componentes alimentarios con menos alergénicos
- Agentes hipocolesterolemicos

Nota: Tomado con modificaciones de Glinsmann WH, Nutr Rev, 1996; 54:S33-37.[8]

Tal y como se describió en la Tab. 3.I.1, han sido aceptadas recomendaciones dietéticas o modificaciones en los estilos de vida para algunas patologías. En la Tab. 3.I.4 recogemos algunas recomendaciones con relación al tratamiento de patologías estrechamente vinculadas a desbalances del sistema redox.

Tabla 3.I.3. Productos químicos alimentarios con actividad fisiológica que pueden prevenir algunas enfermedades.

Compuestos activos	Fuentes alimentarias	Beneficio potencial para la salud	Posibles mecanismos y funciones
Sulforafano y otros isotiocianatos orgánicos	Verduras crucíferas	Quimioprevención del cáncer	Mediación de la actividad quimiopreventiva en modelos animales por modulación de las enzimas metabolizadoras de fármacos
Epigalocatequina y galato de epigalocatequina	Té verde	Reducción del cáncer y afecciones cardíacas	Inhibición del inicio, la promoción y la progresión del cáncer. Actividad antioxidante.
Carotenoides	Tomates, zanahorias, melón, espinaca, frutos cítricos	Reducción de afecciones coronarias y cáncer	Actividad antioxidante; depurador de radicales libres; inhibe la proliferación de la leucemia mieloblástica aguda
Lactoferrina	Leche	Estimulación del sistema inmunológico; agente antimicrobiano, curación de lesiones gastrointestinales	Estimulación de la liberación del polipéptido activador de neutrófilos interleuquina 8 en PMN humano; antibiótico endógeno; inhibición de migración celular de células gastrointestinales
Ácido Linoleico conjugado	Productos lácteos	Quimioprevención del cáncer, ateroesclerosis	Inhibición del desarrollo de células cancerosa por interferencia con la vía mitógena de regulación hormonal, reducción de la razón LDL / HDL y colesterol total / HDL en conejos
Ácidos grasos $\omega 3$	Algas y pescado	Reducción del colesterol sérico y afecciones cardíacas, actividad inmuno represora	Reducción de las relaciones entre, colesterol total, LDL y HDL en suero. Inhibición de los derivados del ácido araquidónico
Genisteína, daidzeína y otras isoflavonas	Fríjol de soya	Reducción de síntomas menopáusicos, osteoporosis, cáncer y afecciones cardíacas	Inhibición del crecimiento de líneas de células cancerosas de mama humana; disminución del colesterol total

Compuestos activos	Fuentes alimentarias	Beneficio potencial para la salud	Posibles mecanismos y funciones
Dialildisulfuro y alicina	Ajo, cebollas	Quimioprevención del cáncer, estimulación del sistema inmunológico; depurador de radicales libres y reducción del colesterol sérico	Inhibición de la proliferación de células tumorales humanas en cultivo, de la activación metabólica de carcinógenos y de la biosíntesis de colesterol
Limoneno	Frutos cítricos (aceite esencial)	Quimioprevención del cáncer	Regulación de la proliferación maligna; inhibición de la isoprenilación, y de los procesos post-transduccional de proteínas reguladoras del crecimiento celular
Cumarinas	Verduras y frutos cítricos	Reducción de la coagulación sanguínea, actividad antitumoral	Anticoagulantes, inhibidores de carcinógenicos

Leyenda: HDL, lipoproteína de alta densidad; LDL, lipoproteína de baja densidad; PMN, polimorfonuclear.

Tabla 3.I.4. Recomendaciones sobre la ingesta de nutrientes en la diabetes, el cáncer y las enfermedades cardiovasculares.

	Diabetes	Cáncer**	ECV
Carbohidratos*	50-60 g · d^{-1}		
Complejos	↑ máximo	↑	↑ ≥50%*
Azúcares	< 30 g·d^{-1}		↓ 10%*
Fibra	↑ máximo 20-40 g por cada 1000 kcal	↑	↑ >30 g·d^{-1}
Grasas totales*	< 10	≈30	<30
AGS*	<10		<10
AGPI	Igual ingesta de mono y AGPI, usarlos en sustitución de grasas saturadas, 6-8% de la energía		hasta 10, ↑ ácidos oleico y linoleico, cocinar con aceite vegetal, sustituir los AGS
Colesterol mg·d^{-1}	<300		250-300
Alcohol	moderada	no beber	moderada
Sodio g·d^{-1}	3-6 si hay hipertensión 3	<5	3-5
Proteínas	normal 0,8 g·kg de peso corporal^{-1}		10-15%* 30-50% de origen animal

Leyenda: *, como porcentaje de la energía; ↓, disminuir; ↑, incrementar; ** ver en el texto recomendaciones adicionales; AGS, ácidos grados saturados; AGPI, ácidos grasos poliinsaturados. Nota: Recomendaciones basadas en base a la opinión de expertos de todo el mundo. Se representa el criterio mayoritario (OMS, 2023).[2]

Adicionalmente en el caso del cáncer existen otro grupo de recomendaciones relacionadas con la forma de preparación de los alimentos (reducir al mínimo los ahumados y conservados en salmuera o vinagre, evitar freír o cocinar a una temperatura elevada, evitar ingerir alimentos muy calientes), otras más generales (mantener una dieta equilibrada, masticar bien los alimentos) y algunas dirigidas a autoridades sanitarias y científicos (vigilar la presencia de mutágenos y carcinógenos). En todos los casos se pretende disminuir la presencia en los alimentos de agentes carcinogénicos y preservar los nutrientes para que sean asimilados en las cantidades adecuadas y con la calidad requerida.

Bibliografía Sección 3. Capítulo I.

1. Cheng C, England E. Nutrition: Chronic Disease Management. *FP Essent.* Apr 2024;539:23-34.
2. OMS. *Dieta, Nutrición y Prevención de Enfermedades Crónicas.* Ginebra: OMS/FAO;2003.
3. Aronson JK. Defining 'nutraceuticals': neither nutritious nor pharmaceutical. *Br J Clin Pharmacol.* Jan 2017;83(1):8-19.
4. *Preventive Nutrition*: Humana Totowa, NJ; 2010.
5. Gerhauser C, You M, Liu J, et al. Cancer chemopreventive potential of sulforamate, a novel analogue of sulforaphane that induces phase 2 drug-metabolizing enzymes. *Cancer Res.* Jan 15 1997;57(2):272-278.
6. Zhang L, Zhao B, Yew DT, Kusiak JW, Roth GS. Processing of Alzheimer's amyloid precursor protein during H2O2-induced apoptosis in human neuronal cells. *Biochem Biophys Res Commun.* Jun 27 1997;235(3):845-848.
7. Tiwari P, Mishra R, Mazumder A, Mazumder R, Singh A. An Insight into Diverse Activities and Targets of Flavonoids. *Curr Drug Targets.* 2023;24(1):89-102.
8. Glinsmann WH. Functional foods in North America. *Nutr Rev.* Nov 1996;54(11 Pt 2):S33-37.

Sección 3. El Balance Redox y la Alimentación
Capítulo II

La Alimentación y las Enfermedades Cardiovasculares

2.1. Aspectos Generales

Las enfermedades cardiovasculares más frecuente son la arteriosclerosis obliterante, la trombosis arterial y la hipertensión.[1] En cada una de ellas puede influir la dieta. La mayoría de los datos de estudios con seres humanos se relacionan con el efecto de variables de la dieta sobre las fracciones de lípidos y lipoproteínas, en especial el colesterol total y las lipoproteínas de baja densidad.

Los resultados de un estudio realizado en 7 países indicaron que a nivel de la población, el colesterol sérico total se vinculó estrechamente con la incidencia de cardiopatía coronaria. También se observó una sólida correlación entre la ingestión de grasas saturadas y el colesterol sérico total, que indicaban que la variación en la concentración de colesterol sérico total en las poblaciones podría obedecer en gran medida a las diferencias en la ingestión de grasas saturadas.[2,3]

En estudios en poblaciones se ha comprobado que el riesgo de cardiopatía coronaria crece progresivamente con los aumentos del colesterol sérico total a partir de los 3,89 mM (150 mg·dL^{-1}). En muchos países se puede decir que toda la población está expuesta a un riesgo elevado. En las Tab. 3.II.1 y 3.II.2 se relacionan las clasificaciones de colesterol total y LDL con las concentraciones que son seguras y de riesgo para las enfermedades cardiovasculares. Los valores tabulados permiten en alguna medida clasificar a la población, con el fin de tomar medidas relacionadas con la dietoterapia y los cambios en el estilo de vida, que analizaremos más adelante.

Las poblaciones cuya ingestión media de grasa saturada fluctuaba entre el 3% y el 10% de la ingestión de energía, se caracterizan por una concentración de colesterol sérico total inferior a 5,17 mM (200 mg·d^{-1}) y por tasas bajas de mortalidad por cardiopatía coronaria. Cuando la ingestión de grasas saturadas supera el 10 % de la ingestión de energía, se observa un aumento marcado y progresivo de la mortalidad por cardiopatía coronaria.

Tabla 3.II.1. Clasificación de colesterol total colesterol-LDL.[4]

Clasificación	Colesterol total mg·100 mL^{-1} (mM)	Colesterol LDL mg·100 mL^{-1} (mM)
Óptimos	<150 (<3,88)	<100 (<2,59)
Deseables	150 a 199 (3,88 a 5,15)	100 a 129 (2,59 a 3,34)
Limítrofes	200 a 239 (5,17 a 6,19)	130 a 159 (3,36 a 4,11)
Altos	>240 (>6,21)	>160 (<4,14)

Leyenda: LDL, lipoproteína de baja densidad.

Tabla 3.II.2. Clasificación de la hipercolesterolemia.

Grado de hipercolesterolemia	Colesterol total mg·100 mL^{-1} (mM)	Colesterol-LDL mg·100 mL^{-1} (mM)
Leve	200 a 239 (5,18 a 6,19)	130 a 159 (3,36 a 4,11)
Moderada	240 a 299 (6,21 a 7,76)	160 a 219 (4,14 a 5,67)
Grave	> 300 (> 7,76)	>220 (>5,69)

Nota: Tomado del libro Nutrición Salud y Enfermedad, Shils, M.E. Vol.II Editorial S.A. de C.V, 2002.[5] Leyenda: LDL, lipoproteína de baja densidad.

Los estudios epidemiológicos en hombres de mediana edad proporcionan pruebas claras de que el riesgo de cardiopatía coronaria se incrementa por tres factores fundamentales: el colesterol sérico total elevado, la presión sanguínea alta y el consumo de cigarrillos.[6]

Otros componentes de la dieta, como la fibra dietética, tienen un efecto sobre el colesterol sérico, determinado en los estudios experimentales, y se han observado correlaciones en las comparaciones entre países. Como en el caso de los ácidos grasos, las distintas formas de la fibra dietética pueden tener diferentes acciones sobre el colesterol sérico. El efecto combinado de estos factores puede ser importante para modificar la velocidad de avance de la ateroesclerosis.

Los subgrupos de población que consumen dietas ricas en alimentos de origen vegetal presentan tasas más bajas de cardiopatía coronaria que la población en general. Las concentraciones de colesterol sérico entre los vegetarianos fueron considerablemente más bajas que la encontrada entre los lacto-ovo-vegetarianos y los no vegetarianos.

2.2. Factores de Riesgo a las Enfermedades Cardiovasculares

Los factores de riesgo para las ECV (Tab. 3.II.3) pueden agruparse en dos grandes grupos:

Factores no modificables de riesgo a las ECV: Al envejecer aumenta la tasa de mortalidad por accidentes cardiovasculares, ya que la edad es un factor de riesgo no modificable, además el género interviene en el riesgo. La edad se convierte en un factor de riesgo en hombres después de los 45 años de edad y en las mujeres a los 55 años. La incidencia de enfermedad prematura en varones de 35 a 44 años es 3 veces mayor que en mujeres de iguales edades.

Las mujeres poseen una mayor protección a las ECV, durante la edad fértil en comparación con los hombres. Este comportamiento puede relacionarse con los resultados en varios modelos en animales, donde los estrógenos estimulan la síntesis de los receptores de LDL y es posible que igual respuesta ocurra en humanos. La menopausia prematura, sin reemplazo hormonal, constituye un factor de riesgo.

Los antecedentes familiares son una causa de riesgo cuando existe infarto o muerte antes de los 55 años en parientes de primer grado de consanguinidad varones o en igual caso en mujeres menores de 65 años para padres, hermanos o hijos. Innumerables hiperlipemias son hereditarias y culminan generalmente con arteriosclerosis prematura y cardiopatía coronaria.

Tabla 3.II.3. Factores de Riesgo para las enfermedades cardiovasculares.

Concentraciones bajas de HDL (< 35 mg·mL^{-1})
Tabaquismo -- Hipertensión – Sedentarismo -- Diabetes mellitus
Aumento de la edad: Hombres >45 años; Mujeres >55 años o posmenopáusicas

La dislipemia aterogénica se caracteriza por numerosas alteraciones de las lipoproteínas que se producen de forma simultánea.[7] La dislipemia está compuesta por cuatro factores: la hipercolesterolemia leve, la hipertrigliceridemia leve o moderada, partículas de LDL densas y pequeñas así como concentraciones bajas de HDL. Las causas principales son: la obesidad, dietas ricas en ácidos grasos que elevan el colesterol, inactividad física, la edad y causas genéticas. El sedentarismo y la obesidad tienden a predominar en este fenómeno, el resto de las causas están más comúnmente asociadas con la hipercolesterolemia.

Factores modificables de riesgo a las ECV: Varios factores de riesgos son parte del estilo de vida de este siglo. La elevada prevalencia del tabaquismo, dietas aterogénicas, concentraciones elevadas de colesterol y de LDL, hiperhomocisteinemia, obesidad y la hipertensión, se vinculan con elevadas cifras de mortalidad por ECV. Todos estos factores de riesgo pueden disminuir y hasta desaparecer por acción de intervenciones que modifican estilos de vida inadecuados por lo que se le consideran modificables a los intentos profilácticos.

2.2.1 El Tabaquismo

El tabaquismo es un riesgo principal de ECV. El peligro aumenta con el número de cigarros fumados diariamente, ningún tipo de cigarrillo aminora el riesgo. La nicotina y los productos secundarios de la combustión del tabaco intervienen en el inicio y la progresión de la aterosclerosis, incluso el tabaquismo pasivo aumenta el riesgo. El tabaquismo disminuye las concentraciones plasmáticas de HDL aproximadamente en 6-8 $mg \cdot dL^{-1}$ y aumenta las VLDL y la glucosa sanguínea.

El humo del cigarro es un importante factor contribuyente en la etiología de ECV y respiratorias y está asociado al cáncer de pulmón, la trombosis coronaria, el enfisema crónico, el infarto del miocardio y la bronquitis.[8]

El humo del cigarro contiene más de 3 000 componentes tóxicos, tanto el humo inhalado por el fumador como el recibido por los no fumadores al contacto con los fumadores. Ambas fuentes contienen sustancias iniciadoras de tumores, carcinogénicas y genotóxicas (ver sección 1, epígrafe 2.11).

Cada soplo del cigarro contiene 10^4 radicales en la fase de las partículas condensadas y 10^5 en la fase gaseosa.[9] La nicotina disminuye el oxígeno en los tejidos, afecta el endotelio, favorece la captación del colesterol, provoca la vasoconstricción, hace que aumenten las LDL y disminuyan las HDL.[10]

Por su parte, el monóxido de carbono, un gas inodoro, que constituye del 1 % al 5 % del humo del tabaco, tiene una gran afinidad con la hemoglobina. El monóxido de carbono compite con el oxígeno en unirse a la hemoglobina, y a consecuencia de su mayor afinidad desplaza al oxígeno, formándose la carboxihemoglobina. El monóxido de carbono también puede causar daños degenerativos en el propio músculo del corazón y modificar las paredes de los vasos sanguíneos, haciéndolas más susceptibles de acumular colesterol y otros depósitos grasos.

El tabaquismo es la causa prevenible de muerte más extendida en el mundo actual, cada 8 min muere un fumador en el mundo, aproximadamente 450 personas por hora. El riesgo de cáncer de pulmón presenta una mortalidad del 5,5% en fumadores y del 0,48% en no fumadores.

Cuba ocupa el tercer lugar dentro de los países con mayor porcentaje de fumadores de América, 24,5% del género femenino y 49,3% del género masculino fuman. En Cuba fallecen los fumadores 4 años antes que los no fumadores. Cada 10 cigarros fumados al día se incrementa la mortalidad en 18% en los hombres y en un 31% en mujeres. Por el hábito de fumar en Cuba el índice de mortalidad atribuida es mayor del 60 % en el género femenino. El 16 % de la población cubana muere por tabaquismo.

Siempre que sea posible, debe estimularse la interrupción del consumo de cigarrillos. El riesgo en las personas que lo abandonan, independientemente de cuánto tiempo habían fumado, es la mitad que el de los que continúan con este hábito tóxico. El abandono del tabaco disminuye también la morbilidad y mortalidad en pacientes con enfermedad vascular periférica.

El uso de cigarrillos electrónicos continúa aumentando a nivel mundial. Los cigarrillos electrónicos se han presentado como alternativas «más seguras» a los cigarrillos de combustión que pueden mitigar el daño asociado a los productos de tabaco; sin embargo, no está completamente definido el grado en que su uso puede provocar morbilidad y mortalidad. La mayoría de los estudios se centran en las enfermedades bucales y pulmonares asociadas con el uso de cigarrillos electrónicos. Sin embargo, el daño tisular se puede encontrar en el sistema cardiovascular e incluso en la vejiga. Si bien los niveles de compuestos cancerígenos que se encuentran en los aerosoles de los cigarrillos electrónicos son más bajos que los del humo de los cigarrillos convencionales, los tóxicos generados por el calor del dispositivo de vapeo pueden incluir probables carcinógenos humanos. Además, la nicotina, aunque no es carcinógena, puede metabolizarse en nitrosaminas. Las nitrosaminas son carcinógenos conocidos y se ha demostrado que están presentes en la saliva de los usuarios de cigarrillos electrónicos, lo que demuestra el riesgo para la salud que supone el vapeo de cigarrillos electrónicos. El vaporizador de cigarrillos electrónicos puede inducir aductos de ADN, lo que promueve el estrés oxidativo y el daño del ADN y la inflamación impulsada por NF-kB. Juntos, estos procesos aumentan la transcripción de citoquinas proinflamatorias. Esto crea un microambiente que se cree que desempeña un papel clave en la tumorigénesis, aunque es demasiado pronto para conocer los efectos a largo plazo del vapeo.[11,12]

2.2.2. La Hipertensión Arterial

Los análisis recientes subrayan la necesidad de tomar medidas preventivas para limitar la aparición de la hipertensión. El riesgo tanto de cardiopatía coronaria como de apoplejía aumenta progresivamente de acuerdo con los valores crecientes de la presión arterial.

El estudio Intersalt que incluyó 52 centros de 32 países de distintas partes del mundo, evaluó la influencia de la obesidad, el alcohol y la ingestión de minerales como factores determinantes en la elevación progresiva de la presión arterial, al aumentar la edad de los individuos.[13] Un índice elevado de masa corporal y una ingesta alta de alcohol tuvieron efectos marcados e independientes sobre la presión arterial; la ingestión de sal, estimada a partir de una muestra de orina de 24 h, tuvo un efecto más débil pero significativo sobre el aumento de la misma. En las cuatro poblaciones con una ingestión de sal particularmente baja, menos de 3 $g \cdot d^{-1}$, no se observó aumento de la presión arterial con la edad, pero una estimación más razonable del límite máximo inocuo es tal vez una ingestión de sal de 6 $g \cdot d^{-1}$. Otros minerales medidos, por ejemplo, el potasio y el magnesio, parecen desempeñar la función de limitar el aumento de la presión arterial; esos elementos se encuentran fácilmente en las dietas ricas en carbohidratos complejos, los cuales también contienen una serie de otros minerales que no se estudiaron.

Los estudios epidemiológicos sistemáticamente indican que la presión arterial entre los vegetarianos es más baja que entre los no vegetarianos, independientemente de la edad, el peso y la frecuencia del pulso. Esos estudios señalan que algún componente de los productos de origen animal, posiblemente las proteínas y las grasas, pueden influir en la presión arterial en las poblaciones bien nutridas.

En algunos individuos también parece ser benéfica una menor ingestión de sal. Además, la mayor actividad física puede reducir la presión sanguínea, independientemente de su efecto sobre la modificación del peso. Un aumento de las grasas totales de la dieta también puede fomentar la hipertensión y la obesidad. Una recomendación de mantener el peso normal con una dieta baja en grasas y con un contenido elevado de carbohidratos complejos, así como reducir al mínimo la ingestión de alcohol, es adecuada para evitar la obesidad y la hipertensión.

El tratamiento de los enfermos con la tensión arterial elevada reduce el ictus y la mortalidad general, pero su efecto sobre la reducción de los episodios coronarios es menos llamativo. El conjunto de todos los estudios realizados sobre la reducción de la tensión arterial, muestran una disminución del riesgo de ictus del 40 %, del 8 % del infarto del miocardio y del 10 % de la mortalidad cardiovascular.

2.2.3. Influencia de algunos constituyentes de la dieta

Contenido y tipo de grasa en la dieta: A medidas que aumenta el contenido total de grasas de la dieta en una proporción creciente de la población, en particular los individuos más sensibles, presentan obesidad con todas sus complicaciones, por ejemplo, diabetes e hipertensión.

Los análisis primarios del consumo nacional de alimentos a partir de cifras de la FAO, en relación con el índice medio de masa corporal, fueron medidos en adultos como parte del estudio Intersalt. Como resultado se obtuvo que un índice medio de masa corporal de 22-23 se relaciona con el contenido de grasa en la dieta que proporciona el 15-20 % de la energía.[13] Las cifras europeas indican que, para los adultos, un IMC medio de 25-26 se vincula con un contenido de grasa en la dieta que proporciona el 35-40 % de la energía. Existe entonces una prevalencia de la obesidad en grado uno de alrededor del 40 % entre los hombres y mujeres de mediana edad. Al considerar dichos resultados, solo por obesidad, debe evitarse todo aumento de la ingesta de grasas superior, tal vez al 20% de la energía, siempre y cuando se mantenga una dieta variada.

La cantidad de la ingesta total de grasa no afecta la concentración sanguínea de colesterol, a menos que se consuma cantidades apreciables de grasa saturada. Sin embargo, la ingesta de grasa como tal, puede favorecer la aparición de la hipertensión. Nuevamente, se ha propuesto un valor equivalente al 30 % o menos de la energía aportadas por las grasas como aceptable. Este porcentaje se recomienda también para el tratamiento de la diabetes sacarina, en la que está implicado un elevado el riesgo de complicaciones cardiovasculares.[14]

Los ácidos grasos saturados y el colesterol no son nutrientes esenciales y su importancia se vincula directamente con sus efectos de aumentar las concentraciones sanguíneas de colesterol y estimular la aparición de cardiopatía coronaria. La principal justificación para limitar la ingesta de ácidos grasos saturados debe ser entonces la prevención de la cardiopatía coronaria.

El comité de Expertos de la OMS en la Prevención de Cardiopatía Coronaria, recomendó un límite superior del 10% para la energía aportada por los ácidos grasos saturados, así como una modificación más rigurosa de la dieta para reducir por debajo del 10% en los individuos sujetos a gran riesgo, por ejemplo, los que tienen sobrepeso, hipertensión o hiperlipidemia.

Aún no se ha determinado con claridad la función de distintos ácidos grasos no saturados, por ejemplo, los AGPI ω-3 y ω-6, en la prevención de la cardiopatía coronaria.[15] Las poblaciones de algunos países del Mediterráneo donde es elevada la ingestión de grasas totales (más del 40 % de la energía), derivadas principalmente de ácidos grasos monoinsaturados (aceite de oliva) tienen tasas bajas de cardiopatía coronaria. También son bajas las tasas de la enfermedad entre los esquimales, cuya dieta tiene un contenido elevado de grasas totales y de AGPI ω-3, derivados básicamente de los alimentos provenientes del mar. No obstante, las dietas de estas poblaciones también se caracterizan por una escasa ingestión de ácidos grasos saturados y esto puede explicar las tasas bajas de la cardiopatía coronaria. No existen poblaciones con una prolongada ingestión de AGPI ω-6 superior al 7 % de la energía; por consiguiente, no se dispone de información sobre las consecuencias para la salud pública de dietas cuyos contenidos de esos ácidos superen esa cantidad.

Los ácidos grasos trans son productos del proceso de hidrogenación. Aproximadamente la mitad de los ácidos grasos trans ingeridos provienen de fuente animal y de grasas hidrogenadas. Las fuentes principales son margarinas y mantecas hidrogenadas para frituras (Tab. 3.II.4).

La ingesta de ácidos grasos trans por encima de un 3% de las calorías del día, aumenta la concentración de LDL pero en menor magnitud que los AGPI. La ingesta de un 6 % también disminuyen las concentraciones de HDL, solamente las margarinas blandas tienen un efecto menor sobre las concentraciones de LDL.[16]

Dos ensayos cuidadosamente organizados para la prevención primaria de la cardiopatía coronaria, basados únicamente en modificaciones de la dieta, mostraron que, al cambiar una ingestión alta en grasas saturadas a otras bajas y reemplazar las grasas con AGPI ω-6 (del ácido linoleico), disminuyó el colesterol sérico en un 15 % y se producía una reducción de la incidencia de la enfermedad.[17,18]

Tabla 3.II.4. Tipos de lípidos dietarios y algunas de sus fuentes.

Lípido:	Fuentes en la dieta:
Grasas Saturadas	Grasas, productos lácteos no descremados, aceites vegetales hidrogenados artificialmente
Grasas monoinsaturadas	Aceite de oliva, Aceite de canola
Grasas Polinsaturadas	
Aceites ω-3	Peces grasos azules de aguas frías y profundas (p.ej.: atún, salmón, macarela, caballa)
Aceites ω-6	Aceites de vegetales cultivados (p.ej.: maíz)

La ingesta de grasa está relacionada con la obesidad y este es un factor de riesgo de ateroesclerosis. También incrementan la lipemia posprandial y las cantidades de restos de quilomicrones, factor de riesgo de ECV. Cuando disminuye la grasa en la dieta y las calorías provenientes de carbohidratos aumentan, se modifican las proporciones de VLDL y HDL. Las dietas con 25 % de las calorías proveniente de los lípidos hacen que aumenten los TG de 30-100 mg·dL^{-1} y disminuyan las HDL 3-8 mg·dL^{-1}. Estos cambios parecen negativos, pero no guardan peligro con ECV, debido a que disminuyen las LDL al disminuir las VLDL y los TG se incrementan, pero estos no son causa de riesgos.[19]

El colesterol en los alimentos: El colesterol de los alimentos hace que aumente su concentración y el de las LDL en sangre, pero en menor medida que el efecto que produce los AGPI.[19] Cuando la ingestión de colesterol aumenta 25 mg su concentración en sangre solo se eleva 1 mg·dL^{-1}, ya que existe un umbral para una respuesta de la colesterolemia al colesterol exógeno, por lo que el consumo de huevos no modifica esté parámetro dentro de una dieta regulada de AGPI. La relación colesterol dieta – colesterol sanguíneo también depende mucho del control endógeno del individuo y de sus posibilidades de conversión en ácidos biliares.

Los AGPI y el colesterol tienen un efecto sinérgico sobre las LDL de la sangre, disminuyen la síntesis de sus receptores, incrementan VLDL con apoE y disminuyen el tamaño de los quilomicrones.[20] Si eliminamos los riesgos como la edad, la presión arterial, el colesterol sérico y el tabaquismo, la ingestión de colesterol guarda una relación positiva con el riesgo de ECV.

Fibras solubles e insolubles: Las fibras solubles (pectinas, gomas, mucílagos, polisacáridos de algas y algunas hemicelulosas), presentes en leguminosas, avena, frutas y algas del género *Psyllium*, disminuyen el colesterol sérico y LDL. La cantidad de fibra necesaria para lograr el efecto hipolipemiante varía con la fuente alimentaria.

Los mecanismos de acción propuestos para los efectos hipolipemiante de la fibra dietética son:

- Se liga a ácidos biliares e impide su reabsorción

- Las bacterias en el colon fermentan la fibra y generan compuestos que inhiben la entrada del colesterol (acetato, propionato y butirato)

La fibra insoluble como la celulosa y la lignina no tienen efecto sobre el colesterol sérico. De las recomendaciones de 20-30 g diarias de fibras un promedio de 6 g debe ser fibra soluble, estas cantidades se obtienen a través del consumo de frutas, verduras y granos.[21]

Consumo de carbohidratos en la dieta: En todas las dietas, la ingesta total de carbohidratos está constituida casi totalmente por carbohidratos complejos y el resto, por azúcares refinados o no refinados.

Ya se han establecido las bases para especificar una meta nacional para la ingesta de azúcares simples de (15-20) kg por persona al año, siempre que sea suficiente la ingesta de fluoruro. Esta ingesta asciende a (40-55) g diarios de sacarosa, que corresponde a alrededor del (6-10) % de la ingesta energética diaria. Se han mencionado otras razones para limitar la ingesta de sacarosa, incluidos los problemas de la obesidad y, como resultado, la diabetes y las ECV. Sin embargo, toda ingesta mayor podría ser desventajosa porque los azúcares refinados simples de la dieta desplazan a otras fuentes de energía como los almidones que, cuando provienen de cereales, leguminosas y hortalizas, son acompañados por una amplia variedad de micronutrientes. Las dietas ricas en carbohidratos complejos son útiles para prevenir el aumento excesivo de peso, limitar la hiperlipidemia y tratar la diabetes. Muchas de las fuentes vegetales de carbohidratos complejos proporcionan, ácidos grasos esenciales y son fuentes de calcio, zinc, hierro y una serie de vitaminas hidrosolubles.

Los cereales representan la principal fuente de almidón en la mayoría de las comunidades y a menudo se expresan argumentos a favor de una ingestión considerable de cereales. También constituyen una rica fuente de fibra dietética. La fibra de los cereales es particularmente resistente a la degradación bacteriana del colon y, por consiguiente, contribuyen a incrementar el volumen fecal y a evitar el estreñimiento.

Para los adultos, la ingestión media propuesta de polisacáridos amiláceos es de $22 \text{ g} \cdot \text{d}^{-1}$. Las hortalizas y las frutas son una fuente rica de nutrientes. Tienen un contenido relativamente escaso de energía y elevado de vitaminas, fibras y minerales. En consecuencia, constituyen un componente útil que contribuye al equilibrio de la dieta. Estos vegetales son fuentes importantes de vit. E, C, carotenoides y compuestos fitoquímicos que intervienen en la eliminación de RL y poseen distintas actividades antioxidantes en general.

Antioxidantes: Los antioxidantes a excepción de la combinación vit. E y aceite de palma, no modifican los lípidos séricos, pero tienen otros efectos positivos en la génesis de la cardiopatía coronaria, al evitar el incremento de la LDL oxidada. Dos componentes importantes de la alimentación que modifican el potencial de oxidación de LDL son la concentración de ácido linoleico en la lipoproteína y la disponibilidad de antioxidantes. Las vit. C y E y el β-caroteno, en concentraciones fisiológicas, poseen acción antioxidante. Sin embargo, para tener un efecto terapéutico es necesario duplicar (aproximadamente) las ingestas nutricionales indicadas para las vit. C y E.[22] Es importante conocer que la inocuidad de ambas vitaminas alcanza el consumo de los dos gramos diarios (solo se consumirá fraccionadamente debido a las limitaciones en su absorción), en dependencia de la sugerencia facultativa, para casos que lo requieran.[23] La suplementación con vit. E revelan datos concluyentes relativos a su efecto positivo sobre la enfermedad cardiovascular. No se ha podido concluir, de igual manera, en los estudios que emplean la vit. C y β-carotenos. *In vitro* las acciones combinadas de estas vitaminas inhiben la oxidación de las LDL.

Todavía existe incertidumbre sobre el efecto beneficioso de la suplementación de vitaminas antioxidantes ante la prevención de ECV a excepción de la vit. E y el β-caroteno.[24] Son necesarias más investigaciones para obtener resultados concluyentes, mientras tanto es necesario insistir en consumir frutas y vegetales como fuentes de estas vitaminas y otros componentes antioxidantes.

Hiperhomocisteinemia: El aminoácido esencial metionina se activa por ATP y la S-adenosilmetionina formada, sirve como donador de grupos metilo que resultan esenciales para la síntesis de creatinina, adrenalina, carnitina, fosfolípidos, proteínas, ADN, y ARN. La adenosil homocisteína puede dar lugar a homocisteína (ver sección 2, epígrafe 1.4.4) y esta pude remetilarse o transulfurarse.

Para la remetilación se necesita folato y vitamina B_{12} por lo que la falta de estos compuestos nutricionales o en algunos casos afectaciones genéticas, pueden provocar su acumulación. Se ha reportado la existencia de un vínculo entre la hiperhomocisteinemia leve y la enfermedad arteriosclerótica, trombosis venosa, defecto en la cresta neural, placenta previa, infarto y pérdida inexplicable del embarazo.[25-27]

Se observa hiperhomocisteinemia tan frecuente como la hipercolesterolemia o la hipertensión en poblaciones de individuos con enfermedad arteriosclerótica. Se considera la hiperhomocisteinemia un factor de riesgo independiente para las enfermedades vasculares de las arterias coronarias, cerebrales y periféricas. Con un incremento en plasma de solo 5μM resulta un aumento del 50 % al 80 % en el riesgo de las enfermedades arteriales coronaria y cerebral.[28,29]

En la actualidad se investigan, como posibles efectos adversos directos de la homocisteína, el daño celular endotelial: daño oxidativo, promoción de trombogénesis por alteración en los sistemas de coagulación y fribrinolíticos, y la regulación alterada de la vasoconstricción.[30] La hiperhomocisteinemia, en presencia o ausencia de concentraciones plasmáticas bajas de vit. B, puede corregirse mediante la administración de folato, con o sin suplementos de vit. B. Sin embargo, este tratamiento parece funcionar solo para el 50% de los casos, que corresponde a aquellos con hiperhomocisteinemia y deficiencias de vit. B.[31]

2.2.4. Consumo de Bebidas Alcohólicas

El alcohol aumenta la concentración de TG total y de las HDL en dependencia de la dosis. El efecto es mayor en personas con valores de TG superiores a 150 mg·dL^{-1}. El consumo promedio de alcohol en varios países es de 2 % de las calorías del día y no se recomienda su aumento.[32]

El alcoholismo crónico aumenta la POL y acelera la severidad de la afectación hepática. El alcohol es inductor de la NADPH oxidasa microsomal y la NADH citocromo C reductasa mitocondrial lo que provoca un aumento en la generación de ERO y la POL. El alcoholismo crónico y la abstinencia alcohólica aumentan el riesgo de mortalidad por ECV, comparado con los tomadores moderados (1-3 tragos por día). En estos últimos ha sido correlacionado el aumento de las HDL con una disminución de la capacidad de la agregación plaquetaria.

En alcohólicos moderados la enzima alcohol deshidrogenasa aumenta en vasos sanguíneos lo que permite un aumento del NADPH y esto puede disminuir la oxidación de LDL; sin embargo, se plantea un efecto dañino al hígado aún en pequeñas dosis de alcohol. La cerveza y el vino tienen mayor efecto protector por poseer determinadas sustancias antioxidantes y más bajo grado alcohólico.

Aquellas personas que ingieren un vaso de vino tinto en cada comida pueden disminuir la oxidación de las LDL, este efecto es atribuido principalmente a los componentes fenólicos de estas bebidas.

El alcohol parece tener incidencia en algunos cánceres, aún en su ingestión en bajas dosis, pero su mecanismo no es conocido. Pudiera estar involucrado en la disminución de la reparación del ADN y la acción de las ERO, pero es necesario tener en cuenta en dichos estudios factores como el hábito de fumar y la dieta.

El consumo de bebidas alcohólicas en ninguna de sus variantes es sugerido como vía para prevenir enfermedades crónicas.

2.2.5. La Obesidad

La presencia de la obesidad en los individuos revela la interacción de la dieta y otros factores del medio con una predisposición heredada. Sin embargo, como hay pocas pruebas de que algunas poblaciones sean más sensibles a la obesidad por razones genéticas, las diferencias en la prevalencia de la obesidad, en distintas poblaciones, son atribuibles para la mayoría de las mismas a factores del medio, en particular la dieta y la actividad física.

Normalmente se considera que el estado de obesidad indica un exceso de grasa corporal, pero la mayoría de los análisis de la relación entre la grasa corporal y la enfermedad se han basado en la medición del peso corporal como un índice de la grasa corporal. El peso en función de la talla se expresa habitualmente como índice de masa corporal (IMC). Este indicador es útil en el caso de los adultos ya que tiene en cuenta el mayor peso al aumentar la talla. De tal modo que la definición de la obesidad por lo general depende del grado de exceso de peso para la talla. Se considera que un IMC de 20-25 es normal para los adultos en los países desarrollados. Aunque se juzga aceptable una gama de IMC medios de 20-22 para la población adulta de todos los países.[33]

Se han detectado tres grados de obesidad; el grado tres es muy grave e implica riesgos elevados de la hipertensión, cardiopatía coronaria, diabetes sacarina y trastornos gastrointestinales como puede ser cálculos biliares, mientras que iguales afectaciones son moderadas en el caso de la obesidad grado uno. El peso es una medición imperfecta de la adiposidad, pero sólo unos pocos estudios han empleado mediciones más específicas de la grasa corporal. Sin embargo, crecen las pruebas de que la grasa depositada en el abdomen representa un peligro adicional, por lo tanto, una relación entre la circunferencia de la cintura y la de la cadera superior a 0,8 para mujeres y 0,95 para hombres indica un riesgo particular a los problemas cardiovasculares debido entre otras causas a la posibilidad del paso de estos lípidos a la sangre y el consecuente daño a nivel de endotelio.[34] El incremento de 0,15 unidades en la proporción mencionada, se ha relacionado con un riesgo de 60 % mayor de muerte.[35]

La prevalencia del sobrepeso es mayor en mujeres. Se sabe que el 70% de los casos de ECV en obesas (IMC>29) son atribuibles a su adiposidad.[36] No se ha dilucidado la forma por la que la obesidad modifica la aterogénesis pero quizás dependa de factores coexistentes de riesgo, prevalente en obesos, específicamente la intolerancia a la glucosa, la hipertensión y la dislipidemia, la cual guarda una relación directa con el IMC. En la obesidad, los TG tienden a estar aumentados y las concentraciones de HDL son menores de (5-9) $mg \cdot dL^{-1}$.

Existe una interrelación estrecha entre los cambios del colesterol sérico y el peso corporal desde la fase temprana de la adultez hasta la edad mediana.[37] La mayor parte del incremento ponderal en el adulto se presenta entre los 20 años y los 50 años de edad, dentro de este mismo período se incrementa las concentraciones de colesterol.

El peso que se gana con la edad se debe a dos factores, a la disminución de la tasa del metabolismo basal, debido a la disminución de la masa muscular y a la reducción de la actividad física.[38]

También se ha podido comprobar que existe sinergismo entre los factores de riesgo (Tab. 3.II.5). Los cambios de peso corporal, inducido por las modificaciones de la dieta y de la actividad física, se vinculan estrechamente con alteraciones de colesterol sérico total y la presión sanguínea, en tanto que la obesidad se relaciona íntimamente con la diabetes, que es otro factor de riesgo de cardiopatía coronaria.

El aumento de la mortalidad predominante por cardiopatía coronaria es progresivo en la escala de pesos corporales (*Royal College of Physicans, 1983*) y lo mismo sucede con la presión arterial y las concentraciones sanguíneas de colesterol. La pérdida de peso eleva las concentraciones de HDL y debe estimularse, cuando sea posible.

2.2.6. Actividad Física

La energía gastada en la actividad física puede describirse en términos cuantitativos como la proporción de energía gastada por encima de las cantidades totales necesarias para mantener el organismo en condiciones basales y permitir un crecimiento normal, el embarazo y la lactancia, así como el costo energético de ingerir y transformar los alimentos. El componente energético necesario para la actividad física a menudo no representa más del 20-30 % del gasto total de la energía en condiciones de la vida cotidiana. La energía de la dieta debe ser suficiente para mantener la aptitud física y permitir una serie de actividades económicamente necesarias y socialmente convenientes. Existe una reducción progresiva del gasto total de la energía debido a la actividad física, a medidas que las sociedades se vuelven más prósperas e industrializadas.

La inactividad y la vida sedentaria tienen varias consecuencias para la salud. Las investigaciones actuales indican que varias funciones fisiológicas relacionadas con la salud pueden ser afectadas por una disminución del ejercicio físico. En la Tab. 3.II.6 se muestra una síntesis de las funciones del organismo relacionadas con los múltiples beneficios del ejercicio regular.

Se debe prestar especial atención al mantenimiento de una frecuencia apropiadamente elevada, de actividad física en edades tempranas, ya que muchos trastornos vinculados con la dieta como la obesidad comienzan durante la niñez y la adolescencia. Los patrones de la actividad diaria a esas edades son afectados cada vez más por actividades muy sedentarias durante el tiempo de ocio, tales como ver televisión o entretenerse con juegos electrónicos durante varias horas al día.

Con el fin de mantener la salud cardiovascular, se ha indicado que es apropiada la actividad aeróbica sostenida por períodos de al menos 20 min, tres a cinco veces por semanas, con una intensidad entre el 50 % y el 85 % del consumo máximo de oxígeno.[39]

Diversos ensayos clínicos y estudios epidemiológicos han establecido la asociación entre el entrenamiento físico regular y una mejor tolerancia a la glucosa, así como concentraciones más bajas de insulina. La actividad física también aumenta la concentración de colesterol circulante como HDL y tienden a reducir la presión arterial. En consecuencia, parecería que la actividad física tiene muchos beneficios y uno de los desafíos del acondicionamiento social en las sociedades prósperas es la creación de un ambiente donde se puedan estimular grados apreciables de actividad física sostenida.

El individuo sedentario tiene dos veces mayor riesgo de ECV que la persona activa y la magnitud de dicho riesgo es semejante al que se observa con la hipercolesterolemia y el tabaquismo. Este es un factor de riesgo que puede ser fácilmente modificado.[40] Las caminatas diarias durante 30 min a razón de /(4,5 a 6) $km \cdot h^{-1}$, son recomendaciones que han dado resultados muy positivos a la salud. La actividad física aminora el desarrollo de la aterogénesis, mejora la vascularización del miocardio, aumenta la fibrinolisis y las HDL, aumenta la tolerancia a la glucosa y la sensibilidad a la insulina y disminuye la presión arterial.

Tabla 3.II.5. Importancia de la actividad física en el organismo.

Función Cardiovascular	↓ los efectos del envejecimiento y las enfermedades crónicas del corazón, los pulmones y los músculos
Rendimiento cardíaco	↓ la presión arterial en la hipertensión leve
Regulación de la presión arterial	Atenúa el aumento de la presión arterial que depende de la edad
	↑ la capacidad de reserva para el esfuerzo
	↑ el vigor, Reduce la fatiga
Músculos esqueléticos	↑ la capacidad de reserva para el esfuerzo
Capacidad metabólica	↑ el vigor, Reduce la fatiga
Suministro de nutrientes a la sangre	↑ la fortaleza física
Facultad de contracción	↑ la estabilidad de las articulaciones
Fuerza	↓ el riesgo de lesiones
	↓ los efectos de las enfermedades musculares
Tendones y tejido conectivo	↑ la fortaleza física
Fuerza	↑ la estabilidad de las articulaciones
Función de sostén	↓ el riesgo de lesiones
	↓ los efectos de las enfermedades musculares
El esqueleto	
Mantenimiento de la masa ósea	Previene la osteoporosis
Ajuste de la estructura al peso	Mantiene la estructura ósea
Articulaciones	Mantiene la flexibilidad
Lubricación	Evita la limitación del movimiento
Amplitud del movimiento	
Funciones metabólicas	Mejora el control del peso corporal
Regulación del equilibrio energético	Previene la obesidad
	Previene la cardiopatía coronaria
Tolerancia a los carbohidratos	↑ la tolerancia a los carbohidratos
Metabolismo de lípidos y lipoproteínas	↓ la diabetes de comienzo tardío
Funciones psicológicas	Contribuye a la calidad de la vida
Estado de ánimo	↓ la angustia y las depresiones leves
Autoestima	Influye favorablemente en el estado de ánimo
Desarrollo Psicomotor	Mejora la memoria de los ancianos
Memoria	

Nota: Tomado de «Informes Técnicos de la OMS», 1990. ↓ Disminuye; ↑, Aumenta.

El ejercicio está asociado al EO en dos modos, por un lado, el ejercicio intenso y no sistemático, incrementa el metabolismo oxidativo y por otro lado la adaptación a un ejercicio regular parece tener un efecto antioxidante protector

(Tab. 3.II.6). Debe evitarse el ejercicio intenso, particularmente si este es esporádico debido a que la demanda de oxígeno llega a ser mayor a las posibilidades de la respiración y el estado de anaerobiosis provoca la degradación del ATP hasta IMP que activa la conversión de la hipoxantina en xantina por la acción de la XO y estimula los procesos oxidativos.

La anaerobiosis provoca un ambiente ácido que promueve la salida de oxígeno de la hemoglobina y se produce la salida de Fe^{2+} de la transferrina aumentado la oxidación a nivel sanguíneo. El ejercicio regular produce adaptaciones fisiológicas bien conocidas como son el aumento de la capacidad de circulación cardiovascular y el número de mitocondrias en músculo, de esta forma evita cambios drásticos en el metabolismo aerobio.

El ejercicio sistemático y la dieta hipocalórica parece actuar positivamente en el control del peso corporal y su efecto sobre la prevención de enfermedades coronarias es mucho mayor que estas acciones por separado.[41] Un estudio *del Journal of the American Heart Association* (JAMA)[42] indicó que las personas que adoptaron tanto el ejercicio regular como una dieta controlada lograron una reducción más significativa en factores de riesgo cardiovascular, como la hipertensión y la obesidad, en comparación con aquellos que solo realizaron una de las intervenciones. Esta combinación es particularmente efectiva para reducir los factores de riesgo cardiovascular, lo que respalda su recomendación en las guías de salud y prevención de enfermedades.

Tabla 3.II.6. Recomendaciones para la práctica de ejercicios físicos (requerimientos mínimos).

Parámetro:	Recomendación:
Frecuencia	3-5 días a la semana
Intensidad	Hasta el 60-90 % de la frecuencia cardiaca máxima
Duración	20-60 min de actividad aeróbica continua según la intensidad
Método	Movilizar grandes grupos de músculos, movimientos continuos, rítmicos y aeróbicos p.ej.: Andar, correr, trotar, montar bicicleta, bailar, nadar, remar, entre otros
Entrenamiento de fuerza	Al menos una serie de 8-12 repeticiones de 8-10 ejercicios que movilicen los grupos de músculos principales 2 veces por semana

Nota: Recomendaciones basadas en los criterios del Colegio Americano de Deporte y Medicina (E.E.U.U.), tomado de Manual Merck.[43]

2.3. Terapias nutricionales para la prevención de las enfermedades cardiovasculares

Prevención primaria: La «Estrategia Poblacional» se define por cambios en el estilo de vida, particularmente la dieta, el ejercicio físico y la eliminación del hábito de fumar.

El programa de prevención principalmente se basa en: la vigilancia seriada a partir de los 20 años de las lipoproteínas del perfil lipídico y el colesterol sérico; para emprender las intervenciones con el objetivo de variar el estilo de vida, a través de dietas con bajos contenidos de AGPI y colesterol y el aumento del consumo de frutas, vegetales, granos y cereales integrales; para lograr la disminución ponderal, así como el aumento del ejercicio físico y dejar de fumar (Tab. 3.II.7). El programa de prevención se fundamenta en:

- Disminuir las LDL como contribuyente importante de la placa aterosclerótica para aminorar el riesgo.
- La demostración de que el colesterol sérico guarda relación con la morbilidad y mortalidad por ECV.

Con dietas, ejercicio y disminución del peso corporal se puede alcanzar generalmente el perfil lípido adecuado y deben ser empleados antes de la farmacoterapia. La Dieta de Etapa I se recomienda a partir de los 2 años de edad y como primer nivel de intervención primaria.

Tabla 3.II.7. Decisiones terapéuticas que se basan en las concentraciones de colesterol-LDL.

	Valor de inicio (mg·100 mL^{-1})	Meta para LDL (mg·100 mL^{-1})
Tratamiento dietético sin fármacos	>160	<160
Sin ECV y con menos de dos factores de riesgo	>130	<130
Sin ECV y con dos o más factores de riesgo	>190	<160
Tratamiento con fármacos		
Sin ECV con menos de dos factores de riesgo	>160	<130

Leyenda: ECV, Enfermedad Cardiovascular; LDL, Lipoproteínas de baja densidad.

Dieta Etapa I y II: En general se destaca el consumo de granos, cereales, leguminosas, verduras, frutas, carnes magras, carne de ave de corral, pescados y productos lácteos sin grasa.[44]

Se debe evitar el consumo de mantequillas, margarinas y mayonesas, evitar o disminuir las carnes rojas, modificar los alimentos para que tengan menos grasas (como la eliminación del pellejo de pollo), sustituir productos grasos por similares con menos contenido graso como leche y yogures semi-descremados.

Recomendaciones a tener en cuenta en la confección de las dietas:

- Grasas y aceites menor de 6 cucharadas al día
- Carnes rojas 150-180 g al día, máximo tres veces por semana
- Cuatro huevos por semana
- Leguminosas, cereales integrales, diariamente
- Sal 2,4 g por día
- Panes y galletas 2 a 4 raciones al día según el peso corporal
- Verdura 3-5 raciones al día, Frutas 2-4 raciones al día

Aumento de la ingesta de fibra a través de cereales integrales, verduras y frutas para la reposición de carbohidratos. La dieta de fase I (Tab. 3.II.8) está diseñada para disminuir las concentraciones sérica de LDL en aproximadamente un 10%.[37]

Después de seis semanas de empleo de la dieta I, el colesterol puede disminuir de 3-14 % y debe chequearse al menos luego de 6 meses de aplicación. Si a los 3 meses no ha habido cambio en el colesterol sérico, se debe pasar a la dieta II (Tab. 3.II.9), donde debe disminuir 3-7 % el colesterol sérico. Solo se pasará a farmacoterapia después de 6 meses de terapia nutricional I y II.

Tabla 3.II.8. Dieta de fase I para la intervención nutricional en sujetos con más de dos factores de riesgo a la ECV.

Nutrimento	Porcentaje de las calorías totales (%)*
Grasas totales	<30
Ácidos grasos que elevan la concentración de colesterol	<10
Ácidos grasos monoinsaturados	10 a 15
Ácidos grasos poliinsaturados	<10
Carbohidratos	>55
Proteínas	15
Colesterol	<300 mg·d^{-1}

Leyenda: *, porcentaje de las calorías del día.[5]

La aplicación del tratamiento máximo sin fármacos (Tab. 3.II.10). El cual se basa principalmente en cambios de hábitos de alimentación y de vida que reducen el riesgo de ECV (Fig.3.II.1), disminuyen la aparición y evolución de las lesiones ateromatosas e incluso se ha estimado la posible regresión de placas y de las concentraciones de LDL. Las personas adultas deben ingerir dietas confeccionadas con las dos terceras partes de la misma en alimentos provenientes del reino vegetal.

Tabla 3.II.9. Dieta de paso II para la intervención nutricional en sujetos con más de dos factores de riesgo a la ECV.

Nutrimento	(%)*
Grasas totales	<30
Ácidos grasos que incrementan el colesterol	<7
Ácidos grasos monoinsaturados	10 a 15
Ácidos grasos poliinsaturados	<10
Carbohidratos	>55
Proteínas	15
Colesterol	<200 mg·d^{-1}

Leyenda: *, porcentaje de las calorías del día.[5]

Tabla 3.II.10. Tratamiento máximo sin fármacos.[5]

- Evitar o suspender el tabaquismo
- Disminuir la ingesta dietética de ácidos grasos que incrementan el colesterol
- Reducir la ingesta dietética de colesterol
- Alcanzar y mantener el peso corporal deseable
- Realizar actividad física de forma regular
- Disminuir la ingesta dietética de sal
- Incrementar la ingesta de frutas y vegetales de color intenso (verde, naranja, amarillo y rojo)
- Consumir Vitaminas antioxidantes

Las dietas basadas en plantas, definidas en términos de baja frecuencia de consumo de alimentos animales, se recomiendan cada vez más por sus beneficios para la salud. Numerosos estudios han encontrado que las dietas basadas en plantas, especialmente cuando son ricas en alimentos vegetales de alta calidad, como cereales integrales, frutas, verduras y nueces, se asocian con un menor riesgo de eventos cardiovasculares y factores de riesgo intermedios. Se deben recomendar dietas saludables a base de plantas como una opción dietética ambientalmente sostenible para mejorar la salud cardiovascular.[45]

Por otra parte, la dieta mediterránea, abundante en alimentos de origen vegetal mínimamente procesados, rica en grasas monoinsaturadas procedentes del aceite de oliva, pero baja en grasas saturadas, carnes y lácteos, parece un modelo nutricional ideal para la salud cardiovascular. La evidencia disponible es amplia, sólida y consistente. Un mayor apego a la dieta Mediterránea tradicional se asocia con mejores resultados de salud cardiovascular, incluidas reducciones clínicamente significativas en las tasas de enfermedad coronaria, accidente cerebrovascular isquémico y enfermedad cardiovascular total.[46]

FACTORES DE RIESGO

Hipercolesterolemia, Hipertensión Arterial, Tabaquismo, Sedentarismo

Historia previa de enfermedad coronarias (EC), Diabetes mellitus, Obesidad, Historia familiar de EC, Hombres >45 años, Mujeres >55 años

ALTAS CONCENTRACIONES DE:

Fibrinógeno, Lp(a), homocisteína, Proteína C reactiva

Cambios estructurales de la LDL

Pérdida del contenido de antioxidantes / Incremento de la densidad de la partícula

Aumento del tamaño / Incremento de la carga superficial negativa /Tendencia a la agregación

Disminución de los ésteres de colesterol / Disminución de la insaturación de los ácidos grasos ("LDL oxidada")

Fragmentación de la Apo B-100 / Unión covalente de la Apo B-100 a los aldehídos.

ATEROSCLEROSIS

Fig.3.II.1. Interacción de los factores de riesgo para la aterosclerosis. La hipercolesterolemia suele asociarse a otros factores de riesgo, condición que aumenta su frecuencia con la edad y que potencia el riesgo global. Apo B-100, Apolipoproteína B-100; EC, enfermedad coronaria; Lp(a), lipoproteína(a); LDL, lipoproteína de baja densidad.

La lipoproteína(a), Lp(a), está compuesta por una partícula de LDL y una proteína única llamada apolipoproteína(a). Esta proteína le da a la Lp(a) su característica especial y es lo que la distingue de la LDL. Aunque aún no se entiende completamente su función biológica, se sabe que altos niveles de Lp(a) en la sangre están asociados con un mayor riesgo de enfermedades cardiovasculares, como enfermedad coronaria, infarto de miocardio, aterosclerosis y accidente cerebrovascular. A diferencia de otros tipos de colesterol, como el LDL o el HDL, los valores de Lp(a) parecen estar determinados principalmente por la genética. No se ve tan afectada por la dieta, el ejercicio o los medicamentos comúnmente utilizados para reducir el colesterol, como las estatinas. Las personas con valores altos de Lp(a) tienen un riesgo aumentado de desarrollar placas en las arterias, lo que puede conducir a obstrucciones y aumentar el riesgo de problemas cardiovasculares. Dado que los niveles de Lp(a) son difíciles de modificar, no hay un tratamiento específico para reducirla. Sin embargo, algunos enfoques como medicamentos nuevos (p.ej. inhibidores de PCSK9)[47] y ciertos tratamientos experimentales están siendo estudiados para reducir los valores de Lp(a).

Bibliografía Sección 3. Capítulo II.

1. May JE, Moll S. Unexplained arterial thrombosis: approach to diagnosis and treatment. *Hematology Am Soc Hematol Educ Program.* Dec 10 2021;2021(1):76-84.
2. Keys A, Kimura N. Diets of middle-aged farmers in Japan. *Am J Clin Nutr.* Feb 1970;23(2):212-223.
3. Keys A. Serum cholesterol response to dietary cholesterol. *Am J Clin Nutr.* Aug 1984;40(2):351-359.
4. NIH. *Your Guide to Lowering your Cholesterol with TLC*2005.
5. Shils ME. *Nutrición en salud y enfermedad volumen I y II* México McGraw-Hill Interamericana; 2002.
6. Nakamura M, Yamamoto Y, Imaoka W, et al. Relationships between Smoking Status, Cardiovascular Risk Factors, and Lipoproteins in a Large Japanese Population. *J Atheroscler Thromb.* Sep 1 2021;28(9):942-953.
7. Grundy SM. Prevention of coronary heart disease through cholesterol reduction. *Am Fam Physician.* May 1 1997;55(6):2250-2258.
8. Chow CK. Cigarette smoking and oxidative damage in the lung. *Ann N Y Acad Sci.* May 28 1993;686:289-298.
9. Duthie GG, Arthur JR, James WP. Effects of smoking and vitamin E on blood antioxidant status. *Am J Clin Nutr.* Apr 1991;53(4 Suppl):1061S-1063S.
10. Steenland K. Passive smoking and the risk of heart disease. *JAMA.* Jan 1 1992;267(1):94-99.
11. Allbright K, Villandre J, Crotty Alexander LE, et al. The paradox of the safer cigarette: understanding the pulmonary effects of electronic cigarettes. *Eur Respir J.* Jun 2024;63(6).
12. Auschwitz E, Almeda J, Andl CD. Mechanisms of E-Cigarette Vape-Induced Epithelial Cell Damage. *Cells.* Oct 31 2023;12(21).
13. Intersalt: an international study of electrolyte excretion and blood pressure. Results for 24 hour urinary sodium and potassium excretion. Intersalt Cooperative Research Group. *BMJ.* Jul 30 1988;297(6644):319-328.
14. Escott-Stump S, Krauss B, Pavlinac J, Robinson G. Joint Commission on Accreditation of Healthcare Organizations: friend, not foe. *J Am Diet Assoc.* Jul 2000;100(7):839-844.
15. Wildman RE. *Handbook of Nutraceuticals and Functional Foods*: CRC Press; 2000.
16. *Fennema's Food Chemistry*: CRC Press; 2017.
17. Dayton S, Pearce ML. Prevention of coronary heart disease and other complications of arteriosclerosis by modified diet. *Am J Med.* May 1969;46(5):751-762.
18. Miettinen M, Turpeinen O, Karvonen MJ, Elosuo R, Paavilainen E. Effect of cholesterol-lowering diet on mortality from coronary heart-disease and other causes. A twelve-year clinical trial in men and women. *Lancet.* Oct 21 1972;2(7782):835-838.
19. Denke MA. Diet and lifestyle modification and its relationship to atherosclerosis. *Med Clin North Am.* Jan 1994;78(1):197-223.
20. Kris-Etherton PM, Krummel D, Russell ME, et al. The effect of diet on plasma lipids, lipoproteins, and coronary heart disease. *J Am Diet Assoc.* Nov 1988;88(11):1373-1400.

21. Schmidl MK, Labuza TP. *Essentials of Functional Foods* Springer New York, NY; 2020.
22. Frei B, Trabe MG. The new US Dietary Reference Intakes for vitamins C and E. *Redox Rep.* 2001;6(1):5-9.
23. Diplock AT, Charleux JL, Crozier-Willi G, et al. Functional food science and defence against reactive oxidative species. *Br J Nutr.* Aug 1998;80 Suppl 1:S77-112.
24. Force USPST, Mangione CM, Barry MJ, et al. Vitamin, Mineral, and Multivitamin Supplementation to Prevent Cardiovascular Disease and Cancer: US Preventive Services Task Force Recommendation Statement. *JAMA.* Jun 21 2022;327(23):2326-2333.
25. Wouters MG, Boers GH, Blom HJ, et al. Hyperhomocysteinemia: a risk factor in women with unexplained recurrent early pregnancy loss. *Fertil Steril.* Nov 1993;60(5):820-825.
26. van der Put NM, Steegers-Theunissen RP, Frosst P, et al. Mutated methylenetetrahydrofolate reductase as a risk factor for spina bifida. *Lancet.* Oct 21 1995;346(8982):1070-1071.
27. AA AL, Almalki AA, Alhedyan SY, et al. Plasma Homocysteine Levels and Cardiovascular Events in Patients With End-Stage Renal Disease: A Systematic Review. *Cureus.* Jun 2023;15(6):e40357.
28. Habib SS, Al-Khlaiwi T, Almushawah A, Alsomali A, Habib SA. Homocysteine as a predictor and prognostic marker of atherosclerotic cardiovascular disease: a systematic review and meta-analysis. *Eur Rev Med Pharmacol Sci.* Sep 2023;27(18):8598-8608.
29. Boushey CJ, Beresford SA, Omenn GS, Motulsky AG. A quantitative assessment of plasma homocysteine as a risk factor for vascular disease. Probable benefits of increasing folic acid intakes. *JAMA.* Oct 4 1995;274(13):1049-1057.
30. Hermann A, Sitdikova G. Homocysteine: Biochemistry, Molecular Biology and Role in Disease. *Biomolecules.* May 15 2021;11(5).
31. Gueant JL, Gueant-Rodriguez RM, Oussalah A, Zuily S, Rosenberg I. Hyperhomocysteinemia in Cardiovascular Diseases: Revisiting Observational Studies and Clinical Trials. *Thromb Haemost.* Mar 2023;123(3):270-282.
32. Carr T, Kilian C, Llamosas-Falcon L, et al. The risk relationships between alcohol consumption, alcohol use disorder and alcohol use disorder mortality: A systematic review and meta-analysis. *Addiction.* Mar 7 2024.
33. Maeda K, Ishida Y, Nonogaki T, Mori N. Reference body mass index values and the prevalence of malnutrition according to the Global Leadership Initiative on Malnutrition criteria. *Clin Nutr.* Jan 2020;39(1):180-184.
34. Pouliot MC, Despres JP, Lemieux S, et al. Waist circumference and abdominal sagittal diameter: best simple anthropometric indexes of abdominal visceral adipose tissue accumulation and related cardiovascular risk in men and women. *Am J Cardiol.* Mar 1 1994;73(7):460-468.
35. Folsom AR, Wu KK, Shahar E, Davis CE. Association of hemostatic variables with prevalent cardiovascular disease and asymptomatic carotid artery atherosclerosis. The Atherosclerosis Risk in Communities (ARIC) Study Investigators. *Arterioscler Thromb.* Dec 1993;13(12):1829-1836.
36. Manson JE, Ridker PM. Racial differences in coronary heart disease incidence and mortality. Methodologic mythology? *Ann Epidemiol.* Oct 1990;1(1):97-100.
37. Denke MA, Grundy SM. Individual responses to a cholesterol-lowering diet in 50 men with moderate hypercholesterolemia. *Arch Intern Med.* Feb 14 1994;154(3):317-325.
38. Kuczmarski RJ, Flegal KM, Campbell SM, Johnson CL. Increasing prevalence of overweight among US adults. The National Health and Nutrition Examination Surveys, 1960 to 1991. *JAMA.* Jul 20 1994;272(3):205-211.
39. Pate RR, Pratt M, Blair SN, et al. Physical activity and public health. A recommendation from the Centers for Disease Control and Prevention and the American College of Sports Medicine. *JAMA.* Feb 1 1995;273(5):402-407.
40. Berlin JA, Colditz GA. A meta-analysis of physical activity in the prevention of coronary heart disease. *Am J Epidemiol.* Oct 1990;132(4):612-628.
41. Shaw K, Gennat H, O'Rourke P, Del Mar C. Exercise for overweight or obesity. *Cochrane Database Syst Rev.* Oct 18 2006;2006(4):CD003817.

42. Jensen MD, Ryan DH, Apovian CM, et al. 2013 AHA/ACC/TOS guideline for the management of overweight and obesity in adults: a report of the American College of Cardiology/American Heart Association Task Force on Practice Guidelines and The Obesity Society. *Circulation.* Jun 24 2014;129(25 Suppl 2):S102-138.
43. Ellison N. The Merck Manual of Diagnosis and Therapy. 17th ed. *Anesthesia & Analgesia.* 1999;89(6):1593.
44. Kristal AR, White E, Shattuck AL, et al. Long-term maintenance of a low-fat diet: durability of fat-related dietary habits in the Women's Health Trial. *J Am Diet Assoc.* May 1992;92(5):553-559.
45. Satija A, Hu FB. Plant-based diets and cardiovascular health. *Trends Cardiovasc Med.* Oct 2018;28(7):437-441.
46. Martinez-Gonzalez MA, Gea A, Ruiz-Canela M. The Mediterranean Diet and Cardiovascular Health. *Circ Res.* Mar 2019;124(5):779-798.
47. Delialis D, Dimopoulou MA, Papaioannou M, et al. PCSK9 Inhibition in Atherosclerotic Cardiovascular Disease. *Curr Pharm Des.* 2023;29(23):1802-1824.

Sección 3. El Balance Redox y la Alimentación
Capítulo III

La Alimentación y el Cáncer

3.1. Las posibilidades de la dieta en la prevención del cáncer

Una exhaustiva revisión de las evidencias epidemiológicas, clínicas y experimentales ponen de manifiesto la relación entre la alimentación y la mortalidad y morbilidad de diferentes enfermedades. Esta relación es altamente sugestiva para ciertos tipos de cáncer: esófago, estómago, colon, mama, pulmón y próstata. Los epidemiólogos sugieren que la mayoría de los cánceres (entre el 65 % y el 70 %) se generan por factores asociados con el estilo de vida, en particular el uso del tabaco, el alcohol y la dieta. Hasta un 30 % de los cánceres parecen estar directamente relacionados con la nutrición y otro 30 % con el tabaco. El 19,0% de los casos de cáncer y el 28,8% de las muertes por cáncer en los Estados Unidos en 2014 fueron atribuibles al tabaquismo. En cuanto a la dieta, el consumo de carne roja y procesada, el bajo consumo de frutas y verduras, la baja ingesta de fibra dietética y calcio, y el consumo de alcohol contribuyeron colectivamente al 13,4% de los casos de cáncer y al 10,5% de las muertes por cáncer.[1]

Por tanto, dejar de fumar y modificar la alimentación desempeña un papel clave en la prevención primaria del cáncer. Desde 1913, en que se relacionó por primera vez la dieta con el cáncer hasta la actualidad, se ha progresado bastante en el conocimiento de esta relación. En la actualidad, gracias a los resultados de numerosos estudios, se pueden establecer un conjunto de recomendaciones alimentarias, en dos sentidos:

[1] Evitar o reducir el consumo de alimentos relacionados con ciertos tipos de cáncer, y

[2] Estimular o aumentar el consumo de alimentos que parecen capaces de prevenir distintos tipos de cáncer

Las evidencias de estudios en animales y epidemiológicos indican que la ingesta excesiva de energéticos, en relación con las necesidades, incrementa el riesgo de cáncer en el humano a lo largo de la vida. Los rápidos índices de crecimiento en la niñez conducen a menarcas más tempranas que a su vez eleva el riesgo de cáncer de mama. La acumulación de grasa corporal en el adulto se relaciona con el cáncer de colon, riñón y endometrio, así como cáncer de mama en las posmenopáusicas. La ingesta alta de vegetales y frutas se vincula con menor riesgo de muchos cánceres (Tab. 3.III.1).

Tabla 3.III.1. Vínculo entre algunos componentes de la dieta y el cáncer.

Localización del cáncer	Grasas	Peso corporal	Fibra	Frutas y hortalizas	Alcohol	Otros*
Pulmón				-		
Mama	+	+			+/-	
Colon	++		-	-		
Próstata	++					
Vejiga				-		
Recto	+			-	+	
Endometrio		++				
Cavidad oral				-	+**	
Estómago				-		++
Cuello de útero				-		
Esófago					++**	+

Leyenda: *, Alimentos ahumados y conservados en salmuera o vinagre; +, con una mayor ingesta aumenta el riesgo de cáncer; -, con una mayor ingesta disminuye el riesgo de cáncer; **, actúa en forma sinérgica con el tabaco. Nota: Tomado de OMS, 1990.

Los constituyentes responsables de este aparente efecto protector aún se desconocen, aunque la evidencia apoya la contribución del ácido fólico y de otras sustancias con funciones antioxidantes y aceleradoras de la detoxificación. Evidencias recientes sugieren que el porcentaje de energía de la grasa en la dieta no es la principal causa de los cánceres de mama o colon.

La alta ingesta de carne y derivados se vincula con mayor riesgo de cáncer de próstata, lo que puede deberse a su contenido de grasas saturadas. El consumo excesivo de alcohol incrementa el riesgo de cáncer del tubo digestivo superior e incluso su ingesta moderada aumenta los cánceres de mama o intestino grueso.

A pesar de muchos detalles que aún deben aclararse, las evidencias sugieren que realizar actividad física, permanecer delgado durante la vida, consumir una cantidad abundante de frutas y vegetales, evitar tanto la ingesta diaria de carnes rojas y de los alimentos ricos en grasa animal como el exceso de alcohol, reducen el riesgo de cáncer humano.

La dieta afecta el estado de la salud humana. Una dieta alta en carbohidratos y proteínas de origen animal y el consumo excesivo de grasas eventualmente conducirán a la obesidad, así como a otras enfermedades relacionadas con la obesidad, como enfermedades cardiovasculares, diabetes y cáncer. La clave de la patogénesis es la elevación del EO. Posteriormente, se produce una inflamación que da como resultado la reducción de la sensibilidad a la insulina, el aumento de la proliferación de células cancerosas, la activación de genes de la lipogénesis y el desarrollo del cáncer que se activa y se acompaña de apoptosis de células sanas. Para revertir estas condiciones, el consumo de una dieta adecuada es esencial. La dieta saludable incluye cereales integrales, frutos secos, frutas y verduras, pescado y legumbres. En general, una dieta saludable contiene fibra dietética, ácidos grasos insaturados como ácidos grasos monoinsaturados y ácidos grasos poliinsaturados omega-3, proteínas, vitaminas, minerales y otros componentes que promueven la salud. Todos estos componentes exhiben capacidad antioxidante, por lo que reducen el EO. La dieta saludable podría reducir la inflamación, el desarrollo del cáncer y la lipogénesis a nivel transcripcional. También aumenta la sensibilidad a la insulina acompañada de la reducción de la actividad alfa-amilasa y alfa-glucosidasa. Los hábitos dietéticos saludables son cruciales para mantener una buena salud (Fig.3.III.1).[2]

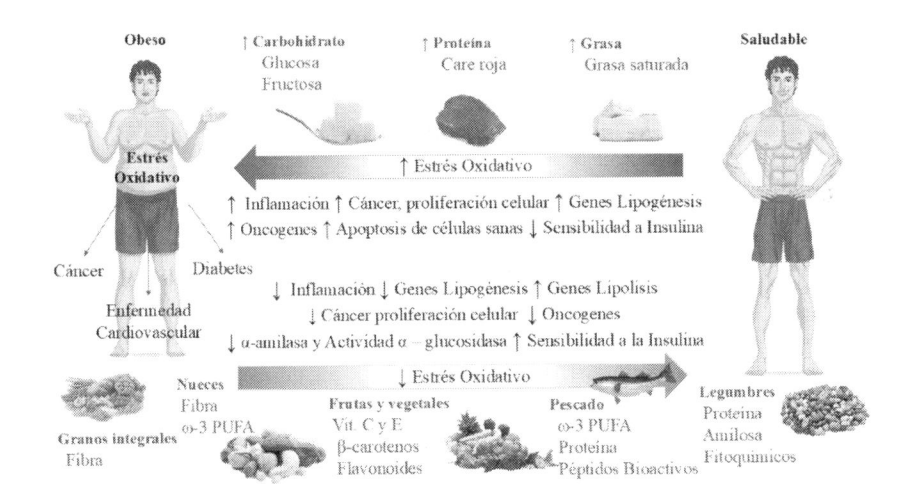

Fig. 3.III.1. Relación entre el estrés oxidativo y los hábitos nutricionales.

3.2. Interacción de los componentes de la dieta y el cáncer

3.2.1. Componentes Nutritivos de la Dieta

La restricción de energía a partir de carbohidratos o de estos y la grasa inhibió la formación de tumores mamarios,[3] de colon,[4] hígado,[5] y piel,[6] en estudios recientes. Los estudios epidemiológicos que sugieren la obesidad como factor de riesgo para el cáncer de colon, endometrio, próstata y mama, e indican la función preventiva de la actividad física frente al cáncer de colon y mama, apoyan con firmeza la participación de la energía dietética y el equilibrio dietético en el cáncer.

Las investigaciones en cánceres de mama[7] y piel,[6] sugieren que la restricción de energía debe ser de larga duración para que prevenga de manera efectiva el cáncer.

La restricción cambia numerosos procesos metabólicos que incluyen la reducción en el metabolismo oxidativo, mejoría en la eliminación de carcinógenos y retraso en la declinación relacionada con la edad de varios procesos de reparación.[8] El hecho de que la restricción de energía incrementa la secreción de hormonas glucorticoides y que estas son inhibidores potentes de la carcinogénesis en la piel,[9] apoya la hipótesis de que la inhibición de la carcinogénesis, en pulmón y piel mediante la restricción energética.

Es importante la inhibición de la proliferación celular en tejidos de roedores,[10] con restricción de energía y la estimulación de la propagación de la muerte celular apoptótica, en especial en el hígado. La restricción dietética es muy importante en la regulación de las respuestas inmunológicas.[11] A su vez, causa alteraciones significativas en la expresión genética que pueden ser importante para la ocurrencia del cáncer.

Las dietas ricas en grasa aumentan la actividad de la descarboxilasa de ornitina colónica; enzima que limita la tasa de síntesis de las poliaminas y estas son necesarias para la duplicación del ADN. La sobre expresión de esta enzima en ratones incrementó la incidencia de tumores espontáneos de la piel donde se encontró que altas concentraciones de grasas incrementan la actividad de la PKC en comparación con dietas bajas en grasa. También se determinó un aumento en la actividad de la tirosina quinasa en el colon.[12] En contraste con el ácido linoleico, factor potencial en la promoción del cáncer en estudios en animales y en humanos, el ácido linoleico conjugado tiene actividad anti-mutagenica y anti-carcinógenica. Sus fuentes principales son la carne y los productos lácteos.[13] Se plantea la capacidad del calcio para interactuar en forma química con ácidos biliares y grasos, tal vez para reducir su toxicidad, mientras que para el fósforo se plantea su capacidad para interferir en la absorción y el uso del calcio.[14]

La carencia de grupos metilo, debido a la deficiencia de colina y metionina, o ácido fólico y vit. B12, provoca la acumulación de homocisteína (sección 2, epígrafe 1.4.4), que puede ser utilizado como marcador de lesiones preneoplásicas o neoplásicas en el hígado de animales. Esto conduce a la hipótesis de que la metilación del ADN por donadores del grupo metilo es importante en la prevención del cáncer.

El hierro dietético está implicado en la patogenia de neoplasias en hígado, plumón, esófago, vejiga, colon y recto cuando las concentraciones celulares están excesivamente elevadas. El hierro llega a la célula por la transferrina, la proteína que lo transporta en el plasma, se une con los receptores en la superficie celular y se incorpora al interior celular por endocitosis. La transferrina libre de hierro inhibe la proliferación. Los niveles de saturación de transferrina mayores de 60 % se vinculan con riesgo muy elevado de cáncer.[15]

La acumulación de hierro en la célula es genotóxica a causa del daño de los RL al ADN y mitógena porque estimula la proliferación de células preneoplásicas.[16]

La inclusión en la dieta de fibra que contenga ácido fítico suprime la absorción de hierro en ratas y humanos; este ácido quela los metales polivalentes. El consumo de carne se ha relacionado con la presencia en los seres humanos de diferentes patologías crónico degenerativas (Fig. 3.III.2). En realidad, los estudios epidemiológicos no son confirmatorios, debido a la gran cantidad de variables involucradas. Por otra parte, la carne es una fuente importante de nutrientes esenciales para el ser humano, en particular, es rica en proteínas de las cuales el 40 % corresponde a aminoácidos esenciales, es una fuente nutricional importante de minerales con una elevada biodisponibilidad, en particular hierro y zinc y de vitaminas del complejo B, D y A. Es muy probable que el factor negativo relacionado con el consumo de carne, sea debido a los productos de oxidación que se generan durante su procesamiento, conservación, preparación y digestión. La magnitud de la oxidación de la carne y la aparición de productos de oxidación en la carne está asociada a diferentes factores, quizás uno a evidenciar sea la presencia de hierro y lípidos, el primero catalizador de las reacciones de oxidación y el segundo sustrato de la oxidación.[17]

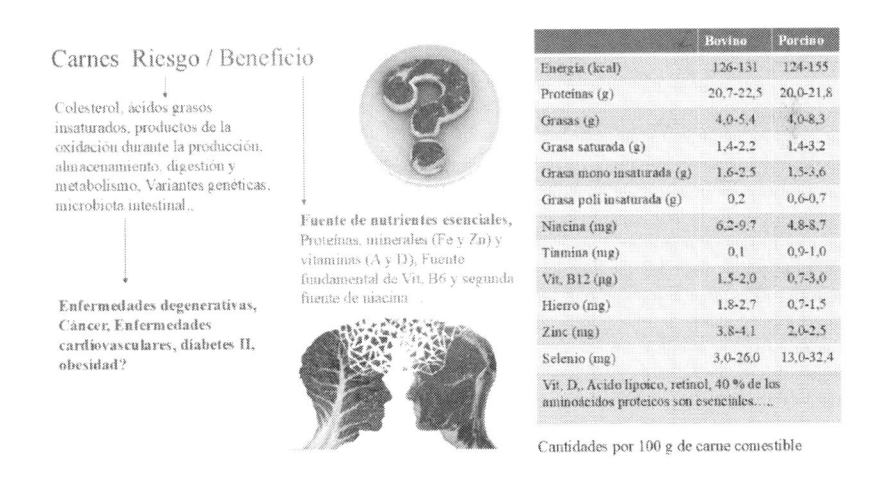

	Bovino	Porcino
Energía (kcal)	126-131	124-155
Proteínas (g)	20,7-22,5	20,0-21,8
Grasas (g)	4,0-5,4	4,0-8,3
Grasa saturada (g)	1,4-2,2	1,4-3,2
Grasa mono insaturada (g)	1,6-2,5	1,5-3,6
Grasa poli insaturada (g)	0,2	0,6-0,7
Niacina (mg)	6,2-9,7	4,8-8,7
Tiamina (mg)	0,1	0,9-1,0
Vit. B12 (µg)	1,5-2,0	0,7-3,0
Hierro (mg)	1,8-2,7	0,7-1,5
Zinc (mg)	3,8-4,1	2,0-2,5
Selenio (mg)	3,0-26,0	13,0-32,4
Vit. D,. Ácido lipoico, retinol, 40 % de los aminoácidos proteicos son esenciales.....		

Cantidades por 100 g de carne comestible

Figura 3.III.2. Relación riesgo beneficio para el consumo de carnes rojas.

Los estudios de la ingesta de retinol pueden ser confusos por el hecho de que los alimentos con vit. A preformada también son fuente de grasa animal. Asimismo, las fuentes alimenticias de carotenoides lo son también de otros antioxidantes, como el α-tocoferol y el ascorbato, que actúan juntos como inhibidores de la génesis tumoral.

Aunque la forma predominante del selenio en la dieta del humano es la seleniometionina, otras formas, sobre todo la selinita, tienen mayor actividad anti carcinógena. Además de su función inhibitoria en la formación de RL, los compuestos de selenio inducen la muerte celular programada, o apoptosis, en células en cultivo.¹⁸ La capacidad de las células para programar su propia muerte provee el mecanismo para controlar las mutaciones.

El selenio junto con otros nutrimentos, en especial las vit. A y E, posee un efecto inhibidor en cánceres de esófago y estómago, mientras que unido a la vit. A, la riboflavina y el zinc redujo la incidencia de cánceres de la cavidad bucal y de las vías respiratorias en masticadores y fumadores de tabaco de la India. Los compuestos de selenio inorgánico, como el selenito de sodio, inhiben muchos tipos de cánceres como el de hígado, piel, páncreas, glándula mamaria y colon. Están en fase de estudios clínicos otros compuestos que son inhibidores más eficaces de la carcinogénesis mamaria y colónica.

La ventaja de la ingesta dietética del ajo enriquecido con selenio unida al incremento de la inhibición tumoral, consiste en que las concentraciones en los tejidos de selenio no se elevan hasta los niveles tóxicos que se observa en los compuestos de selenio inorgánico. De esta forma, los alimentos que se enriquecen con selenio no alteran la actividad de la GPx. Mientras que el enriquecimiento del ajo y otros alimentos con selenio es un método para proporcionar este agente quimiopreventivo a concentraciones no tóxicas. Se necesita investigar más en este sentido para determinar su eficacia y biodisponibilidad en humanos.

La evidencia que sustenta que la deficiencia de vit. A o la del β-caroteno estimula la carcinogénesis es más convincente que la que apoya la prevención mediante complementos.¹⁹ La ingesta baja de β-*caroteno*, proveniente principalmente de frutas y vegetales, predice el incremento del riesgo de cáncer de pulmón, mientras que los individuos con una ingesta promedio baja de este caroteno, vit. C y fibra tuvieron mayor incidencia de cánceres en la cavidad bucal y los de una ingesta baja de β-caroteno, α-tocoferol y ácido ascórbico una mayor incidencia de cáncer de esófago y gástrico.²⁰ No obstante, otro estudio encontró que el β-caroteno es ineficaz o incluso incrementó el riesgo de cáncer de pulmón en los fumadores. También se determinó que otros carotenoides, en particular el alfa caroteno, son agentes quimiopreventivos más eficaces y que la mezcla de carotenoides es más efectiva para inhibir la génesis tumoral en piel, pulmón e hígado pues puede haber un efecto sinérgico o cooperativo entre todos para lograr la inhibición del tumor.²¹ Varios estudios sugieren que los retinoides y carotenoides actúan como antioxidantes en la fase de promoción de la carcinogénesis por la inhibición de la POL. La función del ascórbico y el α-tocoferol, como inhibidores de la génesis tumoral, se asemeja a la de los retinoides y carotenoides en que comparten propiedades antioxidantes; además de que los primeros actúan como inhibidores al recolectar mutágenos como los RL y prevenir la formación de compuestos nitrogenados.

Las nitrosaminas están muy relacionadas con la patogenia del cáncer gástrico. Muchos estudios sugieren que las vitaminas antioxidantes son más efectivas en combinación que como complementos aislados, por lo que el suministro de las mismas debe hacerse a través de los alimentos que además le proporciona la mejor forma para su absorción y metabolismo. La Tab. 3.III.2 relaciona algunos nutrientes y no nutrientes, así como sus fuentes, que pueden estar relacionados con la prevención de cáncer.

Tabla 3.III.2. Compuestos que pueden prevenir el cáncer y su origen.

Compuesto:	Fuentes:
Calcio	Leche y derivados
Vitamina A	Leche, mantequilla, huevos, aceites de hígado de peces, vegetales, frutas
Carotenos	Frutas, vegetales
Fibra	Cereales, legumbres, fruta, vegetales
Selenio	Carnes, pescados, cereales
Ácido fólico	Carnes, hígado, cereales, vegetales verdes
Vitamina C	Frutas (cítricos), vegetales frescos, papas
Vitamina E	Aceites germinales, semillas, huevo, cereales, vegetales de hoja verde
Vitamina D	Leche, mantequilla, huevo, aceite de hígado de peces, luz solar
Indoles, fenoles	Vegetales crucíferos: nabo, rábano, berro, berza, col, brócoli
Organosulfurados	Ajo, cebolla, otros vegetales de la familia *liliaceae*

3.2.2. Componentes No Nutritivos de la Dieta

Los flavonoides son efectivos en la prevención de la proliferación celular y la carcinogénesis.[22] Se sugieren numerosos mecanismos para esta inhibición, por ejemplo, la reducción del contenido de fosfotirosina en las células.[23] y la inhibición de la quinasa de proteína activada por mitógeno.[24] La inhibición de la topoisomerasa, su capacidad para prevenir la POL, su efectividad contra la inflamación cutánea que varios generadores de ERO inducen, la inhibición de la actividad de la β-glucoronidasa, de la liberación de lisosimas o AA, y por último la detención del ciclo celular se han asociado a los efectos mediados por flavonoides. Estos compuestos se distribuyen con amplitud en las frutas y los vegetales.

Las isoflavonas también pueden actuar como posibles agentes protectores en la prevención del cáncer. Se conoce la relación inversa entre el consumo de productos derivados de soya, que se sabe contienen cantidades sustanciales de isoflavonas, y el riesgo de cáncer de mama. Algunos datos sugieren que las isoflavonas dietéticas ejercen efectos fisiológicos en mujeres premenopáusicas, tal vez por acciones mediadas por el receptor de estrógenos.

El mayor nivel de proliferación de células epiteliales mamarias ocurre en la fase de luteinización del ciclo menstrual. A menudo se sugiere que la prolongación de la fase folicular reduce el número total de ciclos por los que una mujer tiene que pasar durante su vida y de este modo la protege del cáncer mamario.[25]

Las isoflavonas derivadas de la soya poseen actividad antioxidante e inhiben la inducción de la producción de peróxido por las células.[26] Aunque aún no se aclaran los mecanismos mediante los cuales las isoflavonas inhiben la activación metabólica y la mutagénesis, cada uno de los estudios realizados aporta evidencia de la potencial actividad anticancerosa de las mismas. Las isoflavonas se distribuyen con amplitud en las plantas y en las bacterias. Las leguminosas como el frijol de soya y el trébol contienen grandes cantidades de un tipo específico de isoflavonas.

Algunos estudios epidemiológicos sugieren que el consumo de dietas altas en granos enteros, frutas y vegetales se vincula con bajo riesgo de varios tipos de cáncer fundamentalmente porque se ingieren grandes cantidades de fitoestrógenos. Se piensa que el bajo riesgo de cáncer se debe en parte a los efectos anticancerígenos de estas sustancias dentro de las que se encuentran, además de las isoflavonas dietéticas, los lignanos (enterolactona y enterodiol), los coumestanos (coumestrol) y las lactonas ácidas resorcíclicas (por ejemplo, los derivados de los hongos zaralenona y el zaralenol).[27] Aunque la cantidad y la identidad de los fitoestrógenos que se consumen aún no se determinan, los datos sugieren que estos tienen actividad estrogénica en el sistema reproductivo de la mujer.

Los isotiocianatos son constituyentes comunes de los vegetales crucíferos y contribuyen al olor y el sabor distintivos de estos.[28] Se han identificado en la col, el rábano, el brócoli y el berro. Son efectivos en la prevención del cáncer cuando se administran cerca del tratamiento con carcinógenos, lo que sugiere que su principal forma de acción es la estimulación de la detoxificación y la inhibición de las vías de activación.[29] Las investigaciones demuestran la inhibición del cáncer hepático, de pulmón y de la cavidad nasal[30] y la prevención de la carcinogénesis mamaria.[31] Los vegetales del género *allium* son miembros de la familia *liliaceae* e incluyen ajo, cebolla, puerro, cebollita de Cambray y cebollita de rabo, entre otras variedades.[32]

Estos alimentos comparten la propiedad de generar moléculas orgánicas que incorporan átomos de azufre cuando la planta se corta o cuece (dialilsulfuro) y se emplean desde hace siglos por sus actividades antibióticas, antitrombóticas y probablemente anti-carcinógenas.[33] El ajo y la cebolla, por ejemplo, se han relacionado con la disminución del riesgo del cáncer gástrico, especialmente cuando se consumen crudos.[34] Aunque la mayor parte de la evidencia epidemiológica apoya la participación de los vegetales del género *allium* en la disminución del riesgo de cánceres gástricos y colorectales, los estudios que no muestran cambios o aumentos en el riesgo sugieren que se necesita más investigación, en particular acerca del mecanismo de acción de estos compuestos como agentes quimioprotectores.

En cuanto al té, se considera que el té verde contiene una mayor concentración de muchos de los compuestos que se sospecha que protegen contra el cáncer, principalmente polifenoles.[35] No se conoce evidencia concluyente de que el consumo de té a temperatura normal proteja contra el cáncer ni de que su consumo a temperaturas muy altas sea un riesgo para el cáncer de esófago.

Las investigaciones en animales aportan fuertes evidencias de las propiedades protectoras del té contra el cáncer (Fig.3.III.3). Ya sea verde o negro, los extractos ricos en polifenoles y los compuestos polifenólicos específicos inhiben los cánceres que los químicos inducen (esófago, pulmón, estómago, hígado, colon, intestino delgado, páncreas, mama y próstata) y el cáncer de piel inducido químicamente o por luz ultravioleta.[35] Se identifica un amplio intervalo de actividades para el té y sus componentes, especialmente el incremento del sistema antioxidante de defensa y de la fase II del metabolismo de detoxificación.

El consumo de aceite esencial de cáscara de naranja (5%), del que el limoneno (mono terpeno) es el componente principal, inhibió la formación de tumores mamarios en ratas.[36] Otros mono terpenos monocíclicos también desempeñan actividades anticarcinogénicas en la glándula mamaria de estos animales como el mentol dietético. También se ha demostrado el efecto de estos compuestos en la génesis tumoral experimental: gástrica, pulmonar, pancreática, hepática y cutánea. Algunos componentes de la dieta diaria, como el resveratrol, la curcumina, la genisteína y el gingerol, pueden reducir significativamente el riesgo de cáncer o afectar la tasa de progresión del tumor. Hay muchos compuestos biológicamente activos en varios productos naturales, como el ajo, el jengibre, la soja, la cúrcuma, los tomates, las plantas crucíferas o el té verde. Su actividad quimiopreventiva se basa en la inhibición de los procesos subyacentes a la carcinogénesis (inflamación, transformación y proliferación), pero también afecta a la fase final de la carcinogénesis: la angiogénesis y la metástasis. A pesar de la toxicidad relativamente baja de los agentes quimiopreventivos, sus objetivos moleculares a menudo coinciden con los objetivos de las terapias contra el cáncer utilizadas actualmente. El uso generalizado de agentes quimiopreventivos puede contribuir a la reducción de la tasa de incidencia del cáncer y aumentar la eficacia de las terapias convencionales contra el cáncer.[37]

La quimioprevención del cáncer implica la utilización de ciertos agentes químicos, naturales o sintéticos, para corregir, suprimir o impedir la carcinogénesis antes del desarrollo de una neoplasia maligna invasora.[37]

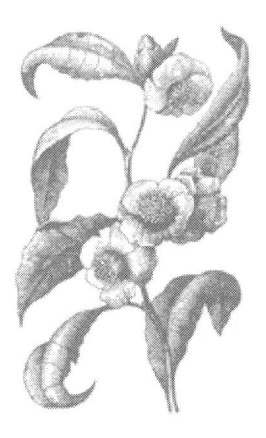

Camellia sinensis, es la planta de donde proviene el té, bebida milenaria. El principal agente quimiopreventivo presente en la planta es la catequina epigallocatequina-3-gallato (EGCG).

Efectos de EGCG: induce la apoptosis y promueve la detención del ciclo celular mediante la modificación de la expresión de proteínas regulatorias del ciclo, activa caspasas *killer*, suprime la activación del factor NFκB. Adicionalmente regula la reparación del ADN dependiente de IL-23, estimula la citotoxicidad de células T en el microambiente tumoral. Bloquea la carcinogénesis modulando las señales de transducción involucradas en la proliferación, transformación, inflamación y metástasis.

El consumo de té recomendado es de 3-5 tazas (hasta 1,2 L / día) que suministra un contenido mínimo de 250 mg/día de EGCG. A pesar de los resultados preclínicos, los estudios epidemiológicos no encuentran una asociación sólida entre la incidencia de tumores y el consumo de té a excepción de la reducción del cáncer de próstata en hombres.

Fig. 3.III.3. Concepto de quimioprevención y resultados fundamentales de uno de los agentes naturales más estudiados *Camelia sinensis*.

Bibliografía Sección 3. Capítulo III

1. Islami F, Marlow EC, Thomson B, et al. Proportion and number of cancer cases and deaths attributable to potentially modifiable risk factors in the United States, 2019. *CA Cancer J Clin.* Sep-Oct 2024;74(5):405-432.
2. Tan BL, Norhaizan ME, Liew WP. Nutrients and Oxidative Stress: Friend or Foe? *Oxid Med Cell Longev.* 2018;2018:9719584.
3. Klurfeld DM, Welch CB, Lloyd LM, Kritchevsky D. Inhibition of DMBA-induced mammary tumorigenesis by caloric restriction in rats fed high-fat diets. *Int J Cancer.* May 15 1989;43(5):922-925.
4. Kritchevsky D. Dietary fibre and cancer. *Eur J Cancer Prev.* Oct 1997;6(5):435-441.
5. Fu PP, Dooley KL, Von Tungeln LS, Bucci T, Hart RW, Kadlubar FF. Caloric restriction profoundly inhibits liver tumor formation after initiation by 6-nitrochrysene in male mice. *Carcinogenesis.* Feb 1994;15(2):159-161.
6. Birt DF. Dietary modulation of epidermal protein kinase C: mediation by diacylglycerol. *J Nutr.* Jun 1995;125(6 Suppl):1673S-1676S.
7. Kritchevsky D, Welch CB, Klurfeld DM. Response of mammary tumors to caloric restriction for different time periods during the promotion phase. *Nutr Cancer.* 1989;12(3):259-269.
8. Manjgaladze M, Chen S, Frame LT, et al. Effects of caloric restriction on rodent drug and carcinogen metabolizing enzymes: implications for mutagenesis and cancer. *Mutat Res.* Dec 1993;295(4-6):201-222.
9. Slaga TJ, Lichti U, Hennings H, Elgjo K, Yuspa SH. Effects of tumor promoters and steroidal anti-inflammatory agents on skin of newborn mice in vivo and in vitro. *J Natl Cancer Inst.* Feb 1978;60(2):425-431.
10. Birt DF, Pelling JC, Anderson J, Barnett T. Consumption of reduced-energy/low-fat diet or constant-energy/high-fat diet during mezerein treatment inhibited mouse skin tumor promotion. *Carcinogenesis.* Oct 1994;15(10):2341-2345.
11. Mizutani H, Engelman RW, Kurata Y, Ikehara S, Good RA. Energy restriction prevents and reverses immune thrombocytopenic purpura (ITP) and increases life span of ITP-prone (NZW x BXSB) F1 mice. *J Nutr.* Oct 1994;124(10):2016-2023.
12. Rao CV, Reddy BS. Modulating effect of amount and types of dietary fat on ornithine decarboxylase, tyrosine protein kinase and prostaglandins production during colon carcinogenesis in male F344 rats. *Carcinogenesis.* Jul 1993;14(7):1327-1333.
13. Pariza MW, Ha YL, Benjamin H, et al. Formation and action of anticarcinogenic fatty acids. *Adv Exp Med Biol.* 1991;289:269-272.
14. Garland CF, Garland FC, Gorham ED. Can colon cancer incidence and death rates be reduced with calcium and vitamin D? *Am J Clin Nutr.* Jul 1991;54(1 Suppl):193S-201S.
15. Knekt P, Reunanen A, Takkunen H, Aromaa A, Heliovaara M, Hakulinen T. Body iron stores and risk of cancer. *Int J Cancer.* Feb 1 1994;56(3):379-382.
16. Stal P. Iron as a hepatotoxin. *Dig Dis.* Jul-Aug 1995;13(4):205-222.
17. Macho-Gonzalez A, Garcimartin A, Lopez-Oliva ME, et al. Can Meat and Meat-Products Induce Oxidative Stress? *Antioxidants (Basel).* Jul 20 2020;9(7).
18. Krishnaswamy K, Prasad MP, Krishna TP, Annapurna VV, Reddy GA. A case study of nutrient intervention of oral precancerous lesions in India. *Eur J Cancer B Oral Oncol.* Jan 1995;31B(1):41-48.
19. Peto R, Doll R, Buckley JD, Sporn MB. Can dietary beta-carotene materially reduce human cancer rates? *Nature.* Mar 19 1981;290(5803):201-208.
20. Blot WJ, Li JY, Taylor PR, et al. Nutrition intervention trials in Linxian, China: supplementation with specific vitamin/mineral combinations, cancer incidence, and disease-specific mortality in the general population. *J Natl Cancer Inst.* Sep 15 1993;85(18):1483-1492.
21. Murakoshi M, Nishino H, Satomi Y, et al. Potent preventive action of alpha-carotene against carcinogenesis: spontaneous liver carcinogenesis and promoting stage of lung and skin

carcinogenesis in mice are suppressed more effectively by alpha-carotene than by beta-carotene. *Cancer Res.* Dec 1 1992;52(23):6583-6587.
22. Lee SJ, Choi JH, Son KH, Chang HW, Kang SS, Kim HP. Suppression of mouse lymphocyte proliferation in vitro by naturally-occurring biflavonoids. *Life Sci.* 1995;57(6):551-558.
23. Kuo ML, Lin JK, Huang TS, Yang NC. Reversion of the transformed phenotypes of v-H-ras NIH3T3 cells by flavonoids through attenuating the content of phosphotyrosine. *Cancer Lett.* Nov 25 1994;87(1):91-97.
24. Kuo ML, Yang NC. Reversion of v-H-ras-transformed NIH 3T3 cells by apigenin through inhibiting mitogen activated protein kinase and its downstream oncogenes. *Biochem Biophys Res Commun.* Jul 26 1995;212(3):767-775.
25. Cassidy A, Bingham S, Setchell K. Biological effects of isoflavones in young women: importance of the chemical composition of soyabean products. *Br J Nutr.* Oct 1995;74(4):587-601.
26. Wei H, Bowen R, Cai Q, Barnes S, Wang Y. Antioxidant and antipromotional effects of the soybean isoflavone genistein. *Proc Soc Exp Biol Med.* Jan 1995;208(1):124-130.
27. Adlercreutz H. Western diet and Western diseases: some hormonal and biochemical mechanisms and associations. *Scand J Clin Lab Invest Suppl.* 1990;201:3-23.
28. Agagunduz D, Sahin TO, Yilmaz B, Ekenci KD, Duyar Ozer S, Capasso R. Cruciferous Vegetables and Their Bioactive Metabolites: from Prevention to Novel Therapies of Colorectal Cancer. *Evid Based Complement Alternat Med.* 2022;2022:1534083.
29. Hecht SS. Chemoprevention by isothiocyanates. *J Cell Biochem Suppl.* 1995;22:195-209.
30. Chung FL, Morse MA, Eklind KI. New potential chemopreventive agents for lung carcinogenesis of tobacco-specific nitrosamine. *Cancer Res.* May 1 1992;52(9 Suppl):2719s-2722s.
31. Zhang Y, Talalay P. Anticarcinogenic activities of organic isothiocyanates: chemistry and mechanisms. *Cancer Res.* Apr 1 1994;54(7 Suppl):1976s-1981s.
32. Omar SH, Al-Wabel NA. Organosulfur compounds and possible mechanism of garlic in cancer. *Saudi Pharm J.* Jan 2010;18(1):51-58.
33. Weisberger AS, Pensky J. Tumor inhibition by a sulfhydryl-blocking agent related to an active principle of garlic (Allium sativum). *Cancer Res.* Dec 1958;18(11):1301-1308.
34. Han J. Highlights of the cancer chemoprevention studies in China. *Prev Med.* Sep 1993;22(5):712-722.
35. Katiyar S, Mukhtar H. Tea in chemoprevention of cancer. *Int J Oncol.* Feb 1996;8(2):221-238.
36. Wattenberg LW. Inhibition of neoplasia by minor dietary constituents. *Cancer Res.* May 1983;43(5 Suppl):2448s-2453s.
37. Walczak K, Marciniak S, Rajtar G. Cancer chemoprevention - selected molecular mechanisms. *Postepy Hig Med Dosw (Online).* Mar 2 2017;71(0):149-161.

Sección 3. El Balance Redox y la Alimentación
Capítulo IV

Mecanismos homeostáticos de biometales Fe, Zn, Cu

Es conocido que ciertos metales de transición como el hierro, el zinc y el cobre participan en el control de varias vías metabólicas y de señalización. Sin embargo, sus propiedades redox hacen que sean capaces de escapar a los mecanismos homeostáticos de control, como el transporte, la compartimentación y unión a tejidos y elementos celulares específicos. Un número creciente de resultados demuestra que estos metales pueden interactuar con proteínas y ADN y causar daño oxidativo a las macromoléculas biológicas. Estos hechos resaltan la importancia del conocimiento de los mecanismos homeostáticos de estos biometales.

4.1. Homeostasis del Hierro

El hierro ocupa la posición 26 en la tabla periódica. Su estructura electrónica y su capacidad de reacción lo sitúan como un componente fundamental en la producción y el metabolismo de los RL en los sistemas biológicos. Se encuentra generalmente en tres estados de oxidación: Fe^{2+}, Fe^{3+}, y en pequeñas cantidades como Fe^{4+}. A pH fisiológico el Fe^{2+} es soluble, mientras que el Fe^{3+} precipita en forma de polímeros de oxihidróxidos.[1]

Aunque el hierro es uno de los elementos más abundantes en la naturaleza, no resulta fácilmente disponible para el hombre, casi todo el que existe en el ambiente es insoluble y se encuentra en forma de óxidos e hidróxidos férricos, o en forma de polímeros, que son poco aptos para su absorción, por tanto, es poco el hierro disponible para las necesidades biológicas.

4.1.1. Importancia biológica

El hierro es un elemento esencial para la supervivencia y el crecimiento de los organismos, participa en numerosas vías metabólicas y en casi todos los procesos de oxidación/reducción. Se encuentra formando parte esencial de las enzimas del ciclo de Krebs en la respiración celular, de las enzimas con estructura hem (citocromos microsómicos y mitocondriales, catalasas y peroxidasas); de las enzimas metalflavo-proteínas (xantina-oxidasa y otras oxidasas mitocondriales).

Desempeña un papel fundamental en la composición y la función de la hemoglobina, como elemento esencial de transporte de oxígeno a los tejidos. La remoción de hierro del medio de cultivo de tejidos produce el cese de las funciones metabólicas celulares y de la división celular. El hierro es esencial para la vida, porque es un componente vital de las moléculas que participan en las reacciones redox, muchas de las cuales transfieren electrones directamente al O_2.[2] Paradójicamente, las mismas propiedades químicas que permiten al hierro tener función catalítica en las reacciones con el O_2, lo convierten en una fuente de compuestos altamente reactivos que agreden, inactivan y destruyen biomoléculas. A este hecho se le ha denominado *la paradoja del hierro*, de modo que el hierro tiene que estar enlazado a proteínas o mantenerse en estado redox trivalente, para prevenir el daño a los tejidos por la formación de RL.[3]

4.1.2. Hierro y especies reactivas de oxígeno

El daño mediado por exceso de ERO se acepta como el mecanismo principal que subyace en ciertas enfermedades crónicas. Las alteraciones en la estructura y la función celular causadas por sobrecarga de hierro parecen relacionadas fundamentalmente con los daños a componentes celulares mediados por ERO. El hierro contiene electrones desapareados y puede participar en reacciones de transferencia de un electrón, lo que hace que desempeñe el principal papel en la producción y metabolismo de los RL en los sistemas biológicos.[1] El hierro ferroso tiene la capacidad de reducir el O_2 a $O_2^{\bullet-}$ una reacción que en los organismos aeróbicos, se produce a nivel celular y extracelular. Tanto el hierro ferroso no quelado como diferentes formas de hierro quelado pueden catalizar esta reacción.[4,5]

$$Fe^{2+} + O_2 \rightarrow Fe^{3+} + O_2^{\bullet-} \qquad Fe^{3+} + A_{red} \rightarrow Fe^{2+} + A_{ox}$$

Varios reductores (ascorbato, compuestos tiol, $O_2^{\bullet-}$, entre otros) pueden restaurar al ion ferroso a partir del ion férrico, como resultado se produce la formación del $O_2^{\bullet-}$ a partir del oxígeno molecular. Dos moléculas de $O_2^{\bullet-}$ pueden dismutarse de forma espontánea o enzimática produciendo O_2 y H_2O_2:

$$O_2^{\bullet-} + O_2^{\bullet-} + 2H^+ \rightarrow O_2 + H_2O_2$$

El hierro ferroso puede catalizar la descomposición de peróxidos, produciendo el $HO^{\bullet}$ a partir del H_2O_2:

$$H_2O_2 + Fe^{2+} \rightarrow Fe^{3+} + HO^- + HO^{\bullet} \qquad \text{(reacción de Fenton)}.$$

El $O_2^{\bullet-}$ puede iniciar la reacción de reducción del Fe^{3+}, o la oxidación del Fe^{2+}:

$$Fe^{3+} + O_2^{\bullet-} \rightarrow Fe^{2+} + O_2 \qquad Fe^{2+} + O_2^{\bullet-} \rightarrow Fe^{3+} + H_2O_2$$

Puede también producir radical alcohoxilo, si el sustrato de la reacción es un peróxido orgánico (ROOH):

$$ROOH + Fe^{2+} \rightarrow Fe^{3+} + HO^- + RO^\bullet$$

Así la participación del hierro es esencial en: (a) la producción del $HO^\bullet$, que puede subsecuentemente iniciar la oxidación de los lípidos u oxidar casi cualquier molécula presente en los sistemas biológicos; y (b) la propagación de las reacciones de RL por descomposición de los peróxidos. La importancia de las reacciones catalizadas por hierro *in vivo* está restringida por la disponibilidad insignificante de hierro catalítico «libre». La generación incrementada del $O_2^{\bullet-}$ puede favorecer la liberación del hierro desde la ferritina y desde las proteínas, y el H_2O_2 puede degradar el hemo de las hemoproteínas para liberar el hierro, lo que elevaría las concentraciones de «hierro catalítico libre».[1]

En resumen, el hierro tiene electrones desapareados y puede ser considerado como un radical. Especialmente el ion ferroso (Fe^{2+}) es capaz de disparar oxidaciones tanto por reducción como por descomposición de los peróxidos previamente formados. Entre las reacciones químicas dependientes del hierro han sido ampliamente estudiadas las relacionadas con la POL. Como especies responsables de la iniciación de las reacciones en cadena se han propuesto tanto al $HO^\bullet$, como las hierro-oxo-especies, teles como el ion perferrilo (Fe^{2+}- $O_2 \leftrightarrow Fe^{3+}$-$O_2^{\bullet-}$), el ion ferrilo ($FeO_2^+$) o el complejo Fe^{2+}-O_2-Fe^{3+}. En la etapa de propagación el hierro incrementa la velocidad de oxidación de los lípidos a través de la conversión de los LOOH en radicales $LO^\bullet$ o $LO_2^\bullet$.

Para evitar la formación de ERO los organismos multicelulares han desarrollado importantes mecanismos a través de los cuales el hierro se mantiene unido a las proteínas:

1.) Presentan proteínas de unión al hierro conocidas como transferrinas, que acomplejan el hierro, lo transportan en la circulación (transferrina sérica) y son captadas por la célula a través de mecanismos mediados por receptores. Otras proteínas de unión al hierro son la ovotransferrina y la lactoferrina.
2.) Almacenamiento dentro de las células unido a una proteína: Dentro de la célula el hierro se une a la ferritina. El acomplejamiento del hierro dentro de la célula necesita que la proteína almacenadora lo pueda guardar en una forma que pueda ser asimilable, pero de las cuales no pueda ser liberado indiscriminadamente para evitar consecuencias patológicas.

4.1.3. Balance del hierro

En condiciones normales, el contenido total de hierro del organismo es de aproximadamente 50 mg/kg de peso corporal en el varón adulto y de 35 mg/kg en la mujer adulta. Del contenido total de hierro en el organismo, solo una pequeña porción (menos de 0,1 %) se encuentra en el plasma (Fig.3.IV.1).

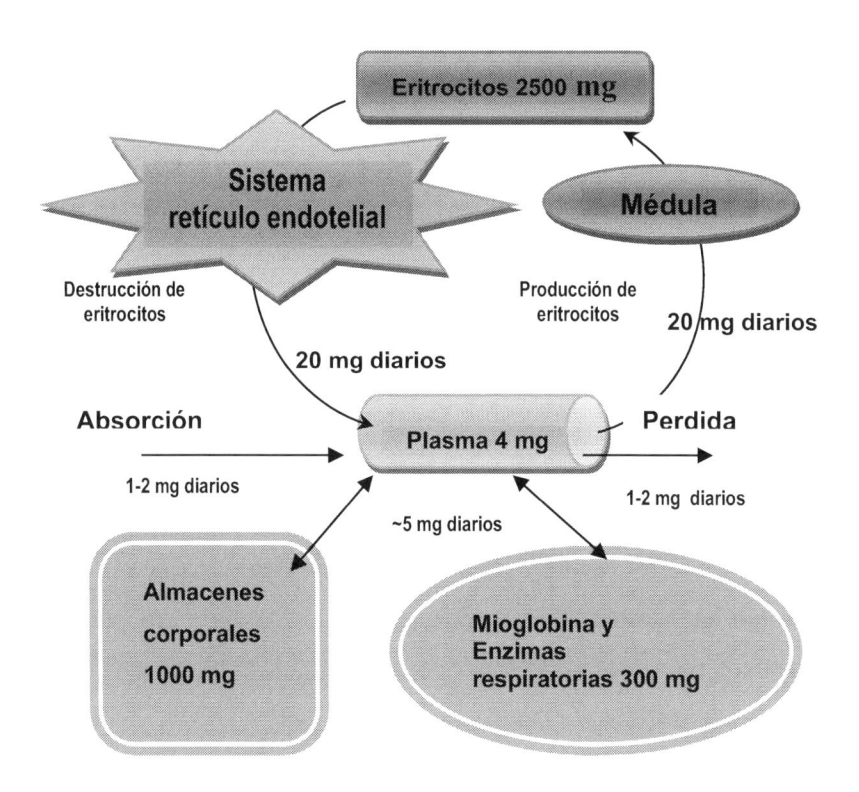

Fig. 3.IV.1. Ciclo del hierro. Un hombre adulto (70 kg) tiene un total de 4 g de hierro corporal. Esta cantidad es mantenida por el balance entre la absorción y la eliminación, el cuerpo absorbe aproximadamente 1 mg de hierro diariamente, sin embargo, el requerimiento interno es mayor (20-25 mg/día). La mayor parte de este hierro se utiliza en la síntesis de hemoglobina. 2,5 g de hierro están incorporados en la hemoglobina circulante, con un recambio de 20 mg en la degradación y producción de hemoglobina y 5 mg para otros requerimientos. La mayor parte de este hierro pasa por el plasma para su reutilización.

La cantidad total de hierro en el organismo asciende a 4-5 g como término medio, de los que aproximadamente el 65 % corresponde a la hemoglobina. Alrededor del 15 % forma parte de la mioglobina y enzimas, aproximadamente un 20 % corresponde a hierro de depósito almacenado principalmente en el sistema reticuloendotelial y en las células del parénquima hepático, sobre todo en forma de ferritina y solo un 0,1 % combinado con la transferrina plasmática.[6]

En los sujetos normales, el contenido total de hierro en el organismo tiende a permanecer dentro de límites relativamente estrechos, lo cual se logra mediante un control de la absorción más que de la eliminación. El hierro se pierde cuando las células, especialmente del tracto gastrointestinal y urinario, se eliminan por descamación. Aunque el hierro es un componente fisiológico del sudor, sólo se pierden pequeñas cantidades (22,5 µg/L) por esta vía. Se ha estimado que la pérdida promedio total de hierro es de 1,0 mg/d en el varón adulto y en la mujer menopáusica.

La mujer menstruante pierde una cantidad adicional de aproximadamente 0,006 mg/kg/d. En la mujer embarazada la pérdida de hierro es cerca de 3,5 veces mayor que la del varón. En condiciones ideales, estas pérdidas se equilibran por una cantidad equivalente de hierro absorbido de la dieta.[7]

Compartimientos que contienen hierro

Se puede considerar que el hierro del organismo forma parte de compartimientos:

Compartimiento funcional, formado por los numerosos compuestos, entre los que se incluyen la hemoglobina, la mioglobina, la transferrina y las enzimas que requieren hierro como cofactor o como grupo prostético, ya sea en forma iónica o como grupo hemo.

Compartimiento de depósito, constituido por la ferritina y la hemosiderina, que constituyen las reservas corporales de este metal.

Pool de hierro lábil (PHL), cuando el hierro excede las necesidades metabólicas de la célula puede formar un pool de bajo peso molecular, que es referido tentativamente como PHL.[8]

EL PHL es un componente de reciclaje rápido que representa el hierro en tránsito básicamente entre la transferrina y la ferritina por lo que ha sido nombrado «pool de tránsito». La reserva del PLH se define como un pool de complejos de hierro redox-activo. Fue sugerido por primera vez por Jacobs (1977)[9] como un pool intermedio o transitorio entre el hierro extracelular y el hierro celular asociado con proteínas. Operacionalmente se define como un pool celular quelable que contiene dos formas iónicas del hierro (Fe^{2+} y Fe^{3+}) asociado con una población diversa de ligandos, como aniones orgánicos (fosfatos y carboxilatos), polipéptidos y componentes de superficie de membranas (grupos de cabezas de fosfolípidos).[4] Así, la definición de PHL implica que este consiste en formas químicas que potencialmente participan en el ciclo redox pero pueden ser secuestrados por quelantes permeables. Se ha encontrado PHL en el citosol y el núcleo de células eritroides y mieloides, núcleo de células hepáticas, citosol de neuronas, entre otros.

El hierro que forma parte del PHL convierte los productos normales de la respiración celular como es el caso del $O_2^{\bullet-}$ y el H_2O_2 en $HO^{\bullet}$ (reacción de Haber-Weiss). Este radical, cuya corta vida media se estima en 10^{-9} s, puede dañar lípidos, proteínas, ADN, azúcares, y generalmente, todas las moléculas orgánicas. Puede además formar iones ferrilo o complejos Fe^{2+}/Fe^{3+} unidos por puentes de O_2, que son igualmente agresivos.

Por tanto, el hierro es un elemento que puede ser bueno y malo para la célula, lo que estará en dependencia de si sirve como micronutriente o como catalítico en las reacciones de formación de RL, por eso es fundamental mantener el PHL dentro de los valores fisiológicos.

4.1.4. Biodisponibilidad del hierro

La biodisponibilidad, definida como la eficiencia con la cual el hierro obtenido de la dieta es utilizado biológicamente, depende del tipo de hierro que se suministre en los alimentos, de la cantidad del mismo, de la combinación de alimentos en una comida, el estado nutricional y de algunos eventos que requieran modificar la movilización de hierro entre los tejidos o la absorción del mismo como: la eritropoyesis aumentada, la hipoxia y las infecciones. La absorción de hierro se encuentra aumentada durante la deficiencia del metal, las anemias hemolíticas y en la hipoxia, mientras que en los procesos infecciosos o inflamatorios existe una reducción de la absorción del mismo.

A pesar del alto contenido de Fe-No Hemo de los alimentos, su biodisponibilidad varía desde menos del 1 % hasta un 20 %, esto se debe a que otros nutrientes de la dieta pueden aumentar o disminuir la eficiencia con la cual es solubilizado o reducido por el pH gástrico, competir por el transportador DMT1 en la membrana apical del enterocito o afectar el metabolismo del metal. Sólo uno de estos efectos o la combinación de varios hace que algunos compuestos tengan importancia como inhibidores o estimuladores de la biodisponibilidad del hierro. Aunque el hierro hemínico representa una pequeña proporción del hierro total de la dieta, su absorción es mucho mayor (20-30 %) y está menos afectada por los componentes de ésta.

No obstante, al igual que la absorción del hierro inorgánico, la absorción del hemo es favorecida por la presencia de carne en la dieta, posiblemente por la contribución de ciertos aminoácidos y péptidos liberados de la digestión a mantener solubles, y por lo tanto, disponibles para la absorción, ambas formas de hierro dietético. Sin embargo, el ácido ascórbico tiene poco efecto sobre la absorción del hemo, producto de la menor disponibilidad de enlaces de coordinación de este tipo de hierro. Por su parte, el calcio disminuye la absorción de ambos tipos de hierro por interferir en la transferencia del metal a partir de la célula mucosa, no así en su entrada a esta.

4.1.5. Absorción, trasporte, acumulación y excreción del hierro

En la dieta del hombre el hierro aparece como hierro hemínico (carnes rojas) o como hierro inorgánico. El hierro inorgánico de los alimentos (vegetales, cereales) generalmente se encuentra en estado férrico (Fe^{3+}). La absorción del hierro se produce y se regula en la mucosa del intestino. La absorción a nivel intestinal parece constituir el paso crítico en la regulación de la homestasis del hierro.[6,7]

Absorción del hierro inorgánico

El hierro inorgánico se puede encontrar en la dieta en forma reducida; Fe^{2+} y en forma oxidada Fe^{3+}. El ion férrico es insoluble a pH mayor de 3, en solución a pH neutro y presencia de O_2 el hierro precipita en forma de hidróxido férrico que es poco biodisponible. La absorción del hierro inorgánico ocurre en el duodeno donde el pH, aun ácido, favorece la absorción, mas adelante en el intestino con pH básico se forman complejos férricos insolubles.[6,7] El hierro férrico de la dieta es solubilizado en el estómago favorecido por el pH ácido debido a la presencia del HCl del jugo gástrico y es quelado por la mucina presente en el jugo gástrico normal. En el duodeno el hierro, solubilizado en el estómago, es quelado por las mucinas intestinales y ciertos componentes de los alimentos, que incluyen aminoácidos, azúcares, aminas y amidas, de manera que el hierro se mantiene en solución. Algunas porciones del Fe^{3+} de la dieta son reducidas por los constituyentes de la propia dieta y por las secreciones intestinales a Fe^{2+} que es soluble a pH neutro.

Es importante recordar que para que el hierro ferroso se mantenga en ese estado redox, requiere de continuas reducciones o encontrarse formando quelatos de modo que se evite su exposición al oxígeno.

Antes de la captación en el borde en cepillo de los enterocitos, el hierro debe atravesar la capa mucosa. Los ácidos orgánicos, el ácido taurocólico en la bilis normal o los polipéptidos que contengan cisteína procedente de la digestión de carnes, pescados o aves facilitan el paso de hierro a través de esta capa. La forma divalente del hierro se absorbe con mayor facilidad que la trivalente debido a que los hidróxidos férricos y los fosfatos son poco solubles con un pH alcalino como el líquido intestinal. El microclima ácido de la superficie duodenal (6,0-6,5) ayuda a mantener concentraciones altas de iones ferrosos, que también se ve favorecido por la actividad reductasa de la superficie celular.[6]

Transporte del hierro a través de las membranas del enterocito

Evidentemente el proceso general de absorción incluye al proceso de captación desde el lumen y el de transferencia hacia la circulación. *La captación* es el transporte del hierro de la dieta a través de la membrana apical del enterocito hacia el interior de la mucosa intestinal, mientras que *la transferencia* es el movimiento del hierro desde el enterocito a través de la membrana basolateral hacia la circulación.

Proteínas involucradas en la captación del hierro: En la absorción del hierro inorgánico aparecen involucradas varias proteínas. Existen evidencias convincentes, en cultivos de tejidos, que justifican la presencia de dos vías para el transporte del hierro inorgánico (Fig. 3.IV.2).

La vía del IMP (Mobilferrina ß₃ de la vía de la Integrina) para el hierro férrico y la vía del Transportador DMT1 (Nramp-2; DCT1) para el hierro ferroso. Los mecanismos de algunos transportadores se conocen, mientras otros se están investigando.[6,7]

Transportador apical Nramp-1/DCT-1/DMT-1: El DMT-1 es el primer transportador de hierro identificado, transporta cationes o metales divalentes.[10] El mecanismo de transporte del hierro parece estar acoplado al movimiento de protones y requiere un gradiente de pH, se postula que el DMT-1 está asociado con la transferencia endosomal. El DMT-1 carece de especificidad para el Fe^{2+}, por lo que puede producirse interacción entre varios metales divalentes, como el Plomo o el Cadmio. Esta competencia entre los metales por el mismo transportador puede explicar el aumento de absorción de metales tóxicos en las deficiencias de hierro. Se ha reportado que el Zinc y el Cobre regulan la expresión del transportador DMT-1.

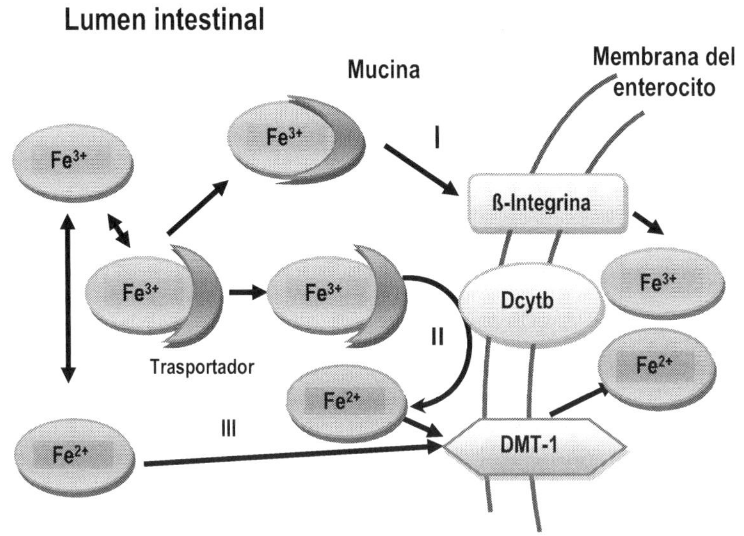

Fig. 3.IV.2. Mecanismos de captación del hierro por el enterocito. I: Captación de Fe^{3+} vía mobilferrina. II: Captación de Fe^{3+} vía reductasa férrica en forma de Fe^{2+}. III: Captación de Fe^{2+} vía transportador de metales divalentes. Ver explicación en el texto.

El mRNA del DMT-1 está altamente expresado en el duodeno y se sobre regula durante las deficiencias de hierro.

Reductasa férrica apical Dcytb (*citocromo duodenal* b): El DMT-1 solo transporta el hierro en estado ferroso, mientras que el hierro presente en la dieta está generalmente en estado férrico. De modo que el hierro que alcanza el enterocito en estado férrico es reducido a iones ferrosos ($Fe^{3+} \rightarrow Fe^{2+}$) por mediación de la oxidoreductasa férrica Dcytb, que es una proteína hemo tipo b presente en la superficie apical del enterocito. La actividad de la reductasa férrica Dcytb se estimula en la hipoxia o en la deficiencia de hierro, en estas condiciones se favorece el aumento de la absorción del hierro.[11]

Proteínas involucradas en la transferencia basolateral del hierro

Ireg-1/ Ferroportín/MTP-1: El Ireg-1 se encuentra en la membrana basolateral y se plantea la hipótesis de que es una proteína regulada por el hierro y está involucrada en la transferencia del hierro a la circulación. Se localiza en el duodeno y está regulada por activadores independientes de la absorción del hierro. También se plantea que participa en el transporte de hierro en otros órganos como la placenta (entre la circulación madre-feto); el reciclaje de hierro hacia la circulación desde las células de Kupffer (destrucción de la hemoglobina) del hígado y la pulpa roja del Bazo.[6]

Ferroxidasa intestinal – Hefaestina: La secuencia proteica del gen que codifica para la Hefaestina es similar a la Ceruloplasmina, proteína que contiene Cobre y tiene actividad ferroxidasa en el suero. Se ha descubierto que la Hefaestina presenta un dominio transmembrana en la terminal C de la proteína, que puede servir para anclar la proteína a la membrana. La localización subcelular de la hefaestina resulta un rompecabezas para una proteína que participa en la transferencia del hierro a la circulación. Los estudios indican que no está ubicada en la membrana basolateral, sino en las vesículas intracelulares perinucleares. El transporte del hierro a través del enterocito (célula intestinal absortiva) es un aspecto muy importante en el proceso absortivo, sobre el que se conoce poco. Es posible que la hefaestina tenga un papel en este proceso porque no parece participar directamente en el transporte del hierro a través de la membrana.[12]

El hierro inorgánico sigue dos vías diferentes de absorción (Fig.3.IV.3). Los iones Fe^{3+} en estado soluble son captados vía β_3 Integrina- Mobilferrina, una vez en el citosol, se produce la ferroreducción de Fe^{3+} a Fe^{2+} a través del complejo paraferritina. Aunque se ha comprobado el funcionamiento de esta vía, se considera que con mayor probabilidad el Fe^{3+} sea reducido por la ferroreductasa Dcytb a Fe^{2+}. El Fe^{2+} entra al enterocito por la vía del transportador de metales DMT-1/DCT-1. El Fe^{2+} puede ser depositado en la ferritina, en el hemo o ser transportado hacia la sangre por el ferroportin-1 o Ireg-1. La salida del hierro parece facilitada por la hefaestina.

El hierro que se encuentra dentro del enterocito no puede permanecer libre por lo que penetra en la mitocondria en la que la Frataxina mitocondrial se ha propuesto como proteína que almacena hierro; se une a la apoferritina para formar el pool de depósito de ferritina, como reserva intracelular y se une a la apotransferrina, para formar la transferrina, quelante poderoso presente en el plasma y transportador del hierro.

ABSORCIÓN DEL HIERRO NO HEMO

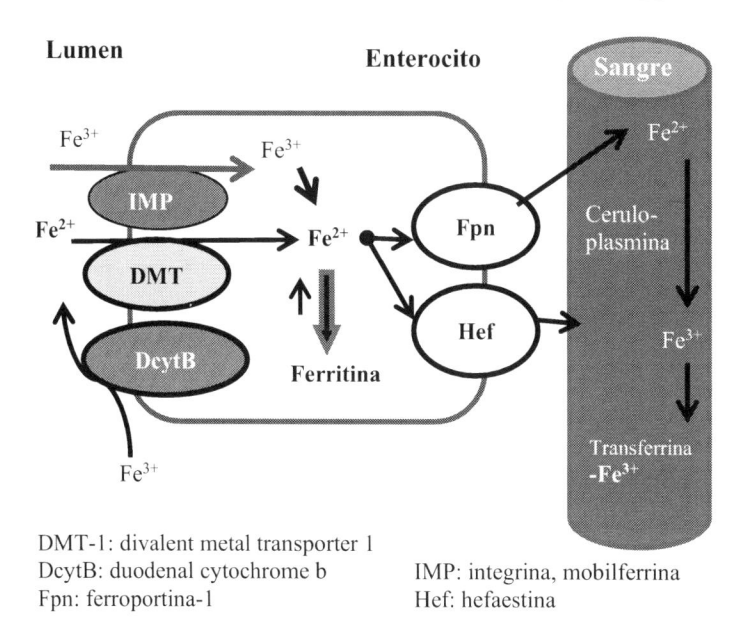

DMT-1: divalent metal transporter 1
DcytB: duodenal cytochrome b
Fpn: ferroportina-1
IMP: integrina, mobilferrina
Hef: hefaestina

Fig. 3.IV.3. Absorción de hierro inorgánico (ver explicación en el texto).

Absorción del hierro hemínico

En Norte América y Europa las dos terceras partes del hierro de la dieta se consumen en forma férrica y un tercio en forma Hemo. Sin embargo, las dos terceras partes del hierro del cuerpo son derivadas del hemo, puesto que gran parte del hierro no hemínico de la dieta está unido en el lumen del tracto digestivo a quelantes que lo polimerizan y precipitan, haciéndolo no disponible para la absorción. El hierro hemínico es altamente disponible, se absorbe principalmente en el duodeno y en orden decreciente en yeyuno e ileon. El hemo es liberado de la hemoglobina y mioglobina por enzimas pancreáticas y los productos de la degradación de la globina son importantes para mantener el hemo en estado polimerizado, de modo que esté disponible para la absorción. El hemo es soluble a pH alcalino y precipita a pH ácido, penetra en el enterocito como ferroporfirina intacta y su captación no compite con el hierro inorgánico.[6]

Los estudios de la ruta subcelular del hierro hemínico sugieren que la captación se produce por un proceso de endocitosis con el hemo dentro de estructuras vesiculares en el citoplasma apical. Se ha planteado que la absorción puede hacerse por una proteína transportadora la HCP-1 (*Hem Carrier Protein*), aunque también se ha propuesto la presencia de un receptor hemo en el borde en cepillo (Fig. 3.IV.4).

Lumen   **Enterocito**   **Sangre**

Hemo → Hemo
HCP-1
Hemoxigenasa
Fe^{3+} → Fe^{2+}
Paraferritina
Ferritina
Fpn
Hef
Fe^{2+}
Ceruloplasmina
Fe^{3+}
Transferrina-Fe^{3+}

HCP-1, *Hem Carrier Protein 1*
Fpn, Ferroportina-1
Hef, Hefaestina

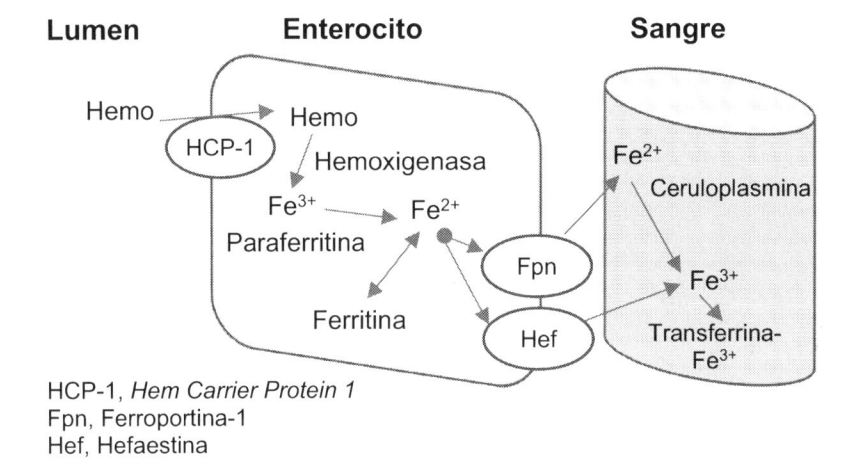

Fig. 3.IV.4. Transporte del hierro hemínico. El grupo Hemo es transportado al interior del enterocito por un transportador de hemo (HCP-1) separado, y la hemoxigenasa (HO) libera el Fe^{2+} del hemo.

Dentro del citosol, el hierro es liberado de la protoporfirina por la *hemoxigenasa* mitocondrial que rompe el anillo porfirina y produce Fe^{3+}, biliverdina y CO. El Fe^{3+} es reducido a su estado ferroso (Fe^{2+}), por un gran complejo proteico citoplasmático llamado *paraferritina*, que incluye las proteínas beta$_3$-integrina, mobilferrina, flavin monooxigenasa y beta$_2$-microglobulina y utiliza una cadena de transporte de electrones con energía derivada de NADPH para llevar a cabo la reducción del hierro absorbido.

Posteriormente, los iones ferrosos pueden almacenarse en la ferritina o alcanzar la membrana basolateral del enterocito donde son conducidos por la proteína transportadora transmembrana ferroportina (Fpn), también llamada Ireg1 (*iron-regulted transporter 1*) o MTP1 (*metal transporter protein 1*). La proteína hefaestina o la ceruloplasmina plasmática promueven la oxidación del hierro facilitando de esta manera su incorporación a la apotransferrina circulante.

Transporte del hierro en la sangre

Los iones ferrosos alcanzan la membrana basolateral del enterocito y son exportados hacia el plasma por la proteína transportadora transmembrana ferroportina (Fpn), también llamada Ireg1 (*iron-regulated transporter 1*) o MTP1 (*metal transporter protein 1*).

La proteína hefaestina presente en el enterocito o la ceruloplasmina plasmática promueven la oxidación del hierro ferroso a férrico facilitando de esta manera su incorporación inmediata a la apotransferrina circulante para dar lugar a la transferrina que circula por el plasma transportando el hierro. El hierro se une débilmente a la transferrina y, en consecuencia, puede liberar hierro a cualquier célula en cualquier punto del cuerpo.

La transferrina es una glicoproteína de aproximadamente 80 kDa de peso molecular, es sintetizada en el hígado y posee 2 dominios homólogos de unión para el hierro férrico (Fe^{3+}). Esta proteína toma el hierro producto de la destrucción de los glóbulos rojos liberado por los macrófagos o el procedente de la mucosa intestinal, tiene la función de transportarlo y hacerlo disponible a todos los tejidos que lo requieren.

Se le denomina apotransferrina a la proteína que no contiene hierro, transferrina monoférrica cuando contiene un átomo de hierro y diférrica cuando contiene 2 átomos. Cuando todos los sitios de transporte están ocupados se habla de transferrina saturada y se corresponde con alrededor de 1,41 µg/mg de transferrina. En condiciones fisiológicas, la concentración de transferrina excede la capacidad de unión necesaria, por lo que alrededor de dos tercios de los sitios de unión están desocupados. En el caso de que toda la transferrina esté saturada, el hierro que se absorbe no es fijado y se deposita en el hígado.

La vida media normal de la molécula de transferrina es de 8 a 10 días, aunque el hierro que transporta tiene un ciclo más rápido, con un recambio de 60 min a 90 min como promedio. Del total de hierro transportado por la transferrina, entre el 70 % y el 90 % es captado por las células eritropoyéticas y el resto es captado por los tejidos para la síntesis de citocromos, mioglobina, peroxidasas y otras enzimas y proteínas que lo requieren como cofactor.

Captación celular

La captación del hierro se produce por dos vías de la transferrina: la vía clásica de alta afinidad, baja capacidad mediada por receptor y consistente en endocitosis de vesículas cubiertas por clatrina y la vía de baja afinidad y alta capacidad independiente del receptor de transferrina, que no está completamente definida.

Vía clásica mediada por receptor

Todos los tejidos y células poseen un receptor específico para la transferrina, a través de cuya expresión en la superficie celular regulan la captación del hierro de acuerdo con sus necesidades.

El receptor de la transferrina es una glicoproteína constituida por 2 subunidades, cada una de 90 kDa de peso molecular, unidas por un puente disulfuro. Cada subunidad posee un sitio de unión para la transferrina. Estos receptores se encuentran anclados en la membrana a través de un dominio transmembrana, que actúa como péptido señal interno, y poseen además un dominio citosólico de aproximadamente 5 kDa. Se ha observado la presencia de moléculas de receptor circulando en el plasma sanguíneo, que son incapaces de unir transferrina, puesto que carecen de sus porciones transmembranosa y citosólica; a estos receptores se les conoce como «receptores solubles».

El receptor de transferrina desempeña un papel fundamental en el suministro de hierro a la célula. La afinidad máxima se alcanza cuando la transferrina está en su forma diférrica. El complejo hierro-transferrina-receptor es internalizado en la célula a través de un proceso de endocitosis mediado por receptor y vesículas cubiertas por clatrina. El cambio del pH ligeramente alcalino al pH ácido del endosoma provoca un cambio en la estabilidad del complejo que ocasiona la disociación espontánea de los átomos de hierro, que sale del endosoma y se une a la ferritina. La transferrina se mantiene unida al receptor hasta que un nuevo cambio de pH, en sentido contrario, al nivel de la membrana, provoca la ruptura del complejo y la consiguiente liberación de la transferrina al plasma, quedando nuevamente disponible para la captación y transporte del hierro. El receptor de la transferrina es reciclado a la membrana y una pequeña parte puede pasar al plasma.[13]

Vía independiente del receptor
Se ha descrito un sistema de baja afinidad y alta capacidad que es independiente del receptor de transferrina; se le ha denominado la vía independiente del receptor de transferrina (TRIP; *transferrin receptor independient pathway*). La utilización de anticuerpos que bloquean a la integrina ß$_3$ inhibe la captación del hierro de la transferrina vía TRIP, pero tiene poco efecto sobre la vía clásica de captación del hierro. La vía TRIP es probablemente una vía funcional, porque el hierro radiomarcado administrado a las células por esta vía es incorporado en el grupo hemo sintetizado por la célula.

Las vías de transporte y entrega por la transferrina parece que enlentecen la velocidad de captación del hierro por las células, presumiblemente para limitar la formación de RL. La captación del hierro plasmático que no está unido a la transferrina probablemente se produce vía mobilferrina/integrina. La captación rápida del hierro que no está unido a la transferrina puede ser más peligrosa para la célula por que facilita la formación de RL. Que pudiera no representar un problema para los enterocitos debido a su corto periodo de vida (2- 3 días).

Depósitos de hierro

Dentro del citoplasma de la célula receptora, el hierro se combina sobre todo con una proteína, la apoferritina, y se forma la ferritina. El hierro almacenado como ferritina recibe el nombre de hierro de depósito. Existen otras cantidades de hierro que se almacenan en la hemosiderina.

Las ferritinas son proteínas fundamentalmente citosólicas y mantienen al hierro separado del núcleo y de otros organelos. Cada molécula de ferritina puede contener hasta 4 500 átomos de hierro, aunque normalmente tiene alrededor de 2 500, almacenados en el núcleo en forma de cristales de hidróxido fosfato férrico [(FeOOH$_8$)·FeO·PO$_3$H$_2$]. Las proteínas se caracterizan por presentar un sitio catalítico para la oxidación del hierro y poros para el intercambio con el solvente. Todas las ferritinas tienen la propiedad de interactuar rápidamente, en condiciones aeróbicas con los iones del Fe^{2+} que se encuentran en solución induciendo la oxidación del hierro y su agregación dentro de la cavidad.[14]

La molécula de apoferritina es un heteropolímero de 24 subunidades de 2 tipos diferentes: L y H, con un peso molecular de 20 kDa cada una, formadas por 4 cadenas helicoidales. Las variaciones en el contenido de subunidades que componen la molécula determinan la existencia de diferentes isoferritinas, las que se dividen en 2 grandes grupos: isoferritinas ácidas (ricas en cadenas H) y las isoferritinas básicas (ricas en cadenas L). Las subunidades se organizan entre sí de manera tal que forman una estructura esférica que rodea a los cristales de hierro. Esta cubierta proteica posee en su entramado 6 poros de carácter hidrofílico. Se plantea que estos poros tienen una función catalizadora para la síntesis de los cristales de hierro y su incorporación al interior de la molécula de ferritina.

La función fundamental de la ferritina es garantizar el depósito intracelular de hierro para su posterior utilización en la síntesis de las proteínas y enzimas. Este proceso implica la unión del hierro dentro de los canales de la cubierta proteica, seguido por la entrada y formación de un núcleo de hierro en el centro de la molécula. Esencialmente la reacción con el hierro se inicia con la unión del Fe^{2+} a un sitio específico denominado centro ferroxidasa. El hierro que interactúa con el O_2, es oxidado a Fe^{3+} y entonces migra a la cavidad donde es nucleado y agregado para formar el núcleo de hierro.

La actividad ferroxidasa es esencial para la incorporación del hierro en la ferritina, pero también es potencialmente importante en la regulación de estatus redox de la célula, a través de la remoción del Fe^{2+} potencialmente más tóxico. Así no se sabe con seguridad si el papel principal de este sitio es el de promover la incorporación del hierro o el de disminuir la disponibilidad del Fe^{2+}.

Las cadenas H y L cooperan en la captación del hierro, las subunidades H promueven la oxidación del hierro y las L, la formación del núcleo. La H-ferritina humana oxida el hierro rápidamente en una reacción que produce H_2O_2. La formación de este producto en la vecindad del hierro es potencialmente peligrosa porque podría iniciar la reacción de Fenton y esto puede resultar relevante para el proceso de daño a las proteínas y la formación de la hemosiderina, que es un producto insoluble de la degradación de la ferritina.

La hemosiderina está formada por agregados de ferritina, de la que se diferencia por su insolubilidad en agua y contiene mayor porcentaje de hierro. Desde el punto de vista fisiológico, el hierro almacenado en la hemosiderina representa una forma más estable y menos disponible que el hierro almacenado en la ferritina. El volumen de las reservas de hierro es muy variable, pero generalmente se considera que un hombre adulto normal tiene entre 500 mg y 1 500 mg y una mujer entre 300 mg y 1 000 mg, aunque estos valores dependen grandemente del estado nutricional del individuo.

La ferritina y el daño oxidativo

La expresión de la ferritina es modulada por una variedad de condiciones asociadas con el EO que actúa de modo directo en la expresión génica o de forma indirecta por la vía de la modificación de la actividad IRP (ver adelante). Esta proteína desempeña un papel importante en la protección contra el daño oxidativo.

Las células enriquecidas en apoferritina por vía de la captación pinocítica mostraron un aumento de su resistencia al EO, mientras que la des-regulación artificial del contenido de la H- ferritina reduce la resistencia al estrés. La evidencia biológica del papel antioxidante de la ferritina es fascinante, sin embargo, unos pocos estudios analizan el mecanismo de acción a nivel bioquímico. Se ha demostrado que es la H- ferritina, pero no la L- ferritina, la que puede secuestrar el Fe^{2+} en solución y reduce la POL inducida por las reacciones tipo Fenton.

Excreción: La capacidad de excreción de hierro del organismo es muy limitada. Las pérdidas diarias de hierro son de 0,9-1,5 mg/día (0,013 mg/kg/día) en los hombres adultos. De éstos, 0,35 mg se pierden en la materia fecal, 0,10 mg a través de la mucosa intestinal (ferritina), 0,20 mg en la bilis, 0,08 mg por vía urinaria y 0,20 mg por descamación cutánea.

4.1.5. Regulación de la homeostasis del hierro

El paso crítico en la homeostasis del hierro parece ser su absorción a nivel intestinal. Debido a que no existe una vía fisiológica para la excreción de este metal esencial, su absorción a nivel duodenal está cuidadosamente regulada para mantener un equilibrio entre la incorporación y la pérdida corporal.

La captación del hierro por la mucosa luminal parece estar regulada por la concentración del hierro dentro de la célula absortiva (Fig. 3.IV.5). Las células absortivas reciben el hierro desde la dieta, principalmente *vía* DMT-1 y también desde el plasma, *vía* receptores de la holotransferrina en la superficie basolateral de la célula. Los receptores de transferrina operan en los enterocitos del mismo modo en que lo hacen en las células no absortivas, a través de la transportación del hierro hacia el interior celular (*vía* endosoma cubierto por clatrina). Este receptor tiene una afinidad 500 veces mayor por la holotransferrina que por la apotransferrina. El hierro entregado al enterocito desde el plasma por estos receptores mantiene informadas a las células intestinales del estatus de los depósitos de hierro corporales.[7] La regulación probablemente se produce a través de la desregulación del transportador DMT-1 y por tanto disminución de la captación de Fe^{2+} y por la saturación de la mobilferrina, de modo que no pueda unirse con la integrina en la superficie de las vellosidades, por lo cual disminuye así la entrada de Fe^{3+} en el enterocito.

La captación de hierro en las células absortivas puede ser modificada por la saturación de los sitios de enlazamiento por el hierro tanto en los elementos de respuesta al hierro (IRE; *iron responsive elements*) (ver adelante), como de las proteínas de unión o en ambos.

Además de servir como método de regulación de la captación del hierro por lo enterocitos, este mecanismo serviría como método preferencial de pérdida del hierro desde el cuerpo. Los estímulos más potentes conocidos que modifican la absorción del hierro son: los depósitos de hierro, la velocidad de la eritropoyesis y la hipoxia.[7]

Se ha encontrado que la mayoría de los factores que alteran la absorción del hierro no muestran efecto por varios días. ¿Qué explicación se le puede dar a este hecho? Esta demora se ha atribuido al tiempo de vida del enterocito. Se postula que el hierro es depositado en las células de nueva formación en las criptas de Lieberkun en cantidades inversamente proporcionales a los requerimientos de hierro en el organismo, en ese momento (Fig. 3.8). Luego la célula migra hacia el extremo superior de la vellosidad, manteniendo mucho de su hierro hasta que se desprende en el lumen intestinal al final de su tiempo de vida de 3-4 días. Esta hipótesis se sustenta sobre la base de las auto radiografías, que demuestran la migración de las células.

Otra posibilidad es que se requiera 2-3 días para la estimulación de la eritropoyesis y la producción de los receptores de transferrina. Así se plantea que los factores que tienen un efecto retardado sobre la absorción del hierro, como la eritropoyetina y los extractos tiroideos y pituitarios probablemente influyan en la absorción del hierro incrementando las necesidades corporales para el metal, y no por su efecto directo sobre los enterocitos.[7]

La influencia que tienen los receptores de la transferrina sobre la absorción del hierro se ha probado transfundiendo reticulocitos que son ricos en este receptor. La absorción aumentada de hierro seguida de una transfusión de reticulocitos apoya la hipótesis de que el número de receptores disponibles influye sobre la absorción del hierro por esta vía.

HFE: sensor del hierro: La proteína HFE salvaje está presente en células de la cripta de la mucosa duodenal y forma un complejo con los receptores TfR. Puesto que las células de la cripta del duodeno reciben hierro de la circulación y expresan tanto el TfR como el HFE, las dos moléculas pudieran estar involucradas en el mecanismo sensor de las concentraciones de hierro corporal. La HFE permite la captación del Fe-transferrina, pero solo si la ß-microglobulina esta también expresada. Esto conduce a la propuesta de que el complejo "HFE: $ß_2$-microglobulina: TfR", pudiera representar la clave para censar las concentraciones de Fe unido a la trasferrina en el plasma y que éste facilita la captación del hierro por las células de las criptas duodenales. Las mutaciones HFE pudieran disminuir la captación del hierro por las células de las criptas desde la circulación, de modo que las concentraciones intracelulares no reflejarían las concentraciones altas de hierro del plasma.

Como resultado, la diferenciación de los enterocitos estría programada para captar hierro de forma inapropiada, resultando en un incremento de su absorción y en una grave enfermedad conocida como Hemocromatosis.[15]

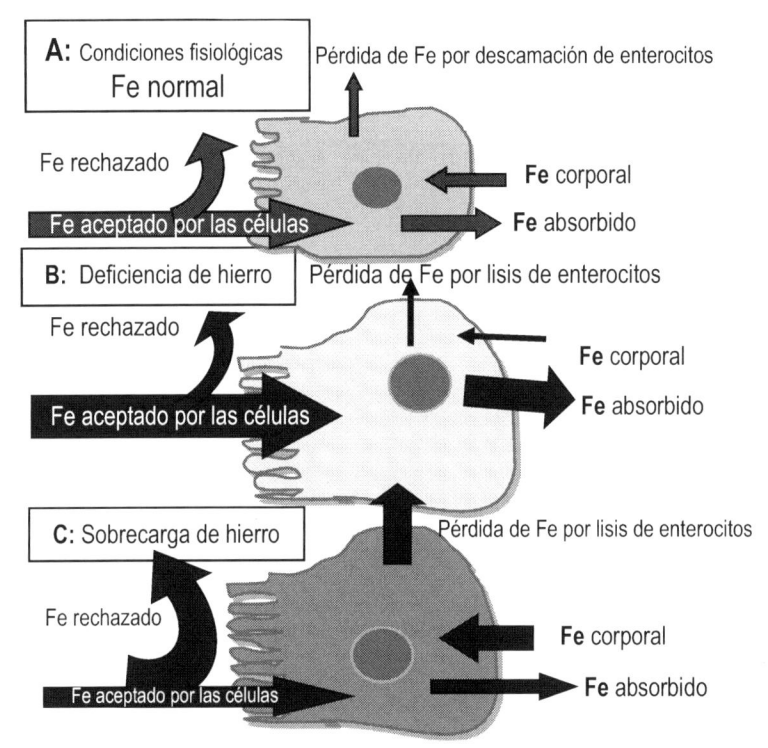

Fig. 3.IV.5. Representación simplificada de la regulación de la captación de hierro por el enterocito. A: En condiciones fisiológicas con los depósitos corporales de hierro normales, se mantiene el equilibrio entre absorción y el contenido de hierro en los enterocitos y el circulante en el plasma. B: Cuando existe deficiencia de hierro, menos hierro es depositado en los enterocitos a partir de los depósitos corporales y menos circulando en el plasma unido a la transferrina. Por tanto, aumenta la absorción y disminuye la excreción. C: Cuando hay una sobrecarga de hierro, el hierro es transportado desde el plasma en grandes cantidades al enterocito. Los enterocitos y la transferrina están saturados, limitando la absorción y se incrementa la excreción mediante la descamación de los enterocitos de la mucosa intestinal.

La Hepcidina: La Hepcidina se considera como un elemento clave en la regulación de la absorción y cinética del hierro en el organismo. Es un péptido rico en cisteína producido en el hígado, codificada por el gen HAMP. Fue descrita por primera vez en el año 2000 y un año más tarde se correlacionó con el metabolismo del hierro. La hepcidina mayor es un péptido catiónico con 25 aminoácidos y 4 puentes disulfuro que unen los 8 residuos de cisteína y que determinan su actividad en los 17 aminoácidos que delimitan.[16]

Mecanismo de acción de la hepcidina: Se ha encontrado relación entre la hepcidina y el transportador ferroportin-1 (FPN-1), que también funciona como receptor de la hepcidina. FPN-1 es una proteína transmembrana, que se localiza en la superficie basolateral del enterocito y transporta el hierro en estado ferroso desde interior de la célula a la circulación portal. La FPN-1 se expresa en gran cantidad en macrófagos reticuloendoteliales del hígado, bazo y médula ósea, lo que sugiere que esta proteína interviene como un transportador del hierro en las células que reciclan el hierro, a partir de los glóbulos rojos envejecidos.[17]

La hepcidina inhibe la salida del hierro de la célula debido a que se fija al FPN-1, e induce su internalización en la célula y luego su degradación lisosomal (Fig. 3.IV.6).

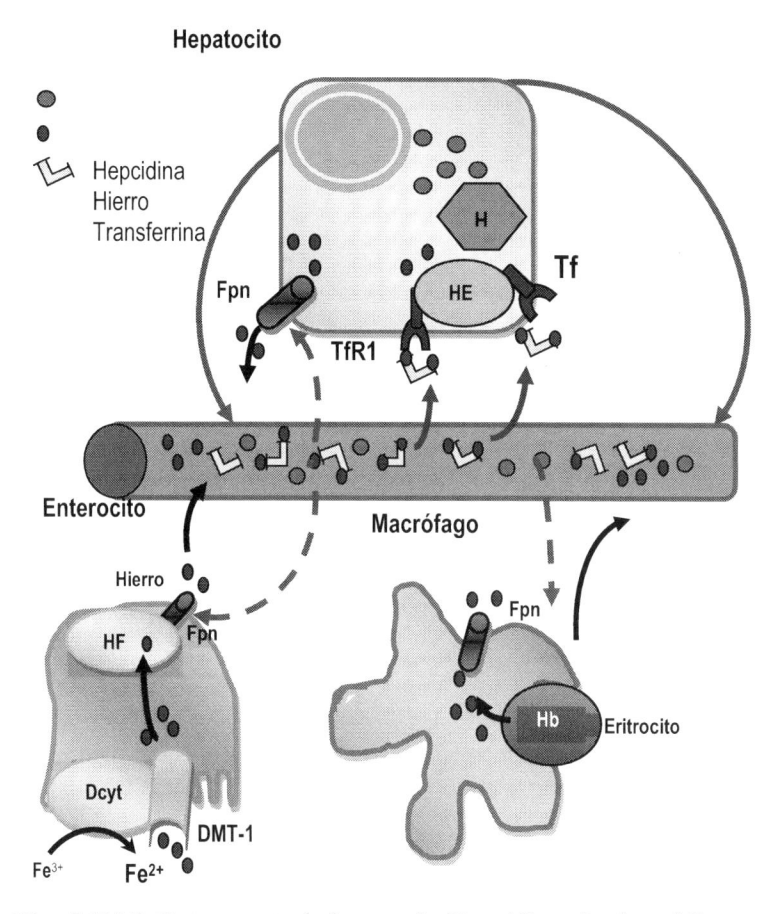

Fig. 3.IV.6. Rutas controladas por la Hepcidina. La hepcidina es un péptido, codificado por el gen HAMP, producido por las células hepáticas en respuesta a la infección y a la sobrecarga de hierro. La Hemojuvelina (HJ), la proteína HFE y el receptor 2 de la transferrina (TfR2) también contribuyen a aumentar la producción de la hepcidina. Esta disminuye la salida de hierro desde los enterocitos y desde los macrófagos, que contienen hierro procedente de la degradación de los hematíes. Se ha sugerido que la hepcidina ejerce estos efectos a través de la internalización del transportador de hierro ferroportin-1 (FPN-1) en el citoplasma de sus células blanco.

Como resultado el hierro en su estado ferroso se queda en el interior de los enterocitos y macrófagos. Consecuentemente, la absorción intestinal y la movilización de los depósitos de hierro provenientes del hígado y de los macrófagos se reducen, causando disminución del hierro disponible a nivel sérico. En contraposición, si las concentraciones de hepcidina son bajas, la absorción de hierro y su movilización se incrementa. De aquí que el exceso de hepcidina puede provocar anemia, mientras que su defecto puede generar una enfermedad severa por sobrecarga de hierro, llamada hemocromatosis juvenil, que es causada por una mutación en el gen de la hepcidina humana.[18]

La HFE que, mediante el complejo HFE: Microglobulina; TfR, permite la entrada del hierro transportado por la transferrina se ha propuesto como mecanismo sensor de las concentraciones de hierro corporal, porque el metal incorporado en este proceso «informa» a la célula sobre el estatus férrico del organismo, induciendo la retroalimentación negativa de su captación *vía* DMT1 e integrina /mobilferrina. Sin embargo, parece que el transportador basolateral FPN-1 es el principal punto de regulación de la absorción de hierro dietario en respuesta a los requerimientos sistémicos a través de la hepcidina, mientras que la regulación de la captación apical sirve de mecanismo de seguridad.

De acuerdo con este modelo, la producción hepática de hepcidina estaría regulada por el grado de saturación de la transferrina y la cantidad de receptores para esta proteína a nivel hepático (TfR1 y TfR2), de modo que cuando la relación Tf-diférrica/TfR aumenta, se induce la secreción de hepcidina que se libera la plasma.

La unión de esta hormona proteica al FPN-1 induce la internalización y posterior degradación de la proteína transportadora.[19] Como consecuencia de la disminución de la exportación de hierro: 1) se reduce su adquisición por la transferrina plasmática y 2) se produce un aumento de la concentración del metal en el enterocito que, a su vez, conducirá a una inhibición de su transporte apical. Por el contrario, cuando la relación Tf-diférrica/ TfR disminuye, cesa la producción hepática de hepcidina y se restaura la absorción del hierro. La regulación post-traduccional de la FPN-1, por hepcidina completa un círculo homeostático: el hierro regula la secreción de hepcidina, la cual, a su vez, controla la concentración de FPN-1 en la superficie basolateral de los enterocitos.

Control intracelular de la concentración del hierro

La regulación del hierro intracelular está dada por las concentraciones de dos proteínas: el receptor de transferrina (TfR) y de la ferritina. La cantidad de hierro que entra en la célula depende del número de receptores, una vez en el interior el hierro se utiliza para el desempeño de funciones celulares y el exceso se deposita en la ferritina. Estas proteínas están sujetas a regulación divergente y coordinada a nivel postrascripcional.[20]

Cuando se produce un aumento de las necesidades del hierro por el organismo aumenta la síntesis de TfR y simultáneamente disminuye la síntesis de ferritina, mientras que la presencia de mucho hierro conlleva a un aumento de la síntesis de la ferritina y disminución de TfR.

¿Cómo se logra este control? En esta regulación está implicada una proteína citosólica de aproximadamente 98 kDa de peso molecular, conservada a lo largo de la evolución, conocida como «proteína reguladora de hierro» (IRP-1) o «proteína de unión al elemento de respuesta al hierro» (IRE-BP). Esta proteína posee un centro catalítico o *cluster* [4Fe-4S] que le permite cambiar entre 2 actividades diferentes en dependencia de las concentraciones de hierro celular. En las células cargadas de hierro el *cluster* se encuentra ensamblado y la IRP despliega actividad aconitasa; en células con depleción de hierro el *cluster* se disocia y la IRP-1 actúa como una proteína de unión. La IRP-1 se une a una estructura tallo-lazo específica en el RNA mensajero (mRNA), conocida como elemento de respuesta al hierro (IRE), que codifica para el receptor de transferrina y de la ferritina (Fig. 3.IV.7). A través de este mecanismo una sola proteína regula la traducción de un mRNA y la destrucción de otro.[21]

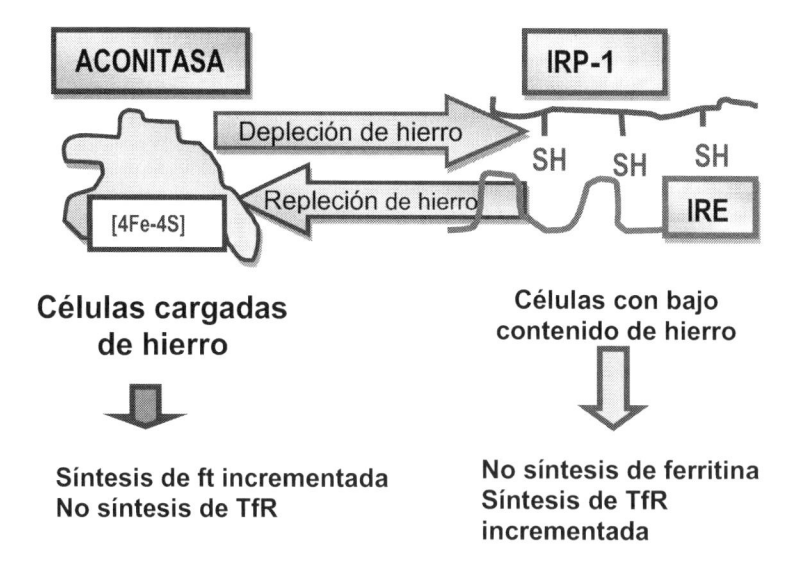

Fig. 3.IV.7. Representación esquemática del cambio conformacional ACONITASA/IRP-1 en función del estatus de carga de hierro. Cuando hay depleción de hierro, el *cluster* [4Fe-4S] de la aconitasa citoplasmática se desensambla cambiando la enzima a su forma IRP1, que expresa los grupos ~SH y reconoce los IRE en el mRNA de la ferritina (ft) y el TfR. La repleción con hierro provoca el re-ensamblaje del *cluster* [4Fe-4S], cambiando la IRP1 de nuevo a la forma aconitasa.

Cuando las reservas intracelulares de hierro son bajas, este control dual opera para aumentar la cantidad de iones de hierro, disponiéndolo para las enzimas;

cuando el hierro está en exceso, el sistema opera previniendo la acumulación de concentraciones tóxicas de iones de hierro.

Regulación de la ferritina

La región 5' no traducida del mRNA de la ferritina contiene elementos de repuesta al hierro (IRE) que tienen estructura de lazo. La IRE-BP reconoce 5 bases específicas en el lazo de los IRE y la naturaleza doble del tallo. A bajas concentraciones de hierro, la IRE-BP tiene una conformación activa que le permite unirse al IRE localizado cerca del extremo 5'terminal, de la región no traducida de los mRNA de las cadenas L y H de la ferritina. La unión de IRE-BP con el IRE bloquea la subunidad 40s del ribosoma, para el escaneo del codón AUG de iniciación, y por tanto inhibe la iniciación de la traducción. Lo que resulta en un decremento de síntesis de la ferritina y menos hierro se acompleja con esta, quedando disponible para las enzimas que lo requieran.

A altas concentraciones de hierro la IRE-BP tiene una conformación inactiva (aconitasa), el centro 4Fe-4S se disocia y no se une al extremo 5' IRE del mRNA, de modo que se produce la iniciación de la traducción. La ferritina sintetizada enlaza los iones de hierro libres, previniendo su acumulación hasta concentraciones elevadas que pueden resultar peligrosas y provocar lesiones.

Regulación de los receptores para la transferrina (TfR)

Esta parte del sistema regulatorio controla la entrada de hierro en las células. El hierro es transportado en la circulación por la transferrina, que se une a su receptor TfR en la membrana plasmática y el complejo transferrina-receptor es internalizado en el citoplasma. La región 3' no traducida del mRNA del TfR contiene IRE cuyos tallos tienen secuencias desestabilizadoras ricas en AU.

A altas concentraciones de hierro, la IRE-BP se encuentra en una conformación inactiva, por lo que no puede fijarse al IRE, se piensa que las secuencias ricas en AU promueven la degradación del mRNA del TfR de vida corta. El resultado es la producción disminuida del receptor de la transferrina, por lo que se reduce rápidamente la importación del hierro, y la célula queda protegida.

A bajas concentraciones del hierro, la IRE-BP está activa y puede unirse al extremo 3' del IRE en el mRNA del TfR. Esta unión bloquea el reconocimiento de las secuencias desestabilizadoras ricas en AU por las enzimas, que de otro modo degradarían rápidamente al RNAm. El resultado es el aumento de síntesis del TfR y un aumento de entrada del hierro a la célula.

Este cambio reversible, entre la holoproteína que contiene el *cluster* [4Fe–4S] y la apoproteína deficiente en *cluster*, permite a la Aconitasa/IRP censar continuamente las concentraciones de hierro y adaptarlos a los requerimientos celulares, sin ningún cambio apreciable en los niveles de estas proteínas. El mecanismo que permite la inserción o la eliminación del *cluster* [4Fe – 4S] y por tanto el cambio de forma de la Aconitasa/IRP-1 no está bien definido.

Papel de las proteínas reguladoras (IRP) como blancos y moduladores del daño oxidativo

La regulación concertada de la ferritina y del receptor de la transferrina presumiblemente asegura que el PHL nunca exceda las necesidades celulares y los sistemas de defensa.

Se ha demostrado que el H_2O_2 y el $O_2^{\bullet-}$ por separado no tienen reactividad contra el IRP-1, pero su acción combinada induce una inactivación reversible del IRP-1. El efecto se atribuye a la acción directa del $O_2^{\bullet-}$ y el H_2O_2 con el pool preformado de IRP-1 que resulta en modificaciones reversibles de los residuos –SH, por ejemplo, la cisteína. Estos residuos median el reconocimiento de IRE, lo que resulta en inactivación de IRP-1. La desregulación de la actividad de IRP-1, con concentraciones de TfR disminuidas y concentraciones de ferritina aumentadas, puede ser la respuesta común al aumento de formación de $O_2^{\bullet-}$ y el H_2O_2 dirigida a la disminución eventual del PHL, antes de que este convierta el $O_2^{\bullet-}$ y el H_2O_2 a $HO^{\bullet}$ o radicales similares más potentes.[21]

Se produce un incremento de la síntesis de ferritina en una variedad de células expuestas a estímulos oxidativos y se observa una reducción del daño oxidativo en células que sobre expresan la subunidad H de la ferritina. Sin embargo, es un hecho que el $O_2^{\bullet-}$ también puede liberar hierro desde la ferritina, de modo que el efecto del $O_2^{\bullet-}$ pudiera expandir el PHL y contrarrestar la reducción de este compartimiento inducida por la inactivación de IRP-1 y la síntesis de ferritina. El efecto contrastante del $O_2^{\bullet-}$ puede reconciliarse asumiendo que la velocidad de incorporación del hierro en la apoferritina excede a la velocidad de la liberación del hierro desde la ferritina, al menos cuando los dos procesos son comparados *in vitro*. Así, la apoferritina recién sintetizada probablemente represente un mecanismo eficiente para secuestrar el hierro liberado de la ferritina preexistente, haciendo que el balance se incline hacia la reducción neta del PHL.

Frente a la paradoja de que el efecto del $O_2^{\bullet-}$ inactivando IRP-1 se opone a las repetidas observaciones del rápido incremento de la actividad del IRP-1 en células de tejidos expuestas a pulsos exógenos de fuentes enzimáticas de H_2O_2 surge la interrogante siguiente:

¿Cómo puede esta inconsistencia reconciliarse en un cuadro unificador?

1) El H_2O_2 no incrementa la actividad de IRP-1 preformado para combinarse al mRNA.
2) El H_2O_2 ataca el *cluster* [4Fe – 4S] de la aconitasa citoplasmática, pero su acción está limitada a la remoción del cuarto átomo de hierro. Este efecto

es suficiente para abolir la actividad enzimática, pero no para activar el proceso de acoplamiento.

Las observaciones experimentales ofrecen pistas para la explicación del efecto exógeno del H_2O_2: 1) El H_2O_2 fue capaz de activar la IRP-1 en células intactas, pero no en sus extractos; 2) El H_2O_2 activó IRP-1 cuando los extractos se reconstituyeron con fracciones de membrana; 3) La activación de IRP-1 inducida por el H_2O_2 fue prevenida por inhibidores de fosfatasas del tipo I/IIa.

Estas evidencias demuestran que el H_2O_2 exógeno actúa a través de señalización de traducción a nivel de membrana, más que a través del EO o interacción directa con IRP-1, un mecanismo consistente con el papel del H_2O_2 en la modulación del crecimiento celular o la inflamación. Así H_2O_2 tiene efectos pleiotrópicos sobre el metabolismo del hierro, no siempre relacionado con el EO o la actividad del IRP-1.

Ferroptosis

La palabra «ferroptosis» se acuñó en 2012, pero la muerte celular similar a la ferroptosis se observó mucho antes, por ejemplo, como un tipo de muerte celular inducida por EO denominada «oxitosis».[22] La ferroptosis es la muerte celular, impulsada por la peroxidación de fosfolípidos, dependiente de hierro, está regulada por múltiples eventos metabólicos celulares, incluida la homeostasis redox, el metabolismo del hierro, la actividad mitocondrial y el metabolismo de aminoácidos, lípidos y azúcares, además de numerosas vías de señalización. Curiosamente, las células cancerosas resistentes a la terapia, particularmente aquellas en estado mesenquimal y propensas a metástasis, son extremadamente vulnerables a la ferroptosis. Además, la ferroptosis provoca numerosas lesiones orgánicas y patologías degenerativas. Como tal, la modulación farmacológica de la ferroptosis, tanto a través de su inducción como de su inhibición, tiene un gran potencial para el tratamiento de cánceres resistentes a los medicamentos, lesiones isquémicas de órganos y otras enfermedades degenerativas relacionadas con una POL.[23]

4.2. Homeostasis del zinc

El zinc constituye el elemento número 30 de la tabla periódica, es un elemento ubicuo ampliamente distribuido en la naturaleza, se encuentra en los suelos, las plantas y los animales.[1] En los suelos la concentración media de Zn es de 50 mg/kg^3, mientras que el cuerpo de un humano adulto contiene aproximadamente (1,5- 2,5) g de Zn, que está distribuido por todos los tejidos, órganos, fluidos y secreciones. Alrededor del 90% del contenido total de zinc se encuentra en el músculo esquelético y el hueso, en cantidades mucho menores en el hígado, tracto gastrointestinal, piel, riñón, cerebro, próstata y otros órganos. La concentración intracelular elevada de Zn es tóxica y la acumulación de iones libres de Zn se evita bombeándolos fuera de la célula hacia las vesículas de almacenamiento (zincosomas) o a través del enlazamiento a las metalotioninas, por lo que el contenido de Zn^{2+} libre es de solo 0,5 nM.[24]

4.2.1. Importancia biológica

El Zn es un micronutriente esencial para el funcionamiento del organismo humano, desempeña un papel importante en el crecimiento, desarrollo, la reproducción, el metabolismo celular, la expresión génica, y mantenimiento del sistema inmune y la función neurológica.[25] El Zn es esencial en el mantenimiento de la integridad de las membranas celulares, de la acción de la insulina y de las concentraciones plasmáticas de glucosa. Se requiere Zn para la mineralización adecuada de huesos y dientes, para el funcionamiento del sentido del gusto y la cicatrización de heridas. El Zn es un cofactor de más de 200 enzimas implicadas en el metabolismo energético, en el de proteínas, lípidos y carbohidratos, así como en la biosíntesis de ácidos nucleicos y compuestos hemo y en el transporte del CO_2. El Zn modula los procesos de transducción de señales, la transmisión sináptica en neuronas cerebrales, tiene efectos antioxidantes, citoprotectores, antiapoptóticos y antiinflamatorios y tiene, además, función antimicrobiana.[26]

El zinc no se puede almacenar en cantidades significativas, por lo que es esencial una ingesta dietética regular. ZIP4 y/o ZnT5B transportan iones de zinc de la dieta desde el duodeno al enterocito, ZnT1 transporta los iones de zinc del enterocito a la circulación y ZnT5B (transportador bidireccional de zinc) facilita la secreción endógena de zinc hacia la luz intestinal. Los supuestos promotores de la absorción de zinc que aumentan su biodisponibilidad incluyen los aminoácidos liberados de la digestión de proteínas y el citrato, mientras que los fitatos, la caseína y el calcio de la dieta pueden reducir la biodisponibilidad del zinc. En la circulación, el 70% del zinc está unido a la albúmina y la mayor parte en el cuerpo se encuentra en el músculo esquelético y los huesos. La excreción de zinc se realiza a través de las heces (predominantemente), la orina, el sudor, el flujo menstrual y el semen. La ingesta excesiva de zinc puede inhibir la absorción de cobre y hierro, provocando deficiencia de cobre y anemia, respectivamente. La toxicidad del zinc puede afectar negativamente al perfil lipídico y al sistema inmunológico, y su tratamiento depende del modo de adquisición del zinc. La deficiencia de zinc adquirida generalmente se presenta con la edad junto con factores de riesgo como los síndromes de malabsorción, pero medicamentos como los diuréticos y los bloqueadores de los receptores de angiotensina también pueden causar deficiencia de zinc. La acrodermatitis enteropática, una condición hereditaria por deficiencia de zinc, que se produce debido a una mutación en el gen SLC39A4 (que codifica ZIP4), se presenta desde el nacimiento. El tratamiento implica la suplementación con zinc a través de gluconato de zinc, sulfato de zinc o cloruro de zinc. En particular, la suplementación oral con zinc puede disminuir la absorción de fármacos como la ciprofloxacina, la doxiciclina y el risedronato.[27]

4.2.2. Fuentes de zinc

El Zn está ampliamente distribuido en la naturaleza se encuentra en la corteza terrestre, en las plantas y en los animales, pero al ser un elemento traza, sus contenidos son variables y bajos. Se considera que el Zn es un componente elemental de la dieta humana. Los alimentos más ricos en Zn son los mariscos, seguidos por las carnes rojas, los huevos y los lácteos (Tab. 3.IV.1). Los vegetales en general son fuentes pobres de Zn y su biodisponibilidad está disminuida por la presencia del ácido fítico, con el que forma complejos insolubles. El procesamiento térmico de determinados alimentos puede afectar la cantidad disponible de Zn para la absorción.[27]

La absorción de zinc es mayor si este proviene de proteínas animales que de proteínas vegetales.

- *Alimentos de origen animal:* Las carnes, el pescado, yema de huevo, carne de cordero, hígado, ostras, aves, sardinas, mariscos.
- *Alimentos de origen vegetal:* levadura de cerveza, algas, legumbres, setas, nueces de pecan, lecitina de soja, soja, cereales integrales.

El agua de consumo humano suministrada a la población puede contener Zn proveniente de la disolución de los terrenos y de los materiales de las conductoras. La ingesta recomendable de Zn para un adulto es de 8 mg/día para la mujer y de 11 mg/día para el hombre. Los niveles máximos tolerables de ingestión varían con la edad.[28]

Tabla 3.IV.1. Cantidad de Zinc en miligramos (mg) contenida en una porción de alimento.

Alimento	Porción	Zinc (mg)
Ostras	85 g (6 medianas)	76
Cereales fortificados con 100% zinc	30 g (3/4 taza)	15
Carne de vaca (80 % magra)	100 g	6,2
Carne de pavo	100 g	3,1
Carne de cerdo, magra	100 g	2,9
Carne de pollo, pata	1	2,7
Garbanzos, cocidos	160 g (1 taza)	2,5
Frijoles/judías/habas, cocidas	170 g (1 taza)	1,8
Queso suizo	30 g	1,2
Yogur, sin sabor, descremado	100 g	1
Leche, descremada	240 mL (1 taza)	1
Almendras	30 g	1
Nueces	30 g	1

4.2.3. Absorción, distribución y excreción del zinc

Existen evidencias crecientes de que los iones de Zn están involucrados como mensajeros inter- e intra- celulares, por lo que la homestasis del Zn debe ser estrechamente controlada. El tracto gastrointestinal es el sitio principal de la regulación homeostática del Zn. Los mecanismos involucran ajustes tanto en los mecanismos de absorción del Zn exógeno, como los de secreción gastrointestinal y la excreción endógena de Zn en las heces fecales.[29]

De modo general se absorbe aproximadamente el 20 % (entre el 3% y el 38%) del Zn contenido en una dieta mixta normal. El principal sitio de absorción del Zn exógeno en los humanos es el intestino delgado proximal, la absorción depende de la concentración de Zn y está mediada por transportadores. La absorción parece estar regulada por la proteína metalotioneína, que tiene la capacidad de ligar metales divalentes como el Zn, Cu, y Cd.[29]

Los factores conocidos que influyen en la absorción incluyen la cantidad de Zn presente en el lumen intestinal, la presencia de promotores dietarios (leche humana, proteínas animales) o de inhibidores (fitatos, otros minerales). La glucosa, la lactosa y determinadas proteínas favorecen la absorción, mientras que la fibra dietética y los fitatos la disminuyen. Los iones de Ca, Cd y Cu compiten por los transportadores de Zn, dificultando su absorción.

Durante la digestión el Zn es liberado de los ligandos dietéticos y se asocia con ligandos intestinales de bajo peso molecular como los aminoácidos y con las metalotioneínas que desempeñan un papel fundamental. El mecanismo de transporte a través de la membrana de los enterocitos no se conoce, pero se supone que están involucrados procesos de saturación y no saturación. Se han caracterizado diferentes transportadores de Zn; ZnT-1 es una proteína que se encuentra en las vellosidades del intestino proximal y funciona principalmente como exportador de Zn, otro transportador potencialmente involucrado en la captación de Zn es el DCT1. Una vez dentro de los enterocitos el Zn se asocia a las metalotioneínas (MT) que funcionan en las respuestas celulares para limitar las concentraciones de Zn libre a intervalos muy estrechos.

Distribución de Zn

Desde los enterocitos el Zn es liberado a la sangre portal donde es transportado por la albúmina (70 %) y el resto por la α-2 macroglobulina, la transferrina y algunos aminoácidos como la histidina y la cisteína. Una vez distribuido el Zn es captado por los transportadores ubicados en las membranas de las diferentes células.

En las células el Zn se une a las metolotioneínas que actúan como reservorio, pasa a los organelos celulares, principalmente los endosomas y lisosomas y una pequeña parte del orden nano molar se mantiene libre en el citosol.

Las concentraciones intracelulares de Zn están reguladas por dos familias de proteínas de membrana:

La familia ZnT, que determina el eflujo de Zn^{2+} citosólico hacia el líquido extracelular o hacia los organelos, de manera general se localizan en las membranas de los compartimentos celulares y funcionan como transportadores activos secundarios.

La familia Zip favorece el influjo pasivo de Zn al citoplasma desde el líquido extracelular o los organelos y vesículas. El mecanismo de estos transportadores no se ha esclarecido, pero parece estar asociado al movimiento del ion bicarbonato. La actividad y el número de estos transportadores están regularos metabólica y genéticamente y pueden variar en condiciones fisiopatológicas.

Excreción de Zn

Las heces fecales constituyen la vía principal de eliminación del Zn. La cantidad de Zn excretada depende de la dieta y normalmente se encuentra en el intervalo de (5 a 10) mg/día.

La otra vía de excreción es la urinaria, pero es menos importante que la fecal, a través de la orina se pierden aproximadamente (200-600) µg de Zn. Otras vías de eliminación de poca importancia son el sudor, el pelo y la descamación de la piel.

4.2.4 Balance y funciones antioxidantes del zinc

Existen diferentes fuentes de Zn endógeno secretado hacia el lumen intestinal: secreción pancrática, biliar, gastroduodenal, flujo transepitelial de los enterocitos y otras células de la mucosa. La cantidad de Zn endógeno secretado con cada comida parece ser considerable, pudiendo ser comparable o mayor que la de Zn exógeno. El mantenimiento del balance del Zn dependerá no solo de la absorción de la fracción del Zn exógeno, sino también de la reabsorción eficiente del Zn endógeno.

Funciones antioxidantes del Zn

El Zn es un metal redox inerte y no participa en las reacciones oxidación reducción. Los efectos agudos de las funciones antioxidantes del Zn involucran dos mecanismos: el primero consiste en la protección de los grupos sufidrilo de las proteínas y las enzimas de los ataques de los RL. Para explicar este efecto se proponen tres modelos: el primero considera la unión directa del Zn a los grupos sulfidrilo; el segundo asume la unión del Zn a un sitio cercano a los grupos sulfidrilo y el tercero la unión del Zn a un sitio diferente de la proteína que produce un cambio conformacional. Los tres modelos resultan en la disminución de la reactividad de los grupos sulfidrilo.

El segundo mecanismo consiste en la reducción de la formación de HO• a partir del H_2O_2 a través de la prevención de la formación de RL o dicho de otro modo, el antagonismo del Zn con metales de transición activos, como son el hierro y el cobre. El pool de los metales de transición reactivos (Fe y Cu) está asociado a determinados componentes celulares en los que se produce la formación cíclica de HO•. La prevención de la formación del HO• puede ocurrir por la remoción del metal de su sitio de unión a través del uso de un quelante de alta afinidad. Otro mecanismo considera la salida del metal redox de su sitio a través de su reemplazo por un metal inactivo químicamente similar (por ejemplo, Cu por Zn). El metal redox desplazado podrá ser «lavado» de la célula, reduciendo su disponibilidad para la formación del HO• vía reacción de Fenton.[30]

La administración crónica de Zn produce un efecto indirecto a través de la inducción de la síntesis de las metalotioneínas, capaces de unir eficientemente (5-7) g de Zn. Se ha propuesto que las metalotioneínas representan la conexión entre el Zn celular y el estado redox de la célula. La deficiencia de Zn se ha asociado con niveles mayores del daño oxidativo en los tejidos, que incluye la oxidación incrementada de los lípidos, proteínas y ADN.[31]

4.3. Homeostasis del cobre

El cobre es un oligoelemento que ocupa el lugar 29 en la tabla periódica y el Cu^{2+} representa el estado de oxidación más estable. Es un elemento ubicuo en los en la naturaleza, el medio tecnológico y es esencial para la vida de la mayoría de los organismos. El Cu posee un alto potencial redox y sirve como cofactor para proteínas involucradas en una gran variedad de reacciones biológicas.[1,32] Sin embargo, metales de transición activos como el Cu plantean un dilema para la célula: son oligoelementos útiles pero peligrosos.

En Cu es esencial para la actividad catalítica de muchas enzimas, pero si no se mantiene bajo un estricto control, su gran reactividad redox cataliza la producción de RL potencialmente dañinos, lo que conlleva el riesgo de daño a células y tejidos.[32] Como resultado en los organismos han evolucionado mecanismos para la obtención y distribución del Cu con seguridad y para su excreción cuando está en exceso.

Funciones biológicas

El Cu es una parte integral de numerosos sistemas enzimáticos involucrados en diversidad de funciones biológicas relacionadas con estas proteínas como son la fotosíntesis, la respiración celular, formación de tejido conectivo, metabolismo del hierro, funciones neurológicas, angiogénesis, síntesis de melanina y erradicación de RL.[32] Entre las enzimas se incluyen las aminoxidasas, ferroxidasas, citocromo-c oxidasa, SOD, y dopamina hidroxilasa entre otras.

4.3.1. Aspectos bioquímicos

Entre las cuproenzimas que se encuentran en humanos con incidencia en el balance redox tenemos:

Ferroxidasas: Ferroxidasas I o Ceruloplasmina: Es una glucoproteína alfa, con peso molecular próximo a 150 kDa, contiene 6 átomos de Cu por molécula. Cuatro átomos de Cu parecen participar en las reacciones de óxido-reducción que la enzima cataliza. Esta enzima cataliza la oxidación del hierro ferroso y desempeña una función en la transferencia de hierro desde los sitios de almacenamiento a los de síntesis de hemoglobina. La ceruloplasmina también oxida aminas aromáticas y fenoles. *La Ferroxidasa II* que también cataliza la oxidación del hierro ferroso. *La Hephaestina:* ferroxidasa, expresada en el intestino que participa en la regulación de la homeostasis de hierro.

Citocromo c oxidasa: Está presente en las mitocondrias de las células a través de todo el organismo y es el enlace terminal en la cadena de transporte de electrones. Reduce el O_2 para formar agua y permite la formación del ATP. Se considera la enzima aislada más importante de las células de mamífero puesto que limita la tasa de transporte de electrones. Contiene 2 o 3 átomos de cobre por molécula.

Superóxido Dismutasa: Las isoenzimas 1 y 3 (SOD 1 y SOD 3) son enzimas antioxidantes bifuncionales, con actividad reductora dismutasa y actividad peroxidasa, que degrada al $O_2^{•-}$. La SOD 1 es intracelular y la SOD 3 es extracelular. Esta última es secretada por el hígado, como una proteína de fase aguda de estrés inflamatorio agudo. La SOD Cu/Zn contiene dos átomos de Cu por molécula y se encuentra en la mayor parte de las células del cuerpo sobre todo en el citosol. Protege a los componentes intracelulares del daño oxidativo al convertir el $O_2^{•-}$ en H_2O_2. Requiere de O_2 y Cu para su función catalítica.

Proteínas que se unen al cobre

Metalotioneína (MT): Son pequeñas proteínas no enzimáticas, ricas en cisteína, que se unen al Cu. Cada molécula puede unir 11 ó 12 átomos de Cu y también de Zn y Cd. Parecen tener alguna participación en el almacenamiento de metales y el secuestro de iones metálicos en exceso, previniendo su toxicidad.

Albúmina: Es una proteína con peso molecular de 68 kDa y es la más importante en el plasma sanguíneo y líquidos intersticiales. Se une al Cu y lo transporta, también puede unirse al exceso de Cu, que pudiera ser tóxico y evita su reactividad.

Transcupreína: Es una proteína plasmática con peso molecular cercano a 270 kDa. Parece desempeñar un papel en el transporte de Cu, aunque la cantidad que se une a la misma es mucho menor que la que se une a la albúmina.

Ligandos de bajo peso molecular

Aminoácidos y péptidos pequeños también transportan una fracción reducida del Cu del plasma sanguíneo. Histidina, glutamina, treonina y cistina son ejemplos de aminoácidos que se unen al Cu en el plasma. Se cree que el Cu que transportan ligandos de bajo peso molecular se intercambia con el Cu no ceruloplasmina en la sangre. Los ligandos pueden transportar Cu a las células.

4.3.2. Especies reactivas de oxígeno y el cobre

Una de las explicaciones más aceptadas para la toxicidad celular inducida por el Cu proviene de su participación en la formación de ERO. Los iones cúpricos y cuprosos pueden actuar en las reacciones de oxidación y de reducción. El ion cúprico Cu^{2+}, en presencia de reductores biológicos como el ácido ascórbico o el GSH, puede reducirse a ion cuprosos Cu^{1+} que es capaz de catalizar la formación de $HO^{\bullet}$ a través de la descomposición del H_2O_2 *vía* reacción de Fenton.

$$Cu^{1+} + H_2O_2 \rightarrow Cu^{2+} + HO^{\bullet} + OH^-$$

Estudios experimentales han demostrado que el Cu también es capaz de inducir la rotura de las hebras de ADN y la oxidación de las bases *vía* ERO. El cobre en ambos estados de oxidación (cúprico y cuproso) es más activos que el hierro en el aumento de las roturas inducidas por el metabolito del benceno 1,2, 4 – bencenotriol. El daño al ADN ocurre principalmente por reacciones de Fenton en sitios específicos.

El cobre causa cambios de conformación, dosis dependiente, en los oligonucleótidos del ADN; no se observan cambios de conformación en ausencia de cobre.

Estudios *in vitro* han demostrado claramente la oxidación de las LDL inducidas por el cobre, también se conoce que las HDL, también son susceptibles a la oxidación. Estos estudios son muy importantes porque la oxidación de las HDL afecta significativamente sus propiedades cardioprotectoras. Durante la reducción del Cu^{2+} a Cu^{1+} por el α- tocoferol se genera el radical α-tocoferoferoxil que inicia la oxidación de los ácidos grasos polinsaturados. Posteriormente la POL se produce por la generación de $HO^{\bullet}$ vía Cu^{1+} catalizada por la reacción de Fenton.

Además de los iones libres de cobre, la ceruloplasmina puede estar involucrada en la oxidación de las LDL, puesto que puede servir como fuente de Cu no enlazado. El radical peroxinitrito puede atacar la proteína ceruloplasmina, lo que pudiera producir la liberación de iones de Cu, que a su vez contribuirían a la oxidación de las LDL.

Si bien la presencia de iones Cu libres produce daño oxidativo, se ha encontrado que la deficiencia de Cu aumenta la susceptibilidad de la célula a este tipo de daño. Esta observación se puede explicar por el hecho de que la SOD esta normalmente involucrada en la protección de la célula contra daño oxidativo. La depleción de Cu conlleva la disminución de la capacidad de la célula para la producción de la SOD, de modo que aumenta la propensión al daño oxidativo.

A pesar de que el Cu participa del daño oxidativo, el hierro representa el metal de transición más activo del interior celular, puesto que el Cu intracelular libre está limitado a menos de un ion libre por célula, lo que sugiere que el pool de iones de Cu libres no se usan en la activación fisiológica de las metaloenzimas y el Cu intracelular libre es indetectable, mientras que el hierro libre intracelular se encuentra en concentraciones micro molares.[1]

Todos los efectos tóxicos del Cu no son producto de las ERO. Nuevos hallazgos han demostrado que la toxicidad causada por el Cu no es necesariamente resultado del EO, sino potencialmente a través de mecanismos no oxidativos. Se ha comprobado que la quelación con glicina previene la formación de ERO por el Cu, pero no inhibe su toxicidad. La muerte celular puede ocurrir por exposición directa al Cu en ausencia de generación de ERO. Así el Cu puede alterar el metabolismo energético de la célula, particularmente la glicolisis. Puede desplazar otros metales más tóxicos de las metaloproteínas y estas sustituciones en las metaloproteínas pueden explicar el daño no oxidativo del Cu.

4.3.3. Balance de cobre

El cuerpo humano adulto contiene entre (50 y 120) mg (0,79 – 1,9) mmol de Cu, lo que es muy poco en comparación con otros oligoelementos como el Fe y el Zn. Las fuentes de cobre en la dieta contienen de 0,3 mg a más de 2 mg/100 g (50 a 300) nmol/g, estas incluyen mariscos, nueces, semillas, legumbres, porciones de salvado y germen de granos, hígado y vísceras.

Dentro del organismo las concentraciones de Cu son mayores en hígado, cerebro, corazón y riñones, aunque en el músculo esquelético las concentraciones de Cu son poco elevadas al constituir una masa importante contiene el 40 % del total de Cu del organismo. En los mamíferos, el balance de Cu se establece a través del equilibrio entre la absorción de Cu desde la dieta y la excreción de Cu en las heces fecales.

En el intestino se absorbe aproximadamente el 40 % del Cu ingerido, aunque la cantidad absorbida parece estar relacionada con el aporte de Cu en la dieta. La principal ruta de excreción del Cu es a través de la vía biliar, aproximadamente el 80 %. La pérdida a través de las haces fecales de un adulto es de alrededor de 3 mg/día. Se produce una pérdida menor de Cu a través del sudor (~70 µg/día) y en la orina (~30 µg/día), que representa solo el 3 % de la ingestión diaria de cobre. La ingestión de Cu recomendada para un adulto es de 0,9 mg/día.[1] Generalmente no se produce deficiencia de Cu debido a la dieta.

Las ATPasas de cobre ATP7A y ATP7B son moléculas claves que regulan de flujo del cobre en el organismo (Fig.3.IV.8). En la regulación fisiológica también participan otras proteínas como la proteína de captación específica de cobre: hCtr1.[1]

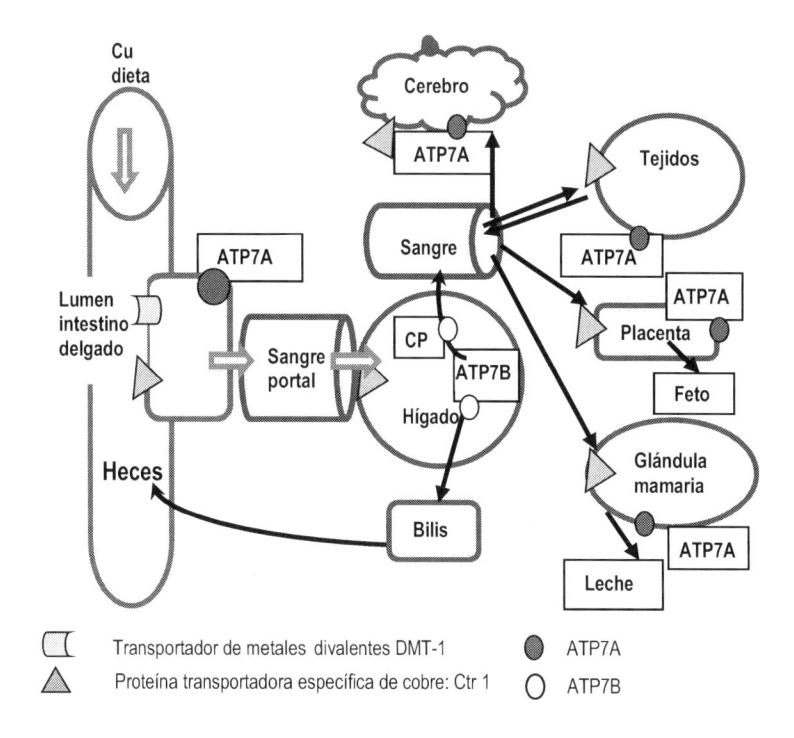

Fig. 3.IV.8. Modelo del flujo del cobre en el organismo. Ver explicación en el texto.

Absorción del cobre

La absorción de Cu es un proceso complejo, se produce principalmente en el intestino delgado y es regulada por diferentes factores y por la composición de la dieta.

En las condiciones ácidas del estómago, los iones Cu son liberados de los alimentos en los que vienen unidos; estos iones son rápidamente atrapados por aminoácidos, como histidina, treonina, glutamina, ácidos orgánicos y otras moléculas con capacidad quelante. Aunque se puede absorber Cu desde la mucosa gástrica, la mayor parte de este proceso ocurre en el intestino delgado. Se ha demostrado que el porcentaje de absorción es variable, dependiendo de la carga en la dieta; cuando hay una exposición a altas concentraciones de Cu, se absorbe un menor porcentaje (12 %). Por el contrario, cuando la ingesta es escasa, el porcentaje de absorción aumenta (60 %).

La absorción probablemente tiene lugar por un mecanismo de transporte saturable activo cuando la concentración de Cu en la dieta es baja; cuando la concentración de Cu en la dieta se eleva, la absorción parece ocurrir por difusión pasiva. La absorción puede regularse según la necesidad de Cu y en esta regulación participa la metalotioneína de las células intestinales.

Se conoce poco sobre los mecanismos de captación de Cu por la membrana plasmática y las consecuencias de los defectos de estos procesos en los mamíferos.[1] El mecanismo de captación del Cu por la membrana apical del enterocito no se ha dilucidado. De hecho, hay dos posibles candidatos responsables de la absorción del Cu ingerido (Fig. 3.IV.9).

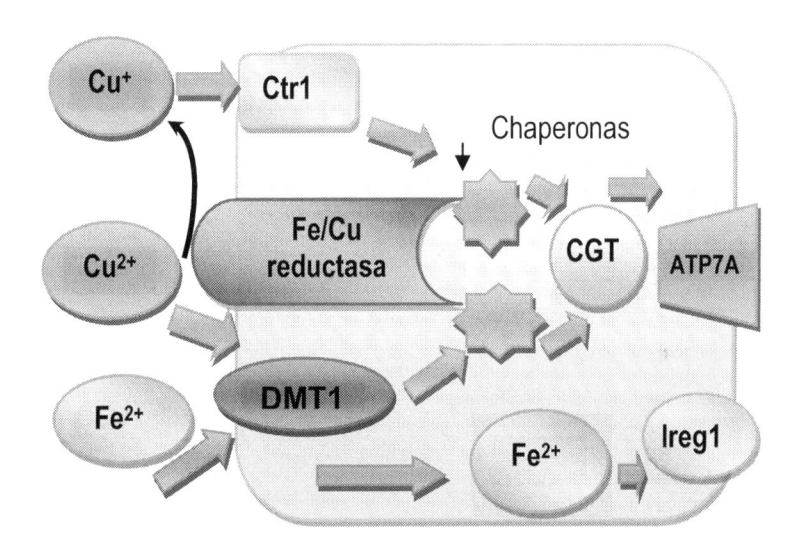

Fig. 3.IV.9. Modelo hipotético simplificado de la absorción de cobre por los enterocitos intestinales. El cobre se encuentra en los alimentos en forma de Cu^{2+}. Puede atravesar la membrana apical del enterocito vía DMT1, transportador que comparte con el hierro, o puede ser reducido por reductasas endógenas o por componentes de la dieta a Cu^{1+}, antes de ser captado por el transportador de alta afinidad, Ctr1. Una vez en el interior celular se une a las proteínas chaperonas, es entregado al Complejo de Golgi Trans (CGT) y es exportado de la célula vía ATP7A o MNK ATPasa. El hierro se absorbe por el transportador DMT1 y es liberado por la cara basolateral de la membrana del enterocito vía transportador específico Ireg1.

El DMT1, también conocido como Nramp2 o DCT1 y el descubierto recientemente Ctr1 (*High affinity copper transporter*). Es probable que el Ctr1 sea la ruta primaria de captación del Cu en los mamíferos, puesto que los ratones completamente deficientes para esta proteína tienen grandes defectos en su crecimiento y desarrollo y mueren en el útero durante la gestación, el Ctr1 posee un dominio extracelular que contiene sitios de enlace para el Cu, mientras que los dominios transmembrana forman un canal. Para ser transportado por el Ctr1 el Cu tiene que encontrarse en estado reducido como Cu^{1+}. Puesto que en la dieta el Cu se encuentra en forma de Cu^{2+}, debe ser reducido a Cu^{+1} para poder ser transportado por el Ctr1.

La reducción del Cu puede ocurrir por diferentes mecanismos que incluyen las reductasas endógenas de la membrana plasmática y los componentes de la dieta, como el ascorbato. Una vez que el Cu ha sido reducido la proteína Ctr1 lo transporta a través de la membrana por un transporte independiente de energía, que es estimulado por el pH ácido extracelular y altas concentraciones de potasio.

Otras proteínas que forman parte del mecanismo de captación del Cu son las ATPasa–ATP7A. Estas ATPasas están probablemente involucradas en el transporte a través de la membrana basolateral del enterocito y participan en la exportación del Cu fuera del enterocito hacia la sangre portal.

Transporte del cobre

El Cu se transporta desde el intestino delgado hasta el hígado unido, principalmente, a albúmina, la transcupreína, y a ligandos de bajo peso molecular. El Cu recién absorbido, en su mayor parte, es captado por las células hepáticas y almacenado en los hepatocitos, fundamentalmente unido a las metalotioneinas. En el hígado el Cu se incorpora en unas horas a la ceruloplasmina. Aproximadamente el 90% del Cu circulante forma parte integral de la ceruloplasmina, proteína que contiene 6 átomos de Cu, en estado cúprico Cu^{2+} o cuproso Cu^{1+}. El Cu es suministrado a las células extra-hepáticas en forma de complejos de pequeña masa molecular (complejos de amino ácidos) o en forma de ceruloplasmina.

Excreción

La ruta principal de excreción de Cu es en las heces fecales (99 %). El Cu absorbido en el intestino es captado por las células hepáticas, una parte es almacenada en las metalotioneínas y secretado al plasma, mientras que el exceso es eliminado por la bilis. La ATP7B es la bomba que regula la tasa de excreción biliar. Cuando aumenta la ingestión de Cu, su excreción biliar aumenta consecuentemente. El Cu presente en la bilis se encuentra en forma no reabsorbible, por lo que no presenta circulación enterohepática.

Este Cu se combina con una pequeña cantidad del Cu de las células intestinales, de los líquidos pancreático e intestinal y del Cu de la dieta no absorbido para a continuación eliminarse por las heces. Otras rutas de excreción contribuyen poco a la pérdida total de Cu. Los humanos saludables solo excretan de (10 a 30) µg (0,2-0,5) µmol de Cu en la orina. Las pérdidas por el sudor, la piel y sus anexos son en general menores de 50 µg (0,8 mmol) por día.

4.3.4. Regulación homeostática

El hígado es el órgano fundamental de la homeostasis del Cu. Prácticamente el 99 % del Cu ingerido es absorbido por los hepatocitos, es suministrado a las enzimas endógenas, incorporado a la ceruloplasmina y secretado a la sangre o excretado a través de la bilis.

Dado el potencial redox del Cu, y los daños potenciales que puede producir a través de la formación de ERO y por toxicidad directa, está sometido a una rigurosa regulación homeostática. El balance entre el contenido intracelular y extracelular de Cu se lleva a cabo por un sistema celular de proteínas transportadoras que regulan la captación, la exportación y la compartimentación intracelular.[1] Se ha demostrado que el llamado «pool libre de cobre» es de aproximadamente un átomo por célula, lo que indica que existe una significativa capacidad para mantener el Cu quelado y prevenir su sobre elevación.

Se han propuesto modelos para explicar la homeostasis de Cu en los cuales están involucradas las metalo-chaperonas y las ATPasas tipo P transportadoras de Cu; ATP7A y ATP7B. Las enfermedades de Menkes y de Wilson están relacionadas con las alteraciones de estas proteínas.

Proceso de tráfico inducido por Cu como mecanismo homeostático

La proteína de Menkes (ATP7A) se ha localizado en el complejo de Golgi Trans (CGT), en esta locación presumiblemente bombea el Cu hacia las enzimas secretorias dependientes de Cu como la lisil oxidasa. Cuando estas células se cultivan en un medio con alto contenido de Cu, las proteínas de Menkes (ATP7A) se redistribuyen desde el complejo hacia pequeñas vesículas citoplasmáticas y hacia la membrana plasmática (Fig. 3.IV.10).

Como resultado de esta redistribución la ATP7A puede bombear el exceso de Cu hacia el exterior. Cuando las concentraciones de Cu intracelular se reducen las proteínas regresan al Complejo de Golgi. El proceso de tráfico inducido por Cu puede ser considerado como un mecanismo celular fundamental y presumiblemente fisiológico de la homeostasis del Cu.

La proteína de Wilson (ATP7B) también se encuentra ubicada en el Complejo de Golgi (CG), pero en caso de aumento de Cu se mueve hacia un compartimiento vesicular más que a la membrana plasmática. La ATP7B puede entregar el Cu a grandes vesículas (posiblemente endosomas) y luego retorna al CG (Fig. 3.IV.11).

Las vesículas continúan su movimiento hacia las membranas canaliculares de los hepatocitos, posiblemente se fusionen con un lisosoma y el Cu se descarga en la bilis por exocitosis.

Otro modelo plantea que inicialmente la ATP7B se mueve hacia las vesículas, y luego se relocaliza en la membrana apical canalicular. De este modo la ATP7B puede bombear el Cu hacia las vesículas y directamente hacia la bilis. Aunque se produce relocalización de las Cu-ATPasas con el aumento de Cu, también ocurre el reciclaje constitutivo de ambas proteínas entre el Complejo de Golgi y la membrana plasmática.

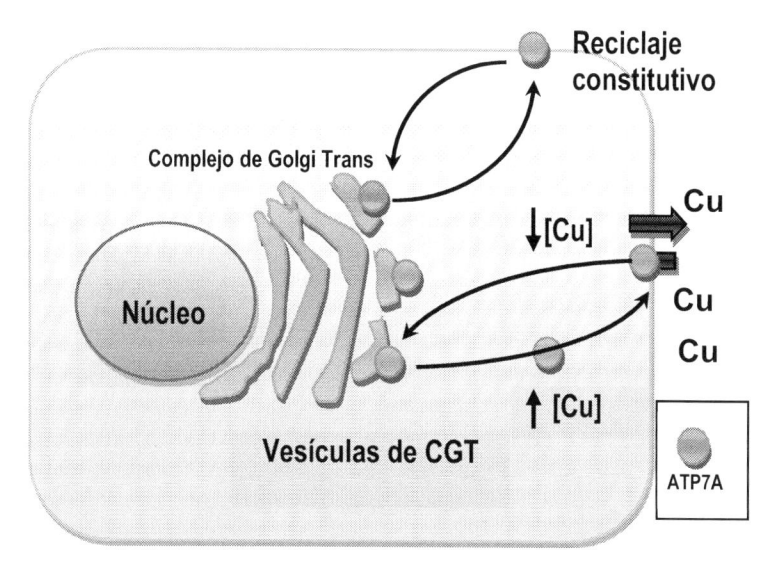

Fig. 3.IV.10. Modelo para la homeostasis del cobre. En condiciones fisiológicas y concentraciones basales de cobre, la proteína ATP7A (Menkes) reside en el Complejo de Golgi Trans (CGT). Cuando las células se exponen a concentraciones elevadas de cobre, la ATP7A se mueve en pequeñas vesículas a la membrana plasmática. Estas estructuras pueden ser endosomas, aunque no han sido bien caracterizados.

Vías intracelulares de cobre

El Cu es captado por la célula por el trasportador hCtr1 (transportador de Cu de alta afinidad en humanos). Una vez en el interior de la célula el Cu se distribuye entre diferentes proteínas de Cu conocidas como chaperonas de Cu (Fig. 3.IV.11).

Las metalo-chaperonas guían, protegen y entregan, de forma segura, el Cu en diferentes destinos dentro de la célula.[1] La pequeña proteína chaperona ATOX1 lleva el Cu a las ATP7A y ATP7B. La chaperona COX17 entrega el Cu a las mitocondrias, para su incorporación a la citocromo oxidasa.

La proteína CCS transporta el Cu hacia la Zn/Cu SOD. El exceso de Cu es eliminado por la ATP7A. Si la tasa de entrada de Cu a la célula excede a la salida, la célula acumulará Cu. La acumulación de Cu incrementa la velocidad de transcripción de las metalotioneínas y el exceso de Cu es secuestrado por estas proteínas.

Podemos concluir que la homeostasis de Cu comprende intrincadas vías intracelulares que ayudan a prevenir el daño a los constituyentes de la célula.

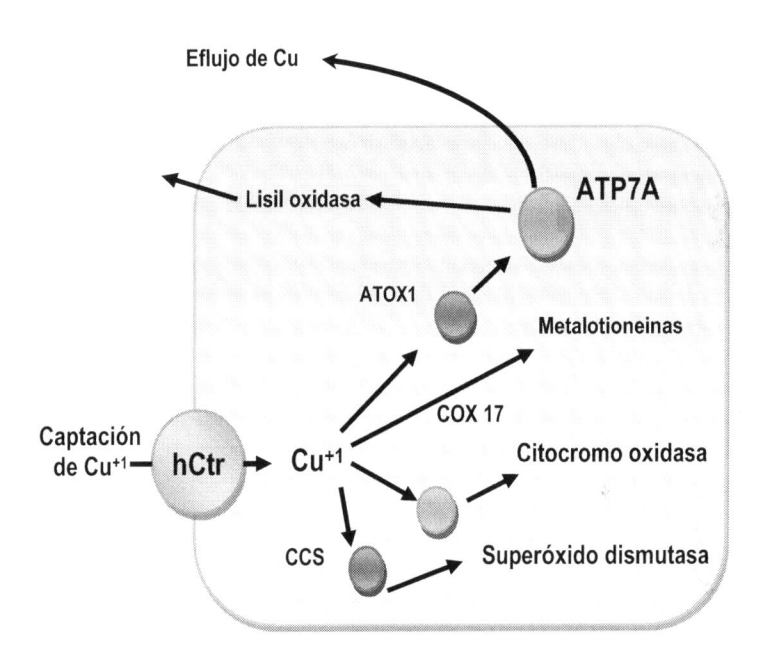

Fig. 3.IV.11. Vías intracelulares del cobre. El Cu^{+1} es captado por la célula a través del transportador de cobre específico en el humano hCtr1. En el interior celular es captado y distribuido por varias moléculas proteicas (chaperonas). El exceso de cobre es eliminado por la ATP7A. Si la capacidad de eflujo de cobre se excede, se induce la síntesis de metalotioneinas que secuestran el exceso de cobre.

Relación cobre – hierro

El cobre y el hierro comparten mecanismos de absorción en el intestino. El transportador de metales divalentes 1 (DMT1), que se encuentra en la membrana apical de los enterocitos, transporta tanto hierro como cobre, lo que sugiere una competencia entre estos metales para su absorción.[33]

El hierro que prima en la dieta es férrico, y su captación depende de su reducción por un complejo reductasa denominada «complejo paraferritina». Una vez reducido se capta por el enterocito como hierro ferroso, y se oxida por acción de la cupro-enzima con acción ferroxidasa denominada hefaestina, produciéndose hierro férrico, y éste es transportado intra-enterocíticamente y momentáneamente almacenado en la ferritina tisular. Para pasar a la circulación sanguínea, se necesita reducir el hierro en el citosol enterocitario, reacción catalizada por medio de la enzima ferritina-reductasa, dando como productos finales, la apoferritina y las coenzimas oxidadas. Ya en el plasma, el hierro ferroso se oxida por las cuproenzimas ferroxidasas I o II. La ceruloplasmina (proteína portadora de cobre) es una ferroxidasa que convierte el Fe^{2+} en Fe^{3+}, lo que permite la unión del hierro a la transferrina sérica, de modo que pueda transportarse a los diferentes sitios de sus acciones fisiológicas. El consumo de una dieta baja en Cu produce anemia, posiblemente por la baja actividad de las ferroxidasas.

En el hígado, el cobre influye en la biosíntesis de ceruloplasmina, que es fundamental para la homeostasis del hierro. Además, el cobre puede modular la actividad de factores de transcripción sensibles al hierro, como el factor inducible por hipoxia 2α (HIF-2α), que regula la expresión de genes relacionados con la absorción de hierro en condiciones de deficiencia de hierro.[34]

Bibliografía Sección 3. Capítulo IV

1. Valko M, Morris H, Cronin MT. Metals, toxicity and oxidative stress. *Curr Med Chem.* 2005;12(10):1161-1208.
2. Bogdan AR, Miyazawa M, Hashimoto K, Tsuji Y. Regulators of Iron Homeostasis: New Players in Metabolism, Cell Death, and Disease. *Trends Biochem Sci.* Mar 2016;41(3):274-286.
3. Galaris D, Barbouti A, Pantopoulos K. Iron homeostasis and oxidative stress: An intimate relationship. *Biochim Biophys Acta Mol Cell Res.* Dec 2019;1866(12):118535.
4. Lloyd RV, Hanna PM, Mason RP. The origin of the hydroxyl radical oxygen in the Fenton reaction. *Free Radic Biol Med.* 1997;22(5):885-888.
5. Toyokuni S. Iron and carcinogenesis: from Fenton reaction to target genes. *Redox Rep.* 2002;7(4):189-197.
6. Miret S, Simpson RJ, McKie AT. Physiology and molecular biology of dietary iron absorption. *Annu Rev Nutr.* 2003;23:283-301.
7. Conrad ME, Umbreit JN. Iron absorption and transport-an update. *Am J Hematol.* Aug 2000;64(4):287-298.
8. Kruszewski M. Labile iron pool: the main determinant of cellular response to oxidative stress. *Mutat Res.* Oct 29 2003;531(1-2):81-92.
9. Jacobs A. Low molecular weight intracellular iron transport compounds. *Blood.* Sep 1977;50(3):433-439.
10. Gunshin H, Mackenzie B, Berger UV, et al. Cloning and characterization of a mammalian proton-coupled metal-ion transporter. *Nature.* Jul 31 1997;388(6641):482-488.
11. Raja KB, Simpson RJ, Peters TJ. Investigation of a role for reduction in ferric iron uptake by mouse duodenum. *Biochim Biophys Acta.* Jun 10 1992;1135(2):141-146.
12. Anderson GJ, Frazer DM, McKie AT, Vulpe CD. The ceruloplasmin homolog hephaestin and the control of intestinal iron absorption. *Blood Cells Mol Dis.* Nov-Dec 2002;29(3):367-375.
13. Nappi AJ, Vass E. Interactions of iron with reactive intermediates of oxygen and nitrogen. *Dev Neurosci.* 2002;24(2-3):134-142.
14. Arosio P, Levi S. Ferritin, iron homeostasis, and oxidative damage. *Free Radic Biol Med.* Aug 15 2002;33(4):457-463.
15. Jensen KP, Roos BO, Ryde U. O2-binding to heme: electronic structure and spectrum of oxyheme, studied by multiconfigurational methods. *J Inorg Biochem.* Jan 2005;99(1):45-54.
16. Nemeth E, Ganz T. Hepcidin-Ferroportin Interaction Controls Systemic Iron Homeostasis. *Int J Mol Sci.* Jun 17 2021;22(12).
17. Nemeth E, Tuttle MS, Powelson J, et al. Hepcidin regulates cellular iron efflux by binding to ferroportin and inducing its internalization. *Science.* Dec 17 2004;306(5704):2090-2093.
18. Rivera S, Nemeth E, Gabayan V, Lopez MA, Farshidi D, Ganz T. Synthetic hepcidin causes rapid dose-dependent hypoferremia and is concentrated in ferroportin-containing organs. *Blood.* Sep 15 2005;106(6):2196-2199.
19. Oates PS. The role of hepcidin and ferroportin in iron absorption. *Histol Histopathol.* Jul 2007;22(7):791-804.
20. De Freitas JM, Meneghini R. Iron and its sensitive balance in the cell. *Mutat Res.* Apr 18 2001;475(1-2):153-159.
21. Cairo G, Recalcati S, Pietrangelo A, Minotti G. The iron regulatory proteins: targets and modulators of free radical reactions and oxidative damage. *Free Radic Biol Med.* Jun 15 2002;32(12):1237-1243.
22. Tan S, Schubert D, Maher P. Oxytosis: A novel form of programmed cell death. *Curr Top Med Chem.* Dec 2001;1(6):497-506.
23. Jiang X, Stockwell BR, Conrad M. Ferroptosis: mechanisms, biology and role in disease. *Nat Rev Mol Cell Biol.* Apr 2021;22(4):266-282.

24. Benters J, Flogel U, Schafer T, Leibfritz D, Hechtenberg S, Beyersmann D. Study of the interactions of cadmium and zinc ions with cellular calcium homoeostasis using 19F-NMR spectroscopy. *Biochem J.* Mar 15 1997;322 (Pt 3)(Pt 3):793-799.
25. Muhamed PK, Vadstrup S. [Zinc is the most important trace element]. *Ugeskr Laeger.* Mar 3 2014;176(5).
26. Zinc. *Drugs and Lactation Database (LactMed(R)).* Bethesda (MD)2006.
27. Stiles LI, Ferrao K, Mehta KJ. Role of zinc in health and disease. *Clin Exp Med.* Feb 17 2024;24(1):38.
28. Wessels I, Fischer HJ, Rink L. Dietary and Physiological Effects of Zinc on the Immune System. *Annu Rev Nutr.* Oct 11 2021;41:133-175.
29. Skalny AV, Aschner M, Tinkov AA. Zinc. *Adv Food Nutr Res.* 2021;96:251-310.
30. Stadtman ER. Metal ion-catalyzed oxidation of proteins: biochemical mechanism and biological consequences. *Free Radic Biol Med.* 1990;9(4):315-325.
31. Oteiza PI, Clegg MS, Zago MP, Keen CL. Zinc deficiency induces oxidative stress and AP-1 activation in 3T3 cells. *Free Radic Biol Med.* Apr 1 2000;28(7):1091-1099.
32. Henriksen C, Arnesen EK. Copper - a scoping review for Nordic Nutrition Recommendations 2023. *Food Nutr Res.* 2023;67.
33. Doguer C, Ha JH, Collins JF. Intersection of Iron and Copper Metabolism in the Mammalian Intestine and Liver. *Compr Physiol.* Sep 14 2018;8(4):1433-1461.
34. Matak P, Zumerle S, Mastrogiannaki M, et al. Copper deficiency leads to anemia, duodenal hypoxia, upregulation of HIF-2alpha and altered expression of iron absorption genes in mice. *PLoS One.* 2013;8(3):e59538.

Sección 4. Ambiente Redox y las Enfermedades

Introducción

Las evidencias experimentales sustentan el planteamiento de que muchos de los cambios que tienen lugar durante la evolución de la mayor parte de las enfermedades son una consecuencia del EO y del daño celular resultante. La lista de procesos fisiopatológicos, en los cuales está implicada la pérdida del balance redox, puede constituir un libro de texto de patología e incluye Enfermedades Neurodegenerativas,[1] Cardiovasculares,[2] Cáncer,[3] Diabetes,[4] e Infección por VIH[5,6] entre otros muchos desórdenes.[7]

Por otra parte, pequeñas cantidades de ERO son un requerimiento celular, dado que estas especies oxidadas están involucradas en las vías de señalización celular (inducen y regulan una variedad de actividades, que incluyen la secreción de citocinas, factores de crecimiento, procesos de diferenciación y expresión de genes)[8,9] y en las defensas contra patógenos invasores.

El EO puede ocurrir al producirse una producción acelerada de ERO (por ej. cuando se produce una activación inapropiada de células fagocíticas en enfermedades inflamatorias crónicas) o cuando los mecanismos involucrados en mantener el medio reductor celular normal se deterioran (mutaciones que afectan los sistemas antioxidantes endógenos de carácter enzimático) o también cuando se produce una depleción de antioxidantes (Fig. 4.0.1). Sin embargo, se debe destacar que en muchas enfermedades humanas no está aun totalmente esclarecido si el EO es la causa o la consecuencia del proceso fisiopatológico en cuestión.[10]

El blanco celular primario del EO dependerá del tipo de célula, la naturaleza del estrés impuesto (oxidante radicalario o no radicalario), el sitio de generación (intra o extracelular), la proximidad de ERO al blanco específico y la severidad del estrés. En algunas patologías se considera que el desbalance redox tiene lugar de forma aguda (p.ej.: sobre dosis de paracetamol, intoxicación con Fe, inflamación aguda) y en otros casos esta disrupción tiene lugar de manera crónica (p.ej. cáncer, inflamación crónica). Todos estos elementos deben tenerse en consideración a la hora de abordar una estrategia terapéutica racional dirigida a aminorar el efecto lesivo de las ERO.

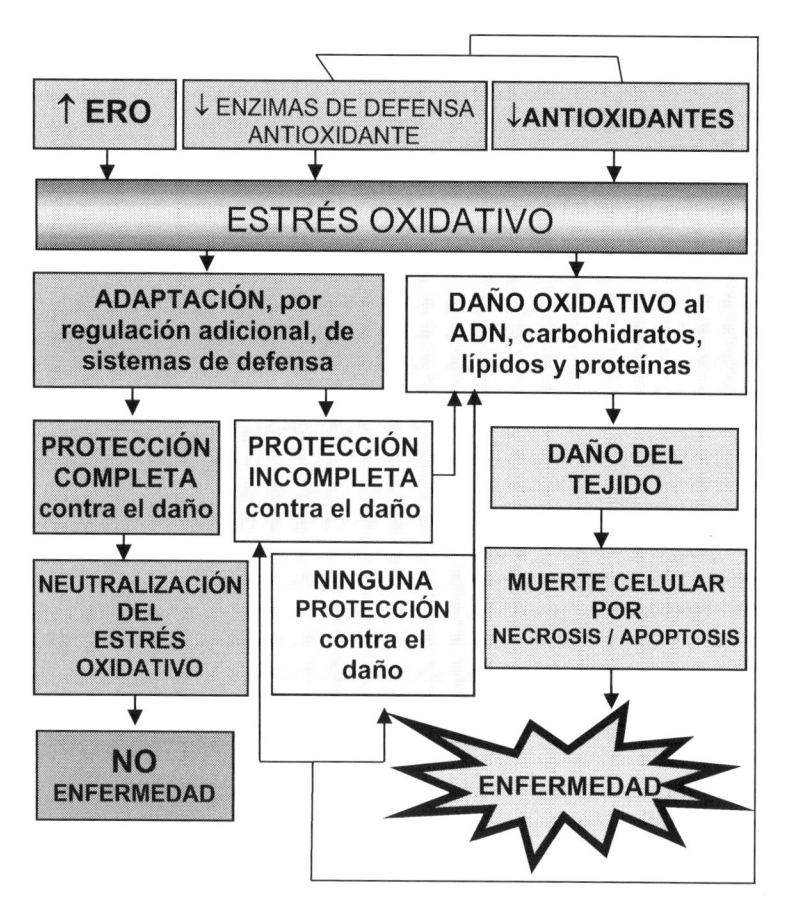

Fig. 4.0.1. Orígenes y consecuencias del estrés oxidativo en las enfermedades. Las ERO son generadas constantemente dentro de las células por enzimas oxidasas y por dismutación de $O_2^{\bullet-}$. Existen algunos sistemas celulares que eliminan ERO, de esta forma equilibran la proporción entre la generación y la detoxificación de ERO. Sin embargo, los «sistemas de gatillo», endógenos y exógenos, pueden causar la sobreproducción de ERO o el deterioro de los sistemas antioxidantes y conducir al EO. La regulación adicional adaptativa de los sistemas de defensa puede proteger contra el daño, completa o parcialmente, pero el daño mediado por el EO para todos los tipos de macromoléculas biológicas conlleva frecuentemente al daño del tejido y eventualmente a muerte celular por necrosis o apoptosis.

Las mitocondrias son la principal fuente de ERO en las células. Las ERO mitocondriales (mERO) están relacionadas con la aparición y agudización de muchas enfermedades y, por lo tanto, se consideran un importante factor de riesgo de salud.[11] La interrelación entre ERO y mitocondrias sugiere mecanismos patogénicos compartidos en enfermedades mitocondriales y relacionadas con ERO. Los defectos en la fosforilación oxidativa pueden aumentar la producción de ERO, mientras que el daño a biomoléculas mediado por mERO puede tener efectos directos sobre los componentes del sistema de transporte de electrones.[12]

Las enfermedades mitocondriales son trastornos clínicamente heterogéneos causados por un amplio espectro de mutaciones en genes codificados por el genoma nuclear o mitocondrial.[13] Cada vez más pruebas han demostrado que las mERO son muy importantes para la homeostasis del organismo. Las mERO puede regular una variedad de vías de señalización y activar los mecanismos de adaptación y protección de un organismo bajo estrés. Además, las mERO también regulan importantes procesos fisiológicos, como la proliferación, diferenciación, envejecimiento y apoptosis celular.[11]

La relación entre el EO y la disfunción mitocondrial es bidireccional, el aumento del EO contribuye a la disfunción mitocondrial, que a su vez eleva los niveles de mERO.[14] Esta interacción da como resultado alteraciones mitocondriales, inducción de ERO y disminución de los niveles de enzimas antioxidantes, lo que en última instancia conduce a daño mitocondrial y EO.[15]

Además, el EO es un factor principal en la disfunción mitocondrial y la resistencia a la insulina, contribuyendo a la patogénesis de la miocardiopatía y la disfunción cardíaca.[16] La relación entre la disfunción mitocondrial y el EO también es evidente en las enfermedades neurodegenerativas, donde se cree que el daño oxidativo aumenta con el envejecimiento, lo que implica la disfunción mitocondrial y el EO en la progresión de estas enfermedades.[17]

En esta sección abordaremos la participación de las ERO y las modificaciones originadas en el ambiente redox en algunas patologías seleccionadas por su repercusión e incidencia en la salud humana:

- ✓ *La diabetes y sus complicaciones*
- ✓ *Enfermedades neurodegenerativas*
- ✓ *El ambiente redox y el VIH/SIDA*
- ✓ *El ambiente redox y el cáncer*
- ✓ *El ambiente redox y la enfermedad periodontal inflamatoria*
- ✓ *El ambiente redox y las cataratas*
- ✓ *El ambiente redox y el vitíligo*
- ✓ *El ambiente redox y la infertilidad masculina*
- ✓ *El ambiente redox y aterosclerosis*

Bibliografía Sección 4. Introducción

1. Teleanu DM, Niculescu AG, Lungu, II, et al. An Overview of Oxidative Stress, Neuroinflammation, and Neurodegenerative Diseases. *Int J Mol Sci.* May 25 2022;23(11).
2. Uchmanowicz I. Oxidative Stress, Frailty and Cardiovascular Diseases: Current Evidence. *Adv Exp Med Biol.* 2020;1216:65-77.
3. Jelic MD, Mandic AD, Maricic SM, Srdjenovic BU. Oxidative stress and its role in cancer. *J Cancer Res Ther.* Jan-Mar 2021;17(1):22-28.
4. Darenskaya MA, Kolesnikova LI, Kolesnikov SI. Oxidative Stress: Pathogenetic Role in Diabetes Mellitus and Its Complications and Therapeutic Approaches to Correction. *Bull Exp Biol Med.* May 2021;171(2):179-189.
5. Gil L, Martínez-Sánchez G, Gonzalez I, et al. Contribution to characterization of oxidative stress in HIV/AIDS patients. *Pharmacol Res.* Mar 2003;47(3):217-224.
6. Buckley S, Byrnes S, Cochrane C, et al. The role of oxidative stress in HIV-associated neurocognitive disorders. *Brain Behav Immun Health.* May 2021;13:100235.
7. Hajam YA, Rani R, Ganie SY, et al. Oxidative Stress in Human Pathology and Aging: Molecular Mechanisms and Perspectives. *Cells.* Feb 5 2022;11(3).
8. Halliwell B, Cross CE. Oxygen-derived species: their relation to human disease and environmental stress. *Environ Health Perspect.* Dec 1994;102 Suppl 10:5-12.
9. Brieger K, Schiavone S, Miller FJ, Jr., Krause KH. Reactive oxygen species: from health to disease. *Swiss Med Wkly.* 2012;142:w13659.
10. Dalle-Donne I, Rossi R, Giustarini D, Milzani A, Colombo R. Protein carbonyl groups as biomarkers of oxidative stress. *Clin Chim Acta.* Mar 2003;329(1-2):23-38.
11. Zhang B, Pan C, Feng C, et al. Role of mitochondrial reactive oxygen species in homeostasis regulation. *Redox Rep.* Dec 2022;27(1):45-52.
12. Kirkinezos IG, Moraes CT. Reactive oxygen species and mitochondrial diseases. *Semin Cell Dev Biol.* Dec 2001;12(6):449-457.
13. Russell OM, Gorman GS, Lightowlers RN, Turnbull DM. Mitochondrial Diseases: Hope for the Future. *Cell.* Apr 2 2020;181(1):168-188.
14. Kim SH, Kim H. Inhibitory Effect of Astaxanthin on Oxidative Stress-Induced Mitochondrial Dysfunction-A Mini-Review. *Nutrients.* Aug 21 2018;10(9).
15. Yang L, Wei J, Sheng F, Li P. Attenuation of Palmitic Acid-Induced Lipotoxicity by Chlorogenic Acid through Activation of SIRT1 in Hepatocytes. *Mol Nutr Food Res.* Jul 2019;63(14):e1801432.
16. Liu X, Ye B, Miller S, et al. Ablation of ALCAT1 mitigates hypertrophic cardiomyopathy through effects on oxidative stress and mitophagy. *Mol Cell Biol.* Nov 2012;32(21):4493-4504.
17. Sun K, Johnson BS, Gunn TM. Mitochondrial dysfunction precedes neurodegeneration in mahogunin (Mgrn1) mutant mice. *Neurobiol Aging.* Dec 2007;28(12):1840-1852.

Sección 4. Ambiente Redox y las Enfermedades
Capítulo I

La Diabetes y sus Complicaciones

1.1. Mecanismos asociados al daño celular

Hay un flujo continuo de nuevos resultados de investigaciones que evidencian que las ERO hacen una contribución significativa a la progresión de la diabetes y sus complicaciones. La prevalencia de la diabetes tipo II (no dependiente de insulina) varía, para los adultos, desde <5 % a >40 % para diferentes poblaciones. La diabetes tipo I (juvenil) es menos común.[1] La mayoría de las biomoléculas esenciales constituyen dianas de las ERO generadas durante la hiperglicemia. La POL es particularmente importante, ya que esta contribuye al desarrollo de la aterosclerosis.[2]

Las proteínas modificadas (p.ej.: proteínas carbonílicas) y aminoácidos modificados (p.ej.: carboximetil y carboxietil lisina) son también el resultado del ataque de las ERO sobre las proteínas.[3] Un incremento en el número de grupos carbonilos en proteínas ha sido referido en el humor vítreo de pacientes diabéticos (Fig. 4.I.1).[4] La N-ε-carboximetil lisina se acumula en las paredes arteriales, así como también en el suero de sujetos diabéticos, donde la producción de estos mediadores oxidados puede ser atenuada por la SOD, lipoato, CAT, vit. E y deferroxamina.[5] Por otra parte, la actividad de las enzimas antioxidantes (SOD, GPx y CAT) pueden ser inhibidas por glicación, inactivándose las defensas antioxidantes endógenas.[6]

Diferentes modificaciones oxidativas de proteínas pueden ser inducidas directamente por ERO o indirectamente a través de reacciones de productos secundarios del EO. El daño a proteínas va a afectar las funciones de receptores, enzimas, proteínas transportadoras y otras biomoléculas. No solo enzimas del sistema de defensa antioxidantes sino también a enzimas reparadoras.[7] La estrecha interrelación entre la hiperglicemia, sus complicaciones, y el EO ha sido demostrada por la determinación de la capacidad antioxidante total en sujetos control y pacientes diabéticos, en estos últimos, se apreció una disminución significativa de este indicador.[8]

```
                    CLIVAJE OXIDATIVO
  OXIDACIÓN DIRECTA      del esqueleto de proteínas
  de residuos Pro., Lis. y Thr.   (ruta α-amidación u oxidación
                                   de cadenas laterales de Gln.
          (a)                                    (b)

                    PROTEINAS
                    CARBONILICAS

     (c)                                   (d)
  4-hidroxi-2-nonenal,          ceto-aminas, cetoaldehídos
    malondialdehído            y deoxiosonas (derivados
  2-propenal (acroleína)         caronílicos reactivos)


                               REACCIÓN DE AZÚCARES
     PEROXIDACIÓN                 REDUCTORES O SUS
       LIPÍDICA               PRODUCTOS CON RESIDUOS Lis.
                               DE PROTEINAS (reacciones de
                                  glicación y glicoxidación,
                                      respectivamente)
```

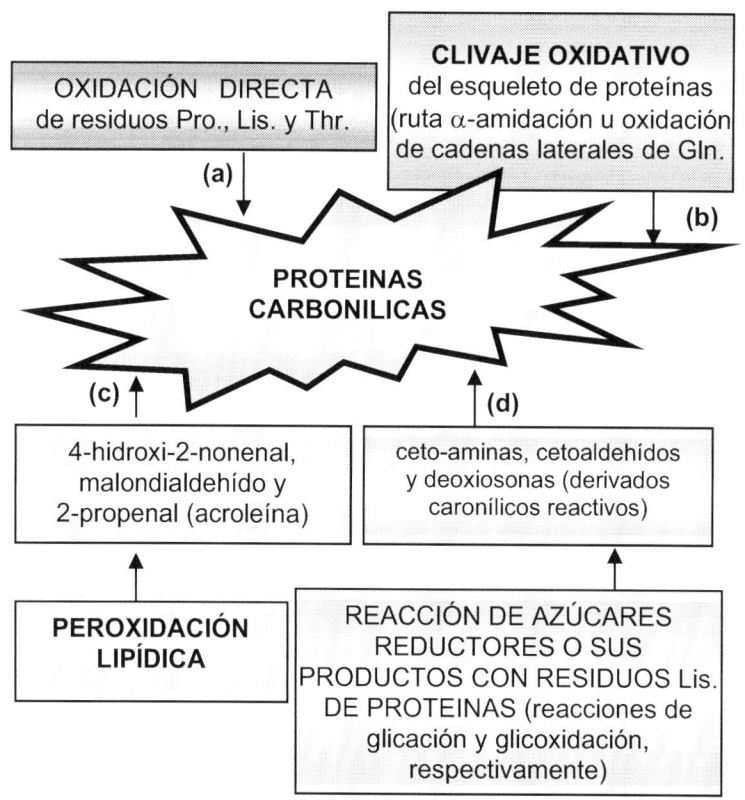

Fig. 4.I.1. La producción de proteínas carbonilícas (aldehídos y cetonas). (a) Estos pueden proceder de la oxidación directa de cadenas laterales de aminoácidos (Pro., Arg., Lis. y Thr.), y conducir a la formación de 2-pirrolidona a partir de Pro.-semialdehído glutámico procedentes de Arg. y Pro., semialdehído α-aminoacídico de Lis. y ácido 2-amino 3-cetobutírico a partir de residuos Thr. (b) Derivados de proteínas carbonilícas pueden ser también generados a través del clivaje oxidativo de proteínas, por vía de la ruta α-amidación o a través de la oxidación de cadenas laterales de glutamina, y conducir a la formación de un péptido en el cual el aminoácido NH_2-terminal es bloqueado por un derivado α-cetoacil. (c) La introducción de grupos carbonilos dentro de proteínas puede ocurrir por reacciones de adición de Michael de aldehídos α / β insaturados, tales como 4-hidroxi-2-nonenal, malondialdehído y 2-propenal (acroleína), derivados de la POL, con el grupo amino de Lis., la mitad imidazol de His. o el grupo -SH de Cys. (productos terminales de la lipoxidación). (d) Los grupos carbonilos pueden ser también introducidos dentro de proteínas por la adición de derivados carbonilícos reactivos (cetoaminas, cetoaldehídos y deoxisonas), producidas por la reacción de azúcares reductores, o sus productos de oxidación, al grupo amino de residuos Lis. por mecanismos referidos como glicación y glicoxidación. Estos rinden eventualmente productos terminales de la glicación avanzada, tales como carboximetilisina y pentosidina.

Si embargo, los mecanismos involucrados no se conocen aún en detalle. En particular, para el desarrollo de las complicaciones vasculares, se han referido cuatro rutas patogénicas que presentan un aparente punto de enlace o elemento en común que es el incremento de las concentraciones de $O_2^{\bullet-}$, a partir de la cadena de trasporte mitocondrial (Fig. 4.I.2).

Estas rutas metabólicas son:
- La Vía del Poliol
- La formación de PFGA
- La Activación de isoformas de la PKC, y
- Estimulación de la Vía de las Hexosaminas

Los resultados de estudios *in vivo* han revelado que el EO causado por la hiperglicemia, y quizás los ácidos grasos libres,[9] tiene lugar antes de que las complicaciones diabéticas se hagan clínicamente evidentes, a través de las rutas metabólicas antes mencionadas. Más recientemente la hiperglicemia ha sido implicada en la activación de otras rutas bioquímicas adicionales, entre ellas: las vías de señalización, activadas por estrés, relacionadas con el Factor de Transcripción Nuclear NF-κB, las Proteínas Cinasas Activadas por Estrés/Cinasas Jun NH_2 Terminal (JNK/SAPK), la Proteína Cinasa Activada por Mitógeno p38 (MAP) y la Ruta de las Hexosaminas, antes referida (Fig. 4.I.2).[1]

Los datos ahora disponibles indican que la activación de estas rutas están asociadas no solo al desarrollo de las complicaciones tardías de la diabetes (nefropatía, retinopatía y daño macro- y microvascular) sino también a la resistencia a la insulina y a la disfunción de las células β (Fig.4.I.3).

Ruta NF-κB: La ruta intracelular más extensivamente estudiada, que constituye un blanco de la hiperglicemia, las ERO y el EO, es el Factor de Transcripción NF-κB. El NF-κB regula la expresión de un gran número de genes, que incluyen algunos de aquellos ligados a las complicaciones de la diabetes, como por ejemplo, el Factor de Crecimiento Endotelial Vascular (VEGF) y los receptores de los PFGA.[10]

Muchos de los productos de los genes regulados por NF-κB, se activan en respuesta al propio NF-κB, lo que conlleva a un círculo vicioso. La regulación aberrante de NF-κB está asociada con un número de enfermedades crónicas como la diabetes y la aterosclerosis. La activación de NF-κB involucra la degradación mediada por proteosomas, inducida por fosforilación, de la subunidad inhibitoria (proteína inhibitoria κB: IκB). IκB es fosforilada por una cascada de cinasas serina (IκB cinasa β (IKK-β) la cual es fosforilada y activada por una cascada adicional de cinasas serina.

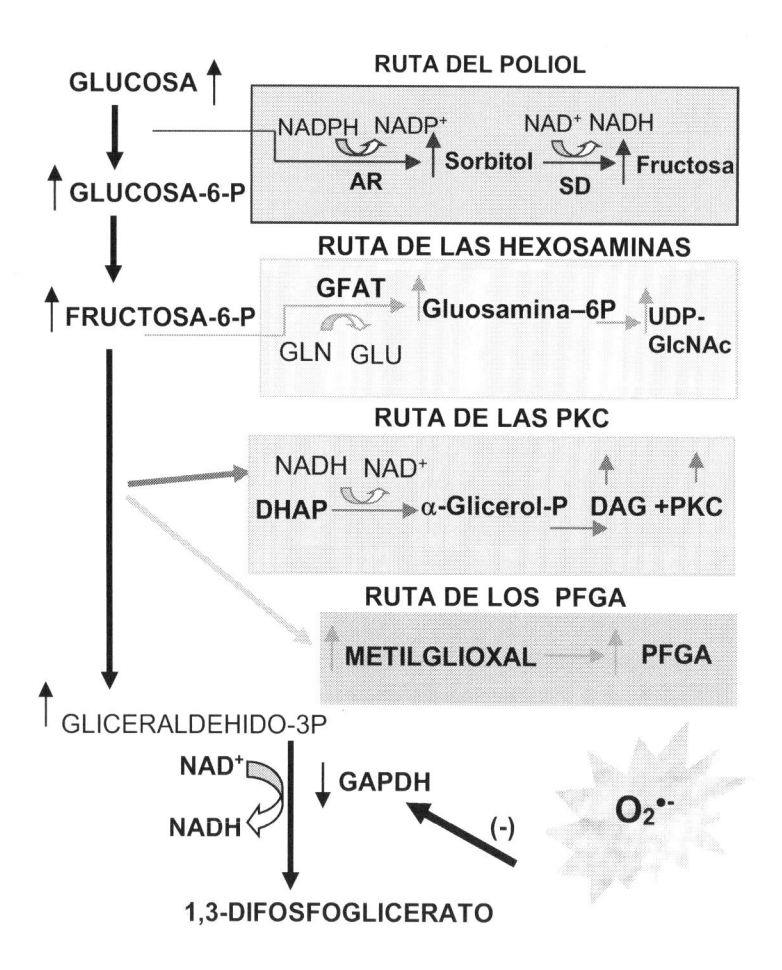

Fig. 4.I.2. Mecanismos potenciales mediante los cuales la hiperglicemia produce sobreproducción de $O_2^{\bullet-}$ mitocondrial y se activan las cuatro rutas patogénicas promotoras del daño. Glucosamina (GLU) – Glutamina (GLN); Fructuosa-6-fosfo-amino-transferasa (GFTA); Gliceraldehído 3-fosfato deshidrogenasa (GADPH); dihidroxiacetona fosfato (DHAP); Productos Finales de la Glicosilación Avanzada (PFGA); Proteína Cinasa C (PKC).

Vías JNK/SAPK y p38 MAPK: Las JNK/SAPK son miembros de una compleja superfamilia de proteínas cinasas serina-treonina. Esta superfamilia también incluye las cinasas MAP p38 (p38 MAPK) y otras. JNK/SAPK y MAP p38 son conocidas como cinasas activadas por estrés y son responsables de una variedad de estímulos inductores de estrés, endógenos y exógenos, que incluyen la hiperglicemia, ERO, EO, estrés osmótico, citocinas proinflamatorias, *shock* por calor e irradiación ultravioleta.

```
    ┌─────────────┐   ┌──────────────────────────┐
    │ ↑ GLUCOSA   │   │ ↑ ÁCIDOS GRASOS LIBRES (?)│
    └─────────────┘   └──────────────────────────┘
       ┌──────────────┐   DIRECTO
       │ ↑ ERO        │         ┌──────────────┐
       │ MITOCONDRIAL │         │ DAÑO a       │
       └──────────────┘         │ Macromoléculas│
    INDIRECTO                   └──────────────┘
                 ┌─────────────────────┐
                 │ ↑ESTRÉS OXIDATIVO   │
                 └─────────────────────┘
     ┌──────────────────────────────────────────────┐
     │ ↑NF-κB, P38 MAPK, JNK/SAPK, HEXOSAMINAS      │
     └──────────────────────────────────────────────┘
       ┌─────────┐ ┌──────┐ ┌──────┐ ┌──────────────┐
       │↑Sorbitol│ │↑PFGA │ │↑DAG  │ │↑ CITOCINAS   │
       │         │ │  ↓   │ │  ↓   │ │↑PROSTANOIDES │
       │         │ │↑RAGE │ │↑PKC  │ │              │
       └─────────┘ └──────┘ └──────┘ └──────────────┘
     ┌──────────────────────────┐ ┌──────────────────┐
     │ ↑ RESISTENCIA A INSULINA │ │ DISFUNCIÓN CEL.-β│
     └──────────────────────────┘ └──────────────────┘
```

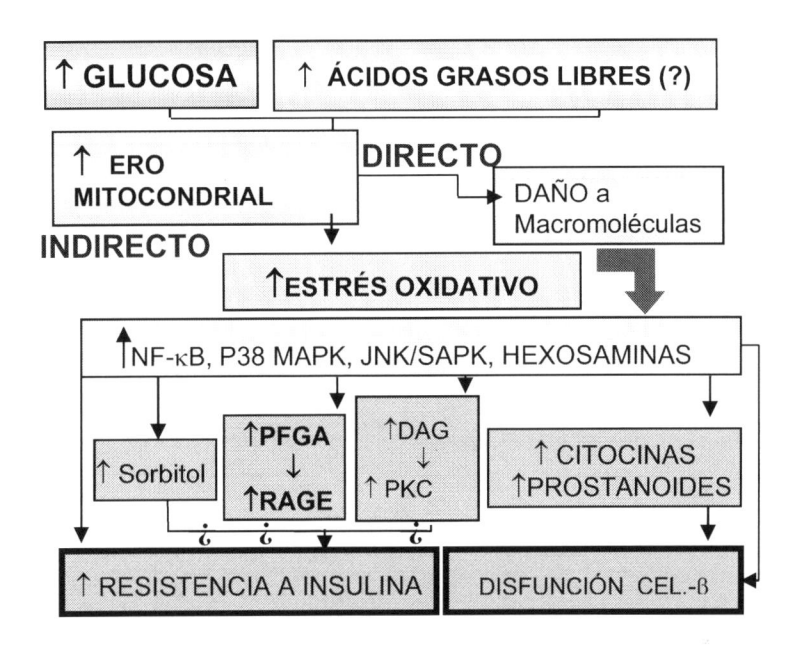

Fig. 4.I.3. Teoría general propuesta de cómo elevadas concentraciones de glucosa y posiblemente ácidos grasos libres contribuyen a la fisiopatología de la diabetes a través de la generación de ERO y activación consecuente de numerosas vías sensibles al estrés. La unión causal entre la hiperglicemia, la generación de ERO mitocondrial, el EO y el desarrollo de complicaciones diabéticas ha sido sugerido. El papel de ERO como agente oxidante de las macromoléculas, puede jugar un papel clave directo en la patogénesis de la diabetes. Las ERO también funcionan como moléculas señalizadoras (análogas a segundos mensajeros) para activar a algunas rutas sensibles al estrés (papel indirecto). Además, en la diabetes tipo 2 hay evidencias, cada vez más crecientes, de que la activación de las rutas sensibles al estrés tales como NF-κB, MAPK p38, JNK/SAPK y la ruta de las hexosaminas, mediado por elevaciones en las concentraciones de glucosa y probablemente ácidos grasos libres que conllevan a la Resistencia a la Insulina y probablemente al deterioro en la secreción de Insulina. De esta forma las ERO y el EO, pueden jugar un papel central en la resistencia y disfunción celular a través de su capacidad de activar rutas de señalización sensibles al estrés. La secuencia de eventos propuestos puede también incluir las rutas de estrés relacionadas con la producción de productos finales de la glicosilación avanzada (PFGA), la vía del sorbitol, generación de diacilglicerol (DAG), y activación de proteína quinasa C (PKC) así como generación de citocinas y prostanoides; estableciéndose una estrecha interrelación entre las bien caracterizadas vías asociadas a la etiológica de las complicaciones diabéticas y los mecanismos de señalización celular. RAGE, receptor del PFGA.

JNK/SAPK son activadas por EO inducido por hiperglicemia y están probablemente involucradas en la apoptosis mediada por la hiperglicemia en células endoteliales humanas.[11] La generación de H_2O_2, la actividad de JNK/SAPK y la subsiguiente apoptosis inducida por hiperglicemia pudo ser suprimida por vitamina C.[12]

Vía de la Hexosamina: El flujo excesivo de glucosa o ácidos grasos libres dentro de una variedad de tipos de células resulta en la activación de la ruta biosintética de la hexosamina,[13] la cual en respuesta conduce a la resistencia a la insulina y al desarrollo de las complicaciones tardías de la diabetes. Resultados recientes han implicado a la formación incrementada de ERO, inducida por la hiperglicemia, en la activación de la ruta de la hexosamina.[14]

Al analizar de conjunto estos resultados se aprecia que hay una fuerte evidencia que indica que el NF-κB, JNK/SAPK, p38 MAPK y la ruta de la hexosamina son sistemas de señalización sensibles al estrés que pueden ser activados por la hiperglicemia y las ERO *in vitro* e *in vivo*.

1.2. Estrés oxidativo y resistencia a la insulina

La resistencia a la insulina y la disminución de la secreción de insulina son características importantes de la fisiopatología de la diabetes tipo II.[15] La resistencia a la insulina precede a menudo al desenlace de la diabetes tipo II por muchos años, está presente en un gran segmento de la población en general y es multifactorial.[16] Resulta claro que la resistencia a la insulina posee un componente genético: la resistencia a insulina es una característica de la descendencia de los padres con diabetes tipo II y ha sido implicado como un factor de riesgo notable para el desarrollo de este tipo de diabetes.[17]

La resistencia a la insulina es también causada por factores adquiridos, tales como obesidad, estilos de vida sedentarios, embarazo y la presencia de exceso de hormonas.[17] Inicialmente la resistencia a la insulina es compensada por hiperinsulinemia, a través de la cual la tolerancia normal a la glucosa es preservada.[16]

Ha sido referido que al menos el 25% de los individuos no diabéticos exhiben resistencia a la insulina, que está en el intervalo de aquella vista en pacientes con diabetes tipo II. El deterioro de la tolerancia a la glucosa ocurre al incrementarse la resistencia a la insulina, cuando la respuesta compensatoria secretora disminuye, o cuando ocurren ambas. Un incremento en las concentraciones de insulina, ácidos grasos libres o glucosa puede incrementar la producción de ERO y el EO así como también activar la vías sensibles al estrés. Esto en respuesta puede empeorar, tanto la acción como la secreción de insulina, y acelerar así la progresión y el desencadenamiento de la diabetes tipo II.

1.3. Antioxidantes y la diabetes tipo II

El EO ha sido fuertemente asociado con las complicaciones tardías de la diabetes y ha sido implicado en su etiología.[1,18] Estudios más recientes han unido la producción de ERO y el EO con la resistencia a la insulina.[19] Se ha encontrado, mediante el empleo de modelos experimentales de diabetes, y a través de estudios *in vitro*, que los antioxidantes, especialmente el ácido α-lipoico, mejora la sensibilidad a la insulina.[19] Algunos ensayos clínicos, de corta duración, han también demostrado que el tratamiento con ácido α-lipoico, vit. E, C y glutatión mejoran la sensibilidad a la insulina en individuos resistentes a insulina o pacientes con diabetes tipo II.[20-22] Para el ácido α-lipoico la magnitud del incremento en la sensibilidad a la insulina se compara favorablemente con los medicamentos metformina y rosiglitazona.[23] El sitio de acción del ácido α-lipoico no ha sido todavía definido.[24]

El ácido α-lipoico es un ácido graso natural que sirve como cofactor en muchos procesos enzimáticos, incluidas las α-cetoácido deshidrogenasas que desempeñan un papel fundamental en las mitocondrias en el metabolismo energético. En las mitocondrias se sintetizan cantidades adecuadas de ácido α-lipoico a partir del ácido octanoico, pero el ácido graso ditiol natural también se encuentra en muchos alimentos y puede absorberse en los intestinos y distribuirse en muchos órganos y tejidos, incluidos el hígado, los riñones y el cerebro. Se ha propuesto que el ácido alfa lipoico tiene actividad antioxidante para eliminar los RL y restaurar los niveles de glutatión, así como actividades antidiabéticas para normalizar la actividad de la glucosa y la insulina, y como quelante de metales. Si bien estas acciones farmacológicas se han encontrado *in vitro* e *in vivo*, no está claro si los suplementos de ácido α-lipoico tienen acciones clínicamente significativas en humanos. Múltiples estudios sobre el ácido α-lipoico en pacientes con polineuropatía diabética, artritis, diabetes, fibromialgia, esclerosis múltiple, osteoartritis y otras afecciones han arrojado resultados variables, pero casi invariablemente con efectos secundarios mínimos o nulos.[25] Si bien está disponible en muchas formas sin receta, la FDA no ha aprobado su uso para ninguna enfermedad o afección médica. En ensayos clínicos controlados con placebo en pacientes con diabetes y neuropatía periférica, el ácido α-lipoico se asoció con mejoras leves en los marcadores sustitutos de neuropatía, pero no se demostró que mejorara los síntomas o la progresión de la neuropatía. Actualmente, el ácido α-lipoico está disponible en tabletas y cápsulas de (50 a 600) mg y la dosis recomendada oscila entre (100 y 600) mg una o dos veces al día. El ácido α-lipoico suele ser bien tolerado, pero los efectos secundarios en dosis más altas pueden incluir malestar abdominal, acidez de estómago, estreñimiento o diarrea, náuseas, mareos y dolor de cabeza. Los efectos adversos raros y potencialmente graves notificados después de una única sobredosis incluyen: confusión, estupor, convulsiones, acidosis láctica, rabdomiólisis, coma e insuficiencia multiorgánica que pueden ser mortales.[24]

Estudios *in vitro* han demostrado que las ERO y el EO conllevan a la activación de múltiples cascadas de cinasas serina.[26] Las vías de señalización, asociadas a la insulina, ofrecen una serie de blancos potenciales (sustratos) de cinasas activadas, que incluyen al receptor de la insulina (RI) y la familia de sustratos proteínicos del receptor de la insulina (SRI). Para SRI-1 y 2, un incremento en la fosforilación de serina disminuye la extensión de fosforilación de tirosina y es consistente con la atenuación de la acción de la insulina (Fig.4.I.4).[27]

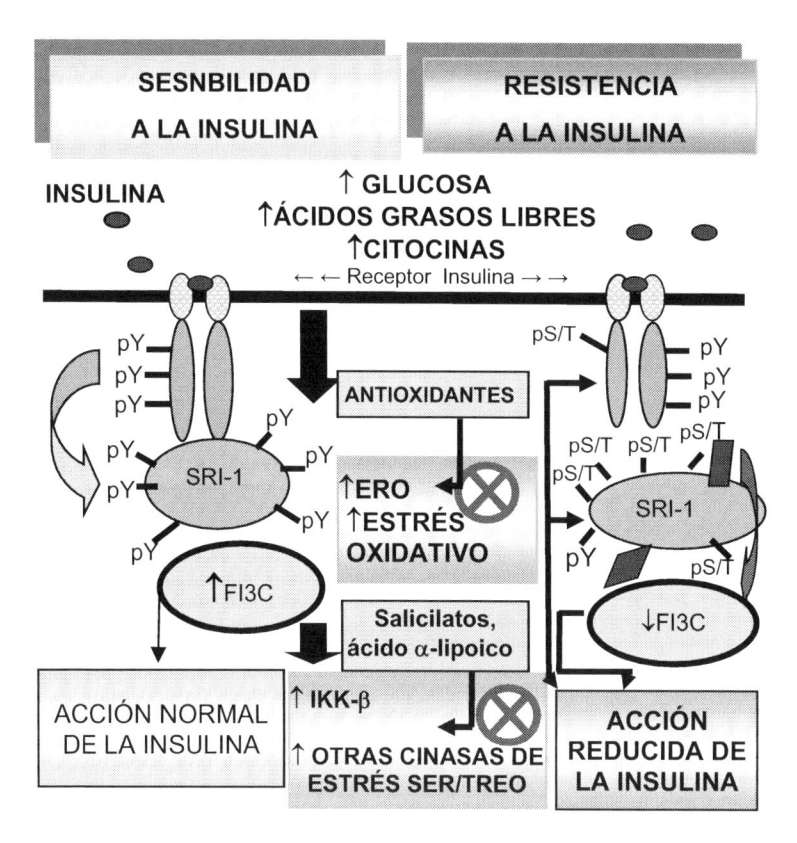

Fig. 4.I.4. El papel de la activación de cinasa serina en la resistencia a la insulina inducida por estrés oxidativo. Varios estímulos, que incluyen la hiperglicemia, concentraciones elevadas de ácidos grasos libres, citocinas y otros, incrementan la producción de ERO y el EO. Como resultado se activan múltiples cascadas de señalización mediadas por cinasas Ser/Thr tales como IKK-β y otras. Una vez activadas las cinasas son capaces de fosforilar múltiples blancos, como el receptor de la insulina (RI) y proteínas SRI (por ej. SRI-1 y SRI-2). La fosforilación incrementada del RI o proteínas SRI sobre sitios discretos Ser o Thr (pS/T) disminuye la fosforilación de tirosina estimulada por insulina (pY). También la asociación o actividades de las moléculas de señalización (Ej.: fosfatidilinosito-3-cinasa (FI3C) disminuyen, lo que resulta en una acción reducida de la insulina. Los efectos protectores de antioxidantes (Ej.: el ácido lipoico sobre la resistencia a la insulina inducida por estrés pudiera relacionarse con su capacidad de preservar el ambiente redox intracelular) o agentes farmacológicos (salicilatos e inhibidores de p38 MAPK) para bloquear la activación de cinasas sensibles al estrés.

La activación de IKK-β, una cinasa serina que regula la ruta NF-κB, inhibe la acción de la insulina. Los salicilatos disminuyen la glucosa sanguínea,[28] aumentan la secreción de insulina inducida por glucosa en sujetos normales y reestablecen la secreción de insulina en pacientes con diabetes tipo II. Además, los salicilatos inhiben la actividad de IKK-β y reestablecen la sensibilidad a la insulina *in vivo* e *in vitro*. El tratamiento con aspirina o salicilatos altera los patrones de fosforilación de proteínas sustrato de receptores de la insulina, y da como resultado una fosforilación disminuida de serinas, fosforilación de tirosina incrementada y una acción de la insulina mejorada.[28,29] El tratamiento de 9 pacientes diabéticos tipo II, por 2 semanas, con altas dosis de aspirina ($7g \cdot d^{-1}$) dio como resultado una reducción de la producción de glucosa hepática e hiperglicemia en ayunas así como una sensibilidad incrementada a la insulina.[30]

1.4. Estrés oxidativo y disfunción de células beta

Un blanco adicional del EO son las células β. Las células β son las responsables de censar y secretar cantidades apropiadas de insulina en respuesta a los estímulos mediados por la glucosa. Aunque este proceso es complejo y depende de muchos factores, la importancia crítica del metabolismo mitocondrial de la glucosa que combina estímulo con secreción es bien reconocida. Por lo tanto, no resulta sorprendente la capacidad del EO (en especial la sobreproducción de H_2O_2) de dañar la mitocondria y afectar marcadamente la secreción de insulina.[31]

Numerosos estudios han sugerido que la disfunción de las células beta es el resultado de una prolongada exposición a concentraciones elevadas de glucosa y ácidos grasos libres, o a una combinación de ambos procesos.[32] Resultados recientes han sugerido que los efectos combinados de la elevación de las concentraciones de glucosa y ácidos grasos libres, actúan a través de la generación de ERO y pueden ser particularmente tóxicos.[33] La exposición crónica a estas moléculas (Fig.4.I.4) puede dar como resultado un incremento en la producción de ERO, y activar por este mecanismo las rutas sensibles al estrés. A pesar de estas demostraciones, las evidencias *in vitro* resultan contradictorias debido a las indefiniciones de lo que se entiende por toxicidad, así como a sutiles diferencias en los diseños experimentales desarrollados.[33]

Las células beta son particularmente sensibles a las ERO, debido a que ellas poseen una baja capacidad enzimática de secuestro de ERO, tales como CAT, GPx y SOD. La sobreexpresión de estas enzimas antioxidantes en islotes de ratones transgénicos previno muchos de los efectos deletéreos citados anteriormente.[34] Estos resultados indican que los procesos mitocondriales involucrados en la secreción de insulina mediada por la glucosa son afectados particularmente por el EO.

En la ausencia de una respuesta compensatoria apropiada por parte de la red antioxidante endógena de la célula, se produce una pérdida del balance redox celular, exacerbándose esta situación. Las ERO no solo dañan directamente a la célula mediante la oxidación del ADN, proteínas y lípidos, sino que también originan un daño celular indirecto por activación de una variedad de vías de señalización intracelular, sensibles al estrés, tales como NF-κB, p38 MAPK, JNK/SAPK, ruta de la Hexosamina, PKC, PFGA/RPFGA, Poliol (Fig.4.I.2) y otras.

Bibliografía Sección 4. Capítulo I

1. Darenskaya MA, Kolesnikova LI, Kolesnikov SI. Oxidative Stress: Pathogenetic Role in Diabetes Mellitus and Its Complications and Therapeutic Approaches to Correction. *Bull Exp Biol Med.* May 2021;171(2):179-189.
2. Wang Y, Zhao Y, Ye T, Yang L, Shen Y, Li H. Ferroptosis Signaling and Regulators in Atherosclerosis. *Front Cell Dev Biol.* 2021;9:809457.
3. Ahmed MU, Brinkmann Frye E, Degenhardt TP, Thorpe SR, Baynes JW. N-epsilon-(carboxyethyl)lysine, a product of the chemical modification of proteins by methylglyoxal, increases with age in human lens proteins. *Biochem J.* Jun 1 1997;324 (Pt 2)(Pt 2):565-570.
4. Altomare E, Grattagliano I, Vendemaile G, Micelli-Ferrari T, Signorile A, Cardia L. Oxidative protein damage in human diabetic eye: evidence of a retinal participation. *Eur J Clin Invest.* Feb 1997;27(2):141-147.
5. Schleicher ED, Wagner E, Nerlich AG. Increased accumulation of the glycoxidation product N(epsilon)-(carboxymethyl)lysine in human tissues in diabetes and aging. *J Clin Invest.* Feb 1 1997;99(3):457-468.
6. West IC. Radicals and oxidative stress in diabetes. *Diabet Med.* Mar 2000;17(3):171-180.
7. Aruoma OI, Halliwell B, Hoey BM, Butler J. The antioxidant action of N-acetylcysteine: its reaction with hydrogen peroxide, hydroxyl radical, superoxide, and hypochlorous acid. *Free Radic Biol Med.* 1989;6(6):593-597.
8. Ceriello A. Acute hyperglycaemia and oxidative stress generation. *Diabet Med.* Aug 1997;14 Suppl 3:S45-49.
9. McGarry JD. Banting lecture 2001: dysregulation of fatty acid metabolism in the etiology of type 2 diabetes. *Diabetes.* Jan 2002;51(1):7-18.
10. Bierhaus A, Schiekofer S, Schwaninger M, et al. Diabetes-associated sustained activation of the transcription factor nuclear factor-kappaB. *Diabetes.* Dec 2001;50(12):2792-2808.
11. Natarajan R, Scott S, Bai W, Yerneni KK, Nadler J. Angiotensin II signaling in vascular smooth muscle cells under high glucose conditions. *Hypertension.* Jan 1999;33(1 Pt 2):378-384.
12. Ho FM, Liu SH, Liau CS, Huang PJ, Lin-Shiau SY. High glucose-induced apoptosis in human endothelial cells is mediated by sequential activations of c-Jun NH(2)-terminal kinase and caspase-3. *Circulation.* Jun 6 2000;101(22):2618-2624.
13. Boden G, Chen X, Ruiz J, White JV, Rossetti L. Mechanisms of fatty acid-induced inhibition of glucose uptake. *J Clin Invest.* Jun 1994;93(6):2438-2446.
14. Du XL, Edelstein D, Rossetti L, et al. Hyperglycemia-induced mitochondrial superoxide overproduction activates the hexosamine pathway and induces plasminogen activator inhibitor-1 expression by increasing Sp1 glycosylation. *Proc Natl Acad Sci U S A.* Oct 24 2000;97(22):12222-12226.
15. Lebovitz HE. Insulin resistance: definition and consequences. *Exp Clin Endocrinol Diabetes.* 2001;109 Suppl 2:S135-148.
16. Marusic M, Paic M, Knobloch M, Liberati Prso AM. NAFLD, Insulin Resistance, and Diabetes Mellitus Type 2. *Can J Gastroenterol Hepatol.* 2021;2021:6613827.
17. DeFronzo RA. Insulin resistance: a multifaceted syndrome responsible for NIDDM, obesity, hypertension, dyslipidaemia and atherosclerosis. *Neth J Med.* May 1997;50(5):191-197.
18. Nishikawa T, Edelstein D, Brownlee M. The missing link: a single unifying mechanism for diabetic complications. *Kidney Int Suppl.* Sep 2000;77:S26-30.
19. Maddux BA, See W, Lawrence JC, Jr., Goldfine AL, Goldfine ID, Evans JL. Protection against oxidative stress-induced insulin resistance in rat L6 muscle cells by mircomolar concentrations of alpha-lipoic acid. *Diabetes.* Feb 2001;50(2):404-410.
20. Evans JL, Goldfine ID. Alpha-lipoic acid: a multifunctional antioxidant that improves insulin sensitivity in patients with type 2 diabetes. *Diabetes Technol Ther.* Autumn 2000;2(3):401-413.

21. El-Aal AA, El-Ghffar EAA, Ghali AA, Zughbur MR, Sirdah MM. The effect of vitamin C and/or E supplementations on type 2 diabetic adult males under metformin treatment: A single-blinded randomized controlled clinical trial. *Diabetes Metab Syndr.* Jul 2018;12(4):483-489.
22. Sondergard SD, Cintin I, Kuhlman AB, et al. The effects of 3 weeks of oral glutathione supplementation on whole body insulin sensitivity in obese males with and without type 2 diabetes: a randomized trial. *Appl Physiol Nutr Metab.* Sep 2021;46(9):1133-1142.
23. Inzucchi SE, Maggs DG, Spollett GR, et al. Efficacy and metabolic effects of metformin and troglitazone in type II diabetes mellitus. *N Engl J Med.* Mar 26 1998;338(13):867-872.
24. Alpha Lipoic Acid. *LiverTox: Clinical and Research Information on Drug-Induced Liver Injury.* Bethesda (MD)2012.
25. Hsieh RY, Huang IC, Chen C, Sung JY. Effects of Oral Alpha-Lipoic Acid Treatment on Diabetic Polyneuropathy: A Meta-Analysis and Systematic Review. *Nutrients.* Aug 18 2023;15(16).
26. Kyriakis JM, Avruch J. Sounding the alarm: protein kinase cascades activated by stress and inflammation. *J Biol Chem.* Oct 4 1996;271(40):24313-24316.
27. Birnbaum MJ. Turning down insulin signaling. *J Clin Invest.* Sep 2001;108(5):655-659.
28. Yuan M, Konstantopoulos N, Lee J, et al. Reversal of obesity- and diet-induced insulin resistance with salicylates or targeted disruption of Ikkbeta. *Science.* Aug 31 2001;293(5535):1673-1677.
29. Kim JJ, Park K. Modulated insulin delivery from glucose-sensitive hydrogel dosage forms. *J Control Release.* Nov 9 2001;77(1-2):39-47.
30. Hundal RS, Mayerson AB, Petersen KF, et al. Potential for a novel class of insulin sensitizing agents by inhibition of IKKβ activity (Abstract). *Diabetes.* 2001; 50 (Suppl. 2):A117.
31. Maechler P, Jornot L, Wollheim CB. Hydrogen peroxide alters mitochondrial activation and insulin secretion in pancreatic beta cells. *J Biol Chem.* Sep 24 1999;274(39):27905-27913.
32. Lytrivi M, Castell AL, Poitout V, Cnop M. Recent Insights Into Mechanisms of beta-Cell Lipo- and Glucolipotoxicity in Type 2 Diabetes. *J Mol Biol.* Mar 6 2020;432(5):1514-1534.
33. Evans JL, Goldfine ID, Maddux BA, Grodsky GM. Are oxidative stress-activated signaling pathways mediators of insulin resistance and beta-cell dysfunction? *Diabetes.* Jan 2003;52(1):1-8.
34. Tiedge M, Lortz S, Munday R, Lenzen S. Complementary action of antioxidant enzymes in the protection of bioengineered insulin-producing RINm5F cells against the toxicity of reactive oxygen species. *Diabetes.* Oct 1998;47(10):1578-1585.

Sección 4. Ambiente Redox y las Enfermedades
Capítulo II

Enfermedades Neurodegenerativas

2.1. Introducción

El cerebro está expuesto a lo largo de toda su vida al EO, y ciertas enfermedades de este órgano y el sistema nervioso se considera que involucran procesos mediados por ERO y daño oxidativo, como causa primaria o como una consecuencia de la progresión de la enfermedad.

Los oxidantes pueden ser producidos esencialmente por todas las células en el cerebro. Por ejemplo, la NADPH oxidasa, enzima generadora de $O_2^{•-}$ en fagocitos, se expresa no solo por microglía sino también por astrocitos y neuronas.[1] Sin embargo, ni el $O_2^{•-}$ ni el H_2O_2 son particularmente tóxicos. Para que la toxicidad sea observada, en la mayoría de los experimentos en células, la concentración de H_2O_2 en el medio debe ser mayor que las concentraciones de oxígeno presentes. Aunque el $HO^{•}$ es comúnmente considerado como el principal oxidante tóxico *in vivo*, su formación por la reacción de Haber-Weiss o la reacción de Fenton es demasiado lenta y también demasiado «reactiva» para ser particularmente tóxica. Al respecto se ha demostrado que contrariamente a la creencia de que los oxidantes carecen de la capacidad para seleccionar sus blancos biológicos, la reactividad está precisamente descrita por el sitio de formación, así como también por la concentración de las dianas reactivas y las constantes de velocidad de segundo orden entre los oxidantes y sus respectivos blancos.[2,3]

Las células incrementan notablemente la toxicidad del $O_2^{•-}$ cuando simultáneamente generan $^{•}NO$. Estos dos radicales reaccionan para producir $ONOO^-$ por la reacción más rápida conocida en biología y tres veces más rápida que la previamente estimada. En presencia de dióxido de carbono, el peroxinitrito modifica rápidamente proteínas para formar nitrotirosina. La nitrotirosina también se pueden formar por la reacción de la nitrito peroxidasa.[4] Estas características hacen del $^{•}NO$, en determinadas condiciones, un candidato importante para el daño neuronal en enfermedades neurodegenerativas.

La significación de la contribución del •NO al daño neuronal es indicada por el uso de inhibidores de la Óxido Nítrico Sintasa (NOS) y mejor documentada por el empleo de ratones mutantes deficientes en la isoforma neuronal de NOS (NOS_1).[5,6] Otros estudios en humanos y modelos animales también han demostrado la participación de la NOS_2, la forma inducible de la NOS, encontrada primariamente en las células glías del cerebro.[7] En pacientes portadores de esclerosis múltiple se observó una inmunoreactividad incrementada para NOS_2 y nitrotirosina.[8] La nitración también ha sido asociada con la integridad comprometida de la barrera hematoencefálica en la esclerosis múltiple.[9]

Por otra parte, la activación de la microglía, acompañada de la formación de peroxinitrito, ha sido asociada a la neurotoxicidad mediada por el péptido Beta-Amiloide (Aβ).[10]

Los avances en la comprensión de la naturaleza química del ataque oxidativo sobre moléculas biológicas han identificado numerosos marcadores con los cuales examinar los tejidos *postmortem* para evidenciar el daño oxidativo. Estos marcadores incluyen proteínas nitrotirosina, carbonilos en proteínas, productos de la oxidación de ácidos grasos y bases del ADN oxidadas.[8,11-15]

Desde el punto de vista experimental, la importancia del balance entre oxidantes y antioxidantes ha sido ensayada primariamente a través de dos estrategias en modelos animales y celulares: (1) la eliminación genética del mecanismo de defensa antioxidante y (2) el aumento de las defensas antioxidantes. En el primer paradigma, la regulación negativa de la SOD dependiente de Cu y Zn, en ratones y en células, estuvo asociada con un incremento en el daño neuronal y la muerte.[16,17] Consecuencias más serias se observaron con la eliminación de la SOD dependiente de Mn cuya ausencia en el período neonatal es generalmente letal. Además de causar insuficiencia cardíaca, el ratón *knockout* para la SOD mitocondrial sufre diferentes patologías del SNC que incluyen vacuolización y depósitos de lípidos oxidados.[18] Recientemente ratones deficientes en la proteína de transporte del α-tocoferol desarrollaron ataxia tardía y neurodegeneración.[19]

De igual forma, los metales activos, desde el punto de vista redox, tales como el Cu y el Fe han sido asociados con una variedad de procesos oxidativos, que incluyen la oxidación de la proteína inducida por el péptido Aβ[20] y la inactivación de defensas antioxidantes, tales como la hemo-oxigenasa.[21] Uno de los blancos más susceptibles e involucrado en los diferentes tipos de afecciones neurodegenerativas, son las proteínas (Fig.4.II.1).

Paralelamente a lo antes expuesto no se debe dejar de mencionar que aunque numerosos estudios han implicado a las ERO en la muerte neuronal,[22] la carencia relativa de evidencias *in vivo* ha contribuido a algunas controversias en torno al papel de las ERO en la fisiopatología del desenlace tardío de los desórdenes neuro-degenerativos, discutiéndose si el EO está involucrado en el desarrollo o progresión de estos desórdenes o está meramente asociado con el estado terminal de la enfermedad.

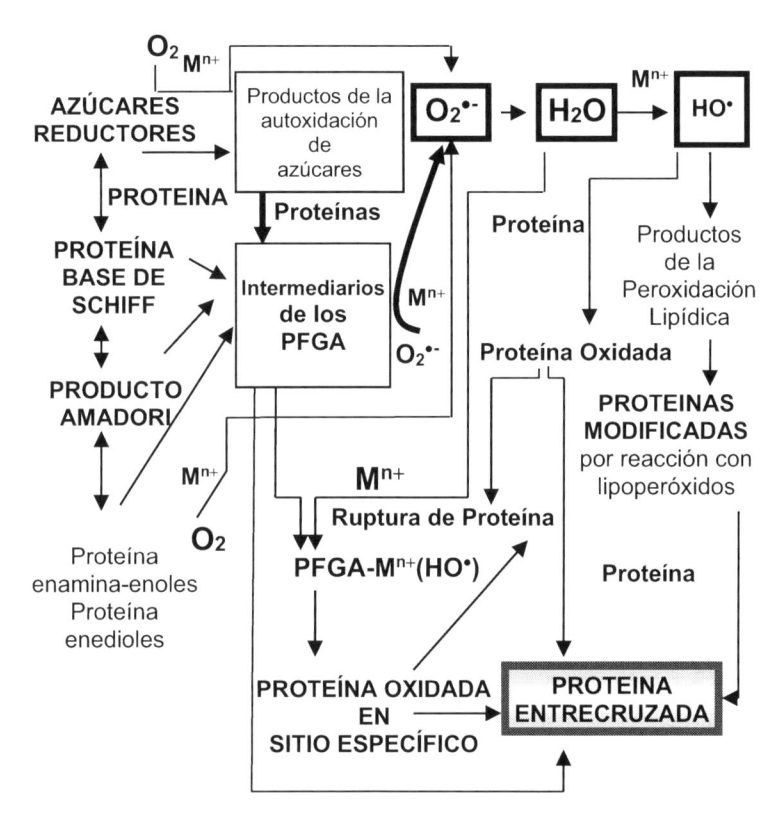

Fig. 4.II.1. Representación esquemática que muestra las modificaciones de proteínas mediadas por procesos oxidativos generados a través de RL e intermediarios oxidados. Las proteínas pueden ser modificadas por glicación, autooxidación y aldehídos reactivos. Estos procesos son notablemente sinérgicos, de forma tal que las modificaciones de las proteínas involucran la producción de ERO que potencian la autooxidación por RL.[23] PFGA, productos finales de la glicosilación avanzada.

Sin embargo, en lo que todos coinciden, al tomar en consideración los resultados de manipulaciones genéticas y bioquímicas, es en la participación del EO asociado a la neurodegeneración y, en su generalidad, la pérdida del balance redox celular es considerado como un mecanismo común que unifica las diferentes afecciones neurodegenerativas.[2]

Sin lugar a dudas, entre las enfermedades neurodegenerativas de mayor prevalencia y significado social se encuentran la Enfermedad de Parkinson y la Enfermedad de Alzheimer, de ahí que a estos desórdenes les dedicaremos, en este apartado, una atención especial.

2.2. Enfermedad de Parkinson

La Enfermedad de Parkinson (EP) es uno de las formas más comunes de los desórdenes neurodegenerativos. Este afecta entre 1-2% de la población actual en el entorno de edad de los 65 años, su incidencia se incrementa en edades más avanzadas. Este desorden del movimiento se caracteriza por bradicinesia, rigidez y tremor. El cerebro de los pacientes afectados por la EP se caracteriza por una pérdida masiva y específica de neuronas dopaminérgicas en la sustancia negra compacta, la cual está acompañada por una dramática reducción de las concentraciones estriatales de dopamina.[24]

Tanto los factores medioambientales (epigenéticos) como los heredados genéticamente juegan papeles importantes en el desarrollo de la EP.[24] Es plausible que las características epigenéticas y genéticas trabajen en concierto de forma tal, por ejemplo, que los factores genéticos incrementen el riesgo para la EP epigenética. Las causas medioambientales están generalmente asociadas con toxinas o ERO. La exposición a estos agentes conlleva a una red de consecuencias tales como POL, daño oxidativo al ADN y disfunción mitocondrial.[25] La EP puede constituir un ejemplo excelente para discutir la significación de los procesos oxidativos, como un evento central, pero no iniciador, en el desarrollo de los desórdenes clínicos (Fig.4.II.2).

Estudios epidemiológicos han demostrado que las toxinas medioambientales por ejemplo: paraquat, rotenona y 1-metil-4-fenil-1,2,3,6-tetrahidropiridina (MPTP); constituyen factores de riesgo. Estas toxinas son capaces de generar intermediarios reactivos: directamente por alquilación de tioles reducidos, por inhibición del complejo I de la cadena de transporte mitocondrial, activación de la microglía y por inducción de la agregación de α-sinucleína (fosfoproteína neuronal de 16 kDa, constituida por 140 residuos aminoacídicos) que se considera involucrada en el transporte vesicular.[26]

Posiblemente estos agentes reactivos pueden alterar la homeostasis del Fe u otros metales divalentes, así como también el metabolismo de la dopamina, de esta forma permiten un incremento en las concentraciones de dopamina no asociados a vesículas. Todos estos eventos permiten la formación de ERO que propagan la disfunción celular, y conducen a la muerte celular. El soporte para el modelo ilustrado en la Fig.4.II.2 procede de los resultados de estudios en modelos de EP, en células y en roedores.

La administración crónica de rotenona, un inhibidor del transporte electrónico mitocondrial, produjo efectos característicos de la EP en ratas, que involucra inclusiones de α-sinucleína.[27] También se encontró que la rotenona inducía agregación de α-sinucleína, en modelos celulares de sobreexpresión de α-sinucleína.[28,29] El Paraquat ha sido capaz de sobre-regular e inducir agregación de α-sinucleína en ratones y en células que expresan α-sinucleína.[28,30]

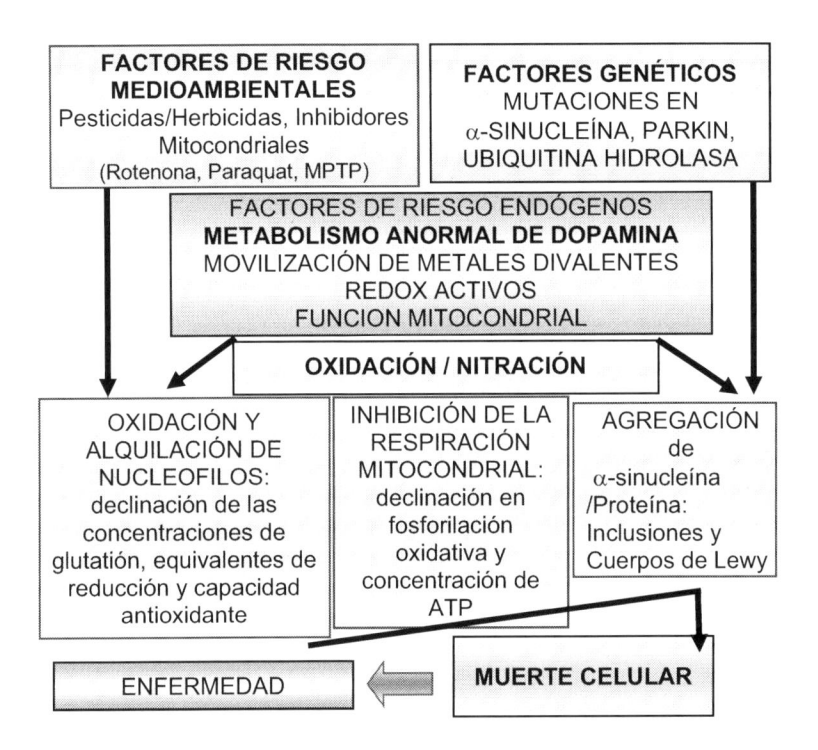

```
┌─────────────────────────────┐  ┌─────────────────────────────┐
│  FACTORES DE RIESGO         │  │  FACTORES GENÉTICOS         │
│  MEDIOAMBIENTALES           │  │  MUTACIONES EN              │
│  Pesticidas/Herbicidas,     │  │  α-SINUCLEÍNA, PARKIN,      │
│  Inhibidores Mitocondriales │  │  UBIQUITINA HIDROLASA       │
│  (Rotenona, Paraquat, MPTP) │  │                             │
└─────────────────────────────┘  └─────────────────────────────┘
          │        ┌──────────────────────────────────┐     │
          │        │  FACTORES DE RIESGO ENDÓGENOS    │     │
          │        │  METABOLISMO ANORMAL DE DOPAMINA │     │
          │        │  MOVILIZACIÓN DE METALES         │     │
          │        │  DIVALENTES REDOX ACTIVOS        │     │
          │        │  FUNCION MITOCONDRIAL            │     │
          │        └──────────────────────────────────┘     │
          │              OXIDACIÓN / NITRACIÓN              │
          ▼                      ▼                          ▼
┌──────────────────┐ ┌──────────────────┐ ┌──────────────────┐
│ OXIDACIÓN Y      │ │ INHIBICIÓN DE LA │ │ AGREGACIÓN       │
│ ALQUILACIÓN DE   │ │ RESPIRACIÓN      │ │ de               │
│ NUCLEOFILOS:     │ │ MITOCONDRIAL:    │ │ α-sinucleína     │
│ declinación de   │ │ declinación en   │ │ /Proteína:       │
│ las concentra-   │ │ fosforilación    │ │ Inclusiones y    │
│ ciones de        │ │ oxidativa y      │ │ Cuerpos de Lewy  │
│ glutatión,       │ │ concentración    │ │                  │
│ equivalentes de  │ │ de ATP           │ │                  │
│ reducción y      │ │                  │ │                  │
│ capacidad        │ │                  │ │                  │
│ antioxidante     │ │                  │ │                  │
└──────────────────┘ └──────────────────┘ └──────────────────┘
┌──────────────────┐      ⇐       ┌──────────────────┐
│   ENFERMEDAD     │              │  MUERTE CELULAR  │
└──────────────────┘              └──────────────────┘
```

Fig. 4.II.2. Modelo propuesto para designar la participación de los procesos oxidativos, en eventos centrales, pero no iniciadores, en la patogénesis de la Enfermedad de Parkinson. Este modelo está basado en datos publicados e incorpora elementos de la hipótesis de trabajo existente que ubica los procesos oxidativos en el punto más estrecho de un embudo, a través del cual los factores de riesgo medioambientales, genéticos y endógenos fluyen para impactar, de forma adversa, la función y viabilidad celular.[2] MPTP, 1-metil-4-fenil-1,2,3,6-tetrahidropiridina.

El evento iniciador de la EP puede incluir factores genéticos tales como mutaciones de α-sinucleína. Las mutaciones de α-sinucleína son responsables de la EP familiar. Sin embargo, el tipo salvaje de α-sinucleína parece representar el mayor bloque «constructivo» en los cuerpos de Lewy. Estos cuerpos de Lewy son inclusiones citoplasmáticas que consisten de una acumulación anormal de proteínas. Permanece aún sin esclarecer si los cuerpos de Lewy son causa de la EP o consecuencia de una vía celular diseñada para proteger las neuronas de un daño adicional.[31] En los cuerpos de Lewy aparecen también otras inclusiones de proteínas filamentosas en la EP esporádica y en algunas otras patologías.[32]

Es importante señalar que con el uso de anticuerpos específicos que reconocen solo la α-sinucleína nitrada, se ha hecho evidente que la mayoría de los cuerpos de Lewy y las inclusiones de proteínas contienen α-sinucleína nitrada y posiblemente oxidada, lo que indica que los procesos oxidativos pueden participar en la formación de estas inclusiones.[14] Se ha referido, a partir de estudios bioquímicos *in vitro* y modelos celulares, que probablemente los procesos oxidativos y de nitración estabilizan la formación de los agregados de α-sinucleína de forma tal que resulten resistentes a la proteólisis, de esta forma permite la formación de agregados proteicos altamente insolubles.[33]

El fundamento, que justifica la propuesta de que los procesos oxidativos constituyan un punto de unión entre la toxicidad de la dopamina y la α-sinucleína, ha sido soportado por observaciones recientes de que la expresión de α-sinucleína predispone a las células a la toxicidad por dopamina y que los agentes oxidantes y nitrantes, generados por dopamina, promueve la agregación de α-sinucleína.[34] La inclusión de dopamina en vesículas puede representar una vía primaria para remover la toxicidad potencial de dopamina.[35]

En un modelo celular fue encontrado que la expresión de α-sinucleína promovía la ruptura de los procesos de transporte de dopamina, por el incremento de las concentraciones de dopamina citosólica, lo suficiente como para promover el daño celular y la apoptosis. Las concentraciones intracelulares de dopamina pueden también ser reguladas por la interacción directa de α-sinucleína con tirosina hidroxilasa, la enzima que regula el paso de velocidad limitante en la biosíntesis de dopamina. La inhibición de tirosina hidroxilasa y una reducción en las concentraciones de dopamina han sido capaces de inhibir la apoptosis inducida por α-sinucleína en neuronas dopaminérgicas cultivadas.

La pérdida de la regulación del transporte de dopamina debe ser considerado como un evento crítico en la EP.[2] La dopamina libre, no asociada a vesículas, es una fuente de intermediarios reactivos debido a su potencial para autooxidarse a quinona, y generar intermediarios reactivos. Además, la adición de quinona sobre sulfihidrilos reducidos produce *aductos* de proteínas, unidos covalentemente, que pueden inactivar o alterar la función proteica. Los *aductos* de dopamina con α-sinucleína han sido recientemente descritos como capaces de inhibir la formación de fibrillas de α-sinucleína y promover la formación de protofibrillas. Los estudios *in vitro* evidencian una función tóxica de protofibrillas, pero no de fibrillas de α-sinucleína, lo cual sugiere que los procesos oxidativos pueden unir la toxicidad de dopamina y α-sinucleína.[36] Sin embargo, esta propuesta requiere una documentación adicional.

La significación de la agregación de proteínas en procesos neurodegenerativos es todavía poco clara debido, en su mayor parte, a que los procesos de agregación y formación de inclusiones que contienen α-sinucleína nitrada y oxidada no es una función del envejecimiento sino solo un fenómeno que coincide con la documentación clínica de la EP y otros desórdenes relacionados con la neurodegeneración. La significación patológica de la agregación de proteínas puede relacionarse con el esfuerzo de la célula para prevenir o intentar reparar los agregados. Esto puede ser considerado como que la capacidad celular, para reparar proteínas agregadas y modificadas, está disminuida debido a una baja significativa en las concentraciones de ATP y equivalentes de reducción.

Esencialmente, una hipótesis de doble impacto puede ser evocada, donde la inhibición de la respiración mitocondrial, o la agregación de proteínas de forma individual, no es suficiente para dirigir la célula a su muerte, pero la combinación de los dos eventos puede ciertamente ejecutar la muerte celular. En su totalidad, los procesos oxidativos pueden operar en concierto con otros eventos moleculares tales como insuficiencia en la producción de energía y la respiración, capacidad para reparar biomoléculas oxidadas y sostener contactos sinápticos y soporte trófico en los procesos de neurodegeneración. Por lo tanto, es probable que las terapias antioxidantes sean solo parcialmente protectoras, ya que ellas no alivian la presión o carga de sostenimiento de la transmisión sináptica, metabólica y trófica, que son igualmente importantes para la viabilidad de la célula.

2.3. Enfermedad de Alzheimer

La Enfermedad de Alzheimer (EA) es la forma más frecuente de demencia en poblaciones ancianas y la cuarta causa de muerte en las naciones desarrolladas.[37]

Las causas de la EA permanecen sin descubrir, sin embargo, los avances han sido sustanciales en las últimas dos décadas, particularmente después de la identificación del Aβ y el microtúbulo asociado a la proteína *tau*, como los constituyentes fundamentales de placas seniles y enrejados neurofibrilares, respectivamente.[38]

2.3.1. El péptido β-amiloide y la Enfermedad de Alzheimer

Muchos de los avances más recientes en la EA proceden del estudio de un péptido de 40-42 residuos aminoacídicos denominado el péptido β-amiloide, el cual es también un marcador patológico del desorden.[39] Los depósitos de Aβ, en la forma de fibrillas amiloides, están ampliamente distribuidos en EA, la mayoría dentro de la placa senil y vasos sanguíneos meníngeos y cerebrales.[38] Las otras características conspicuas de la EA son las inclusiones intracitoplasmáticas neuronales denominadas enrejados neurofibrilares.[38] Empaquetados filamentosos de proteínas *tau* hiperfosforiladas, entre otras proteínas del citoesqueleto, forman los componentes principales de estas lesiones.[40] De igual importancia es la pérdida sináptica y neuronal extensiva que afecta el cerebro con EA. Debe notarse que las placas seniles y los enrejados neurofibrilares están también presentes (sustancialmente en alguna abundancia) en la mayoría de los individuos intelectualmente normales que, afortunadamente, han alcanzado una edad avanzada.[41] Además, estas lesiones son consistentemente observadas en la mayoría de los pacientes más viejos con síndrome de Down.[38] La mayoría de los casos de EA son esporádicos, pero aproximadamente el 5% tiene un patrón familiar de herencia. La neuropatología es idéntica en ambas formas.[38]

Un número apreciable de investigadores han recopilado datos que demuestran que los cerebros con EA son sometidos a un extensivo EO. Un importante grupo de datos proceden de modelos *in vitro* sugieren que el péptido amiloide causa una amplia degeneración y muerte de neuronas por mecanismos que involucran RL. Otros resultados importantes, independiente de las evidencias anteriores, revelaron que el EO está incrementado en regiones con deposición amiloide. No obstante, entre los aspectos más importante, y aún no resueltos, se encuentran el esclarecimiento del verdadero papel del EO y si la ruptura del ambiente redox es la causa o la consecuencia de la amiloidogénesis.

2.3.2. Proteínas carboniladas en la Enfermedad de Alzheimer

El daño oxidativo es común en el cerebro de personas envejecidas, pero es más severo en EA. Se evidenció que el contenido de grupos carbonilo incrementó en un 42 % en el hipocampo y en un 37 % en el lóbulo parietal inferior en la EA.[42] Por lo tanto, las proteínas en cerebro de EA parecen ser más carboniladas que en controles envejecidos, y fundamentalmente en regiones que contienen severas alteraciones histopatológicas.[43] Además, la abundancia de grupos carbonilo correlaciona bien con el incremento de los enrejados neurofibrilares.[44]

Es interesante señalar que la carbonilación *in vivo* de la subunidad pesada neurofilamentosa (PNF) sugiere que la modificación carbonílica está asociada con una anormalidad generalizada del citoesqueleto que pudiera ser crucial en la patología neurofibrilar de la EA. Sin embargo, esta respuesta «patológica» (la modificación de la subunidad PNF por carbonilos) y las lesiones patológicas de la enfermedad (placas seniles y enrejados neurofibrilares) pudieran ser una parte de la defensa celular, y desempeñar un papel importante en la protección de las neuronas de la oxidación.[45] De forma intrigante, aunque PNF posee un largo tiempo de vida media, la extensión de la modificación carbonílica no cambia a través del proceso de envejecimiento normal o a lo largo de la longitud del axón, y PNF pudiera funcionar únicamente como un secuestrador de carbonilos debido a su alto contenido en lisina. Este planteamiento resulta interesante y permitiría considerar a la carbonilación de PNF como un incremento de las defensas neuronales que son importantes en la protección del axón (el sitio mayoritario de neurofilamentos) contra aldehídos reactivos, los cuales están entre los productos más tóxicos de la oxidación. La lenta velocidad de recambio de proteínas en el axón (hasta algunos años) pudiera necesitar esta protección.[46]

La identificación de blancos específicos de oxidación de proteínas será crucial para establecer una relación entre la modificación oxidativa y la muerte de la neurona. La electroforesis bidimensional, acoplada a detección inmunoquímica, de grupos carbonilos ha conducido a la identificación de creatina cinasa BB y β-actina como proteínas del cerebro que son carboniladas específicamente en EA.[47]

El análisis proteómico ha identificado otros blancos específicos de carbonilación de proteínas, tales como glutamina sintasa, hidrolasa L-1 C-terminal, proteína-2 relacionada con dihidropirimidinasa (la cual está involucrada en el crecimiento axonal y otras funciones) y α-enolasa.[48] La identificación de estos blancos de la carbonilación han sugerido mecanismos coherentes para la neurodegeneración en el cerebro de la EA: agotamiento de energía (creatina cinasa y α-enolasa), inhibición de la degradación proteasomal de proteínas dañadas, agregadas o erróneamente plegadas (L-1 hidrolasa ubiquitina C-terminal), acortamiento de la longitud dendrítica con la consecuente comunicación interneuronal disminuida (memoria deteriorada, proteína-2 relacionada con dihidropiriminidasa, y excitotoxicidad (glutamina sintasa).

2.3.3. Metabolismo del Colesterol, Estrés Oxidativo y la Formación Amiloide

En la actualidad, la producción incrementada de Aβ por ruptura mediada por secretasas o un aclaramiento inadecuado de Aβ son mecanismos favorecedores para un incremento amiloide detectado en cerebros con EA.[49] Aunque pequeñas cantidades de Aβ son generadas por el metabolismo celular normal no se conoce todavía si los péptidos Aβ, incorporados dentro de las fibrillas amiloides, se derivan de lo producido normalmente o a partir del procesamiento amiloidogénico anormal de la Proteína Precursora Amiloide (PPA).

La correlación entre la deposición amiloide y la colesterolemia comienza a emerger, lo que pudiera explicar el desarrollo de cambios neuropatológicos en al menos un subgrupo de pacientes con EA esporádica. Mediante la utilización de un modelo de ratón transgénico de amiloidosis, típica de la EA, se demostró que la hipercolesterolemia inducida por la dieta daba como resultado una aceleración de los cambios bioquímicos y neuropatológicos en el ratón transgénico.[50] El ratón hipercolesterolémico mostró un marcado incremento en la deposición amiloide y concentraciones de péptidos Aβ significativamente mayores en el SNC. Las concentraciones de Aβ totales correlacionaron con las concentraciones de colesterol total, en SNC y plasma.

Estudios de otros grupos de investigadores también fundamentan la conexión entre el colesterol elevado y la patología amiloide *in vivo*. En un estudio donde se emplearon ratones marcados con el gen de la PPA (esta proteína expresa la mutación de EA familiar Suiza) el incremento en el colesterol dietético conllevó a cambios en las concentraciones de PPA y Aβ en cerebro que correlacionaron negativamente con las concentraciones de colesterol en suero.[51] La reducción en PPA secretada conllevó al procesamiento de PPA amiloidogénica y finalmente una producción Aβ incrementada. Estos resultados demuestran que el procesamiento de la PPA y las concentraciones de péptidos Aβ puede ser modulada *in vivo* por hipercolesterolemia y sustenta las evidencias de que el colesterol juega un papel importante en el mecanismo de la formación amilioide.[52]

2.3.4. Colesterol y Ambiente Redox en el Alzheimer

Las evidencias experimentales disponibles sugieren que tanto la hipercolesterolemia como el EO pueden operar en la EA y que una fuente inicial de EO, tal como el colesterol elevado, puede iniciar la formación amilioide la cual, en sí misma, es otra potente fuente de EO en la EA. Así se pudiera especular que un daño inicial inducido por RL exacerbaría un círculo vicioso en el cual el procesamiento amiloidogénico de PPA estaría incrementado de forma adicional, y generaría más Aβ que, en respuesta, causaría más EO.[53]

Aunque los datos procedentes de estudios *in vitro* parecen soportar tal mecanismo, es necesaria una mayor información debido a que todavía no existen evidencias directas de amiloidogénesis en modelos *in vivo*. Por lo tanto, la posibilidad de que tal ciclo autosostenido esté involucrado en la patogénesis de la EA es intrigante y requiere de un mayor aval investigativo. La Fig.4.II.3 muestra la posible participación del colesterol y el EO en la patogénesis de la EA.

Una posibilidad es que el colesterol, mediante los mecanismos paralelos descritos para la aterosclerosis, pueda causar daño a las membranas de las neuronas, inducido por RL. En el caso de la EA una disminución en la secreción de PPA y una producción incrementada de fragmentos amiloidogénicos pueden ser el resultado del colesterol celular el cual origina oxidación de componentes de membrana y una disminución en la accesibilidad de secretasas al sustrato PPA.

Ha sido bien establecido que concentraciones de colesterol elevadas están asociadas con incrementos en marcadores del EO e inversamente, que el EO puede causar un incremento en la generación de Aβ.[54]

La isoforma 1 de la SOD (SOD-1), en la presencia de concentraciones incrementadas de colesterol, mostró una sobrerregulación en vasos y tejidos perivasculares. En conejos, una dieta alta en colesterol incrementó la generación de metabolitos asociados a la POL (malondialdehído) y estimuló la generación de RL por parte de leucocitos polimorfonucleares.[55] Estos indicadores fueron reducidos cuando la vit. E, capturadora de RL, fue administrada conjuntamente con dietas ricas en colesterol.[56]

Una sustancia, con potencial neurotóxico, derivada del metabolismo del colesterol que puede promover daño por RL es el 24s-hidroxicolesterol, el producto principal de eliminación del colesterol en el cerebro. El 24s-hidroxicolesterol está incrementado en el suero de pacientes con EA, así como también en demencia vascular, y actúa como neurotóxico.[57] Adicionalmente la neurotoxicidad del 24s-hidroxicolesterol es prevenida por vit. E.[58]

Mientras que el papel de los RL en la formación amiloide es actualmente especulativo, sí ha sido bien establecido que muchos de los efectos neurotóxicos Aβ están mediados por ellos. El primer hallazgo de que indicadores de oxidación se localizaban conjuntamente con las placas seniles y neuritas fue referido por Pappolla *et al.*, (1992).[59] Posteriormente fue confirmado por otros investigadores. Estos marcadores incluyen enzimas antioxidantes,[59] HO1,[60] incremento de grupos carbonilos en proteínas[61] y peróxidos lipídicos.[62] Muchos de estos marcadores han sido detectados en modelos transgénicos de EA.[63]

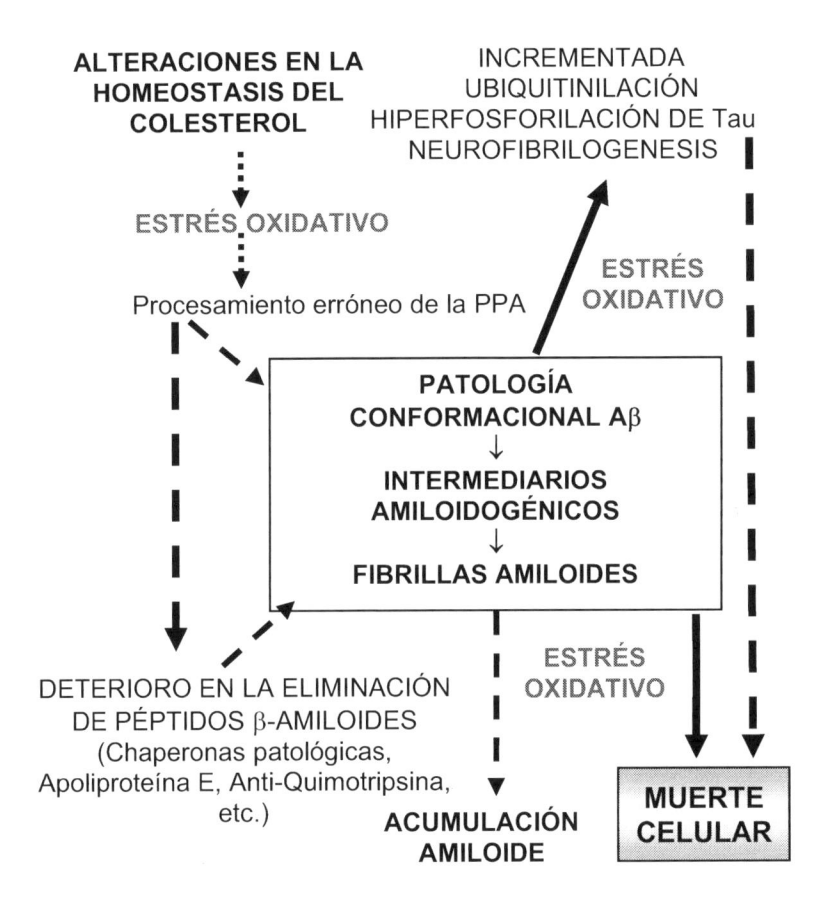

```
ALTERACIONES EN LA              INCREMENTADA
HOMEOSTASIS DEL                 UBIQUITINILACIÓN
   COLESTEROL            HIPERFOSFORILACIÓN DE Tau
                              NEUROFIBRILOGENESIS

   ESTRÉS OXIDATIVO
                                       ESTRÉS
                                      OXIDATIVO
Procesamiento erróneo de la PPA

            ┌──────────────────────────┐
            │      PATOLOGÍA           │
            │    CONFORMACIONAL Aβ     │
            │            ↓             │
            │      INTERMEDIARIOS      │
            │     AMILOIDOGÉNICOS      │
            │            ↓             │
            │    FIBRILLAS AMILOIDES   │
            └──────────────────────────┘

                                       ESTRÉS
                                      OXIDATIVO
DETERIORO EN LA ELIMINACIÓN
   DE PÉPTIDOS β-AMILOIDES                        ┌──────────┐
   (Chaperonas patológicas,                       │  MUERTE  │
 Apolipoproteína E, Anti-Quimotripsina,           │ CELULAR  │
            etc.)                                 └──────────┘
                         ACUMULACIÓN
                          AMILOIDE
```

Fig. 4.II.3. Propuestas de funciones del Estrés Oxidativo en la patogénesis de la EA. Las rutas indicadas por flechas sólidas se derivan de evidencias *in vivo* e *in vitro*, como se refirió en el texto. Los mecanismos indicados por líneas discontinuas han sido sugeridos solo por datos *in vitro*.[52] PPA, proteína precursora amiloide.

Debe ser señalado, sin embargo, que mientras muchos marcadores oxidativos en secciones histológicas son acentuados alrededor de depósitos amiloides, ellos no están limitados a estas áreas. Un número de indicadores de oxidación se extienden más allá de la vecindad de las placas seniles y son anormalmente expresados en neuronas vulnerables en cerebro de EA.[61] Por otra parte, estudios previos en ratones transgénicos mostraron incrementos en HO1, en áreas libres de placas, lo que sugiriere que el incremento en amiloide soluble o micro agregados, no identificados todavía como placas totalmente desarrolladas, pueden ser suficiente para producir EO.[64]

Otro importante grupo de datos relaciona el EO con los depósitos amiloides, estos proceden de estudios *in vitro*. Las células expuestas a Aβ generan concentraciones incrementadas de H_2O_2, el cual en presencia de metales de transición, da lugar a HO•.[65] Altas concentraciones de hierro han sido encontradas en cerebros de pacientes con EA.[66] Igualmente, la exposición de células neuronales a Aβ origina una ampliación de las lesiones oxidativas que comprenden moléculas claves tales como el ADN nuclear y mitocondrial.[41]

Además, ha sido demostrado, después de la exposición de células a Aβ, un deterioro en la homeostasis del calcio, el cual aparece seguido de la oxidación de las bombas de calcio de membranas. El incremento del calcio intracelular conlleva a la activación de la NOS dependiente de Calmodulina y un incremento en el •NO intracelular el cual, en respuesta, reacciona con el $O_2^{•-}$ para formar el $ONOO^-$. El $ONOO^-$ puede dar lugar a formas transicionales activadas con potenciales reactivos comparables al HO•. La demostración de la peroxinitración extensiva de proteínas en cerebro afectado por EA[67] sugiere un papel patológico del $ONOO^-$ en esta enfermedad.

Se ha descrito el aumento la de actividad de las enzimas glucosa- 6-fosfato-dehidrogenasa y 6-fosfogluconato-dehidrogenasa (enzimas que intervienen en la vía hexosa-monofosfato) en el cerebro de los pacientes con EA, se sugiere que este hallazgo se debe a un aumento del metabolismo de los peróxidos cerebrales. Sin embargo, los complejos piruvato-deshidrogenasa, alfacetoglutarato-deshidrogenasa y citocromo-oxidasa, enzimas que participan en el ciclo de Krebs, están disminuidos.

La actividad de la fosfatasa ácida en el cerebro de los pacientes con EA está aumentada, especialmente en las placas seniles. También se ha visto incrementada en el LCR. Las concentraciones de bilirrubina, con efecto antioxidante generado por la hemoxigenasa, también están aumentadas en el LCR. Recientemente se ha descrito disminución de las concentraciones plasmáticas de melatonina en la EA.

El desarrollo más reciente en el conocimiento de la EA resulta del análisis de la composición de las placas seniles y los enrejados neurofibrilares que comenzó hace casi dos décadas. Estos esfuerzos investigativos han suministrado una información valiosa y, al mismo tiempo, intrigante acerca del papel de algunos factores, que incluyen el colesterol y el EO en la patogénesis de esta condición.

Aunque muchas facetas de la biología y la genética de este desorden neurodegenerativo han sido definidas, los nuevos avances se han dirigido hacia el desarrollo de modelos animales y a la elucidación de propiedades biológicas únicas de algunas proteínas tales como: Péptidos β Amiloides, PPA, Presinilinas y Apolipoproteínas. Esta información ha dado como resultado el desarrollo de estrategias dirigidas a la reducción en la producción de agregados Aβ o al bloqueo de la neurotoxicidad y la inflamación, que este péptido parece causar, en regiones del cerebro responsables del funcionamiento intelectual.

El pretratamiento con algunos antioxidantes como la idebenona y el α-tocoferol parece prevenir la aparición de trastornos de aprendizaje y memoria causados por el amiloide β (1-42) en ratas. La vit. E también parece prevenir el daño oxidativo a las proteínas inducido por el amiloide β 25-35. Algunos estudios no mostraron aumento de la viabilidad de las células en cultivo tratadas con vit. E, al contrario de lo que sucede con la N-acetilcisteína, la ciclosporina y el ditiotreitol, que sí tienen un efecto protector. No obstante, otros estudios han demostrado un efecto protector tanto de la vit. E como de los inhibidores de caspasa-3.

La hipoxia crónica se ha identificado como un factor de riesgo importante para la EA, lo que se evidencia en un agravamiento de varios componentes patológicos de la EA, como el metabolismo de la proteína β amiloide (Aβ), la fosforilación de *tau*, la disfunción mitocondrial y la neuro inflamación. Se sabe que la hipoxia y la hiperoxia excesiva pueden provocar EO y disfunción mitocondrial. El EO y la disfunción mitocondrial pueden aumentar la fosforilación de Aβ y *tau*, y las proteínas Aβ y *tau* pueden provocar un desequilibrio redox, formando así un círculo vicioso y exacerbando la patología de la EA.[68]

Bibliografía Sección 4. Capítulo II.

1. Tammariello SP, Quinn MT, Estus S. NADPH oxidase contributes directly to oxidative stress and apoptosis in nerve growth factor-deprived sympathetic neurons. *J Neurosci.* Jan 1 2000;20(1):RC53.
2. Ischiropoulos H, Beckman JS. Oxidative stress and nitration in neurodegeneration: cause, effect, or association? *J Clin Invest.* Jan 2003;111(2):163-169.
3. Zhao Z. Hydroxyl radical generations form the physiologically relevant Fenton-like reactions. *Free Radic Biol Med.* Nov 1 2023;208:510-515.
4. Brennan ML, Wu W, Fu X, et al. A tale of two controversies: defining both the role of peroxidases in nitrotyrosine formation in vivo using eosinophil peroxidase and myeloperoxidase-deficient mice, and the nature of peroxidase-generated reactive nitrogen species. *J Biol Chem.* May 17 2002;277(20):17415-17427.
5. Ayata C, Ayata G, Hara H, et al. Mechanisms of reduced striatal NMDA excitotoxicity in type I nitric oxide synthase knock-out mice. *J Neurosci.* Sep 15 1997;17(18):6908-6917.
6. Eliasson MJ, Huang Z, Ferrante RJ, et al. Neuronal nitric oxide synthase activation and peroxynitrite formation in ischemic stroke linked to neural damage. *J Neurosci.* Jul 15 1999;19(14):5910-5918.
7. Vodovotz Y, Lucia MS, Flanders KC, et al. Inducible nitric oxide synthase in tangle-bearing neurons of patients with Alzheimer's disease. *J Exp Med.* Oct 1 1996;184(4):1425-1433.
8. Bagasra O, Michaels FH, Zheng YM, et al. Activation of the inducible form of nitric oxide synthase in the brains of patients with multiple sclerosis. *Proc Natl Acad Sci U S A.* Dec 19 1995;92(26):12041-12045.
9. Kean RB, Spitsin SV, Mikheeva T, Scott GS, Hooper DC. The peroxynitrite scavenger uric acid prevents inflammatory cell invasion into the central nervous system in experimental allergic encephalomyelitis through maintenance of blood-central nervous system barrier integrity. *J Immunol.* Dec 1 2000;165(11):6511-6518.

10. Xie Z, Wei M, Morgan TE, et al. Peroxynitrite mediates neurotoxicity of amyloid beta-peptide1-42- and lipopolysaccharide-activated microglia. *J Neurosci.* May 1 2002;22(9):3484-3492.
11. Beal MF, Ferrante RJ, Browne SE, Matthews RT, Kowall NW, Brown RH, Jr. Increased 3-nitrotyrosine in both sporadic and familial amyotrophic lateral sclerosis. *Ann Neurol.* Oct 1997;42(4):644-654.
12. Hensley K, Maidt ML, Yu Z, Sang H, Markesbery WR, Floyd RA. Electrochemical analysis of protein nitrotyrosine and dityrosine in the Alzheimer brain indicates region-specific accumulation. *J Neurosci.* Oct 15 1998;18(20):8126-8132.
13. Lyras L, Perry RH, Perry EK, et al. Oxidative damage to proteins, lipids, and DNA in cortical brain regions from patients with dementia with Lewy bodies. *J Neurochem.* Jul 1998;71(1):302-312.
14. Giasson BI, Duda JE, Murray IV, et al. Oxidative damage linked to neurodegeneration by selective alpha-synuclein nitration in synucleinopathy lesions. *Science.* Nov 3 2000;290(5493):985-989.
15. Pratico D, Delanty N. Oxidative injury in diseases of the central nervous system: focus on Alzheimer's disease. *Am J Med.* Nov 2000;109(7):577-585.
16. Troy CM, Derossi D, Prochiantz A, Greene LA, Shelanski ML. Downregulation of Cu/Zn superoxide dismutase leads to cell death via the nitric oxide-peroxynitrite pathway. *J Neurosci.* Jan 1996;16(1):253-261.
17. Kondo T, Reaume AG, Huang TT, et al. Reduction of CuZn-superoxide dismutase activity exacerbates neuronal cell injury and edema formation after transient focal cerebral ischemia. *J Neurosci.* Jun 1 1997;17(11):4180-4189.
18. Lebovitz RM, Zhang H, Vogel H, et al. Neurodegeneration, myocardial injury, and perinatal death in mitochondrial superoxide dismutase-deficient mice. *Proc Natl Acad Sci U S A.* Sep 3 1996;93(18):9782-9787.
19. Gohil K, Oommen S, Quach HT, et al. Mice lacking alpha-tocopherol transfer protein gene have severe alpha-tocopherol deficiency in multiple regions of the central nervous system. *Brain Res.* Mar 27 2008;1201:167-176.
20. Huang X, Cuajungco MP, Atwood CS, et al. Cu(II) potentiation of alzheimer abeta neurotoxicity. Correlation with cell-free hydrogen peroxide production and metal reduction. *J Biol Chem.* Dec 24 1999;274(52):37111-37116.
21. Takahashi T, Taniguchi T, Okuda M, et al. Participation of reactive oxygen intermediates in the angiotensin II-activated signaling pathways in vascular smooth muscle cells. *Ann N Y Acad Sci.* May 2000;902:283-287.
22. Browne SE, Ayata C, Huang PL, Moskowitz MA, Beal MF. The cerebral metabolic consequences of nitric oxide synthase deficiency: glucose utilization in endothelial and neuronal nitric oxide synthase null mice. *J Cereb Blood Flow Metab.* Feb 1999;19(2):144-148.
23. Martinez-Sanchez G, Giuliani A, Perez-Davison G, Leon-Fernandez OS. Oxidized proteins and their contribution to redox homeostasis. *Redox Rep.* 2005;10(4):175-185.
24. Ye H, Robak LA, Yu M, Cykowski M, Shulman JM. Genetics and Pathogenesis of Parkinson's Syndrome. *Annu Rev Pathol.* Jan 24 2023;18:95-121.
25. Song H, Chen J, Huang J, et al. Epigenetic modification in Parkinson's disease. *Front Cell Dev Biol.* 2023;11:1123621.
26. Kahle PJ, Leimer U, Haass C. Does failure of parkin-mediated ubiquitination cause juvenile parkinsonism? *Trends Biochem Sci.* Nov 2000;25(11):524-527.
27. Betarbet R, Sherer TB, MacKenzie G, Garcia-Osuna M, Panov AV, Greenamyre JT. Chronic systemic pesticide exposure reproduces features of Parkinson's disease. *Nat Neurosci.* Dec 2000;3(12):1301-1306.
28. Lee HJ, Shin SY, Choi C, Lee YH, Lee SJ. Formation and removal of alpha-synuclein aggregates in cells exposed to mitochondrial inhibitors. *J Biol Chem.* Feb 15 2002;277(7):5411-5417.

29. Manning-Bog AB, McCormack AL, Li J, Uversky VN, Fink AL, Di Monte DA. The herbicide paraquat causes up-regulation and aggregation of alpha-synuclein in mice: paraquat and alpha-synuclein. *J Biol Chem.* Jan 18 2002;277(3):1641-1644.
30. Paxinou E, Chen Q, Weisse M, et al. Induction of alpha-synuclein aggregation by intracellular nitrative insult. *J Neurosci.* Oct 15 2001;21(20):8053-8061.
31. Dev KK, van der Putten H, Sommer B, Rovelli G. Part I: parkin-associated proteins and Parkinson's disease. *Neuropharmacology.* Jul 2003;45(1):1-13.
32. Spillantini MG, Schmidt ML, Lee VM, Trojanowski JQ, Jakes R, Goedert M. Alpha-synuclein in Lewy bodies. *Nature.* Aug 28 1997;388(6645):839-840.
33. Souza JM, Giasson BI, Chen Q, Lee VM, Ischiropoulos H. Dityrosine cross-linking promotes formation of stable alpha -synuclein polymers. Implication of nitrative and oxidative stress in the pathogenesis of neurodegenerative synucleinopathies. *J Biol Chem.* Jun 16 2000;275(24):18344-18349.
34. Xu J, Kao SY, Lee FJ, Song W, Jin LW, Yankner BA. Dopamine-dependent neurotoxicity of alpha-synuclein: a mechanism for selective neurodegeneration in Parkinson disease. *Nat Med.* Jun 2002;8(6):600-606.
35. Hastings TG, Lewis DA, Zigmond MJ. Reactive dopamine metabolites and neurotoxicity: implications for Parkinson's disease. *Adv Exp Med Biol.* 1996;387:97-106.
36. Conway KA, Rochet JC, Bieganski RM, Lansbury PT, Jr. Kinetic stabilization of the alpha-synuclein protofibril by a dopamine-alpha-synuclein adduct. *Science.* Nov 9 2001;294(5545):1346-1349.
37. Scheltens P, De Strooper B, Kivipelto M, et al. Alzheimer's disease. *Lancet.* Apr 24 2021;397(10284):1577-1590.
38. Esiri MM, Wilcock GK, Morris JH. Neuropathological assessment of the lesions of significance in vascular dementia. *J Neurol Neurosurg Psychiatry.* Dec 1997;63(6):749-753.
39. Gouras GK, Olsson TT, Hansson O. beta-Amyloid peptides and amyloid plaques in Alzheimer's disease. *Neurotherapeutics.* Jan 2015;12(1):3-11.
40. Kosik KS. The molecular and cellular biology of tau. *Brain Pathol.* Jan 1993;3(1):39-43.
41. Pappolla MA, Chyan YJ, Poeggeler B, et al. Alzheimer beta protein mediated oxidative damage of mitochondrial DNA: prevention by melatonin. *J Pineal Res.* Nov 1999;27(4):226-229.
42. Hensley K, Hall N, Subramaniam R, et al. Brain regional correspondence between Alzheimer's disease histopathology and biomarkers of protein oxidation. *J Neurochem.* Nov 1995;65(5):2146-2156.
43. Ponte P, Gonzalez-DeWhitt P, Schilling J, et al. A new A4 amyloid mRNA contains a domain homologous to serine proteinase inhibitors. *Nature.* Feb 11 1988;331(6156):525-527.
44. Nunan J, Small DH. Regulation of APP cleavage by alpha-, beta- and gamma-secretases. *FEBS Lett.* Oct 13 2000;483(1):6-10.
45. Vassar R, Citron M. Abeta-generating enzymes: recent advances in beta- and gamma-secretase research. *Neuron.* Sep 2000;27(3):419-422.
46. Dalle-Donne I, Giustarini D, Colombo R, Rossi R, Milzani A. Protein carbonylation in human diseases. *Trends Mol Med.* Apr 2003;9(4):169-176.
47. Aksenov MY, Aksenova MV, Butterfield DA, Geddes JW, Markesbery WR. Protein oxidation in the brain in Alzheimer's disease. *Neuroscience.* 2001;103(2):373-383.
48. Castegna A, Aksenov M, Thongboonkerd V, et al. Proteomic identification of oxidatively modified proteins in Alzheimer's disease brain. Part II: dihydropyrimidinase-related protein 2, alpha-enolase and heat shock cognate 71. *J Neurochem.* Sep 2002;82(6):1524-1532.
49. Neve RL, Robakis NK. Alzheimer's disease: a re-examination of the amyloid hypothesis. *Trends Neurosci.* Jan 1998;21(1):15-19.
50. Refolo LM, Malester B, LaFrancois J, et al. Hypercholesterolemia accelerates the Alzheimer's amyloid pathology in a transgenic mouse model. *Neurobiol Dis.* Aug 2000;7(4):321-331.
51. Howland DS, Trusko SP, Savage MJ, et al. Modulation of secreted beta-amyloid precursor protein and amyloid beta-peptide in brain by cholesterol. *J Biol Chem.* Jun 26 1998;273(26):16576-16582.

52. Pappolla MA, Smith MA, Bryant-Thomas T, et al. Cholesterol, oxidative stress, and Alzheimer's disease: expanding the horizons of pathogenesis. *Free Radic Biol Med.* Jul 15 2002;33(2):173-181.
53. Sun YY, Wang Z, Huang HC. Roles of ApoE4 on the Pathogenesis in Alzheimer's Disease and the Potential Therapeutic Approaches. *Cell Mol Neurobiol.* Oct 2023;43(7):3115-3136.
54. Goncalves AC. Oxidative stress and high-density lipoprotein cholesterol: Cause or consequence? *Rev Port Cardiol.* Oct 2022;41(10):841-842.
55. Prasad K. Reduction of serum cholesterol and hypercholesterolemic atherosclerosis in rabbits by secoisolariciresinol diglucoside isolated from flaxseed. *Circulation.* Mar 16 1999;99(10):1355-1362.
56. Prasad K, Kalra J. Oxygen free radicals and hypercholesterolemic atherosclerosis: effect of vitamin E. *Am Heart J.* Apr 1993;125(4):958-973.
57. Lutjohann D, Papassotiropoulos A, Bjorkhem I, et al. Plasma 24S-hydroxycholesterol (cerebrosterol) is increased in Alzheimer and vascular demented patients. *J Lipid Res.* Feb 2000;41(2):195-198.
58. Kölsch H, Ludwig M, Lütjohann D, Rao ML. Neurotoxicity of 24-hydroxycholesterol, an important cholesterol elimination product of the brain, may be prevented by vitamin E and estradiol-17beta *J Neural Transm (Vienna).* 2001;108(4):475-488.
59. Pappolla M, Omar R, Kim K, Robakis N. Immunohistochemical evidence of oxidative [corrected] stress in Alzheimer's disease. *Am J Pathol.* 1992 140(3):621-628.
60. Smith M, Kutty R, Richey P, et al. Heme oxygenase-1 is associated with the neurofibrillary pathology of Alzheimer's disease. *Am J Pathol.* 1994;145(1):42-47.
61. Smith M, Perry G, Richey P, et al. Oxidative damage in Alzheimer's. *Nature.* 1996;382(6587):120-121.
62. Montine TJ, Quinn J, Kaye J, Morrow JD. F(2)-isoprostanes as biomarkers of late-onset Alzheimer's disease. *J Mol Neurosci.* Sep 2007;33(1):114-119.
63. Sonnen JA, Breitner JC, Lovell MA, Markesbery WR, Quinn JF, Montine TJ. Free radical-mediated damage to brain in Alzheimer's disease and its transgenic mouse models. *Free Radic Biol Med.* Aug 1 2008;45(3):219-230.
64. Smith M. Alzheimer disease. *Int Rev Neurobiol.* 1998;42:1-54.
65. Behl C, Davis J, Klier F, Schubert D. Amyloid beta peptide induces necrosis rather than apoptosis. *Brain Res.* 1994;645 (1-2):253-264.
66. Markesbery W. Oxidative stress hypothesis in Alzheimer's disease. *Free Radic Biol Med.* 1997;23(1):134-147.
67. Smith JD, Newell SM, Budsberg SC, Bennett RA. Incidence of contralateral versus ipsilateral neurological signs associated with lateralised Hansen type I disc extrusion. *J Small Anim Pract.* Nov 1997;38(11):495-497.
68. Guangdong L, Cui Y, Yang X, et al. Oxygen metabolism abnormality and Alzheimer's disease: An update *Redox Biol.* 2023;68:102955.

Sección 4. Ambiente Redox y las Enfermedades
Capítulo III

El Balance Redox y el VIH/SIDA

3.1. Introducción

La infección por el virus de la inmunodeficiencia humana (VIH) produce una serie de alteraciones inmunológicas y metabólicas que resultan en un desarrollo progresivo de infecciones oportunistas y enfermedades que conllevan al SIDA. Numerosas evidencias *in vivo* (Tab. 4.III.1) sugieren que durante la infección por VIH, tanto en adultos como en niños, se produce una activación crónica del sistema inmune que contribuye a una generación sostenida de ERO. Lo anterior va acompañado de una disminución progresiva de la capacidad antioxidante, con daño a diferentes biomoléculas importantes (proteínas, ADN y lípidos) y alteración del funcionamiento celular y tisular.[1]

De lo referido a partir de estas investigaciones podemos concluir que la concentración de GSH y otros compuestos de carácter antioxidante, así como la actividad de GPx y la capacidad antioxidante total del suero, todos de vital importancia en la defensa del organismo y en otras funciones fisiológicas, se encuentran drásticamente disminuidas desde el estado asintomático de la infección. Conjuntamente con estos indicadores, se han considerado otros indicadores de daño a lípidos (hidroperóxidos y MDA) y a proteínas (cisteína), los que se encuentran aumentados.[1]

Resultados de investigaciones *in vitro*, en relación con la infección por VIH, reproducen la generación de sustancias de carácter oxidante en presencia o no de otras sustancias de reconocido carácter antioxidante. Estos estudios ponen en evidencia el posible daño de las ERO a las diferentes biomoléculas, así como el papel protector de las sustancias antioxidantes al disminuir este daño.[2,3]

El daño oxidativo a las proteínas de linfocitos infectados por VIH, caracterizado por el incremento de grupos carbonilos, pudiera repercutir en la activación de sistemas proteolíticos que degradan incluso proteínas recién sintetizadas. Esta anomalía puede llevar a los linfocitos a un tamaño reducido que los conduciría a una mitosis letal.[4]

Tabla 4.III.1. Evidencias de daño oxidativo a biomoléculas y deficiencia de antioxidantes en pacientes VIH/SIDA.

Lugar	n*	Criterios de evaluación **	Referencia
Grenoble (Francia)	43	GPx en plasma (-), MDA en plasma (+), hidroperóxido en plasma (+)	Favier et al. (1994)[5]
Buenos Aires (Argentina)	20	Capacidad antioxidante total en plasma (-), SOD en eritrocitos (-), glutatión en plasma (-)	Repetto et al. (1996)[6]
Bonn (Alemania)	102	GPx en eritrocitos (-), glutatión (-) y selenio en suero (-)	Look et al. (1997)[7]
Stanford (E.E.U.U.)	204	GSH en plasma (-)	Herzenberg et al. (1997)[8]
Toronto (Canadá)	29	GSH en linfocitos (-), Cisteína en linfocitos (-)	Walmsley et al. (1997)[9]
Texas (E.E.U.U.)	14	Estado antioxidante total (-) e hidroperóxidos en suero (+)	Mclemore et al. (1998)[10]
Toronto (Canadá)	49	Peróxidos lipídicos en plasma (+), Etano en el aire expirado (+)	Allard et al. (1998)[11]
Ciudad de La Habana (Cuba)	85 (adultos) 11 (niños)	GPx en plasma (-), SOD en eritrocitos (-), MDA en plasma (+), hidroperóxido en plasma (+), estado antioxidante total (-), GSH en plasma (-) porciento de fragmentación de ADN de linfocitos (+)	Gil et al. (2002)[12] Gil et al. (2003)[1]
Alicante (España)	229	(+) F2 isoprosatano	Masiá et al. (2017)[13]
Londrina (Brasil)	49	(+) Homocisteína, (+) MDA	Oliveira et al. (2019)[14]

Leyenda: * Cantidad de individuos estudiados, ** Los valores medios de la concentración de los diferentes marcadores, reportados en los individuos seropositivos a VIH, son estadísticamente diferentes a los valores de concentración medios de estos indicadores evaluados en individuos sanos según cada experimento ($p<0,05$), (+) incrementados o (-) disminuidos, comparados con los valores de los sujetos sanos. Gpx, glutatión peroxidasa; GSH, glutatión reducido; SOD, superóxido dismutasa; MDA, malondialdehído.

3.2. Implicaciones fisiopatológicas en la infección por VIH asociadas al estrés oxidativo

La proteína viral Tat, reguladora de la transcripción, contribuye al incremento del EO a través de la represión de la expresión de la SOD Mn conjuntamente con la disminución de la concentración de GSH lo que influye en la proliferación celular y en la inducción del proceso de apoptosis.[2]

Células HeLa productoras de la proteína Tat han sido empleadas para evaluar indistintamente la influencia de sustancias en el mecanismo molecular, así el

Paraquat, agente de carácter oxidante, resulta en un incremento de la apoptosis. Sustancias miméticas de la SOD, el empleo de la mercaptopropionilglicina y otros antioxidantes producen una disminución del índice de proliferación celular, con inhibición del proceso de apoptosis.[15]

Otro enfoque que interrelaciona el EO con la infección por VIH ha demostrado que la pérdida del balance redox celular, generador de ERO, es un paso fundamental en la activación del factor NF-κB y que la acción de los antioxidantes no solo inhiben la degradación de la subunidad IκB asociada al factor,[16] sino también la expresión de la proteína Tat como una manifestación de la supresión de la expresión de genes virales, en células Jurkat (Fig. 4.III.1).[17]

El empleo de antioxidantes ha sido efectivo también en la protección del daño oxidativo por ERO, generadas por proteínas virales como gp-120, a biomoléculas tales como lípidos, lo que sugiere que la toxicidad viral puede ser inhibida por el empleo de estos antioxidantes.[18]

En la infección por VIH se producen también trastornos gastrointestinales por alteración de la membrana e inflamación crónica de la lámina propia, producto de la localización intestinal del virus y de los efectos de la infección. Debido al consumo energético específico de los individuos que padecen la infección por VIH (asintomáticos y sintomáticos) y de la activación sostenida del sistema inmune, los requerimientos nutricionales de estos individuos se encuentran alterados, por lo general incrementados.[19,20]

Estos eventos inciden en la incorporación de sustancias esenciales para el funcionamiento de los mecanismos antioxidantes de defensa, lo que conlleva a deficiencia de micronutrientes. Dicha deficiencia potencia el EO ya presente en los pacientes, ya que muchos de los micronutrientes tienen propiedades antioxidantes que contribuyen a la capacidad defensiva total de los organismos.

Como se observa en la Tab. 4.III.2, la determinación de diferentes micronutrientes, en muestras de plasma y suero de pacientes, han evidenciado concentraciones bajas de vit. A y E así como concentraciones bajas de oligoelementos como el Zn y el Se, que son componentes importantes de enzimas con propiedades antioxidantes como la SOD y la GPx.[21]

El EO ha sido considerado como un cofactor en la progresión de la infección por VIH hacia el estado SIDA, asociado al aumento de la carga viral[2,9] y a la disminución de los linfocitos T CD4+ (apoptosis) factores estos que ocasionan una depresión en la respuesta del sistema inmune.

El EO está relacionado con el cuadro de demencia asociado al SIDA,[22] así como con la neuropatía y con los procesos degenerativos, involucrados en el síndrome de malabsorción y el de desgaste físico.[23]

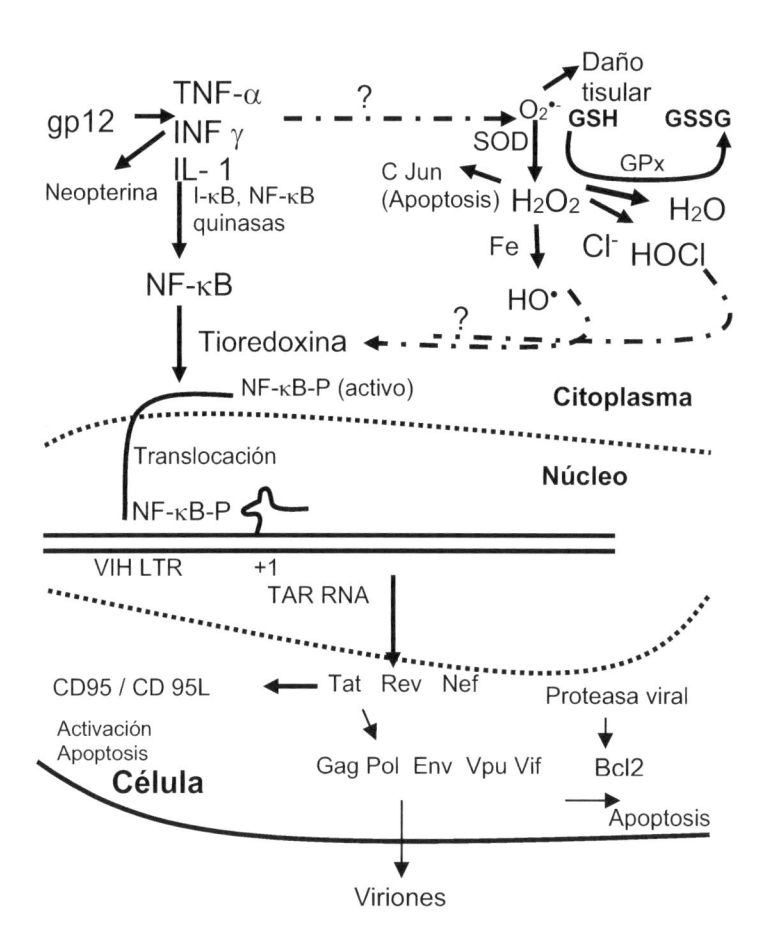

Fig. 4.III.1. Diversas biomoléculas de los sistemas oxidante y antioxidante están involucradas en la regulación de la transcripción del VIH mediada por la activación de NF-κB y Tat. La generación del estrés oxidativo producto de estímulos externos como la presencia de la gp120 e interleucinas como TNF, IL-1 e IFN γ contribuyen al aumento de la replicación viral, al daño de las biomoléculas estructurales y a la activación de las señales celulares de apoptosis (c-Jun, CD 95L), todo lo cual influye en el desarrollo de estados patológicos relacionados con la progresión de la infección al estado SIDA (HOCl, ácido hipocloroso; H_2O_2, peróxido de hidrógeno; $O_2^{\bullet-}$, radical anión superóxido; SOD, superóxido dismutasa; HO$^{\bullet}$, radical hidroxilo; GSH, glutatión reducido; GPx, glutatión peroxidasa). CD95/CD95L, antígeno CD95 y su ligando; Tat, Rev, Nef, proteínas virales regulatorias de fase temprana; Gag, Pol, Env, Vpu, Vif, proteínas estructurales del virus de fase tardía; VIH LTR, región del locus promotor de la replicación del VIH.

Tabla 4.III.2. Evidencias de deficiencia de micronutrientes en pacientes VIH/SIDA.

Lugar	Grupo de riesgo	n*	Criterios de evaluación **	Referencia
New York	Adultos heterosexuales	64	Vit. A< 0,87 µM Vit. E<14 µM Zn< 10,7 µM	Skurnick et al. (1996)[20]
New York	Niños	24	β caroteno <0,1 µM	Omene et al. (1996)[24]
Baltimore/ Washington	Hombres homosexuales	311	Vit. A< 1,05 µM Vit. E<11,6 µM	Tang et al. (1997)[25]
Baltimore	Personas que usan drogas inyectables	126	Vit. A< 1,05 µM	Semba et al. (1993)[26]
Miami	Hombres homosexuales	100	Vit. A< 1,05 µM Vit. E<5 µM Zn< 11,5 µM	Beach et al. (1992)[27]
Malawi	Mujeres embarazadas	338	Vit. A< 1,05 µM	Semba et al. (1994)[28]
Kenya	Mujeres embarazadas	205	Vit. A< 0,07 µM	John et al. (1997)[21]

Leyenda: * Cantidad de individuos estudiados; ** Determinaciones realizadas en suero o plasma. Valores de referencia normales según Skurnick et al., (1996)[20]: Zn (10,7-18,4) µM; β -carotenos (1,5-5,6) µM; Vit. E (14-35) µM; Vit. A (0,87-2,62) µM.

El empleo de combinaciones de antirretrovirales comúnmente denominada TARVAE (HAART por sus siglas en inglés) en el tratamiento de la infección VIH ha disminuido notablemente la morbimortalidad de la misma. Independientemente del efecto positivo de este tratamiento en la carga viral y la evolución clínica los pacientes el consumo de fármacos como el AZT, ddI, 3TC, D4T, ddC contribuye al desarrollo de cambios metabólicos y físicos que han sido considerados como síndrome X. Evidencias experimentales apuntan a una función mitocondrial alterada.[29]

Este hallazgo constituye un factor que amplifica la participación del EO ya no solo en el síndrome, sino también en los efectos secundarios de la farmacoterapia utilizada en el tratamiento del VIH/SIDA; lo que contribuye a esclarecer alguna de las alteraciones metabólicas observadas en los pacientes que son tratados con este tipo de medicamento.[30]

Los antivirales conocidos como nucleósidos inhibidores de la reversotranscriptasa (INRT) también lo son de la ADN polimerasa γ mitocondrial. Esta inhibición conlleva a una alteración en la producción del ADNmt que conduce a una disminución de la producción de energía metabólica, hecho este que resulta acumulativo y sus manifestaciones tóxicas se incrementan con el tiempo de exposición al agente causal. Como consecuencia del empleo de los antirretrovirales diferentes autores han reportado la asociación de la toxicidad mitocondrial con el subsiguiente daño oxidativo en enfermedades como la cardiomiopatia,[30] hepatotoxicidad, síndrome de acidosis láctica/esteatosis hepática,[31] lipodistrofia[32,33] y neuropatía periférica[34] todas ellas asociadas al SIDA.[35]

El conocimiento de los procesos oxidativos y sus implicaciones fisiopatológicas pudiera contribuir a la búsqueda de estrategias terapéuticas para disminuir los efectos nocivos de estos eventos. Resulta lógico entonces, la alternativa del empleo de antioxidantes para contrarrestar los efectos dañinos de la generación sostenida de ERO, no solo como consecuencia de la infección viral sino también como reacción secundaria del tratamiento empleado y rectificar las deficiencias nutricionales.[36] Diferentes grupos de investigadores trabajan en estas líneas en el mundo entero. Existen resultados controvertidos acerca del uso de la terapia antioxidante, en el curso de la infección, a consecuencia de las funciones fisiológicas normales en las que participa la oxidación y además por ser evidente que los estados patológicos son el resultado de una compleja interacción entre los procesos del hospedero y del virus. Otra estrategia terapéutica para mejorar la calidad de vida de estos pacientes es sustituir un antirretroviral por otro en busca de disminuir los efectos tóxicos reconocidos y evaluar por medio de indicadores clínicos, redox y de toxicidad mitocondrial el efecto del cambio.[37] El estudio de los mecanismos moleculares de acción de las diferentes sustancias reconocidas como antioxidantes, podrían aportar al establecimiento de las bases científicas para la terapia con estos agentes en la infección por VIH.

Las evidencias expuestas anteriormente y otros resultados han llevado a considerar el posible beneficio del empleo de los antioxidantes en el manejo de la infección por VIH, referente a su probable acción antiviral así como su efecto protector en situaciones de generación de ERO incrementados a consecuencia del tratamiento con antirretrovirales, aunque prevalecen algunos aspectos contradictorios como pudiera ser la dosis a emplear y el estado latente del virus en las células receptoras.

Algunos grupos de investigación sugieren altas dosis de antioxidantes, en correspondencia con la dosis experimentada *in vitro*, pero aún así con la limitada absorción *in vivo*, no se alcanzaría la concentración efectiva para lograr los efectos deseados y estas altas dosis pudieran conducir a efectos no deseables en células del sistema inmune con la consiguiente activación de mecanismos moleculares de síntesis proteica y proliferación celular.[38]

Otros grupos proponen el empleo de bajas dosis de antioxidantes, lo que pudiera producir efectos opuestos, con la consiguiente activación del NF-κB y de la replicación viral.[16]

Luego, el uso de los antioxidantes pudiera resultar en un efecto bimodal de acuerdo a la dosis empleada y el empleo o no de terapia anti retroviral, lo que señala prudencia en el diseño de terapias anti-VIH basadas en antioxidantes y también la necesidad de desarrollar ensayos clínicos donde se controlen estos aspectos y se demuestre la eficacia, en correspondencia con la ética de la infección.

3.3. Estudios controlados de intervención nutricional y suplementación antioxidante en pacientes VIH/SIDA

La infección por VIH, el estado nutricional y la función del sistema inmune están íntimamente relacionados, donde cada factor tiene su efecto sobre los restantes (Fig.4.III.2).

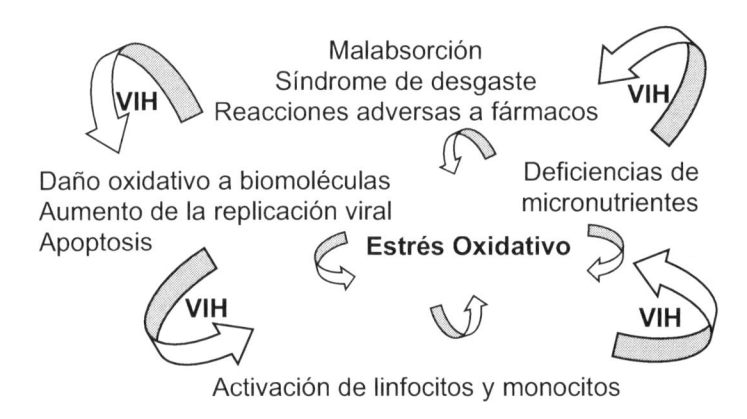

Fig. 4.III.2. Circulo vicioso que conduce a la perpetuación del estrés oxidativo en pacientes infectados por el VIH. VIH, Virus de la Inmunodeficiencia Humana.

La influencia de la infección sobre el estado nutricional es muy importante, hecho este que se denominó inicialmente como el «síndrome de desgaste físico»[23] y que en el momento actual de la terapia antirretroviral se manifiesta en otras anormalidades metabólicas como son: la hipercolesterolemia, la lipodistrofia y la hiperlipidemia.[39] El uso de los antioxidantes, en pacientes VIH/SIDA, ha evolucionado y cuenta actualmente con ensayos en humanos que evidencian el efecto de micronutrientes dietarios y sintéticos de carácter antioxidante en diferentes aspectos de la enfermedad.[1,40]

Como se aprecia en la Tab. 4.III.3, los estudios controlados de intervención nutricional, en pacientes VIH/SIDA, han estado dirigidos a los diferentes grupos epidemiológicos (adultos heterosexuales, mujeres embarazadas, niños, hombres homosexuales). Estos ensayos se han desarrollado fundamentalmente con el incremento del consumo de un micronutriente individual o combinaciones de ellos a través de la suplementación, luego de que numerosas investigaciones han esclarecido que los requerimientos nutricionales de estos individuos no pueden ser satisfechos a través de una dieta balanceada.[41]

Tabla 4.III.3. Evidencias de estudios controlados de intervención nutricional y suplementación antioxidante en pacientes VIH/SIDA.

Lugar	Grupo	n*	Intervención	Criterios de evaluación	Ref.
Durban (Suráfrica)	Niños	28	Vit. A dosis ajustada a la edad	↓ Diarrea	Coutsoudis et al. (1995)[46]
Italia	Adultos	35	$ZnSO_4$ 200 mg diarios	↓ Morbilidad de la infección	Mocchegiani et al. (1995)[47]
Portland (E.E.U.U.)	Adultos	72	β-caroteno 180 mg diarios	Linfocitos T CD4+ (no cambio)	Coodley et al. (1996)[48]
Cape Town (Suráfrica)	Niños	75	Vitamina A 60 mg	↑ Linfocitos T CD4+	Hussey et al. (1996)[49]
Stanford (EE UU)	Adultos	246	N-acetilcisteína (2,3-8,8 mg) diarios 8 meses	↑ GSH^T ↑ Sobrevida en 2 años	Herzenberg et al. (1997)[8]
Bonn (Alemania)	Adultos	24	Se 500 mg + N-acetilcisteína 600 mg diarios por 6 meses	Tendencia al ↑ linf. T CD4+. Carga viral sin alteración	Look et al. (1998)[50]
Dar Es Salaam (Tanzania)	Mujeres embarazadas	1075	Multivitaminas + Vit. A/ β-caroteno, Vit. A/ β-caroteno	↓ Mortalidad fetal y bajo peso en recién nacidos	Fawzi et al. (1998)[51]
Toronto (Canada)	Adultos	49	Vit. C (1g) y E (800 mg) diarias /3 meses	↓ POL ↓ Carga viral	Allard et al. (1998)[52]
Corea	Adultos	16	Ginseng rojo coreano 5,4 g diarios / 4 años	↑ Linf. T CD4+ ↓ Linf. T CD8+	Cho et al. (1999)[53]
Stanford (E.E.U.U.)	Adultos	81	N-acetilcisteína (8 mg) diarios / 8 sem.	↑ GSH^T	De Rosa et al. (2000)[40]
C. Habana (Cuba)	Adultos	81	*Mangifera indica* (2,4 g) diarios por 6 meses	↑ GSH^S, TAS^S, GPx^E. ↓ OT^S, MDA^S; SOD^E; $\%FADN^L$	Gil et al. (2002)[12]
Bydgoszcz, (Polonia)	Adultos	30	Vit. A, E, C	↓ TBA, ↓ ADNoxi ↑ CAT/SOD	Jaruga et al. (2002)[54]
Terán, (Irán)	Adultos	146	Se 200 µg o Zn 50 mg	Zn ↓ Enf. oportunistas	Hadadi et al. (2020)[55]
Houston (EE.UU.)	Adultos	8	Glicina / NAC Por 12 semanas	↓ TBA, ↓ F2 isoprostanos	Kumar et al. (2020)[56]

Leyenda: * Cantidad de individuos estudiados; CAT, catalasa; POL, Peroxidación lipídica; GSH, Glutatión reducido. TAS, estado de los antioxidantes totales; TBA, ácido tiobarbitúrico, GPx, glutatión peroxidasa; OT, organoperóxidos totales; SOD, superóxido dismutasa; %FADN, porcentaje de fragmentación del ADN; ADNoxi, ADN oxidado; ↑, incremento; ↓, disminución. ^{T}, en sangre total; ^{S}, en suero; ^{E}, en eritrocitos; ^{L}, en linfocitos.

Los resultados de estos estudios de suplementación no pueden ser extrapolados a otros grupos de riesgo, pero contribuyen a reconocer la influencia de la nutrición y de las sustancias de carácter antioxidante como las vit. A, E y C en el sistema inmune y, como consecuencia, en el progreso de la infección.[42]

Otros antioxidantes como la N-acetilcisteína[40] y oligoelementos como el selenio y el Zn, vit. C y E, han sido suministrados en estudios controlados, reportándose beneficios en su empleo fundamentalmente en la mejoría de la calidad de vida del paciente.[43] También han sido estudiados extractos de plantas con probado efecto medicinal y que, a través de la experimentación *in vitro,* se ha reconocido su carácter antioxidante.[12]

En estudio de metaanálisis reciente sobre los efectos de la suplementación de Se y Zn, evaluó 3 731 artículos. De ellos cuatro estudios encontraron que la suplementación con selenio puede ser eficaz para retrasar la disminución de CD4 en pacientes infectados por el VIH (la dosis de suplementación con selenio fue de 200 μg/día. Sin embargo, tres estudios no informaron ningún efecto significativo de la suplementación con zinc sobre el recuento de células CD4 y la carga viral del VIH (la dosis de suplementos de zinc osciló entre 12 y 100 mg/día). La duración de la intervención osciló entre 2 semanas y 18 meses.[3]

Las personas VIH positivas presentan niveles reducidos de GSH,[44] lo que permite una mayor replicación viral y una mayor liberación de citoquinas proinflamatorias, que contribuye aún más a las altas tasas de mortalidad observadas en pacientes con VIH. La suplementación adecuada con GSH ha reducido la inflamación y ha ralentizado la disminución de los recuentos de células T CD4+.[45] En estos pacientes se presentan además defectos metabólicos relacionados con la progresión del VIH, incluido un aumento del EO, resistencia a la insulina, disfunción mitocondrial, defectos cognitivos, inflamación y disfunción endotelial entre otros.

Los resultados de estos estudios permiten concluir que ningún micronutriente o sustancia antioxidante es probablemente efectivo solo y que la acción sinérgica entre varios de ellos es necesaria. El seguimiento clínico y la evaluación de los indicadores de toxicidad, en los individuos involucrados, no ha aportado evidencias de efectos tóxicos durante el consumo de estas sustancias.

Se reconoce, además, la importancia y utilidad del diagnóstico a través de indicadores bioquímicos del daño oxidativo, diagnóstico que contribuye, conjuntamente con la determinación de los marcadores de progresión de la enfermedad, a evaluar la eficacia de los tratamientos con antioxidantes y con antirretrovirales. No obstante, se hace necesario un consenso entre los diferentes grupos de investigación, a la hora de la selección de las variables principales, que luego permita homogeneizar los resultados para una comparación más efectiva.

Es importante hasta este punto distinguir entre el uso farmacológico de altas dosis de antioxidantes, como terapia preventiva antiviral en la infección por VIH, y la administración de vitaminas y micronutrientes como soporte nutricional a la respuesta inmune.

Esto último aparece como una alternativa más probable a partir de los estudios analizados, pero el significado de estos sobre la supresión de los efectos citopáticos de la infección, se mantiene aún como un aspecto no esclarecido que necesita de otros diseños de ensayos clínicos controlados. La prevención y disminución del EO así como sus consecuencias se mantienen como un objetivo de prioridad en la era de la terapia antirretroviral considerando que el seguimiento de los indicadores del estado redox pudiera constituir una medida de la eficacia del tratamiento y su repercusión en la calidad de vida de las personas viviendo con VIH.

Bibliografía Sección 4. Capítulo III.

1. Gil L, Martínez-Sánchez G, Gonzalez I, et al. Contribution to characterization of oxidative stress in HIV/AIDS patients. *Pharmacol Res.* Mar 2003;47(3):217-224.
2. Premanathan M, Nakashima H, Igarashi R, Mizushima Y, Yamada K. Lecithinized superoxide dismutase: an inhibitor of human immunodeficiency virus replication. *AIDS Res Hum Retroviruses.* 1997;13(4):283-290.
3. Pourmoradian S, Rezazadeh L, Tutunchi H, Ostadrahimi A. Selenium and zinc supplementation in HIV-infected patients. *Int J Vitam Nutr Res.* Apr 2024;94(2):153-159.
4. Piedimonte G, Guetard D, Magnani M, et al. Oxidative protein damage and degradation in lymphocytes from patients infected with human immunodeficiency virus. *J Infect Dis.* Sep 1997;176(3):655-664.
5. Favier A, Sappey C, Leclerc P, Faure P, Micoud M. Antioxidant status and lipid peroxidation in patients infected with HIV. *Chem Biol Interact.* Jun 1994;91(2-3):165-180.
6. Repetto M, Reides C, Gomez Carretero ML, Costa M, Griemberg G, Llesuy S. Oxidative stress in blood of HIV infected patients. *Clin Chim Acta.* Nov 29 1996;255(2):107-117.
7. Look MP, Rockstroh JK, Rao GS, et al. Serum selenium, plasma glutathione (GSH) and erythrocyte glutathione peroxidase (GSH-Px)-levels in asymptomatic versus symptomatic human immunodeficiency virus-1 (HIV-1)-infection. *Eur J Clin Nutr.* Apr 1997;51(4):266-272.
8. Herzenberg LA, De Rosa SC, Dubs JG, et al. Glutathione deficiency is associated with impaired survival in HIV disease. *Proc Natl Acad Sci U S A.* Mar 4 1997;94(5):1967-1972.
9. Walmsley SL, Winn LM, Harrison ML, Uetrecht JP, Wells PG. Oxidative stress and thiol depletion in plasma and peripheral blood lymphocytes from HIV-infected patients: toxicological and pathological implications. *AIDS.* Nov 15 1997;11(14):1689-1697.
10. McLemore JL, Beeley P, Thorton K, Morrisroe K, Blackwell W, Dasgupta A. Rapid automated determination of lipid hydroperoxide concentrations and total antioxidant status of serum samples from patients infected with HIV: elevated lipid hydroperoxide concentrations and depleted total antioxidant capacity of serum samples. *Am J Clin Pathol.* Mar 1998;109(3):268-273.
11. Allard JP, Aghdassi E, Chau J, Salit I, Walmsley S. Oxidative stress and plasma antioxidant micronutrients in humans with HIV infection. *Am J Clin Nutr.* Jan 1998;67(1):143-147.
12. Valle LG-D, Martínez-Sánchez G, González-Blanco I, et al. Effects of Vimang on oxidative stress and marker of disease progression in HIV/AIDS patients. *Free Radical Research.* 2002;36(1):107.
13. Masia M, Padilla S, Fernandez M, et al. Contribution of Oxidative Stress to Non-AIDS Events in HIV-Infected Patients. *J Acquir Immune Defic Syndr.* Jun 1 2017;75(2):e36-e44.
14. Oliveira VHF, Rosa FT, Wiechmann S, et al. Homocysteine-lowering exercise effect is greater in hyperhomocysteinemic people living with HIV: a randomized clinical trial. *Appl Physiol Nutr Metab.* Nov 2019;44(11):1165-1171.
15. Seve M, Favier A, Osman M, et al. The human immunodeficiency virus-1 Tat protein increases cell proliferation, alters sensitivity to zinc chelator-induced apoptosis, and changes Sp1 DNA binding in HeLa cells. *Arch Biochem Biophys.* Jan 15 1999;361(2):165-172.
16. Lee R, Beauparlant P, Elford H, Ponka P, Hiscott J. Selective inhibition of I kappaB alpha phosphorylation and HIV-1 LTR-directed gene expression by novel antioxidant compounds. *Virology.* Aug 4 1997;234(2):277-290.
17. Radrizzani M, Accornero P, Delia D, Kurrle R, Colombo MP. Apoptosis induced by HIV-gp120 in a Th1 clone involves the generation of reactive oxygen intermediates downstream CD95 triggering. *FEBS Lett.* Jul 7 1997;411(1):87-92.
18. Foga IO, Nath A, Hasinoff BB, Geiger JD. Antioxidants and dipyridamole inhibit HIV-1 gp120-induced free radical-based oxidative damage to human monocytoid cells. *J Acquir Immune Defic Syndr Hum Retrovirol.* Dec 1 1997;16(4):223-229.
19. Baum MK, Shor-Posner G, Bonvehi P, et al. Influence of HIV infection on vitamin status and requirements. *Ann N Y Acad Sci.* Sep 30 1992;669:165-173; discussion 173-164.

20. Skurnick JH, Bogden JD, Baker H, et al. Micronutrient profiles in HIV-1-infected heterosexual adults. *J Acquir Immune Defic Syndr Hum Retrovirol.* May 1 1996;12(1):75-83.
21. John GC, Nduati RW, Mbori-Ngacha D, et al. Genital shedding of human immunodeficiency virus type 1 DNA during pregnancy: association with immunosuppression, abnormal cervical or vaginal discharge, and severe vitamin A deficiency. *J Infect Dis.* Jan 1997;175(1):57-62.
22. Epstein LG, Gelbard HA. HIV-1-induced neuronal injury in the developing brain. *J Leukoc Biol.* Apr 1999;65(4):453-457.
23. Macallan DC. Nutrition and immune function in human immunodeficiency virus infection. *Proc Nutr Soc.* Aug 1999;58(3):743-748.
24. Omene JA, Easington CR, Glew RH, Prosper M, Ledlie S. Serum beta-carotene deficiency in HIV-infected children. *J Natl Med Assoc.* Dec 1996;88(12):789-793.
25. Tang AM, Graham NM, Semba RD, Saah AJ. Association between serum vitamin A and E levels and HIV-1 disease progression. *AIDS.* Apr 1997;11(5):613-620.
26. Semba RD, Graham NM, Caiaffa WT, Margolick JB, Clement L, Vlahov D. Increased mortality associated with vitamin A deficiency during human immunodeficiency virus type 1 infection. *Arch Intern Med.* Sep 27 1993;153(18):2149-2154.
27. Beach RS, Mantero-Atienza E, Shor-Posner G, et al. Specific nutrient abnormalities in asymptomatic HIV-1 infection. *AIDS.* Jul 1992;6(7):701-708.
28. Ramasethu J. Semba RD, et al., Maternal vitamin A deficiency and mother-to-child transmission of HIV-1. Lancet 1994;343:1593-7. *Pediatr AIDS HIV Infect.* Oct 1995;6(5):303-304.
29. Brinkman K, ter Hofstede HJ, Burger DM, Smeitink JA, Koopmans PP. Adverse effects of reverse transcriptase inhibitors: mitochondrial toxicity as common pathway. *AIDS.* Oct 1 1998;12(14):1735-1744.
30. Lewis W. Mitochondrial dysfunction and nucleoside reverse transcriptase inhibitor therapy: experimental clarifications and persistent clinical questions. *Antiviral Res.* May 2003;58(3):189-197.
31. ter Hofstede HJ, de Marie S, Foudraine NA, Danner SA, Brinkman K. Clinical features and risk factors of lactic acidosis following long-term antiretroviral therapy: 4 fatal cases. *Int J STD AIDS.* Sep 2000;11(9):611-616.
32. Brinkman K, Smeitink JA, Romijn JA, Reiss P. Mitochondrial toxicity induced by nucleoside-analogue reverse-transcriptase inhibitors is a key factor in the pathogenesis of antiretroviral-therapy-related lipodystrophy. *Lancet.* Sep 25 1999;354(9184):1112-1115.
33. Sattler F. Body habitus changes related to lipodystrophy. *Clin Infect Dis.* Apr 1 2003;36(Suppl 2):S84-90.
34. Dalakas MC, Semino-Mora C, Leon-Monzon M. Mitochondrial alterations with mitochondrial DNA depletion in the nerves of AIDS patients with peripheral neuropathy induced by 2'3'-dideoxycytidine (ddC). *Lab Invest.* Nov 2001;81(11):1537-1544.
35. Gil L, Perez D, Tapanes R, Perez J, Grune T. Does mitochondrial dysfunction during antiretroviral therapy in human immunodeficiency virus infection suggest antioxidant supplementation as a beneficial option? *Redox Rep.* 2005;10(3):113-119.
36. Semba RD, Tang AM. Micronutrients and the pathogenesis of human immunodeficiency virus infection. *Br J Nutr.* Mar 1999;81(3):181-189.
37. McComsey G, Bai RK, Maa JF, Seekins D, Wong LJ. Extensive investigations of mitochondrial DNA genome in treated HIV-infected subjects: beyond mitochondrial DNA depletion. *J Acquir Immune Defic Syndr.* Jun 1 2005;39(2):181-188.
38. Greenspan HC, Aruoma OI. Oxidative stress and apoptosis in HIV infection: a role for plant-derived metabolites with synergistic antioxidant activity. *Immunol Today.* May 1994;15(5):209-213.
39. Pujol RM, Domingo P, Xavier Matias G, et al. HIV-1 protease inhibitor-associated partial lipodystrophy: clinicopathologic review of 14 cases. *J Am Acad Dermatol.* Feb 2000;42(2 Pt 1):193-198.
40. De Rosa SC, Zaretsky MD, Dubs JG, et al. N-acetylcysteine replenishes glutathione in HIV infection. *Eur J Clin Invest.* Oct 2000;30(10):915-929.

41. Castetbon K, Kadio A, Bondurand A, et al. Nutritional status and dietary intakes in human immunodeficiency virus (HIV)-infected outpatients in Abidjan, Cote D'Ivoire, 1995. *Eur J Clin Nutr.* Feb 1997;51(2):81-86.
42. Muller F, Svardal AM, Nordoy I, Berge RK, Aukrust P, Froland SS. Virological and immunological effects of antioxidant treatment in patients with HIV infection. *Eur J Clin Invest.* Oct 2000;30(10):905-914.
43. Wilkinson AL, Huey SL, Mehta S. Antioxidants and HIV/AIDS: Zinc, Selenium, and Vitamins C and E. In: Mehta S, Finkelstein JL, eds. *Nutrition and HIV: Epidemiological Evidence to Public Health*. New York (NY)2018:191-205.
44. Coco-Bassey SB, Asemota EA, Okoroiwu HU, et al. Glutathione, glutathione peroxidase and some hematological parameters of HIV-seropositive subjects attending clinic in University of Calabar teaching hospital, Calabar, Nigeria. *BMC Infect Dis.* Nov 8 2019;19(1):944.
45. Lin N, Erdos T, Louie C, et al. The Role of Glutathione in the Management of Cell-Mediated Immune Responses in Individuals with HIV. *Int J Mol Sci.* Mar 3 2024;25(5).
46. Coutsoudis A, Bobat RA, Coovadia HM, Kuhn L, Tsai WY, Stein ZA. The effects of vitamin A supplementation on the morbidity of children born to HIV-infected women. *Am J Public Health.* Aug 1995;85(8 Pt 1):1076-1081.
47. Mocchegiani E, Veccia S, Ancarani F, Scalise G, Fabris N. Benefit of oral zinc supplementation as an adjunct to zidovudine (AZT) therapy against opportunistic infections in AIDS. *Int J Immunopharmacol.* Sep 1995;17(9):719-727.
48. Coodley GO, Coodley MK, Lusk R, et al. Beta-carotene in HIV infection: an extended evaluation. *AIDS.* Aug 1996;10(9):967-973.
49. Hussey G, J. Hughes, Potgieter S, et al. Vitamin A status and supplementation and its effects on immunity in children with AIDS. *XVII International Vitamin A Consultative Group Meeting.* Guatemala City1996:6.
50. Look MP, Rockstroh JK, Rao GS, et al. Sodium selenite and N-acetylcysteine in antiretroviral-naive HIV-1-infected patients: a randomized, controlled pilot study. *Eur J Clin Invest.* May 1998;28(5):389-397.
51. Fawzi WW, Msamanga GI, Spiegelman D, et al. Randomised trial of effects of vitamin supplements on pregnancy outcomes and T cell counts in HIV-1-infected women in Tanzania. *Lancet.* May 16 1998;351(9114):1477-1482.
52. Allard JP, Aghdassi E, Chau J, et al. Effects of vitamin E and C supplementation on oxidative stress and viral load in HIV-infected subjects. *AIDS.* Sep 10 1998;12(13):1653-1659.
53. Cho YK, Kim JE, Woo JH. Korean Red Ginseng increases defective pol gene in peripheral blood mononuclear cells of HIV-1-infected patients; inhibition of its detection during ginseng-based combination therapy. *J Ginseng Res.* Oct 2019;43(4):684-691.
54. Jaruga P, Jaruga B, Gackowski D, et al. Supplementation with antioxidant vitamins prevents oxidative modification of DNA in lymphocytes of HIV-infected patients. *Free Radic Biol Med.* Mar 1 2002;32(5):414-420.
55. Hadadi A, Ostovar A, Edalat Noor B, et al. The effect of selenium and zinc on CD4(+) count and opportunistic infections in HIV/AIDS patients: a randomized double blind trial. *Acta Clin Belg.* Jun 2020;75(3):170-176.
56. Kumar P, Liu C, Suliburk JW, et al. Supplementing Glycine and N-acetylcysteine (GlyNAC) in Aging HIV Patients Improves Oxidative Stress, Mitochondrial Dysfunction, Inflammation, Endothelial Dysfunction, Insulin Resistance, Genotoxicity, Strength, and Cognition: Results of an Open-Label Clinical Trial. *Biomedicines.* Sep 30 2020;8(10).

Sección 4. Ambiente Redox y las Enfermedades
Capítulo IV

El Balance Redox y el Cáncer

4.1. Introducción

En las últimas décadas ha cobrado un interés creciente el estudio de los RL en la biomedicina y en particular las ERO, de las cuales la más dañina es el HO•. Cuando por algún motivo se incrementa la generación de ERO en el organismo estos reaccionan con macromoléculas como lípidos, proteínas y ADN. Como el daño producido al ADN es el proceso fundamental, considerado como iniciador, en la carcinogénesis[1] los estudios dirigidos al esclarecimiento de los mecanismos de iniciación y desarrollo del cáncer se han enfocado de forma notable, hacia el papel de las ERO. En general, los niveles de enzimas antioxidantes son en su mayoría más bajos en pacientes con cáncer, mientras que las concentraciones de 8-OH-dG y MDA son más altos.[2]

Afortunadamente en el organismo existe un balance entre la generación de especies oxidantes y especies antioxidantes, el cual al romperse origina lo que se conoce como EO. Sin embargo, a pesar de los mecanismos de defensa antioxidantes que neutralizan los efectos de estas especies, el daño a proteínas, a los lípidos y al ADN relacionado con las ERO se acumula durante la vida y conduce a estados patológicos diversos como son: la aterosclerosis, artritis, desórdenes neurodegenerativos (Parkinson, Alzheimer) y cáncer, entre otras alteraciones.

Las ERO tienen bajo control una multitud de vías de señalización celular para facilitar la transformación maligna de las células tumorales. Por otra parte, la carga oxidativa en las células tumorales exige reforzar la capacidad antioxidante para mitigar el daño oxidativo. En adición al EO y el aumento de la demanda de hierro en las células cancerosas también influyen en la sensibilidad de la ferroptosis. Estudiar la homeostasis redox y la ferroptosis, para superar la resistencia a los medicamentos en el tratamiento del cáncer se ha convertido en un tema de investigación atractivo.[3] Se están desarrollando estrategias para mejorar las defensas antioxidantes o inducir EO de forma selectiva en las células cancerosas como posibles enfoques terapéuticos. Abordar el EO en el tratamiento del cáncer es un área de investigación activa en la que se están investigando varios enfoques terapéuticos potenciales.[4]

4.2. Especies reactivas del oxígeno en las fases de iniciación, promoción y progresión del cáncer

El cáncer se desarrolla como un proceso micro evolutivo que requiere de la acumulación de múltiples eventos que tienen lugar en un clon de células[5] y comprenden tres etapas: 1-Inducción de una mutación en el ADN de una célula somática (Iniciación); 2-Estimulación de la expansión tumoral del clon mutado (Promoción) y Malignización del tumor (Progresión) (Fig.4.IV.1).

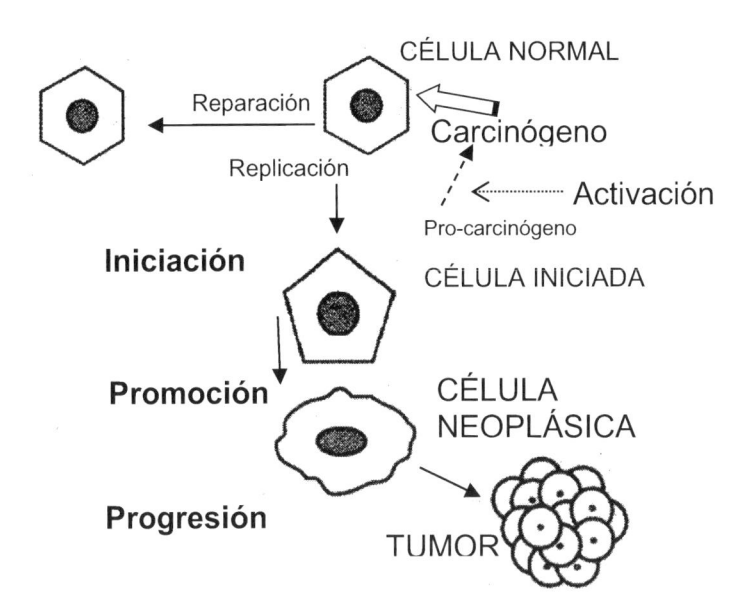

Fig. 4.IV.1. Etapas del desarrollo de un tumor: iniciación, promoción y progresión tumoral.

Se ha comprobado que las ERO pueden estimular el desarrollo tumoral en las tres etapas señaladas (Fig.4.IV.2).[6] Así mismo estas juegan un papel clave en los mecanismos de iniciación y progresión del cáncer después de la exposición ocupacional a partículas minerales.

El estímulo inducido primariamente por ERO resulta en la secreción incrementada de citocinas proinflamatorias y otros mediadores, que promueven eventos importantes en la progresión del daño celular.[7]

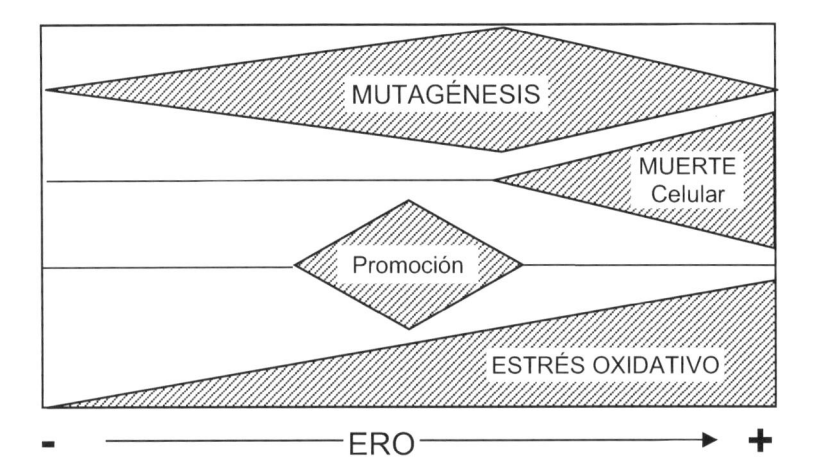

Fig. 4.IV.2. Modelo hipotético de la relación dosis-respuesta entre ERO, estrés oxidativo y efecto carcinogénico.

La angiogénesis constituye uno de los procesos de gran significación en el desarrollo y posterior difusión de las células tumorales (Fig.4.IV.3). Estudios recientes destacan el posible papel de las ERO en este evento, donde los breves episodios de hipoxia-reoxigenación, sobre las células del endotelio microvascular humano, causaron la formación de estas especies y la activación del factor de transcripción nuclear NF-κ B, el que acelera significativamente el grado de morfogénesis tubular o neovascularización que define este proceso.[8]

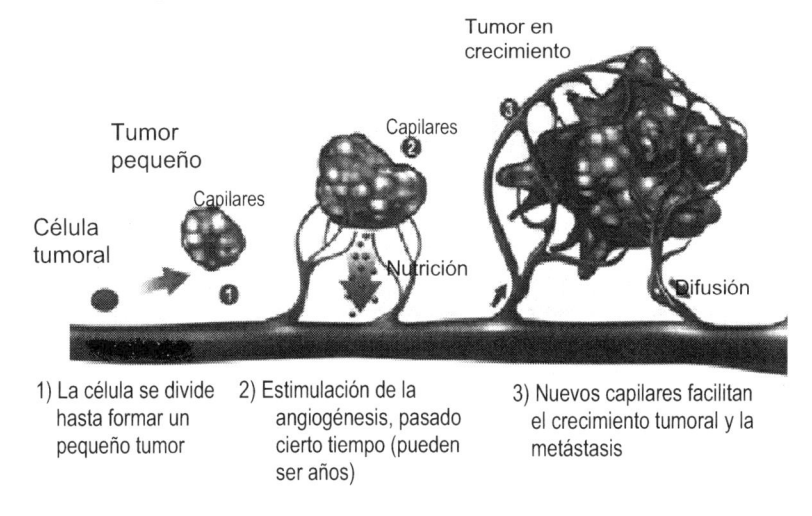

Fig. 4.IV.3. Papel de la angiogénesis en el crecimiento y posterior difusión de una célula cancerosa.

4.2.1 Iniciación

La iniciación requiere de una modificación permanente del material genético de una célula. Los posibles mecanismos por los que transcurre el daño al ADN, inducidos por EO, son:

1. **Por formación del HO•**, generado por la interacción del H_2O_2 con el Fe o Cu constitutivos, unidos o cercanos al ADN, o liberados en el interior celular a causa del EO. La reacción del H_2O_2 con estos iones metálicos reducidos es conocida como reacción de Fenton y es una vía fundamental en la generación de esta especie química.
2. **Incremento del Ca^{2+} libre intracelular** ya sea producto de la movilización del mismo, a partir de sus depósitos intracelulares (el retículo endoplasmático y la mitocondria), o a través del influjo extracelular. Esta respuesta es provocada por el EO que agota las reservas de antioxidantes endógenos, lo que constituye una señal para la liberación de este elemento; que una vez liberado, además de provocar otras respuestas, conduce a la activación de endonucleasas que fragmentan al ADN (proceso que normalmente tiene lugar durante la apoptosis).

Estos mecanismos no son excluyentes, por lo que pueden tener lugar simultáneamente (Fig.4.IV.4). El incremento en la generación de ERO en las células de los mamíferos conduce a un incremento de la mutagénesis. La relación entre la concentración de estas y el efecto provocado es compleja, (Fig.4.IV.2), así resulta más conveniente, para lograr un efecto mutagénico (iniciador), concentraciones intermedias de ERO. Sin embargo, una concentración pequeña de ERO puede causar la muerte celular si el gen blanco de su ataque es esencial para la viabilidad celular y según sea la magnitud del EO.

Este último proceso depende de diferentes factores, como el tipo y reactividad de la ERO involucrada, la presencia de carcinógenos y la posición del ciclo celular por el que transcurre la célula en el momento del ataque oxidativo.[9]

4.2.2. Promoción tumoral

El EO está más fuertemente implicado en esta fase de desarrollo de la carcinogénesis. Las ERO pueden estimular la expansión de clones celulares mutados mediante la modulación temporal de genes relacionados con la proliferación y la muerte celular.

Niveles muy altos de EO pueden inhibir la proliferación celular por sus efectos citotóxicos, mientras que niveles intermedios pueden estimular la división y la promoción tumoral (Fig.4.IV.2).[9] Se considera que la estimulación de la producción intracelular de ERO es la vía fundamental para la promoción tumoral por ERO.[9]

A. Reacción de Fenton

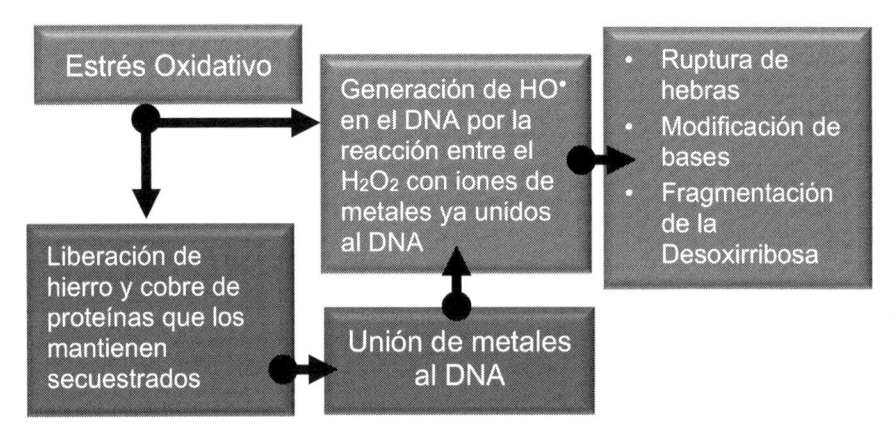

[Diagrama de flujo:
- Estrés Oxidativo → Generación de HO• en el DNA por la reacción entre el H₂O₂ con iones de metales ya unidos al DNA → Ruptura de hebras; Modificación de bases; Fragmentación de la Desoxirribosa
- Estrés Oxidativo → Liberación de hierro y cobre de proteínas que los mantienen secuestrados → Unión de metales al DNA → (flecha hacia arriba a generación de HO•)]

B. Activación de Endonucleasas

[Diagrama de flujo:
- Estrés Oxidativo → Inactivación de bombas de Ca²⁺ en retículo endoplasmático y membrana. Liberación de Ca²⁺ de la mitocondria
- Estrés Oxidativo → Incremento del Ca²⁺ libre → Activación de endonucleasas → Fragmentación del DNA (sin modificación de bases)]

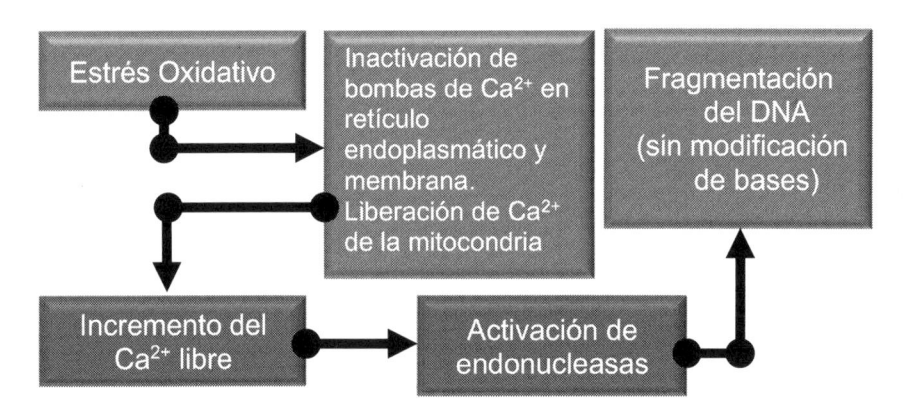

Fig. 4.IV.4. Mecanismos que explican el daño al DNA originado por el estrés oxidativo.

Promoción tumoral mediada por Ca^{2+}

Las ERO inducen un incremento notable del Ca^{2+} citosólico, moviliza las reservas intracelulares e incrementa su flujo desde el medio extracelular.[10] El efecto del Ca^{2+} puede tener lugar por vía directa mediante la inducción de proto-oncogenes como *c-fos*[11] o de forma indirecta, modifica la fosforilación de factores transcripcionales por proteína quinasa C dependiente de Ca^{2+} (PKC) la cual, conjuntamente con otras quinasas, regula la actividad de factores transcripcionales por múltiples cascadas de fosforilación.

Otros mecanismos de promoción tumoral por ERO

Las ERO pueden estimular la actividad PKC por vía directa, mediante la oxidación de sus residuos cisteína en el dominio regulatorio de la enzima, y pueden ejercer efectos directos sobre la regulación de la actividad de factores transcripcionales como el factor NF-κB que tiene bajo su control una gran variedad de genes.[12]

En experimentos *in vitro* se ha demostrado que la activación de los factores transcripcionales NF-κB y AP-1, y su unión al ADN tienen lugar en ambientes reductores y se reprime en condiciones oxidativas. Los mecanismos de esta regulación redox de los factores transcripcionales incluyen al calcio y a la fosforilación de proteínas.[13]

Recientemente fue demostrado, a partir de estudios *in vitro*, que el H_2O_2 actúa como un promotor de tumores en células epiteliales (línea celular T51 B) no neoplásicas de hígado de rata, a través de la inducción de la expresión de c-fos, c-jun, c-myc y egr-1 (genes de respuesta temprana) y la afectación a nivel de la comunicación entre las uniones abiertas (*gap-junctions*).[14]

4.2.3. Progresión tumoral

El estado final del cáncer es la malignización tumoral que se caracteriza por un crecimiento acelerado de las células, la evasión de la vigilancia inmunológica y la invasión hacia otros tejidos. La generación elevada de ERO en las células está relacionada con la inestabilidad genómica y el desarrollo de cáncer, lo cual contribuye a la inhibición de antiproteasas, daño a los tejidos locales, y a que algunos tumores adquieran la capacidad de mutar y promover de esta forma su heterogeneidad, la invasión y la metástasis (Fig.4.IV.5).[15]

Todo esto va acompañado de una disminución de las enzimas antioxidantes lo cual incrementa a su vez la sensibilidad de estas células a las ERO.[16] Algunos modelos de daño endotelial al pulmón, inducido experimentalmente, han puesto de manifiesto el papel regulatorio de los intermediarios reactivos del oxígeno en la metástasis. Los autores han mostrado que la participación de estos intermediarios en dicho proceso incluye la generación de ERO por las células cancerosas, perturbación endotelial mediada por el daño a las membranas vasculares y activación directa de metaloproteinasas.

Las células cancerosas exhiben una producción constitutiva de H_2O_2 en concentraciones comparables a las formadas después de una afectación a las poblaciones de leucocitos.[17] La mayoría de los tumores sólidos experimentales presentan elevadas concentraciones de la óxido-nítrico sintasa inducible (NOSi) en el tejido tumoral y el •NO así generado facilita la permeabilidad vascular, acelerándose el suplemento nutricional del tejido tumoral y su rápido crecimiento.[18] Pero, por otro lado, algunas evidencias experimentales recientes han sugerido que la producción de •NO por células hepáticas puede constituir un mecanismo natural de defensa contra la metástasis que conduce a la apoptosis o a la necrosis de las células de cáncer dentro de los sinusoides hepáticos.[19] Las alteraciones del gen p53 están entre las de mayor frecuencia en los cánceres humanos; pero los mecanismos moleculares que relacionan este proceso con el incremento de la malignidad de la célula no están todavía completamente aclarados.[20]

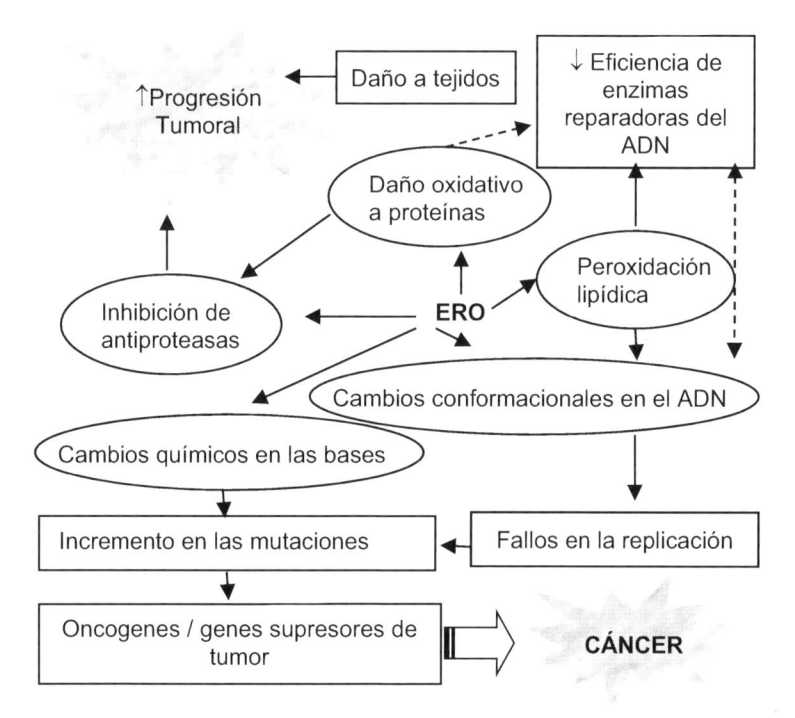

Fig. 4.IV.5. Modificaciones químicas en el ADN por ERO que pueden bloquear su replicación. Cuando las ERO se acumulan ocurren un gran número de cambios en las macromoléculas y en el ambiente celular. Por otra parte, el daño oxidativo a proteasas y el daño a los tejidos locales puede aumentar la promoción tumoral y la metástasis.

Este gen participa en el control del ciclo celular y en la inducción de la muerte celular. Su participación, en este último proceso, ocurre a través de la regulación transcripcional de proteínas pro y antiapoptóticas. Las ERO son poderosos inductores de la actividad de este gen; de esta forma juegan un papel importante en la ejecución de la apoptosis dependiente de este. Las afectaciones a nivel del p53 influyen en la sensibilidad de las células tumorales a la apoptosis;[21] además de que la mayoría de los tumores son independientes de las señales de supervivencia por tener sobre activada la vía de la fosfatidilinositol 3-kinasa. En este proceso de señalización se produce el fosfatidilinositol trifosfato por la fosfatidilinositol 3-quinasa (FI3K).[22] Este lípido y la proteína quinasa activada conducen a una cascada de respuestas que van desde el crecimiento celular y la proliferación hasta la supervivencia y motilidad que guían a la progresión tumoral.[21]

Frente a radiaciones u otras fuentes de ERO, que causan lesiones al ADN, se verifican incrementos del p53 y retardo del ciclo celular, lo que permite la reparación del ADN antes de la replicación. Mientras que en células con p53 no funcional no hay retardo del ciclo celular, por lo que el ADN dañado se perpetúa en las generaciones siguientes originándose constantes reordenamientos cromosómicos con respecto al ADN inicial (Fig.4.IV.6). Algunos datos experimentales han permitido suponer que el papel primario del p53 es el de proteger a la célula de la carcinogénesis frente a ERO generadas espontáneamente.[16]

El protooncogén bcl-2 protege la célula tumoral de la muerte apoptótica inducida por ERO, especulándose que tumores con una sobreexpresión de este gen son capaces de burlar la muerte apoptótica inducida por estas especies químicas.[9]

Al mismo tiempo se ha visto que dicha sobreexpresión puede promover la susceptibilidad a mutagénesis, inducida por metabolitos del benceno, originados por mecanismos que involucran la participación de ERO, a través de un aumento en la apoptosis y una atenuación de la capacidad reparadora del ADN.[23]

Varios estudios han confirmado que el gen p53 regula negativamente la MnSOD, por lo que se evidenció una actividad incrementada de esta enzima cuando fue suprimido este gen; así como una disminución luego de una transfección temporal del mismo en células HeLa. Esto produjo una reducción significativa de las concentraciones de ARNm para la Mn SOD. Por tanto, la MnSOD constituye un blanco potencial para la proteína p53.

Al ponerse de manifiesto una pérdida de la función de esta proteína en muchos tipos de cánceres humanos, se aprecia una expresión anormalmente incrementada de MnSOD.[21]

Muchos tipos de tumores pueden originar una respuesta de intensidad variable del sistema inmune. En dependencia de la intensidad de esta respuesta y la susceptibilidad del tumor, las ERO generadas por leucocitos activados pueden producir un proceso inflamatorio crónico, que lejos de conducir a la eliminación del tumor, incremente la progresión tumoral o conduce a la muerte celular por citotoxicidad o por inducción de la muerte por apoptosis (Fig.4.IV.7).

Solo altas concentraciones de ERO son capaces de destruir el tumor, mientras que bajas concentraciones, combinadas o no con el bloqueo de los mecanismos de muerte celular y el EO, contribuyen a la progresión tumoral. Por su parte, las especies oxidantes generadas por macrófagos pueden utilizar dos mecanismos para destruir las células cancerosas, uno mediado por la actividad proteolítica y un segundo que depende de la generación de ERO.

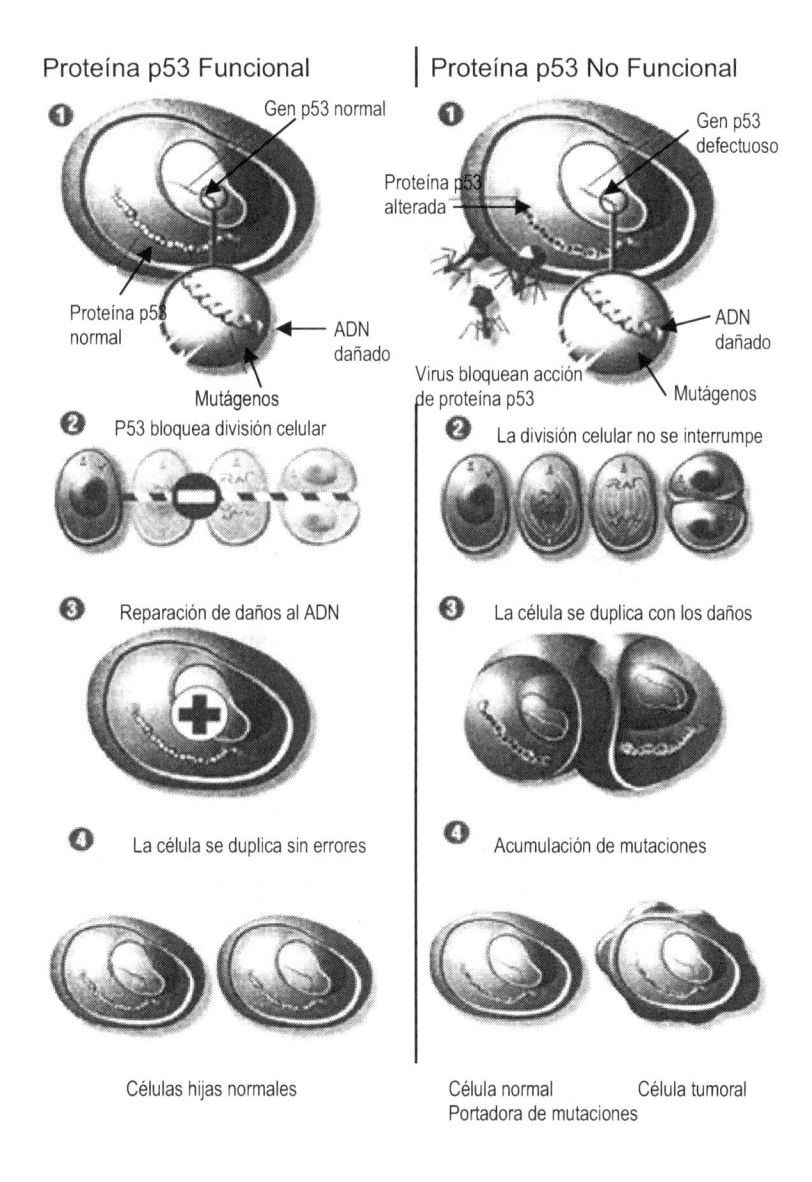

Fig. 4.IV.6. Papel desempeñado por el gen p53 en el proceso de división celular y consecuencias de la pérdida de sus funciones.

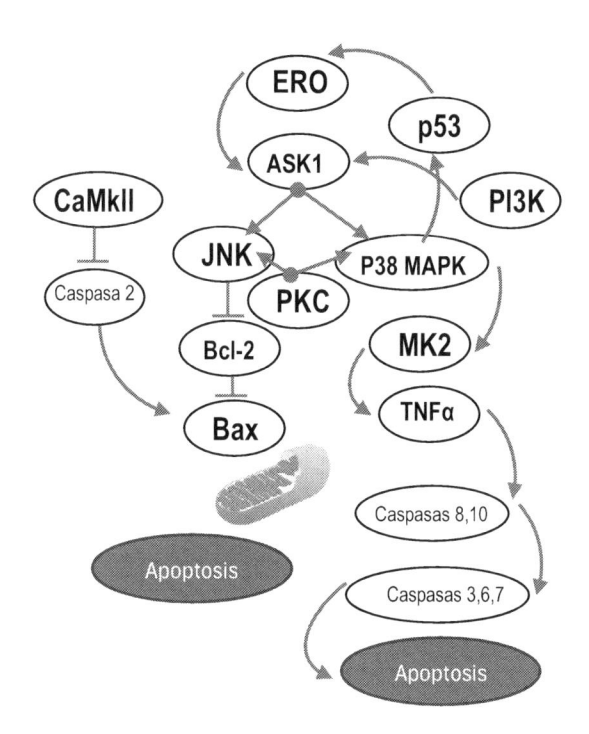

Fig.4.IV.7. Regulación de la apoptosis por las especies reactivas del oxígeno.

Este último involucra la reacción del HOCl, generado por peroxidasa, con el $O_2^{\bullet-}$ intracelular para formar el $HO^{\bullet}$. La incubación de ADN con mieloperoxidasa aislada o peroxidasa eosinofílica, en presencia de concentraciones equivalentes a las plasmáticas de Cl^- y Br^- y un sistema generador de $O_2^{\bullet-}$, origina daño oxidativo al ADN, para formar 8-hidroxi-2'-desoxiguanosina.

4.3. Sistemas de defensas antioxidantes en la carcinogénesis

Las enzimas antioxidantes tienen la capacidad de inhibir la iniciación y la promoción tumoral tanto *in vivo* como *in vitro*.[5] Los estudios iniciales, por métodos bioquímicos en homogenados de tumores, de la actividad de las enzimas antioxidantes, aportaron resultados contradictorios debido a que estos métodos no permitían discriminar entre la actividad enzimática en la célula tumoral y la de otros tipos de células que conforman el tumor. El desarrollo reciente de métodos inmunohistoquímicos permitió un estudio más acertado del comportamiento de estas enzimas en grupos de tumores (Tab. 4.IV.1).[24]

Estos estudios han permitido conocer que:

1. En las células en que se aprecian baja actividad de MnSOD existen bajas concentraciones de ARNm para esta enzima. Hay evidencias que tienden a atribuir esta deficiencia de SOD a defectos en la expresión más que a su

deleción. Además, los metales de transición (Mn, Fe) están altamente deficientes en algunos tumores. Por tal motivo se ha propuesto que en estados tempranos de la carcinogénesis se produce un desorden en los mecanismos de transducción de señales, si se toma en cuenta la función de las ERO como segundos mensajeros activadores de factores de transcripción, combinado con la deficiencia de estos dos metales; lo que pudiera resultar en una unión limitada de factores de transcripción como el AP-1 y el NFκB al ADN, que pueden causar el defecto en la expresión genética de la SOD.[25]

2. No existe translocación de las enzimas en su localización subcelular en las células humanas que fueron estudiadas.[24]

3. La transfección de ADNc para MnSOD de líneas tumorales humanas (melanoma, carcinoma de mama, glioma, carcinoma escamoso oral)[26] en cultivo de tejidos, evidenció que un incremento en la actividad de la MnSOD suprime el crecimiento tumoral tanto *in vitro* como *in vivo*.

    El mecanismo por el cual tiene lugar no se conoce, pero se dispone de evidencias que indican que no transcurren por la inducción de muerte celular. El incremento de MnSOD conduce a una disminución de $O_2^{\bullet -}$ y a un aumento de H_2O_2; cambio que origina modificaciones en el estado redox celular que condiciona daños subletales o modificaciones en rutas fisiológicas que promueven un decremento del crecimiento tumoral.

Como puede verse en la Tab. 4.IV.1 en las células de adenocarcinomas se aprecia heterogeneidad con respecto a MnSOD, lo que sugiere que tumores con actividad elevadas de MnSOD son resistentes a terapias generadoras de ERO por radiaciones ionizantes.[27] Otro hecho importante de repercusión terapéutica es la baja capacidad de un grupo importante de tumores para detoxificar H_2O_2, por disponer de muy bajas actividad de CAT y GPx.[28]

Por otra parte, se ha encontrado una disminución de la actividad de la SOD en pacientes con cáncer de pulmón con respecto a individuos sanos;[29] y un aumento en los tejidos tumorales de mama en relación con los tejidos libres de cáncer. Esto último relacionado quizás con una expresión más alta de la enzima en las células tumorales.[30,31] Por su parte la CAT y la GPx en este último estudio también experimentaron un aumento en su actividad con respecto a los tejidos sanos adyacentes. Los autores coinciden en atribuir el incremento en la actividad de la GPx a una sobreexpresión de la enzima.[32]

En otro estudio (54 pacientes con cáncer de mama), se evidenció un alto grado de producción de $O_2^{\bullet -}$, de H_2O_2 y MDA con respecto al grupo control (pacientes con problemas quirúrgicos menores y sin ninguna historia de desórdenes respiratorios ni neoplasia). En dicho estudio las actividades de la SOD y de la GPx estuvieron significativamente aumentadas en todos los grupos, no sucedió así con la CAT, que estuvo significativamente deprimida. Esto último fue atribuido a la producción incrementada de $O_2^{\bullet-}$ y del $HO^{\bullet}$.[26]

Tabla 4.IV.1. Enzimas Antioxidantes en diferentes tipos de tumores.

Tumor	Actividad de las Enzimas antioxidantes			
Tumores renales	CuZn SOD	MnSOD	CAT	GPx
Carcinoma papilar	↓	↓	↓	↓
Carcinoma transitorio de pelvis renal	↓	↓	↓	↓
Tumor de Wilm's	↓	↓	↓	↓
Adenocarcinoma:				
-Células no granulares	↓	↓	↓	↓
-Células granulares	-	↑	↑	-
Tumores pulmonares				
Carcinoma de células escamosas	↓	↓	↓	↓
Carcinoma de células bronco alveolares	↓	↓	↓	↓
Carcinoma adenoescamoso	↓	↓	↓	↓
Carcinoma de células alargadas indiferenciadas	↓	↓	↓	↓
Carcinoma de pequeñas células	↓	↓	↓	↓
Adenocarcinoma:				
-Células no granulares	↓	↑	↓	↓
-Células granulares	↓	↓	↓	↓
Carcinoma de próstata				
Neoplasia intraepitelial prostática	-	↓	↓	-
Adenocarcinoma:				
-Células no granulares	-	↑	-	-
-Células granulares	-	↓	-	-

Leyenda: ↑, Actividad de la enzima superior a la del entorno (con respecto a células normales); ↓, Actividad de la enzima inferior a la del entorno (con respecto a células normales); -, Actividad enzimática no determinada.

De manera general, en líneas de células neoplásicas dos factores bipolares parecen influir en las peculiares variaciones de las actividades de las enzimas antioxidantes CAT, GPx y Cu/Zn-SOD. Estos son: baja producción de $O_2^{\bullet-}$ y baja peroxidación de las membranas de las células tumorales.[33] Las modificaciones de la actividad de MnSOD en los tumores indican, en parte, trastornos durante el proceso de diferenciación celular[34] y ponen en evidencia que probablemente muchos tumores se originan de células indiferenciadas precursoras.

Durante la diferenciación tiene lugar la especialización mitocondrial (organelo portador de MnSOD), estas crecen en número y tamaño; una pérdida de la regulación de este proceso conduce a la expresión de actividades anormales de esta enzima. En cuanto al GSH, durante un experimento con mujeres que presentaban cáncer cervical, experimentó una reducción en su contenido, conjuntamente con el de la vit. E, la vit. C, la actividad de la GPx y de la SOD, comparado con grupos controles. Dicha reducción fue más evidente en pacientes con estados más avanzados de este tipo de cáncer, lo que sugiere una alteración del estado antioxidante.[6]

La proporción GSH/GSSG en sangre también disminuye en pacientes con cáncer de colon y de mama. Este cambio se asocia con altas concentraciones de GSSG oxidado, especialmente en estados avanzados de progresión de cáncer. Algunos autores plantean que dos posibles razones podrían explicar el incremento en el GSSG sanguíneo: el aumento en la producción de peróxido que, a través de la afectación de las enzimas relacionadas con el GSH, guían a su oxidación; y a un incremento del GSSG liberado por diferentes tejidos dentro de la sangre.[35]

Las concentraciones de GSH y de peróxidos son más altas en condiciones de alta actividad proliferativa; por el contrario dichas concentraciones disminuyen al disminuir la proliferación celular y la velocidad de síntesis de proteínas en el tumor.[35] En cuanto a las concentraciones de coenzima Q10, en tejidos tumorales de cáncer de mama en 21 mujeres, estuvieron disminuidos en relación con tejidos no cancerosos.[32] Esto pudiera reflejar la actividad de este antioxidante endógeno contra el daño peroxidativo y oxidativo al ADN en los tejidos tumorales, si tenemos en cuenta la notable actividad antioxidante *in vitro* e *in vivo* de la forma reducida de la coenzima Q (QH_2).[36]

4.4. Terapia Antioxidante

El tratamiento de las enfermedades inducidas por ERO con antioxidantes constituye una estrategia terapéutica. Sin embargo, los mecanismos ejercidos por la mayoría de los agentes quimioterapéuticos y radiaciones ionizantes en la muerte de la célula tumoral, no transcurren a través de un incremento en las acciones antioxidantes por parte de estos agentes, sino por el contrario a través de la generación de más RL que conduce a un daño tisular irreversible.[36]

Por tanto, niveles relativamente bajos de EO promueven la proliferación celular más que causar degeneración y muerte. Las radiaciones ionizantes, las cuales son recibidas por aproximadamente la mitad de los pacientes con cáncer, causan modificaciones a las bases del ADN de linfocitos. Los derivados de la antraciclina, como es el caso de la doxorrubicina, cuya citotoxicidad se atribuye a la inhibición de la topoisomerasa II y a la producción intracelular de las ERO por ciclaje redox, modifican las bases del ADN.[37]

Otras terapias incluyen la transfección con ADNc de enzimas antioxidantes como forma de modificar el balance redox, compuestos de bajo peso molecular que posean actividad antioxidante, liposomas con enzimas o compuestos antioxidantes entre otros. Estas terapias deben ser diseñadas acorde a las especificidades del tumor y al balance prooxidante / antioxidante en el interior celular.[38]

Las hipótesis sobre la participación de las ERO en numerosas patologías ha condicionado que muchos investigadores se propongan el uso de tratamientos antioxidantes. Antes de proceder a un ensayo clínico de esta índole deben tenerse en consideración los aspectos siguientes:

- Grado de asociación del daño oxidativo en la fisiopatología de la enfermedad (debe demostrarse mediante la medición de las concentraciones de moléculas de importancia biológica oxidadas)
- Papel del desbalance oxidativo en el proceso patológico (central o como epifenómeno)
- La presencia de fallos en el sistema de antioxidantes
- Localización del daño oxidativo
- Posibilidad de alcanzar las concentraciones deseadas del agente en el sitio blanco
- Impacto del antioxidante seleccionado en el proceso oxidativo
- Tolerancia y seguridad en las dosis empleadas

De gran interés ha sido la posibilidad de que dietas ricas en antioxidantes contribuyan a la reducción del riesgo de contraer el cáncer.[39] Los estudios epidemiológicos señalan que las personas con elevada ingesta de antioxidantes en la dieta tienen menos posibilidades de contraer el cáncer,[40] pero en general los efectos beneficiosos que se detectan son pequeños, no pudiéndose correlacionar estrictamente con los factores dietéticos.[41]

Un estudio finalizado en Finlandia, valoró el efecto del α-tocoferol y β-caroteno en 29 133 hombres fumadores de mediana edad durante 6 años.[41] Se comprobó que lejos de lograrse protección aparecieron nuevos casos de cáncer de pulmón en los tratados con β-caroteno (dosis 10 veces superior a los requerimientos normales). Este hecho llama la atención sobre las precauciones a tomar en cuenta en la seguridad del agente que se ensaya, hay que tomar en consideración que la inducción del cáncer es un proceso que requiere de varios años para expresarse y por tanto los tratamientos son prolongados.

Son promisorios en esta dirección los trabajos con diversos flavonoides y otros constituyentes vegetales, particularmente relacionados con la prevención de la mutagénesis, así como los trabajos en biología molecular que posibilitan elevar la expresión intracelular de enzimas antioxidantes.

4.5. Micronutrientes como agentes quimio protectores

Cantidades adecuadas de micronutrientes reducen el riesgo de contraer enfermedades cardiovasculares y cáncer, al mismo tiempo que aseguran un óptimo estado de salud.

Carotenoides y vitamina A: Los carotenoides, familia de pigmentos ampliamente distribuidos en frutas y vegetales, están normalmente presentes en la sangre humana, con el predominio del β-caroteno, licopeno, luteína, α-caroteno, α-criptoxantina, β-criptoxantina y zeaxantina.[42] Numerosas evidencias epidemiológicas indican una disminución del cáncer de pulmón al incrementarse la ingestión a partir de la dieta de β-caroteno.[43] Los hallazgos, avalados por muchas evidencias experimentales, indican que el β-caroteno es secuestrador de ERO, inhibe el metabolismo del ácido araquidónico y la inestabilidad cromosómica, así como la actividad de las enzimas ornitina descarboxilasa, adenilato y guanilato ciclasa.[44] No obstante, el superar las dosis óptimas en su administración (a través de la suplementación) puede ocasionar graves riesgos.[45]

Al mismo tiempo también se reportan datos que aseguran una protección contra el cáncer de mama por parte de los carotenoides β-criptoxantina, licopeno, luteína y zeaxantina.[46]

Estudios sobre el riesgo de desarrollar cáncer de pulmón asociado con antioxidantes, dentro de los cuales se encuentran los carotenoides, sugieren que el β-caroteno es un marcador para algunos factores protectores contra este tipo de cáncer; que el α-caroteno y la criptoxantina deben ser además investigados como factores potencialmente protectores o asociados a factores protectores y que el licopeno está probablemente asociado con el riesgo de contraer cáncer de pulmón.[47] Sin embargo, los mecanismos a través de los cuales estos micronutrientes llevan a cabo su acción protectora, en este tipo de cáncer, no han sido discutidos con profundidad. Es posible que estos compuestos provoquen un aumento de la actividad de las uniones abiertas (*gap-junctions*), las cuales son vitales en el control del crecimiento y desarrollo, así como en la mediación de la comunicación intercelular;[48] si tomamos en cuenta que reconocidos promotores de tumores han inhibido la comunicación a través de estas uniones *in vitro*. Tal es el caso de los hidrocarburos aromáticos policíclicos (HAP). No obstante, esto se presume a partir de un estudio *in vivo* en hígado de rata, donde el β-caroteno, el α-caroteno y el licopeno mostraron efectos protectores a dosis sub-óptimas y por el contrario una inhibición de estas uniones a dosis excesivas.[49]

A pesar de esto, al parecer ningún estudio relacionado con la dieta y las comunicaciones intercelulares parecen haberse publicado; quizás por la dificultad para medir estos efectos de una manera fácil en tejidos humanos. Otros estudios epidemiológicos ponen de relieve la acción inhibitoria del β-caroteno sobre la transformación maligna de células inducida por el 7,12-dimetilbenz[a]antraceno (DMBA) y por el benzo[a] pireno (BP). La máxima inhibición, en el primer caso, se observó en la fase de iniciación al prevenirse la activación metabólica del DMBA.[50]

Vitamina E: La vit. E es el antioxidante más importante de la membrana celular, el α-tocoferol es la forma más activa y abundante. Estudios epidemiológicos evidencian una relación inversa entre el consumo de vit. E y el riesgo de desarrollar diferentes tipos de tumores, entre ellos el de próstata.[40,51] En el primero de estos estudios, realizado en Finlandia con hombres fumadores, se utilizó una dosis de 50 mg·d^{-1} durante 6 años. Otras investigaciones realizadas con personas a las que se les ha suplementado con 200 UI·d^{-1} de vit. E han puesto en evidencia una disminución en el riesgo de padecer de cáncer de colon.[40,52]

Se ha llegado a postular que el α-tocoferol puede inducir apoptosis en células de cáncer colorrectal que inducen el p21wafi/cip1, poderoso inhibidor del ciclo celular.[53] Por otro lado, se han conseguido resultados alentadores en la reducción del cáncer oseofaríngeo con combinaciones de esta vitamina con otros antioxidantes como el Se y los β-carotenos.[54]

El efecto protector de la vit. E sobre el daño al ADN, evento molecular fundamental en el desarrollo de la carcinogénesis inducido por EO, puede ser mediado a través de la inhibición de la formación de RL (Fig.4.IV.8); de la inhibición de la activación de endonucleasas originadas por EO intracelular y del aumento de la reparación del daño al ADN al incrementar la velocidad de su remoción.

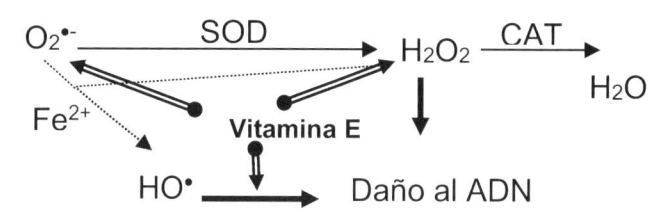

$$O_2^{\bullet -} \xrightarrow{SOD} H_2O_2 \xrightarrow{CAT} H_2O$$

$$Fe^{2+} \quad \text{Vitamina E}$$

$$HO^{\bullet} \longrightarrow \text{Daño al ADN}$$

Fig. 4.IV.8. Mecanismo de acción propuesto para la Vitamina E en la inhibición de la formación de radicales libres. La vitamina E previene la formación de radical HO$^{\bullet}$ producido a partir del H$_2$O$_2$ en presencia de metales de transición como el Fe^{2+}. La vitamina E también puede inhibir directamente el daño al ADN inducido por H$_2$O$_2$.

Otros estudios han dado a conocer que el α-tocoferol reduce la generación de HO$^{\bullet}$ inducida por H$_2$O$_2$ y la subsiguiente modificación de bases en el ADN en células humanas del epitelio oral; así como las rupturas de cadena en líneas de células VH 10 de la piel.[55] También inhibe la POL y la apoptosis en células HL-60, la apoptosis inducida por la prostaglandina F$_2$ en células lúteas y la inducida por lipopolisacárido en células endoteliales humanas.[56] La suma de todos estos resultados, permite pensar que la inhibición de la apoptosis por la vit. E puede ejercerse a través de sus funciones antioxidantes, si tenemos en cuenta que los antioxidantes pueden prevenir el desarrollo de cáncer por su capacidad para inducir este evento, entre otros mecanismos.

Por otra parte, los estudios de las interacciones de vit. E con otras vitaminas son a veces contrastantes. Cuando el α-tocoferol (30 µM) o el ascorbato (600 µM) son adicionados separadamente, cada vitamina manifiesta un efecto protector contra el daño al ADN presente en la esperma humana.[57] Sin embargo, en este mismo estudio la combinación de estas vitaminas produjo efectos dañinos. Al mismo tiempo la mezcla de ambas a una concentración de 30 µM y de 60 µM respectivamente no mostró ni efectos dañinos ni beneficiosos en el daño al ADN inducido por H_2O_2 en células linfoblastoides humanas, y sin embargo sí incrementó el daño al material genético inducido por radiaciones.[58] Es posible que la combinación de vit. E con vit. C traiga consigo beneficios para la primera al lograrse su regeneración desde la forma de radical hacia la forma original reducida, pero al mismo tiempo esto puede conducir a una disminución de la acción protectora de la vit. C contra el daño al ADN inducido por EO.

De cualquier manera, debe profundizarse en el estudio del o los mecanismos exactos por medio de los cuales estos dos antioxidantes, provocan efectos dañinos al material hereditario. Por último, se considera que la administración de entre 60 UI y 400 UI de vit. E por varios años no produce efectos adversos y que las concentraciones óptimas en plasma son de 30 µM.[50]

Vitamina C: tiene una considerable actividad antioxidante *in vitro*. La literatura epidemiológica, en su mayoría, pone de manifiesto que el consumo de vit. C disminuye la incidencia, así como la mortalidad por cáncer; y que esto puede ser atribuido a sus propiedades antioxidantes, aunque otros mecanismos puedan contribuir.[59] Este micronutriente protege contra la oxidación *in vivo* del ADN en humanos, particularmente en personas expuestas a un EO aumentado, tales como los fumadores. Sin embargo, el grado en que ella contribuye a esto no se conoce a ciencia cierta. Los datos aportados con el empleo de biomarcadores de daño oxidativo al ADN, no han sido lo suficientemente convincentes como para afirmar que los suplementos de ascorbato pueden disminuir la magnitud del daño oxidativo *in vivo*, excepto quizás en sujetos con muy bajas concentraciones de esta vitamina. Es probable que las diferencias entre muchos de estos estudios tengan su explicación en la gran variabilidad de saturación tisular que experimenta la misma.

Otras evidencias experimentales sugieren que la vit. C protege contra el cáncer estomacal (75 a 90) $mg \cdot d^{-1}$.[60] No obstante, a esto, dichas evidencias en determinadas poblaciones son todavía limitadas.[58] Algunos autores plantean que esta reducción puede estar relacionada con la acción inhibitoria de la vit. C sobre la formación de compuestos n-nitrosos, previene así la reacción entre los nitritos y los grupos aminos. Mientras que los efectos a nivel sistémico se asocian a su actividad antioxidante e inmunoestimulante.

Una alta ingesta de ascorbato se ha vinculado también a una disminución del riesgo de cáncer oseofaríngeo, laríngeo, de la cavidad oral, páncreas, recto,[61] mama, cervical, de pulmón, intestino delgado, colon y renal.[62] Las dosis no deben exceder 1 g·d^{-1}, para alcanzar las concentraciones óptimas en suero de 50 µM.[50] Sin embargo la suministración de vit. C puede incrementar la incidencia de cáncer de pulmón en mujeres.[63] La administración de 2 g diarios I.V. de 5,6-bencilideno-L-ascorbato (BA) en pacientes con carcinoma tumoral inoperable produjo una rápida y drástica reducción del tamaño del tumor, sin presentarse efectos adversos. Investigaciones posteriores demostraron que el BA induce *in vivo* la apoptosis del tumor; su acción no es bloqueada por la CAT o análogos de la cisteína (lo cual sí tiene lugar para el ácido ascórbico) sin estar involucrado en este caso el H_2O_2.[64]

Algunos investigadores de renombre en el campo del EO, como es el caso de Halliwell,[65] plantean que se hace necesario profundizar en los efectos de la vit. C *in vivo*, si se toma en consideración que estudios recientes señalan que esta vitamina, en determinadas ocasiones, incrementa el daño al ADN en humanos; aunque todavía no se dispongan de evidencias acerca de estos efectos deletéreos.

En lo relativo al uso de altas dosis de vit. C por vía endovenosa para tratar el cáncer, existe evidencia clínica limitada de alta calidad sobre su seguridad y eficacia. La evidencia existente es preliminar y no puede considerarse concluyente, pero sugiere un buen perfil de seguridad y una actividad antitumoral potencialmente importante; sin embargo, se necesita evidencia más rigurosa para demostrar de manera concluyente estos efectos. La suministración de vit. C por vía endovenosa, puede mejorar la calidad de vida y la gravedad de los síntomas de los pacientes con cáncer, y se han informado varios casos de remisión del cáncer.[66-68] No obstante, en cuidados paliativos, la administración de vit. C en dosis altas podría considerarse como una terapia que mejora la calidad de vida y reduce los síntomas relacionados con el cáncer, como la fatiga y el dolor de huesos.[69]

Selenio: Innumerables investigaciones han puesto de manifiesto que este micronutriente juega un papel importante en la prevención de cáncer en una gran variedad de órganos y especies. Pero aún está por decidirse si este fenómeno es realmente una consecuencia o un factor causal en el desarrollo y curso de la enfermedad. De hecho, los estudios de metaanálisis sobre el tema evidencian efectos contradictorios.[70]

Los alimentos constituyen la principal fuente de consumo de Se. Algunas de las funciones estudiadas, para este agente, en mamíferos son las de formar parte de la GPx; modificar el metabolismo de carcinógenos, inhibir la formación de aductos de ADN y la proliferación celular.[71] En ensayos clínicos de intervención han sido muy utilizados compuestos que contienen Se tales como: selenometionina, Se-metilselenocisteína, selenocisteína y selenoetionina.[72] A pesar de esto, la forma de Se responsable de la prevención de cáncer permanece sin identificar, por lo cual resulta esencial determinar cuáles garantizan una óptima protección contra el daño genético con un mínimo de toxicidad.[73]

El Se ha demostrado ser un potente inhibidor del cáncer hepático en numerosos modelos experimentales. En los dos últimos estudios, ambos realizados en China, se utilizó una dosis de 200 µg·d^{-1} de selenio bajo la forma de levadura enriquecida con este elemento. También se ha obtenido una reducción en la incidencia de cáncer de piel, mama, pulmón, oseofaríngeo, colorrectal, renal, pancreático, oral y gástrico. El mayor inconveniente de su empleo radica en su estrecho margen terapéutico.[74] Hasta el presente no existe información sobre si la reducción de cáncer de colon y hepático es debida en parte al efecto protector del Se en el daño genético.

Por otro lado, la incidencia de cáncer de próstata fue reducida en dos tercios en un grupo que fue suplementado con 200 µg·d^{-1} de Se comparado con un grupo placebo durante un ensayo de prevención de cáncer a doble ciego.[72] También la mortalidad por cáncer cervicouterino ha sido vinculada con bajas concentraciones de Se y de GPx;[75] y así mismo en pacientes que presentaban cáncer colorrectal se demostró una asociación inversa entre las concentraciones de este elemento y la presencia de tumores avanzados, aunque no es posible conocer si este fenómeno es una causa o una consecuencia para el desarrollo del cáncer.[75]

También cuando este micronutriente fue administrado en combinación con otras 25 vitaminas, no hubo efecto en el desarrollo de cáncer de esófago.[76] Varias formas de Se han demostrado inhibir la fase de iniciación de la carcinogénesis en roedores al actuar sobre la formación de *aductos* covalentes del ADN, inducida por carcinógenos físicos y químicos, para retardar así el daño oxidativo. En este sentido las diferentes formas y tipos de compuestos que contienen Se constituyen factores críticos.[77]

Otros estudios en hígado de ratas han señalado que, independientemente de su forma, el Se inhibe la formación de la 8-OH-desoxiguanosina, cuya velocidad de excreción urinaria constituye un biomarcador del daño oxidativo al ADN.[78] Sin embargo, aún no está claro si la reducción de los cánceres de pulmón, colon y próstata en los ensayos clínicos que emplearon levadura enriquecida con Se es en parte el resultado de la reducción en la magnitud de varios tipos de daño oxidativo que incluyen la 8-OH-desoxiguanosina.

En cuanto a la protección por Se en la promoción de cáncer, donde el daño oxidativo está más implicado, no se conocen los mecanismos a través de los cuales esta acontece. Los estudios que emplean cultivos celulares ponen de manifiesto que el Se puede ejercer sus efectos quimioprotectores a través de la inducción de apoptosis y de la inhibición del crecimiento celular en células transformadas. Los compuestos con Se inducen el gen p53, aunque la inducción de apoptosis no debe ser enteramente debida a esta inducción del gen por el Se.[79]

Mientras que se ha llegado a un consenso que pone de manifiesto que una concentración sérica de Se inferior a 45 µg·L^{-1} puede correlacionarse con un riesgo incrementado de padecer de cáncer. Algunos reportes apuntan hacia la ausencia de síntomas clínicos adversos por consumo de altas concentraciones de Se (hasta 700 μg de Se·d^{-1}).[80] Pero deben tenerse en cuenta otros reportes que asocian un alto consumo con un daño oxidativo, que origina una inestabilidad genómica, aunque estos provengan primariamente de datos conducidos *in vitro* con roedores y no con humanos ya que el metabolismo de este micronutriente presenta rasgos únicos en los humanos.[81]

Los estudios de metaanálisis, no encuentran un efecto protector eficaz de los suplementos de Se. Además, la exposición elevada al selenio puede tener diferentes efectos en tipos específicos de cáncer. Disminuye el riesgo de cáncer de mama, pulmón, esófago, gástrico y de próstata, pero no se asocia con cáncer colorrectal, de vejiga ni de piel.[82]

El daño producido al ADN, constituye el fenómeno molecular fundamental en la carcinogénesis. De aquí se deriva el interés creciente en el estudio del papel de los RL, en los mecanismos de iniciación y desarrollo del cáncer. La mutagénesis relacionada con las ERO, la cual puede resultar en la iniciación y progresión de cáncer, es un evento frecuente en las células humanas normales. La promoción tumoral mediada por estas especies no ha sido directamente demostrada en humanos, pero hay evidencias experimentales convincentes de que el EO puede inducir la proliferación de células tumorales. De esta manera las ERO pueden ser consideradas como una clase importante de carcinógenos que estimulan el desarrollo de cáncer en múltiples estados.

La intervención de los mecanismos antioxidantes, ya sean enzimáticos o no, es un arma de doble filo que pudiera aumentar los efectos del EO. Una protección perfecta contra las ERO por una acción antioxidante bien balanceada, pudiera estimular el desarrollo de cáncer a través del mejoramiento de las células tumorales. En la mayoría de los estudios poblacionales en los que se ha llevado a cabo una terapia con antioxidantes, no se ha visto un efecto consistente en la incidencia de cáncer. Esta aparente ineficacia pudiera deberse a un seguimiento no lo suficientemente largo como para poder ver los efectos de los antioxidantes en la iniciación tumoral por ERO.

Resulta difícil aclarar completamente los efectos de los componentes dietéticos en el EO porque existen otros factores, tanto endógenos como exógenos, que pueden influir en este sentido. Dentro de los factores exógenos encontramos a las radiaciones ionizantes, el humo del cigarro, las enfermedades autoinmunes, la hepatitis crónica, el consumo de alcohol, la contaminación ambiental, las radiaciones no ionizantes como la luz ultravioleta y las microondas, el estrés fisiológico y la cantidad e intensidad del ejercicio físico. Además, las defensas antioxidantes actúan como un sistema coordinado de tal forma que deficiencias en alguno de sus componentes pueden afectar la eficiencia de otros.[50]

Finalmente creemos que en el futuro el uso de biomarcadores promoverá un mayor número de investigaciones sobre la importancia cualitativa y cuantitativa de la modificación oxidativa del ADN y la carcinogénesis en humanos, lo cual permitirá la identificación de blancos terapéuticos susceptibles de ser manipulados farmacológicamente, de forma específica, que contribuya igualmente al establecimiento de medidas preventivas.

Bibliografía Sección 4. Capítulo IV.

1. Clemens MR. Free radicals in chemical carcinogenesis. *Klin Wochenschr.* Dec 15 1991;69(21-23):1123-1134.
2. Jelic MD, Mandic AD, Maricic SM, Srdjenovic BU. Oxidative stress and its role in cancer. *J Cancer Res Ther.* Jan-Mar 2021;17(1):22-28.
3. Zeng W, Long X, Liu PS, Xie X. The interplay of oncogenic signaling, oxidative stress and ferroptosis in cancer. *Int J Cancer.* Sep 1 2023;153(5):918-931.
4. Saleh EAM, Al-Dolaimy F, Qasim Almajidi Y, et al. Oxidative stress affects the beginning of the growth of cancer cells through a variety of routes. *Pathol Res Pract.* Sep 2023;249:154664.
5. Guyton KZ, Kensler TW. Oxidative mechanisms in carcinogenesis. *Br Med Bull.* Jul 1993;49(3):523-544.
6. Ahmed MI, Fayed ST, Hossein H, Tash FM. Lipid peroxidation and antioxidant status in human cervical carcinoma. *Dis Markers.* Dec 1999;15(4):283-291.
7. Vallyathan V, Green F, Ducatman B, Schulte P. Roles of epidemiology, pathology, molecular biology, and biomarkers in the investigation of occupational lung cancer. *J Toxicol Environ Health B Crit Rev.* Apr-Jun 1998;1(2):91-116.
8. Lelkes PI, Hahn KL, Sukovich DA, Karmiol S, Schmidt DH. On the possible role of reactive oxygen species in angiogenesis. *Adv Exp Med Biol.* 1998;454:295-310.
9. Dreher D, Junod AF. Role of oxygen free radicals in cancer development. *Eur J Cancer.* Jan 1996;32A(1):30-38.
10. Dreher D, Junod AF. Differential effects of superoxide, hydrogen peroxide, and hydroxyl radical on intracellular calcium in human endothelial cells. *J Cell Physiol.* Jan 1995;162(1):147-153.
11. Crawford WA. On air pollution, environmental tobacco smoke, radon, and lung cancer. *JAPCA.* Nov 1988;38(11):1386-1391.
12. Gilmore TD. Role of rel family genes in normal and malignant lymphoid cell growth. *Cancer Surv.* 1992;15:69-87.
13. Toyokuni S. Reactive oxygen species-induced molecular damage and its application in pathology. *Pathol Int.* Feb 1999;49(2):91-102.
14. Huang RP, Peng A, Hossain MZ, Fan Y, Jagdale A, Boynton AL. Tumor promotion by hydrogen peroxide in rat liver epithelial cells. *Carcinogenesis.* Mar 1999;20(3):485-492.
15. Mates JM, Sanchez-Jimenez FM. Role of reactive oxygen species in apoptosis: implications for cancer therapy. *Int J Biochem Cell Biol.* Feb 2000;32(2):157-170.
16. Punnonen K, Ahotupa M, Asaishi K, Hyoty M, Kudo R, Punnonen R. Antioxidant enzyme activities and oxidative stress in human breast cancer. *J Cancer Res Clin Oncol.* 1994;120(6):374-377.
17. Orr FW, Wang HH. Tumor cell interactions with the microvasculature: a rate-limiting step in metastasis. *Surg Oncol Clin N Am.* Apr 2001;10(2):357-381, ix-x.
18. Maeda H, Akaike T. Nitric oxide and oxygen radicals in infection, inflammation, and cancer. *Biochemistry (Mosc).* Jul 1998;63(7):854-865.
19. Wang HH, McIntosh AR, Hasinoff BB, et al. B16 melanoma cell arrest in the mouse liver induces nitric oxide release and sinusoidal cytotoxicity: a natural hepatic defense against metastasis. *Cancer Res.* Oct 15 2000;60(20):5862-5869.

20. Pani G, Colavitti R, Borrello S, Galeotti T. Endogenous oxygen radicals modulate protein tyrosine phosphorylation and JNK-1 activation in lectin-stimulated thymocytes. *Biochem J.* Apr 1 2000;347 Pt 1:173-181.
21. Igney FH, Krammer PH. Death and anti-death: tumour resistance to apoptosis. *Nat Rev Cancer.* Apr 2002;2(4):277-288.
22. Nakamuta M, Taniguchi S, Ishida BY, Kobayashi K, Chan L. Phenotype interaction of apobec-1 and CETP, LDLR, and apoE gene expression in mice: role of apoB mRNA editing in lipoprotein phenotype expression. *Arterioscler Thromb Vasc Biol.* May 1998;18(5):747-755.
23. Kuo ML, Shiah SG, Wang CJ, Chuang SE. Suppression of apoptosis by Bcl-2 to enhance benzene metabolites-induced oxidative DNA damage and mutagenesis: A possible mechanism of carcinogenesis. *Mol Pharmacol.* May 1999;55(5):894-901.
24. Oberley TD. Oxidative damage and cancer. *Am J Pathol.* Feb 2002;160(2):403-408.
25. Mates JM. Effects of antioxidant enzymes in the molecular control of reactive oxygen species toxicology. *Toxicology.* Nov 16 2000;153(1-3):83-104.
26. Oberley TD, Oberley LW. Antioxidant enzyme levels in cancer. *Histol Histopathol.* Apr 1997;12(2):525-535.
27. Church SL, Grant JW, Ridnour LA, et al. Increased manganese superoxide dismutase expression suppresses the malignant phenotype of human melanoma cells. *Proc Natl Acad Sci U S A.* Apr 1 1993;90(7):3113-3117.
28. Nakano T, Oka K, Taniguchi N. Manganese superoxide dismutase expression correlates with p53 status and local recurrence of cervical carcinoma treated with radiation therapy. *Cancer Res.* Jun 15 1996;56(12):2771-2775.
29. Martin-Mateo MC, Molpeceres LM, Ramos G. Assay for erythrocyte superoxide dismutase activity in patients with lung cancer and effects on pollution and smoke trace elements. *Biol Trace Elem Res.* Dec 1997;60(3):215-226.
30. Liu R, Oberley TD, Oberley LW. Transfection and expression of MnSOD cDNA decreases tumor malignancy of human oral squamous carcinoma SCC-25 cells. *Hum Gene Ther.* Mar 20 1997;8(5):585-595.
31. Zhong W, Oberley LW, Oberley TD, St Clair DK. Suppression of the malignant phenotype of human glioma cells by overexpression of manganese superoxide dismutase. *Oncogene.* Jan 30 1997;14(4):481-490.
32. Portakal O, Ozkaya O, Erden Inal M, Bozan B, Kosan M, Sayek I. Coenzyme Q10 concentrations and antioxidant status in tissues of breast cancer patients. *Clin Biochem.* Jun 2000;33(4):279-284.
33. Bannister WH, Bannister JV. Factor analysis of the activities of superoxide dismutase, catalase and glutathione peroxidase in normal tissues and neoplastic cell lines. *Free Radic Res Commun.* 1987;4(1):1-13.
34. Tomlinson IP, Bodmer WF. Failure of programmed cell death and differentiation as causes of tumors: some simple mathematical models. *Proc Natl Acad Sci U S A.* Nov 21 1995;92(24):11130-11134.
35. Navarro J, Obrador E, Carretero J, et al. Changes in glutathione status and the antioxidant system in blood and in cancer cells associate with tumour growth in vivo. *Free Radic Biol Med.* Feb 1999;26(3-4):410-418.
36. Ernster L, Dallner G. Biochemical, physiological and medical aspects of ubiquinone function. *Biochim Biophys Acta.* May 24 1995;1271(1):195-204.
37. Olinski R, Jaruga P, Foksinski M, Bialkowski K, Tujakowski J. Epirubicin-induced oxidative DNA damage and evidence for its repair in lymphocytes of cancer patients who are undergoing chemotherapy. *Mol Pharmacol.* Nov 1997;52(5):882-885.
38. Maxwell SR. Anti-oxidant therapy: does it have a role in the treatment of human disease? *Expert Opin Investig Drugs.* Mar 1997;6(3):211-236.
39. Byers T, Perry G. Dietary carotenes, vitamin C, and vitamin E as protective antioxidants in human cancers. *Annu Rev Nutr.* 1992;12:139-159.

40. Albanes D, Heinonen OP, Huttunen JK, et al. Effects of alpha-tocopherol and beta-carotene supplements on cancer incidence in the Alpha-Tocopherol Beta-Carotene Cancer Prevention Study. *Am J Clin Nutr.* Dec 1995;62(6 Suppl):1427S-1430S.
41. Igney FH, Krammer PH. Immune escape of tumors: apoptosis resistance and tumor counterattack. *J Leukoc Biol.* Jun 2002;71(6):907-920.
42. Omenn GS, Goodman G, Thornquist M, et al. Chemoprevention of lung cancer: the beta-Carotene and Retinol Efficacy Trial (CARET) in high-risk smokers and asbestos-exposed workers. *IARC Sci Publ.* 1996(136):67-85.
43. van Poppel G. Carotenoids and cancer: an update with emphasis on human intervention studies. *Eur J Cancer.* 1993;29A(9):1335-1344.
44. Toma S, Losardo PL, Vincent M, Palumbo R. Effectiveness of beta-carotene in cancer chemoprevention. *Eur J Cancer Prev.* Jun 1995;4(3):213-224.
45. Biesalski HK. Bioavailability of vitamin A. *Eur J Clin Nutr.* Jan 1997;51 Suppl 1:S71-75.
46. Dorgan JF, Sowell A, Swanson CA, et al. Relationships of serum carotenoids, retinol, alpha-tocopherol, and selenium with breast cancer risk: results from a prospective study in Columbia, Missouri (United States). *Cancer Causes Control.* Jan 1998;9(1):89-97.
47. Comstock GW, Alberg AJ, Huang HY, et al. The risk of developing lung cancer associated with antioxidants in the blood: ascorbic acid, carotenoids, alpha-tocopherol, selenium, and total peroxyl radical absorbing capacity. *Cancer Epidemiol Biomarkers Prev.* Nov 1997;6(11):907-916.
48. Bottrill K. The use of biomarkers as alternatives to current animal tests on food chemicals. *Altern Lab Anim.* Jul-Aug 1998;26(4):421-480.
49. Krutovskikh V, Asamoto M, Takasuka N, Murakoshi M, Nishino H, Tsuda H. Differential dose-dependent effects of alpha-, beta-carotenes and lycopene on gap-junctional intercellular communication in rat liver in vivo. *Jpn J Cancer Res.* Dec 1997;88(12):1121-1124.
50. Biesalski HK, Bohles H, Esterbauer H, et al. Antioxidant vitamins in prevention. *Clin Nutr.* Jun 1997;16(3):151-155.
51. Heinonen OP, Albanes D, Virtamo J, et al. Prostate cancer and supplementation with alpha-tocopherol and beta-carotene: incidence and mortality in a controlled trial. *J Natl Cancer Inst.* Mar 18 1998;90(6):440-446.
52. White E, Shannon JS, Patterson RE. Relationship between vitamin and calcium supplement use and colon cancer. *Cancer Epidemiol Biomarkers Prev.* Oct 1997;6(10):769-774.
53. Chinery R, Brockman JA, Peeler MO, Shyr Y, Beauchamp RD, Coffey RJ. Antioxidants enhance the cytotoxicity of chemotherapeutic agents in colorectal cancer: a p53-independent induction of p21WAF1/CIP1 via C/EBPbeta. *Nat Med.* Nov 1997;3(11):1233-1241.
54. Kelloff GJ, Boone CW, Steele VE, et al. Mechanistic considerations in chemopreventive drug development. *J Cell Biochem Suppl.* 1994;20:1-24.
55. Slamenova D, Horvathova E, Kosikova B, Ruzekova L, Labaj J. Detection of lignin biopolymer- and vitamin E-stimulated reduction of DNA strand breaks in H2O2- and MNNG-treated mammalian cells by the comet assay. *Nutr Cancer.* 1999;33(1):88-94.
56. Haendeler J, Zeiher AM, Dimmeler S. Vitamin C and E prevent lipopolysaccharide-induced apoptosis in human endothelial cells by modulation of Bcl-2 and Bax. *Eur J Pharmacol.* Dec 19 1996;317(2-3):407-411.
57. Hughes CM, Lewis SE, McKelvey-Martin VJ, Thompson W. The effects of antioxidant supplementation during Percoll preparation on human sperm DNA integrity. *Hum Reprod.* May 1998;13(5):1240-1247.
58. Sweetman SF, Strain JJ, McKelvey-Martin VJ. Effect of antioxidant vitamin supplementation on DNA damage and repair in human lymphoblastoid cells. *Nutr Cancer.* 1997;27(2):122-130.
59. Dosedel M, Jirkovsky E, Macakova K, et al. Vitamin C-Sources, Physiological Role, Kinetics, Deficiency, Use, Toxicity, and Determination. *Nutrients.* Feb 13 2021;13(2).
60. Sassano M, Seyyedsalehi MS, Collatuzzo G, et al. Dietary intake of vitamin C and gastric cancer: a pooled analysis within the Stomach cancer Pooling (StoP) Project. *Gastric Cancer.* May 2024;27(3):461-472.

61. Jia L, Jia Q, Shang Y, Dong X, Li L. Vitamin C intake and risk of renal cell carcinoma: a meta-analysis. *Sci Rep.* Dec 8 2015;5:17921.
62. Larsson SC, Mason AM, Vithayathil M, et al. Circulating vitamin C and digestive system cancers: Mendelian randomization study. *Clin Nutr.* Sep 2022;41(9):2031-2035.
63. Cortes-Jofre M, Rueda JR, Asenjo-Lobos C, Madrid E, Bonfill Cosp X. Drugs for preventing lung cancer in healthy people. *Cochrane Database Syst Rev.* Mar 4 2020;3(3):CD002141.
64. Sakagami H, Satoh K, Kochi M. Comparative study of the antitumor action between sodium 5,6-benzylidene-L-ascorbate and sodium ascorbate (minireview). *Anticancer Res.* Nov-Dec 1997;17(6D):4451-4452.
65. Evans P, Halliwell B. Free radicals and hearing. Cause, consequence, and criteria. *Ann N Y Acad Sci.* Nov 28 1999;884:19-40.
66. Fritz H, Flower G, Weeks L, et al. Intravenous Vitamin C and Cancer: A Systematic Review. *Integr Cancer Ther.* Jul 2014;13(4):280-300.
67. van Gorkom GNY, Lookermans EL, Van Elssen C, Bos GMJ. The Effect of Vitamin C (Ascorbic Acid) in the Treatment of Patients with Cancer: A Systematic Review. *Nutrients.* Apr 28 2019;11(5).
68. Nauman G, Gray JC, Parkinson R, Levine M, Paller CJ. Systematic Review of Intravenous Ascorbate in Cancer Clinical Trials. *Antioxidants (Basel).* Jul 12 2018;7(7).
69. Zasowska-Nowak A, Nowak PJ, Cialkowska-Rysz A. High-Dose Vitamin C in Advanced-Stage Cancer Patients. *Nutrients.* Feb 26 2021;13(3).
70. Vinceti M, Filippini T, Del Giovane C, et al. Selenium for preventing cancer. *Cochrane Database Syst Rev.* Jan 29 2018;1(1):CD005195.
71. Avery JC, Hoffmann PR. Selenium, Selenoproteins, and Immunity. *Nutrients.* Sep 1 2018;10(9).
72. Clark LC, Dalkin B, Krongrad A, et al. Decreased incidence of prostate cancer with selenium supplementation: results of a double-blind cancer prevention trial. *Br J Urol.* May 1998;81(5):730-734.
73. Rayman MP. The importance of selenium to human health. *Lancet.* Jul 15 2000;356(9225):233-241.
74. Ames BN. DNA damage from micronutrient deficiencies is likely to be a major cause of cancer. *Mutat Res.* Apr 18 2001;475(1-2):7-20.
75. Psathakis D, Wedemeyer N, Oevermann E, Krug F, Siegers CP, Bruch HP. Blood selenium and glutathione peroxidase status in patients with colorectal cancer. *Dis Colon Rectum.* Mar 1998;41(3):328-335.
76. Kong Q, Lillehei KO. Antioxidant inhibitors for cancer therapy. *Med Hypotheses.* Nov 1998;51(5):405-409.
77. Liu JZ, Gilbert K, Parker HM, Haschek WM, Milner JA. Inhibition of 7,12-dimethylbenz(a)anthracene-induced mammary tumors and DNA adducts by dietary selenite. *Cancer Res.* Sep 1 1991;51(17):4613-4617.
78. Fiala ES, Sohn OS, Li H, El-Bayoumy K, Sodum RS. Inhibition of 2-nitropropane-induced rat liver DNA and RNA damage by benzyl selenocyanate. *Carcinogenesis.* Sep 1997;18(9):1809-1815.
79. Lanfear J, Fleming J, Wu L, Webster G, Harrison PR. The selenium metabolite selenodiglutathione induces p53 and apoptosis: relevance to the chemopreventive effects of selenium? *Carcinogenesis.* Jul 1994;15(7):1387-1392.
80. Longnecker MP, Taylor PR, Levander OA, et al. Selenium in diet, blood, and toenails in relation to human health in a seleniferous area. *Am J Clin Nutr.* May 1991;53(5):1288-1294.
81. Gu QP, Xia YM, Ha PC, Butler JA, Whanger PD. Distribution of selenium between plasma fractions in guinea pigs and humans with various intakes of dietary selenium. *J Trace Elem Med Biol.* Mar 1998;12(1):8-15.
82. Cai X, Wang C, Yu W, et al. Selenium Exposure and Cancer Risk: an Updated Meta-analysis and Meta-regression. *Sci Rep.* Jan 20 2016;6:19213.

Sección 4. Ambiente Redox y las Enfermedades
Capítulo V

Ambiente Redox en la enfermedad periodontal inflamatoria

5.1. Introducción

Las enfermedades gingivales y periodontales se clasifican entre las afecciones más comunes del género humano. La gingivitis afecta aproximadamente el 80 % de los niños en edad escolar, y más del 70 % de la población adulta ha padecido de gingivitis, periodontitis, o ambas. Los resultados de investigaciones y estudios clínicos revelan que las lesiones producidas por las periodontopatías en las estructuras de soporte de los dientes en los adultos jóvenes, son irreparables y que en la tercera edad, destruye gran parte de la dentadura natural, de esta forma privan a muchas personas de sus dientes en la vejez. La prevalencia y gravedad de la enfermedad periodontal varía en función de factores sociales, ambientales, enfermedades bucales y generales en particular la higiene bucal individual. Los primeros signos de periodontopatías suelen ser evidentes después del segundo decenio de la vida y es común observar destrucciones considerables después de los 40 años.

En la actualidad se han identificado numerosos factores de riesgo para las enfermedades gingivales y periodontales. La placa dentobacteriana y el microbiota del surco gingival están fuertemente relacionadas con el origen y ulterior desarrollo de la gingivitis, la que puede evolucionar hacia la enfermedad periodontal y es más destructiva y crónica. Este hecho ha generado en algunos autores la concepción errónea de una relación causa efecto entre la placa y la gingivitis, lo que introduce confusión acerca del papel de la higiene bucal (bacterias) como factor de riesgo determinante. Otros factores de riesgo son: el tabaquismo, el estrés, la diabetes mellitus, el bruxismo, las prótesis mal ajustadas, el factor socioeconómico, el nivel de instrucción, la dieta, los estilos de vida y muchos otros; la interacción de estos se asocia con el origen y la evolución de las enfermedades gingivales y periodontales.[1]

La Enfermedad Periodontal Inflamatoria (EPI) engloba a un conjunto de enfermedades que se caracterizan por afectar a los tejidos que sostienen y protegen al diente: encía, ligamento alveolo-dentario, cemento radicular y hueso alveolar.[2] Constituye la segunda causa de la pérdida de dientes y en su forma más destructiva afecta aproximadamente al 10 % de la población mundial.[3]

La EPI como proceso inflamatorio, a pesar de tener sus particularidades, comparte muchas de las características de otras entidades inflamatorias que afectan el resto del organismo. Otro aspecto que contribuye al incremento de la atención sobre esta enfermedad en el campo de la medicina, es su posible implicación en la etiopatogénesis de otras entidades no orales como es el caso de los eventos trombóticos, exacerbación de la diabetes[4] y la enfermedad cardiovascular,[5] la obesidad,[6] así como las neumonías bacterianas.[7]

Estas relaciones se explican a través de la estrecha interconexión de la EPI con los elementos involucrados en la respuesta del huésped, ya que la respuesta de los tejidos periodontales a los microorganismos (m.o.) no resulta de la invasión bacteriana, sino más bien de la difusión de los productos microbianos (inmunógenos) dentro de los tejidos gingivales a través del epitelio de unión, la pared blanda del surco gingival y la bolsa periodontal. La ulterior destrucción de los tejidos periodontales parece deberse a fenómenos defensivos del huésped. La sobre activación de PMN con la consecuente formación de ERO,[8] el efecto de proteasas y citocinas y la disminución de la capacidad antioxidante sistémica y de la saliva[9] inciden decisivamente en la gravedad de las periodontopatías que tienden a aumentar en su evolución, y en ausencia de tratamiento, progresan y destruyen los tejidos periodontales, lo que ocasiona importantes mutilaciones de las arcadas dentales.

5.1.1. La respuesta del huésped

La EPI generalmente comienza con una infección de la encía denominada «gingivitis» que puede o no extenderse a los tejidos más profundos y dar lugar a la «periodontitis». Esta última se caracteriza por pérdida ósea y movilidad, que pueden conducir finalmente a la pérdida del diente, si no se establece a tiempo una *terapéutica adecuada*. Pero este concepto de terapia adecuada ha sufrido modificaciones en los últimos años. Anteriormente los procedimientos terapéuticos se basaban fundamentalmente en el uso de técnicas quirúrgicas como el raspado y alisado radicular y el control bacteriológico.[10] Sin embargo, se han acumulado suficientes datos que avalan el concepto de que las EPI constituyen infecciones específicas (producidas por determinadas bacterias periodontopáticas) que se desarrollan en un huésped apropiadamente susceptible y por lo tanto la Academia Norteamericana de Periodontología ha recomendado el «control de la respuesta del huésped» como medida coadyuvante.[11] No obstante, dado el hecho de que una vez establecido el daño, rara vez se logra la restitución total de los tejidos periodontales, el enfoque preventivo gana terreno. Por esto existe un creciente interés por definir aquellos elementos de la respuesta del huésped que aumentan la susceptibilidad a la EPI. En primer lugar, trataremos sobre el papel del EO en esta enfermedad.

Si bien todas las formas de peridontitis en humanos son producidas por bacterias predominantemente motiles, anaerobias y Gram negativas, que colonizan el diente cerca del margen gingival, las bacterias y las sustancias que ellas producen provocan reacción inflamatoria en el tejido gingival subyacente y una gran cantidad de PMN son atraídos a la zona de interacción entre las bacterias y la superficie tisular. Existen mecanismos de defensa local ante el ataque de estas bacterias: barrera epitelial, saliva (acción de lavado, aglutininas y anticuerpos), fluido crevicular (acción de lavado, opsoninas, anticuerpos, sistema del complemento y otros componentes del plasma), producción local de anticuerpos, recambio tisular elevado, presencia de flora noxal, migración de PMN y otros leucocitos.[12] Aunque todos estos son importantes en la defensa local, ninguno es tan importante como la acción de los PMN, como lo demuestra el hecho de que mínimas alteraciones en los neutrófilos resultan en periodontitis de comienzo temprano y rápida progresión.[13]

Por otra parte, la enfermedad periodontal activa los mismos mecanismos de defensa sistémicos que cualquier otra infección en el organismo, como cambios en el lecho vascular que resultan en la formación de infiltrado inflamatorio, activación del sistema inmune, quimiotaxis de fagocitos, activación de la cascada del complemento y el sistema generador de quininas. Mientras su activación proporciona defensa contra los m.o. los mismos sistemas participan en la destrucción de los tejidos del huésped. A medida que avanza la enfermedad periodontal se forma el exudado inflamatorio (neutrófilos, macrófagos, linfocitos y células plasmáticas) y son destruidos el tejido conectivo de la encía, el ligamento y el hueso alveolar (Fig.4.V.1).

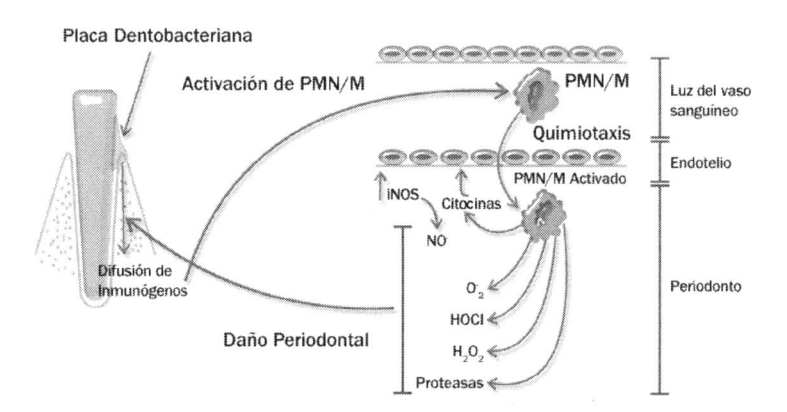

Fig. 4.V.1. Representación esquemática de la incidencia de factores etiológicos locales para el desarrollo de la Enfermedad Periodontal Inflamatoria. PMN/M, células polimorfonucleares/macrófagos; iNOS, enzima óxido nítrico inducible; NO•, óxido nítrico; $O_2^{•-}$, radical anión superóxido; H_2O_2, peróxido de hidrógeno; HOCL, ácido hipocloroso.

5.1.2 Papel de las especies reactivas del oxígeno

Se considera que la fuente primaria de ERO en esta enfermedad es el «estallido respiratorio» de los PMN activados. Estos son los leucocitos predominantes en el epitelio del surco gingival y el tejido conectivo adyacente.[14] Bajo ciertas condiciones los factores locales (depósito dental, placa, m.o.) conducen la migración de los neutrófilos gingivales y el fluido gingival y provocan una ruptura de los tejidos blandos del periodonto; esta ruptura es inducida por las ERO generadas por PMN activados ($O_2^{\bullet-}$, HOCl, entre otros).

El proceso de POL,[15] la oxidación de grupos funcionales de aminoácidos de componentes de la matriz extracelular y la despolimerización las cadenas constitutivas de glucosaminoglicano[16] por la acción de las ERO, representa el mecanismo desencadenante en el desarrollo de cambios morfofuncionales en el periodonto y sus vasos sanguíneos, como resultado final tienen lugar la destrucción del colágeno y la reabsorción del tejido óseo.[17]

Muchas células inflamatorias, fibroblastos, células endoteliales vasculares y osteoclastos también producen ERO. El $O_2^{\bullet-}$ generado es convertido al potente H_2O_2, $HO^{\bullet}$ y $^1O_2$. La expresión de la óxido nítrico sintasa inducible (iNOS) en respuesta a un estímulo inflamatorio produce un gran cúmulo de $NO^{\bullet}$ que puede actuar como molécula citotóxica contra la invasión de m.o. y puede estar relacionada con efectos tanto beneficiosos como perjudiciales sobre los tejidos. Al estudiar cuantitativamente la actividad de la iNOS en células de muestras de tejidos gingivales normales, en gingivitis por placa dentobacteriana y en periodontitis crónica localizada, se encontró un incremento significativo del número de células positivas a esta enzima en las muestras de gingivitis y periodontitis en comparación con las normales. En todos los grupos los PMN mostraron inmunorreactividad intensa para la iNOS independientemente del estadio de la enfermedad, y el porcentaje de PMN positivos a la iNOS creció significativamente en la enfermedad periodontal comparado con el grupo control, por lo que se concluyó que la iNOS se incrementa en la enfermedad periodontal y además se sugiere que los PMN representan una vía de activación adicional de la iNOS y probablemente una fuente importante de $NO^{\bullet}$ en la EPI.[18] El $NO^{\bullet}$ en la saliva de pacientes con periodontitis es significativamente más alto que en individuos sanos. Una relación muy significativa se encuentra entre la presencia de bolsas y las concentraciones de $NO^{\bullet}$.[19] La reacción del $NO^{\bullet}$ con el $O_2^{\bullet-}$ produce peroxinitrito que es también capaz de dañar las moléculas biológicas.[13]

No existen dudas de que una alteración de la función de los PMN conduce a un incremento en la incidencia y progresión de la EPI. Otras evidencias que apoyan este planteamiento son:
1. Pacientes con enfermedad periodontal muestran incremento de PMN en número y actividad.[8]
2. Sustancias eficaces en la terapéutica periodontal poseen propiedades antioxidantes. Este es el caso de las tetraciclinas cuya utilidad en el

tratamiento periodontal es clásica, pero se ha descubierto que no se debe sólo a su poder antimicrobiano, sino también a su poder antioxidante e inhibidor de proteasas leucocitarias.[20]

3. Sustancias con propiedades antioxidantes son eficaces en la terapéutica periodontal. Con estos fines se usan las vit. A, E y C, el ácido retinoico, la coenzima Q, la enzima SOD y flavonoides de diferentes extractos de plantas.[21]

Los PMN del fluido gingival y también los periféricos de los pacientes con diferentes formas de periodontitis producen una mayor cantidad de $O_2^{\bullet-}$ y por lo tanto tienen una respuesta oxidante incrementada con relación a los de los controles sanos. Algunos estudios han demostrado que paralelamente existe un nivel de defensa antioxidante similar al de los controles y por tanto el efecto protector o destructivo de los PMN pudiera asociarse a la capacidad de respuesta antioxidante de los tejidos frente a un EO.[22]

El incremento en la producción de ERO que se ha encontrado, depende del estímulo. De forma más consistente los estudios demuestran que la estimulación del receptor Fcγ con bacterias opsonizadas con IgG provoca esta respuesta tanto en pacientes con periodontitis de aparición temprana como con periodontitis del adulto. Con otros estímulos los resultados son contradictorios. Se ha propuesto que este efecto se debe no a un incremento del número de los receptores Fcg sino a un incremento de su afinidad provocada por una mayor movilidad en la membrana o por interacciones con otros receptores que afloran desde la misma, como por ejemplo moléculas de adhesión.[14]

La enzima MPO en el fluido gingival de pacientes con periodontitis presenta una actividad incrementada. Esta es una enzima que se encuentra en los gránulos de los PMN y que es responsable de la producción de ERO (ácido hipocloroso) de manera secundaria al sistema NADPH-oxidasa. La MPO en contacto con células epiteliales y fibroblastos gingivales es capaz de provocar la lisis de los mismos[23] mientras las ERO producidas por los PMN son capaces de degradar los glicosaminoglicanos de la matriz extracelular del tejido que forma la encía. Ambos efectos evidencian el poder destructor de los PMN.

Las ERO también son capaces de incrementar la reabsorción ósea. Algunos estudios sugieren que no están directamente involucradas en la reabsorción, sino que juegan un papel importante en la activación de los osteoclastos fundamentalmente a través del incremento de su formación.[24]

En su conjunto estos datos permiten plantear que la participación del EO en esta enfermedad es un hecho. De una parte, los factores etiológicos generales provocan una disminución de las defensas antioxidantes y por otra parte, los factores etiológicos locales en íntimo contacto con la encía, provocan la migración y activación de los PMN. En estas condiciones, la liberación de ERO que provienen de PMN y otras células inmunológicas conduce a daños oxidativos a biomoléculas que desencadena en cambios morfofuncionales en el tejido que conforma el periodonto y sus vasos.

Hiperactivación de polimorfonucleares. Causas extrínsecas e intrínsecas

Un aspecto de gran polémica es el referente a si la hiperactivación de los PMN se debe a defectos celulares intrínsecos o a factores extrínsecos que promueven esta alteración.[25] Las causas de origen extrínseco implican aquellas ajenas a las características intrínsecas de la célula. Se han propuesto varias causas posibles, entre las que se encuentran:

> ➢ Insuficiente producción de citocinas antiinflamatorias: primero se describió la disminución de IL-4 que no fue avalada por investigaciones posteriores. Actualmente se considera que pueden estar disminuidos el antagonista del receptor de IL-1, el factor de crecimiento transformante-beta, el interferón-γ y la IL-10.[26]
> ➢ Presencia de superantígenos bacterianos en la pared de las bacterias periodontopáticas. Aunque se sabe que muchas de las bacterias periodontopáticas poseen en su superficie moléculas con estas características no se ha podido determinar su participación en la EPI. Sin embargo, bacterias periodontopáticas (*Bacteroides gingivalis, Fusobacterium nucleato*), en contacto con PMN sanos pueden provocar un incremento de la respuesta oxidativa. Además, se ha reportado que el lipopolisacárido bacteriano de *Porphyromonas gingivalis* provoca una disminución de la inducción de la apoptosis en los PMN lo cual incrementa su tiempo de vida media.[27]

La acción de determinados factores propios de los PMN también puede incidir en las causas de su hiperactivación. En este sentido han sido significativos los estudios realizados en una forma de EPI de aparición temprana: la periodontitis juvenil localizada (PJL). Al aislar los PMN de individuos afectados con PJL se observó que en un gran porcentaje de estos pacientes esas células poseían las siguientes características:

• Disminución de su capacidad quimiotáctica asociada a un menor número de receptores quimiotácticos. También está disminuida GP-110, una glicoproteína de la superficie celular involucrada en la locomoción de los PMN.
• Incremento de la adherencia determinada por un incremento de la expresión de moléculas de adhesión celular que permiten la unión del PMN al endotelio. Por ejemplo, las beta 2-integrinas: LFA-1, Mac-1 y CR4. Un incremento de la expresión de moléculas de adhesión celular también se ha observado en fibroblastos gingivales expuestos a la nicotina, un importante factor de riesgo de EPI.[28]
• Incremento de la producción de $O_2^{\bullet-}$. Esto puede deberse a los defectos en las vías de señalización que conducen entre otros al incremento de la actividad de la proteína cinasa C, la cual a su vez está involucrada en la

activación de la NADPH-oxidasa. Si se tiene en cuenta que este PMN será incapaz de arribar al sitio de infección y se quedará adherido al endotelio, este incremento de la producción de ERO en esa localización potenciará entonces su capacidad destructiva.[29]

• Disminución de la destrucción intracelular de bacterias periodontopáticas debido posiblemente a defectos en la fusión fagosoma-lisosoma.

Todas estas características conducen a un PMN disfuncional cuya normalidad no puede restablecerse al colocarlos en suero de individuos sanos. Esto apoya la teoría de la causa intrínseca del defecto. Sin embargo, poco después que se demostrara la disminución de la capacidad quimiotáctica, se conoció que el suero de pacientes con PJL al ponerse en contacto con PMN funcionales de individuos sanos tenía la capacidad de producir todas las alteraciones descritas anteriormente. Con el posterior desarrollo de los conocimientos sobre las citocinas y su papel en los procesos inmunológicos se sospechó que estas moléculas pudieran ser responsables de este efecto. Así, al poner en contacto los PMN sanos con citocinas proinflamatorias como la IL-1 y el TNF-α en concentraciones muy bajas (15-150 pg/ml), se obtuvo un PMN disfuncional con similares características a las descritas para los pacientes con PJL. Además, la adición de anticuerpos contra estas citocinas al suero de pacientes con PJL bloqueó parcialmente su efecto inductor de alteraciones en los PMN sanos. Todos estos experimentos apoyan la teoría de la participación de factores séricos y en particular las citocinas en las alteraciones que presentan los PMN de los pacientes con PJL.

La alteración en el patrón de secreción de IL-1β pudiera implicar un defecto genético del macrófago y explicaría la naturaleza familiar de la PJL. Se sabe que la respuesta a LPS bacteriano está determinada genéticamente y que es específica para cada tipo bacteriano en particular. Se ha postulado que el polimorfismo en la región promotora de los genes de citocinas es importante en la modulación de la magnitud de la respuesta secretora de citocinas estimulada por LPS. Recientemente se identificó un genotipo específico de IL-1 que se asocia con la severidad de la EPI. Por ejemplo, la enfermedad severa fue identificada en fumadores cuando el alelo 2 del polimorfismo IL-1A-889 estaba presente con el alelo 2 del polimorfismo +3953 del gen de IL-1β.

Los monocitos de individuos homocigóticos para el alelo 2 de IL-1β +3953 produjeron 4 veces más IL-1β y los heterocigóticos 2 veces más que las células de individuos homocigóticos para el alelo 1. Fue esta la primera vez que se definió un marcador genético que identifica a adultos que ante un reto bacteriano son altamente susceptibles a la periodontitis severa.

Papel de las citocinas

Debido a que una fuente importante de IL-1 y TNF-α son los PMN activados quienes a su vez desempeñan un importante papel en la inflamación y la reparación, se ha investigado el impacto de la producción de citocinas por parte de estas células provenientes de pacientes con EPI.

Se detectó que los monocitos de pacientes con PJL tienen concentraciones incrementadas de ARNm o de las propias citocinas (IL-1α/β, TNF-α, IL-6, IL-8) en respuesta a LPS bacteriano proveniente de bacterias periodontopáticas. Además, se han encontrado concentraciones incrementadas de estas y otras citocinas en el fluido gingival y homogenados de tejidos periodontales inflamados.[30] Adicionalmente en pacientes adultos con EPI, la invasión de la *Porphyromonas gingivalis* desencadena la liberación de citocinas como la IL-8 y TNF-α, que estimulan la elevación del número de PMN y el incremento de su actividad. Por lo tanto, se ha concluido que los macrófagos de estos pacientes producen una respuesta hiperagresiva ante bacterias periodontopáticas.

Otra fuente potencial de citocinas inflamatorias son los fibroblastos gingivales que desempeñan funciones como células inmunológicas accesorias. Se ha detectado que pueden liberar IL-1β ante la presencia de LPS bacteriano.[31] El aumento de la producción de citocinas puede producir en el ámbito local una pérdida ósea excesiva y daño tisular del periodonto. En el ámbito sistémico puede originar diferentes alteraciones que a su vez están relacionadas con la conexión entre la EPI y las enfermedades sistémicas.

La IL-1 es la citocina más estudiada de la enfermedad periodontal. Las concentraciones de IL-1 disminuyen después del tratamiento de la enfermedad periodontal. Entre las funciones de la IL-1 están: aumentar la concentración de prostaglandinas E_2 (PGE_2) por los fibroblastos gingivales, aumentar ARNm para la procolagenasa en los fibroblastos y la activación de los osteoclastos para la reabsorción ósea. Por su parte la PGE_2 produce reabsorción ósea *in vitro* y se ha comprobado que sus concentraciones en el fluido crevicular se correlacionan con períodos de actividad periodontal.

Acción de las proteasas

Debido a que la destrucción de la matriz extracelular es una característica determinante en la progresión de la EPI, las enzimas proteolíticas adquieren gran relevancia en la patogénesis de esta enfermedad. En primer lugar, son liberadas por los PMN activados y en combinación con las ERO constituyen el principal mecanismo germicida de estas células.

Las proteasas salen al medio extracelular en forma inactiva y su activación es mediada por las propias ERO. También pudieran estar implicadas las proteasas liberadas por las células residentes del tejido periodontal tales como los fibroblastos, las células endoteliales y las del ligamento periodontal fundamentalmente. Adicionalmente el ácido hipocloroso liberado por la MPO inactiva la α1-antiproteinasa, el principal inhibidor de proteasas circulantes. Otra fuente muy importante de proteasas son las propias bacterias periodontopáticas cuya capacidad de evadir la acción de los inhibidores endógenos, de producir disfunción de los mecanismos inmunológicos defensivos y de dañar directamente el tejido, las convierte en candidatas, importantes. Diversos autores enfatizan en una u otra fuente, sin embargo, lo más probable es que todas contribuyan al daño del tejido periodontal (Fig.4.V.2). Por lo pronto, existen diseños terapéuticos para esta enfermedad basados en la inhibición de la actividad proteolítica los cuales se encuentran en continuo desarrollo.

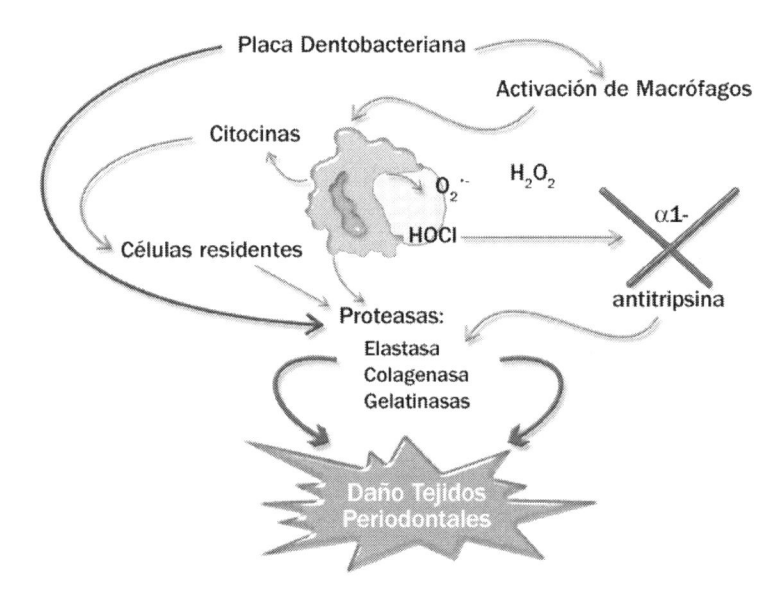

Fig. 4.V.2. Representación esquemática del origen y acción de las proteasas en la Enfermedad Periodontal Inflamatoria. $O_2^{\cdot-}$, radical anión superóxido; H_2O_2, peróxido de hidrógeno; HOCL, ácido hipocloroso.

La sobre activación de PMN en la EPI con la sobre generación de ERO, la acción combinada de las citocinas y proteasas junto a otros mediadores conducen al deterioro del periodonto y la pérdida dentaria. El conocimiento a mayor profundidad de estos mecanismos permitirá comprender con mayor claridad la fisiopatología de la EPI, trazar estrategias terapéuticas más eficaces, dentro de las que pudieran considerarse las terapias antioxidantes locales o sistémicas.

Las modalidades preventivas y terapéuticas convencionales en el manejo de la enfermedad periodontal implican principalmente el mantenimiento de una buena higiene bucal y hábitos saludables, así como la ejecución de abordajes quirúrgicos y no quirúrgicos profesionales para eliminar los microorganismos etiológicos y los factores de riesgo modificables. Además, los medicamentos complementarios, como los antibióticos y los antiinflamatorios, pueden funcionar para afrontar el desafío microbiano y la inflamación patológica. En la terapia integrativa mediante el uso de sustancias naturales, una parte importante del racional, está basado en la estrategia antioxidante.[32]

5.2 Fitoquímicos en la prevención y el tratamiento de la enfermedad periodontal mediante la inhibición de las vías del estrés oxidativo

Actividad antimicrobiana periodontal. La eliminación de los microorganismos periodontales patógenos puede considerarse como el primer paso en el manejo de la enfermedad periodontal. La evidencia existente ha sugerido el potencial de los polifenoles para luchar contra dichos patógenos. Un ensayo *in vitro*, que investigó los efectos inhibidores de 48 compuestos polifenólicos sobre el crecimiento de bacterias periodontales y la formación de biopelículas, encontró que la curcumina era el inhibidor más potente, seguida por el pirogalol, el pirocatecol y la quercetina.[33] Se ha demostrado en otros experimentos que las fuentes dietéticas comunes de polifenoles, como el extracto de arándano y los polifenoles del té, obstaculizan el crecimiento bacteriano y la formación de biopelículas.[34,35] Estos hallazgos han sido respaldados por algunos estudios clínicos en humanos. Por ejemplo, se examinó la eficacia antimicrobiana de la administración local de un gel que contenía 1% de curcumina en 25 pacientes diagnosticados con periodontitis crónica. Los resultados mostraron que la aplicación tópica de gel proporcionó una reducción significativa en la presencia de microbios, lo que sugiere el potencial de la curcumina en la inhibición del crecimiento microbiano periodontal.[36] Debido a su carácter lipófilo, los compuestos fenólicos pueden interactuar con la membrana celular bacteriana, provocando daños en la membrana citoplasmática, la coagulación del contenido celular y la inhibición de las enzimas intracelulares, ejerciendo así su actividad antimicrobiana. Además, sus propiedades antibacterianas pueden potenciarse a través de varios mecanismos, como la alteración de la permeabilidad de la membrana, la inhibición de la síntesis de ácidos nucleicos y la interrupción del metabolismo energético, entre otros. Estos mismos mecanismos están asociados a tratamientos prooxidantes como es el caso de productos que contienen aceites ozonizados, con los cuales existen estudios preclínicos[37] y clínicos[38] que demuestran su eficacia.

Actividad antioxidante. Se ha demostrado, tanto *in vitro* como *in vivo*, que los fitoquímicos antioxidantes tienen efectos beneficiosos en el tratamiento de la enfermedad periodontal al combatir el EO. El bienestar del periodonto probablemente depende hasta cierto punto de la liberación constante de concentraciones fisiológicas de ERO. Se sabe que los compuestos polifenólicos del té verde, inhiben la generación de ERO y enzimas lisosomales, lo que sugiere su posible papel como antioxidante en relación con la enfermedad periodontal.[39] Además, el uso de resveratrol, disminuye la producción de •NO de manera dependiente de la concentración y el tiempo. Lo anterior se pudo demostrar en un modelo de células del ligamento periodontal humano estimuladas por LPS del patógeno periodontal *P. gingivalis*.[40] También la luteolina, la quercetina y la genisteína, que son miembros de la clase de los flavonoides, son potentes inhibidores de la síntesis de •NO, lo que se demostró en un modelo de fibroblastos gingivales humanos expuestos a LPS.[41] Los fitoquímicos antioxidantes no sólo inhiben la generación y/o los efectos secundarios de las ERO sino que también promueven el estado antioxidante a través de la interacción con la defensa enzimática. Por ejemplo, se encontró que el té verde aumenta significativamente la actividad de un antioxidante endógeno, concretamente la glutatión-S-transferasa, disminuyendo posteriormente la gravedad de la inflamación gingival y aumentando los parámetros periodontales en pacientes con periodontitis crónica.[42] De manera similar, otro estudio en pacientes con periodontitis informó que en el grupo de tratamiento que tomó chocolate amargo, una fuente rica en flavonoides, aumentó la capacidad antioxidante total y disminuyó la peroxidación lipídica en comparación con el grupo de control que tomó chocolate blanco.[43]

Actividades inmunoreguladoras y antiinflamatorias. Debido a la relación bidireccional entre el EO y las respuestas inmunoinflamatorias, no se deben pasar por alto las actividades inmunoreguladoras y antiinflamatorias para inhibir las vías del EO. Se ha acumulado evidencia sobre tales actividades inducidas por fitoquímicos antioxidantes en lo que respecta a la enfermedad periodontal. Se descubrió que el β-caroteno puede inhibir potencialmente la producción de citocinas inflamatorias, como el TNF-α y IL-6, a través de la señalización de NF-κB en un modelo experimental de monocitos THP-1 estimulados por LPS de *P. gingivalis*.[44] Además, se ha demostrado que un mayor consumo de β-caroteno mejora las respuestas inflamatorias, tanto local como sistémica, en no fumadores con periodontitis crónica.[45] Por otro lado, algunos estudios *in vitro* e *in vivo* han proporcionado evidencia sobre los efectos potenciales de los polifenoles en el alivio de la inflamación y el daño asociado con la enfermedad periodontal. Un experimento *in vitro* que utilizó el modelo de cocultivo tridimensional de células epiteliales gingivales y fibroblastos indicó que el polifenol epigalocatequina-3-galato del té verde y las proantocianidinas del arándano pueden actuar sinérgicamente con el péptido antimicrobiano humano catelicidina para reducir la liberación de citoquinas estimulada por LPS.[46] Por otra parte, en modelos de roedores, se ha demostrado que el tratamiento con polifenoles puede mejorar la inflamación y el daño *in vivo* asociados con la enfermedad periodontal. Por ejemplo, se determinó que *Hypericum perforatum*, una especie que contiene una amplia variedad de compuestos polifenólicos, ejerce potentes efectos antiinflamatorios en un modelo experimental de periodontitis inducida en ratas, donde mejoró significativamente las características de la inflamación.[47] Otro estudio también informó que la ingesta oral del polifenol epigalocatequina-3-galato del té verde puede regular negativamente la expresión de mediadores inflamatorios inducidos por *P. gingivalis*, como IL-1β, IL-6 y TNF-α.[48]

Actividades promotoras de la cicatrización de heridas. La posible interacción entre el EO y la degradación de los tejidos puede resaltar los beneficios de las actividades que promueven la cicatrización de heridas en el tratamiento de la enfermedad periodontal. Un creciente conjunto de evidencia, incluidos estudios experimentales y clínicos, ha indicado esas actividades de los fitoquímicos antioxidantes. Dado que la resorción ósea alveolar es una característica predominante de la progresión de la enfermedad periodontal, la mayoría de la literatura existente se ha centrado en los efectos antiosteoclastos o reguladores de la resorción ósea. Se descubrió que uno de los principales carotenoides, la β-criptoxantina, inhibe la resorción ósea alveolar en las células del ligamento periodontal humano.[49] De manera similar, también se determinó que las proantocianidinas de arándano tipo A, una forma de polifenoles, alteran la maduración y la fisiología de las células osteoclásticas incluso en una concentración baja de 10 μg/mL, previniendo la resorción ósea.[50] Estos hallazgos *in vitro* han sido respaldados por experimentos *in vivo*. Se postuló que la administración de un cetocarotenoide, concretamente astaxantina, previene la pérdida de hueso alveolar al aumentar la actividad osteoblástica y disminuir la actividad osteoclástica en ratas con periodontitis inducida.[51] Se han observado los mismos resultados en una familia de compuestos polifenólicos, como miricetina,[52] mangiferina[53] y resveratrol y/o curcumina,[54] en modelos de periodontitis inducida en roedores. Los estudios preclínicos han sido corroborados en clínica, donde se ha observado una mejora significativa de la curación periodontal en el grupo de tratamiento que utilizó polifenoles en comparación con el grupo de control.[55-57]

Bibliografía Sección 4. Capítulo V.

1. Kwon T, Lamster IB, Levin L. Current Concepts in the Management of Periodontitis. *Int Dent J.* Dec 2021;71(6):462-476.
2. Kinane DF, Stathopoulou PG, Papapanou PN. Periodontal diseases. *Nat Rev Dis Primers.* Jun 22 2017;3:17038.
3. Eley BM, Cox SW. Advances in periodontal diagnosis. 1. Traditional clinical methods of diagnosis. *Br Dent J.* Jan 10 1998;184(1):12-16.
4. Sczepanik FSC, Grossi ML, Casati M, et al. Periodontitis is an inflammatory disease of oxidative stress: We should treat it that way. *Periodontol 2000.* Oct 2020;84(1):45-68.
5. Liccardo D, Cannavo A, Spagnuolo G, et al. Periodontal Disease: A Risk Factor for Diabetes and Cardiovascular Disease. *Int J Mol Sci.* Mar 20 2019;20(6).
6. Dursun E, Akalin FA, Genc T, Cinar N, Erel O, Yildiz BO. Oxidative Stress and Periodontal Disease in Obesity. *Medicine (Baltimore).* Mar 2016;95(12):e3136.
7. Scannapieco FA, Mylotte JM. Relationships between periodontal disease and bacterial pneumonia. *J Periodontol.* Oct 1996;67(10 Suppl):1114-1122.
8. Sculley DV, Langley-Evans SC. Salivary antioxidants and periodontal disease status. *Proc Nutr Soc.* Feb 2002;61(1):137-143.
9. Brock GR, Butterworth CJ, Matthews JB, Chapple IL. Local and systemic total antioxidant capacity in periodontitis and health. *J Clin Periodontol.* Jul 2004;31(7):515-521.
10. Magnusson I. Local delivery of antimicrobial agents for the treatment of periodontitis. *Compend Contin Educ Dent.* Oct 1998;19(10):953-956; 958, 960 passim quiz 966.
11. Kornman KS. Host modulation as a therapeutic strategy in the treatment of periodontal disease. *Clin Infect Dis.* Mar 1999;28(3):520-526.
12. Gamonal J, Bascones A, Jorge O, Silva A. Chemokine RANTES in gingival crevicular fluid of adult patients with periodontitis. *J Clin Periodontol.* Sep 2000;27(9):675-681.
13. Akalin FA, Toklu E, Renda N. Analysis of superoxide dismutase activity levels in gingiva and gingival crevicular fluid in patients with chronic periodontitis and periodontally healthy controls. *J Clin Periodontol.* Mar 2005;32(3):238-243.
14. Moseley R, Waddington RJ, Embery G. Degradation of glycosaminoglycans by reactive oxygen species derived from stimulated polymorphonuclear leukocytes. *Biochim Biophys Acta.* Dec 31 1997;1362(2-3):221-231.
15. Voskresenskii ON, Tkachenko EK. [The role of lipid peroxidation in the pathogenesis of periodontitis]. *Stomatologiia (Mosk).* Jul-Aug 1991(4):5-10.
16. Waddington RJ, Moseley R, Embery G. Reactive oxygen species: a potential role in the pathogenesis of periodontal diseases. *Oral Dis.* May 2000;6(3):138-151.
17. Katsuragi H, Ohtake M, Kurasawa I, Saito K. Intracellular production and extracellular release of oxygen radicals by PMNs and oxidative stress on PMNs during phagocytosis of periodontopathic bacteria. *Odontology.* Sep 2003;91(1):13-18.
18. Daghigh F, Borghaei RC, Thornton RD, Bee JH. Human gingival fibroblasts produce nitric oxide in response to proinflammatory cytokines. *J Periodontol.* Apr 2002;73(4):392-400.
19. Chen G, Sun W. [The investigation on nitric oxide levels in saliva and their relationship with the severity of periodontitis]. *Hua Xi Kou Qiang Yi Xue Za Zhi.* May 1999;17(2):140-142.
20. Agarwal S, Piesco NP, Peterson DE, et al. Effects of sanguinarium, chlorhexidine and tetracycline on neutrophil viability and functions in vitro. *J Periodontal Res.* Apr 1997;32(3):335-344.
21. Chung KM, Amar S. Molecular and cellular biology research in periodontal regeneration and its clinical implication. *Ann Acad Med Singap.* Jan 1995;24(1):58-67.
22. Guarnieri C, Zucchelli G, Bernardi F, Scheda M, Valentini AF, Calandriello M. Enhanced superoxide production with no change of the antioxidant activity in gingival fluid of patients with chronic adult periodontitis. *Free Radic Res Commun.* 1991;15(1):11-16.
23. Altman LC, Baker C, Fleckman P, Luchtel D, Oda D. Neutrophil-mediated damage to human gingival epithelial cells. *J Periodontal Res.* Jan 1992;27(1):70-79.
24. Wiebe SH, Hafezi M, Sandhu HS, Sims SM, Dixon SJ. Osteoclast activation in inflammatory periodontal diseases. *Oral Dis.* Jun 1996;2(2):167-180.

25. Gustafsson A, Asman B. Increased release of free oxygen radicals from peripheral neutrophils in adult periodontitis after Fc delta-receptor stimulation. *J Clin Periodontol.* Jan 1996;23(1):38-44.
26. Wang PL, Shirasu S, Shinohar M, et al. IL-10 inhibits Porphyromonas gingivalis LPS-stimulated human gingival fibroblasts production of IL-6. *Biochem Biophys Res Commun.* Sep 24 1999;263(2):372-377.
27. Miyasaki KT, Nemirovskiy E. Myeloperoxidase isoform activities released by human neutrophils in response to dental and periodontal bacteria. *Oral Microbiol Immunol.* Feb 1997;12(1):27-32.
28. Leonardi R, Lanteri E, Stivala F, Caltabiano M, Fenga C, Travali S. Alteration in alpha 2 integrin immunocytochemical expression on cultured human gingival fibroblasts following nicotine exposure. *Minerva Stomatol.* Nov 1999;48(11):495-499.
29. Leino L, Hurttia H. A potential role of an intracellular signaling defect in neutrophil functional abnormalities and promotion of tissue damage in patients with localized juvenile periodontitis. *Clin Chem Lab Med.* Mar 1999;37(3):215-222.
30. Roberts FA, Hockett RD, Jr., Bucy RP, Michalek SM. Quantitative assessment of inflammatory cytokine gene expression in chronic adult periodontitis. *Oral Microbiol Immunol.* Dec 1997;12(6):336-344.
31. Yamazaki K, Nakajima T, Kubota Y, Gemmell E, Seymour GJ, Hara K. Cytokine messenger RNA expression in chronic inflammatory periodontal disease. *Oral Microbiol Immunol.* Oct 1997;12(5):281-287.
32. Vo TTT, Chu PM, Tuan VP, Te JS, Lee IT. The Promising Role of Antioxidant Phytochemicals in the Prevention and Treatment of Periodontal Disease via the Inhibition of Oxidative Stress Pathways: Updated Insights. *Antioxidants (Basel).* Dec 1 2020;9(12).
33. Shahzad M, Millhouse E, Culshaw S, Edwards CA, Ramage G, Combet E. Selected dietary (poly)phenols inhibit periodontal pathogen growth and biofilm formation. *Food Funct.* Mar 2015;6(3):719-729.
34. Ben Lagha A, Dudonne S, Desjardins Y, Grenier D. Wild Blueberry (Vaccinium angustifolium Ait.) Polyphenols Target Fusobacterium nucleatum and the Host Inflammatory Response: Potential Innovative Molecules for Treating Periodontal Diseases. *J Agric Food Chem.* Aug 12 2015;63(31):6999-7008.
35. Ben Lagha A, Haas B, Grenier D. Tea polyphenols inhibit the growth and virulence properties of Fusobacterium nucleatum. *Sci Rep.* Mar 21 2017;7:44815.
36. Bhatia M, Urolagin SS, Pentyala KB, Urolagin SB, K BM, Bhoi S. Novel therapeutic approach for the treatment of periodontitis by curcumin. *J Clin Diagn Res.* Dec 2014;8(12):ZC65-69.
37. Almeida NR, Beatriz A, Micheletti AC, Arruda EJd. Ozonized vegetable oils and therapeutic properties: A review. *Orbital - The Electronic Journal of Chemistry.* 18/01/2013 2013;4(4):313-326.
38. Trujillo Gálvez B, Lima Hernández LB, Rodríguez Alonso M, Jova García A, Plasencia Iglesias M. Evaluation of the clinical parameters of chronic inflammatory gingival disease with treatments of propolis and Oleozon. *Ozone Therapy Global Journal.* 2019 2019;9(1):110-111.
39. Forouzanfar A, Mohammadipour HS, Forouzanfar F. The Potential Role of Tea in Periodontal Therapy: An Updated Review. *Curr Drug Discov Technol.* 2021;18(1):1-7.
40. Rizzo A, Bevilacqua N, Guida L, Annunziata M, Romano Carratelli C, Paolillo R. Effect of resveratrol and modulation of cytokine production on human periodontal ligament cells. *Cytokine.* Oct 2012;60(1):197-204.
41. Gutierrez-Venegas G, Kawasaki-Cardenas P, Arroyo-Cruz SR, Maldonado-Frias S. Luteolin inhibits lipopolysaccharide actions on human gingival fibroblasts. *Eur J Pharmacol.* Jul 10 2006;541(1-2):95-105.
42. Hrishi TS, Kundapur PP, Naha A, Thomas BS, Kamath S, Bhat GS. Effect of adjunctive use of green tea dentifrice in periodontitis patients - A Randomized Controlled Pilot Study. *Int J Dent Hyg.* Aug 2016;14(3):178-183.

43. Roodgaryan R, Jenabian N, Moghadamnia AA, Pouramir M, F FK. Clinical and biochemical effects of dark chocolate in moderate chronic periodontitis. *Caspian J. Dent. Res.* 2015;4:43-49.
44. Kajiura Y, Nishikawa Y, Lew JH, Kido JI, Nagata T, Naruishi K. beta-carotene suppresses Porphyromonas gingivalis lipopolysaccharide-mediated cytokine production in THP-1 monocytes cultured with high glucose condition. *Cell Biol Int.* Jan 2018;42(1):105-111.
45. Dodington DW, Fritz PC, Sullivan PJ, Ward WE. Higher Intakes of Fruits and Vegetables, beta-Carotene, Vitamin C, alpha-Tocopherol, EPA, and DHA Are Positively Associated with Periodontal Healing after Nonsurgical Periodontal Therapy in Nonsmokers but Not in Smokers. *J Nutr.* Nov 2015;145(11):2512-2519.
46. Lombardo Bedran TB, Palomari Spolidorio D, Grenier D. Green tea polyphenol epigallocatechin-3-gallate and cranberry proanthocyanidins act in synergy with cathelicidin (LL-37) to reduce the LPS-induced inflammatory response in a three-dimensional co-culture model of gingival epithelial cells and fibroblasts. *Arch Oral Biol.* Jun 2015;60(6):845-853.
47. Paterniti I, Briguglio E, Mazzon E, et al. Effects of Hypericum Perforatum, in a rodent model of periodontitis. *BMC Complement Altern Med.* Nov 23 2010;10:73.
48. Cai Y, Chen Z, Liu H, Xuan Y, Wang X, Luan Q. Green tea epigallocatechin-3-gallate alleviates Porphyromonas gingivalis-induced periodontitis in mice. *Int Immunopharmacol.* Dec 2015;29(2):839-845.
49. Nishigaki M, Yamamoto T, Ichioka H, et al. beta-cryptoxanthin regulates bone resorption related-cytokine production in human periodontal ligament cells. *Arch Oral Biol.* Jul 2013;58(7):880-886.
50. Tanabe S, Santos J, La VD, Howell AB, Grenier D. A-type cranberry proanthocyanidins inhibit the RANKL-dependent differentiation and function of human osteoclasts. *Molecules.* Mar 11 2011;16(3):2365-2374.
51. Balci Yuce H, Lektemur Alpan A, Gevrek F, Toker H. Investigation of the effect of astaxanthin on alveolar bone loss in experimental periodontitis. *J Periodontal Res.* Feb 2018;53(1):131-138.
52. Huang J, Wu C, Tian B, Zhou X, Ma N, Qian Y. Myricetin Prevents Alveolar Bone Loss in an Experimental Ovariectomized Mouse Model of Periodontitis. *Int J Mol Sci.* Mar 22 2016;17(3):422.
53. Li H, Wang Q, Ding Y, Bao C, Li W. Mangiferin ameliorates Porphyromonas gingivalis-induced experimental periodontitis by inhibiting phosphorylation of nuclear factor-kappaB and Janus kinase 1-signal transducer and activator of transcription signaling pathways. *J Periodontal Res.* Feb 2017;52(1):1-7.
54. Correa MG, Pires PR, Ribeiro FV, et al. Systemic treatment with resveratrol and/or curcumin reduces the progression of experimental periodontitis in rats. *J Periodontal Res.* Apr 2017;52(2):201-209.
55. Grover S, Tewari S, Sharma RK, Singh G, Yadav A, Naula SC. Effect of Subgingivally Delivered 10% Emblica officinalis Gel as an Adjunct to Scaling and Root Planing in the Treatment of Chronic Periodontitis - A Randomized Placebo-controlled Clinical Trial. *Phytother Res.* Jun 2016;30(6):956-962.
56. Chava VK, Vedula BD. Thermo-reversible green tea catechin gel for local application in chronic periodontitis: a 4-week clinical trial. *J Periodontol.* Sep 2013;84(9):1290-1296.
57. Chapple IL, Milward MR, Ling-Mountford N, et al. Adjunctive daily supplementation with encapsulated fruit, vegetable and berry juice powder concentrates and clinical periodontal outcomes: a double-blind RCT. *J Clin Periodontol.* Jan 2012;39(1):62-72.

Sección 4. Ambiente Redox y las Enfermedades
Capítulo VI

Ambiente Redox en las cataratas

6.1. Introducción

La catarata es la primera causa de ceguera a nivel internacional, por eso la OMS desarrolla programas para tratar de erradicarlas y además constituyen un serio problema de salud, sobre todo en el paciente geriátrico, la incidencia en la población mayor de 65 años es de aproximadamente el 25 % y en los mayores de 80 años se encuentra en alrededor del 50 %. Esta situación es particularmente seria en los países en desarrollo, donde 17 millones de personas están ciegas por esa causa.[1]

La catarata es la opacidad del cristalino que afecta su corteza o el núcleo, generalmente con tendencia a progresar. Es una de las entidades oftalmológicas más importantes, por la disminución de la agudeza visual que provoca y por lo extendida que se encuentra en todo el mundo. La recuperación visual del paciente es factible en un alto porcentaje, gracias a las modernas técnicas quirúrgicas existentes en la actualidad. No obstante, en diversas partes del mundo subdesarrollado existen muchas personas ciegas por no contar con los medios necesarios para su tratamiento.[1]

6.1.1. Factores de riesgo

La presencia de catarata está muy relacionada con diversos factores de riesgo como la edad, el humo del tabaco, las radiaciones ultravioletas, y determinados fármacos, como los corticoides. Asimismo, está asociada a determinadas enfermedades como la diabetes, mientras que se cuestiona su vinculación con problemas cardiovasculares. En este sentido, vale recordar que cuantos más factores estén presentes más posibilidades existen de sufrir esta lesión ocular.[2]

Luz ultravioleta solar: De ellas las radiaciones ultravioletas del tipo A (UVA, 320 nm - 400 nm) son las de efectos más dañinos, pues las defensas son poco efectivas contra ellas, lo que favorece el estrés fotoxidativo.[3] La fotoxidación puede ocurrir a través de fotosensibilizadores o directamente por absorción de radiaciones por aminoácidos aromáticos como el triptófano o la tirosina.[4] El estrés fotoxidativo inducido por la radiación solar es hoy considerado crucial en la formación de cataratas seniles. La exposición a la luz solar, particularmente a los componentes de la luz UVB muestran una asociación con la catarata cortical, demostrado a través de 22 estudios.[5] La capacidad de filtrar la luz UV de la lente disminuyen linealmente con la edad a razón de un 12 % por década y además cuando se examina el efecto de la luz ultravioleta se observa que esta disminución puede promover la oxidación de proteínas y finalmente generar las cataratas.[6]

Hábito de fumar: Las relaciones epidemiológicas entre el hábito de fumar y la aparición de cataratas han sido también bien estudiadas. Se estima que en cada bocanada de humo ingresa al organismo la impresionante cifra de 10^{15} RL, carga tan elevada que explica el EO a que se someten los fumadores.[7]

Edad: El más obvio factor de riesgo es la edad. Los lentes más jóvenes tienen una sustancial reserva de antioxidantes para prevenir el daño del cristalino, además de enzimas proteolíticas como las proteasas, que remueven selectivamente las proteínas dañadas. Existe una relación entre la función del cristalino y el envejecimiento, esto puede estar relacionado con la depleción de las reservas antioxidantes, una disminución de la capacidad de enzimas antioxidantes y un decrecimiento de las proteasas.[8]

6.1.2. Clasificación, Síntomas y Tratamiento

Esta enfermedad puede dividirse en dos grandes grupos: cataratas adquiridas y cataratas congénitas. A su vez, entre las cataratas adquiridas se encuentran las cataratas traumáticas, las tóxicas y las secundarias, así como las cataratas relacionadas con la edad o cataratas seniles, y las cataratas preseniles.

Dependiendo del tipo y la intensidad de la catarata existen varios síntomas: Empeoramiento de la visión lejana. A veces se acompaña de mejoría de la visión cercana sin gafas, visión como una nube delante, molestias con la luz del sol o luz muy intensa. A veces visión de halos alrededor de las luces, pérdida de la percepción de la intensidad de los colores, distorsión de la imagen, de forma que se ve doble con un único ojo.

Ningún tratamiento medicamentoso ha demostrado su efectividad en la desaparición de la catarata; el único tratamiento posible es el quirúrgico. La ausencia del cristalino se llama afaquia y obedece a una de estas tres causas: quirúrgica, traumática o congénita. El momento quirúrgico de la catarata depende fundamentalmente del grado de afectación de la agudeza visual que presenta el paciente, de su nivel cultural, de la ocupación y del estado general del mismo. En el caso de las cataratas congénitas, el tratamiento debe ser lo más precoz posible, para lograr un desarrollo visual adecuado en el niño. Las dos técnicas quirúrgicas empleadas con mayor frecuencia, para eliminar una catarata relacionada con la edad, son: Extracción extracapsular del cristalino opacificado y Faco-emulsificación. En ambas se implanta un lente intraocular de cápsula posterior.

6.2. Cataratas y estrés oxidativo

El cristalino se encuentra en un ambiente que es rico en fuentes endógenas de ERO, que se producen por la elevada concentración del oxígeno local, la exposición crónica a la luz y la actividad patogénica de las células epiteliales del cristalino.[9] El mantenimiento de su transparencia depende de un adecuado balance del estado redox.[10]

Aunque existen múltiples defensas fisiológicas para proteger el cristalino de los efectos tóxicos de la luz y el daño oxidativo, la evidencia sugiere que la exposición crónica a la oxidación a largo plazo puede dañar el cristalino y predisponerlo al desarrollo de las cataratas.

6.2.1. Especies Reactivas de Oxígeno en la oxidación del cristalino

Las ERO pueden ser encontradas en el cristalino y las consecuencias de su daño han sido documentadas en la literatura.[11] El daño puede consistir en la modificación de proteínas, POL y fragmentación del ADN. De las fuentes exógenas, la luz UV es la fuente que probablemente genera mayor cantidad de ERO en el ojo debido a que la localización anatómica del cristalino lo hace más vulnerable a la producción de estas especies por la acción de la luz durante el tiempo de vida del individuo.[12]

El proceso de luz-esparcimiento es el factor primario responsable de la turbidez y la distorsión delantera del cristalino con cataratas. Se piensa que la agregación de proteínas del cristalino distribuidas al azar en racimos de elevado peso molecular produce la fluctuación en la densidad de la proteína como respuesta a la opacificación y por tanto el incremento del esparcimiento de la luz.[13]

La agregación de las proteínas aumenta con la edad. Las proteínas del cristalino que constituyen aproximadamente el 90 % de su estructura, aumentan y muestran muchos cambios oxidativos relacionados con la edad. Estos cambios incluyen la formación de disulfuro, otros enlaces inter e intramoleculares y la oxidación de metionina, los cuales resultan en la agregación de moléculas de elevado peso molecular, por consiguiente, el estado redox de las proteínas parece ser fundamental para mantener la función del cristalino y su transparencia (Fig. 4.VI.1).

En las cataratas seniles nucleares más avanzadas, la pérdida de los grupos sulfidrilos y la oxidación de los residuos de metionina son progresivas. En contraste puede no haber oxidación significativa de las proteínas en el centro del cristalino, aún en edades avanzadas de más de 80 años. El factor clave en esta diferencia parece ser la concentración nuclear de glutatión[14] y su conocido efecto antioxidante. La estimación de proteínas carbonílicas y proteínas sulfidrílicas se ha sugerido por ser un valioso índice del estado de redox de las proteínas en el cristalino. Por eso, la concentración de proteínas carbonílicas, derivadas de los aminoácidos durante la oxidación de proteínas, catalizada por metales *in vitro* e *in vivo*, representa una medida directa de la lesión oxidante a estas moléculas. Se conoce que las proteínas sulfidrílicas, tienen un papel funcional y estructural en el cristalino, contienen un número elevado de grupos tioles y por consiguiente son reducidas como resultado de la oxidación. Por estas razones, la concentración de estos compuestos es una medida indirecta de oxidación de la proteína que está relacionada con su grado de agregación. Se ha encontrado que existe una relación lineal entre la cantidad de grupos carbonilos de proteínas de la corteza del cristalino humano en individuos con avanzada edad, lo que demuestra que durante el desarrollo de la catarata senil ocurre una disminución progresiva de grupos SH en el cristalino.

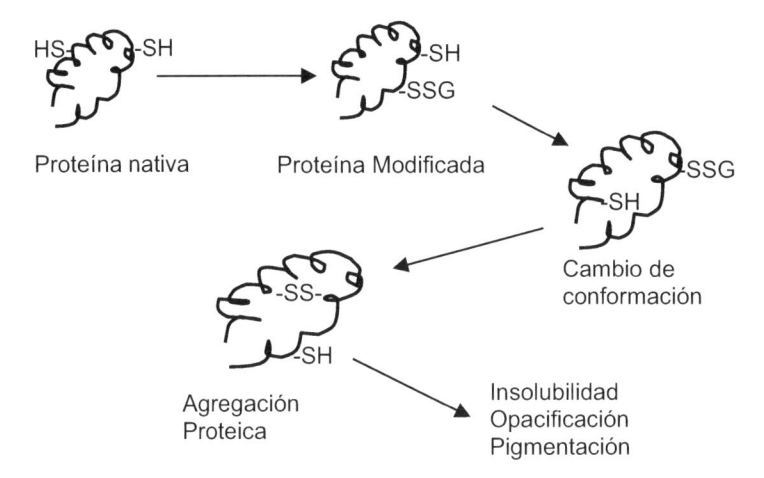

Fig. 4.VI.1. Hipótesis del mecanismo oxidativo de formación de la catarata. Papel de las proteínas oxidadas unidas por enlaces disulfuro.

Aunque la evolución ha seleccionado proteínas que son muy estables no es sorprendente que, durante varias décadas, algunas de las proteínas empiecen a desnaturalizarse. Como se ha planteado, otros factores pueden jugar papeles importantes y facilitar esta desnaturalización. La insolubilización del cristalino es el resultado del fin de un proceso continuo de desnaturalización y agregación, sugerencias similares han realizados diversos autores,[15] aunque es importante reconocer que la evidencia experimental directa falta y de hecho, es difícil de obtener.

Peroxidación lipídica durante las cataratas humanas

Los peróxidos lipídicos pueden causar catarata, producir daño a la membrana celular y regiones del citosol de las células del cristalino. Los hidroperóxidos lipídicos inducen cambios en la permeabilidad de la membrana, reforman la micro-viscosidad y el orden estructural de su ambiente lípido-proteína.[16] Estos lipoperóxidos causan un desacoplamiento de la enzima ATPasa Na^+-K^+ de la membrana y la inhibición oxidante de la ATPasa dependiente de Ca^{2+} en varios tejidos, que incluyen el cristalino. Dentro de la célula, los peróxidos lipídicos pueden dañar el ADN e inducir una disminución en las concentraciones de GSH total y un cambio drástico en la proporción redox de GSH oxidado y reducido.[17]

Los productos de la POL, por ejemplo: hidroperóxidos lipídicos y sus indicadores *in vivo,* dienos conjugados, representan el mayor cambio en la composición del humor acuoso durante la formación de la catarata.

En la fase de catarata madura, los productos finales de la POL (fluorescentes) son perceptibles. Desde el momento en que se tienen evidencias de que la POL es clínicamente importante en eventos patológicos, las modalidades terapéuticas deben tratar constantemente el daño a las biomoléculas, en este caso el que causan a las células del cristalino los peróxidos lipídicos reactivos y las ERO. Además, se debe evaluar la afectación en la reformación de las membranas del cristalino en presencia de una disminución de los mecanismos de detoxificación metabólica de peróxidos fosfolipídicos. La L-carnosina pertenece a los compuestos que actúan como antioxidantes universales, con una capacidad establecida para proteger contra la POL en la fase lipídica de las membranas celulares y en el ambiente acuoso (protege proteínas, ADN y azúcares del daño oxidativo).[17]

La barrera del cristalino

En término de cambios físicos, el desarrollo de una barrera interior a la difusión de moléculas pequeñas a mediana edad puede ser de mucha importancia (Fig. 4.VI.2). Esta barrera impide el flujo de moléculas como los antioxidantes al núcleo y así predispone el centro del cristalino a la oxidación. La barrera del cristalino se forma en la media edad. Esto lleva a la compartimentación parcial de cristalinos humanos más viejos.

Factores internos. En la Fig. 4.VI.2 los números se refieren a los pasos ilustrados en el diagrama y muestran las consecuencias de la generación de H_2O_2 dentro de la barrera del cristalino. (1) Si H_2O_2 se forma, el GSH se oxidará a GSSG. En presencia de grupos sulfidrilos de las proteínas, GSSG puede causar la tiolación de la proteína. (2) La fase más temprana de la catarata nuclear asociada a la edad se relaciona con la oxidación sustancial de tioles proteicos.

La formación de sulfóxido metioninas en las proteínas nucleares es una modificación específica de la catarata unida a la reacción con H_2O_2. En presencia de metales activos-redox, como Fe y Cu, se forman $HO^\bullet$ a partir de H_2O_2. Estos radicales $HO^\bullet$ atacan las proteínas y llevan a la formación de inusuales residuos de aminoácidos hidroxilados. Sus concentraciones aumentan con el progreso de la catarata. Las moléculas autooxidadas, como el filtro UV 3-hidroxiquinurenina, se convierte en reactivas cuando están expuesta a O_2, y se une a las proteínas.

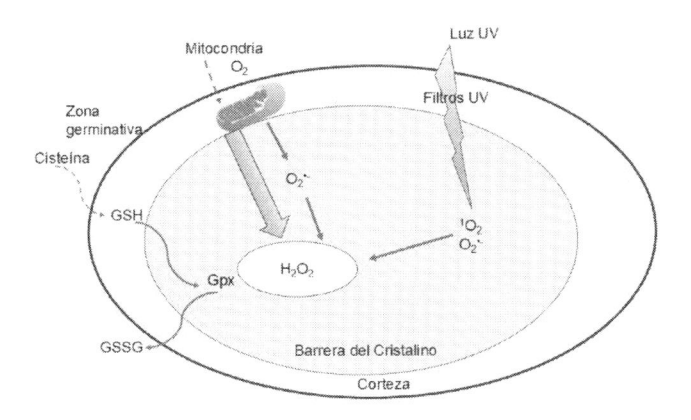

Fig. 4.VI.2. La barrera del cristalino favorece la oxidación de biomoléculas. Las mitocondrias en la corteza del cristalino remueven la mayoría del O_2, mantienen así la concentración de O_2 baja en el núcleo del cristalino. Durante la fosforilación oxidativa, tiene lugar el escape de electrones para formar el $O_2^{\bullet -}$. La producción mitocondrial del $O_2^{\bullet -}$ se incrementa con la edad. El $O_2^{\bullet -}$ puede difundir a lo largo del cristalino, por ejemplo, a través de las membranas de éste. Este proceso podría contribuir a elevar el H_2O_2 en el núcleo de cristalinos más viejos. La luz ultravioleta: Los filtros de UV quitan la mayoría de la luz UVA, pero la concentración de los filtros UV libres disminuyen en aproximadamente un 12 % por década. Por consiguiente, más luz UVA puede alcanzar las proteínas nucleares de cristalinos más viejos. La cisteína es un precursor para el GSH, probablemente el antioxidante más importante del cristalino. La cisteína entra en la zona germinativa del cristalino y el GSH se sintetiza entonces en la corteza. Debido a la formación de la barrera en la mediana edad, el GSH está impedido de pasar al medio del cristalino y las concentraciones nucleares de GSH caen, por lo tanto, las proteínas en el centro de cristalinos más viejos están más propensas a la oxidación. Compuestos Químicos. Los compuestos de bajo peso molecular que son transportados al cristalino, o se sintetizan allí, eventualmente cruzan la barrera del cristalino. Intrínsecamente en el núcleo, las moléculas inestables se descomponen a especies más reactivas, las cuales se unen a las proteínas. Éste es el caso de los filtros UV y el ascorbato. Si el GSH está presente en elevadas concentraciones, puede interceptar estos intermediarios reactivos, y por consiguiente liberar las proteínas.

El radical $O_2^{\bullet -}$ también puede formarse y dismutar a H_2O_2. Las proteínas modificadas también pueden actuar en los sitios para la quelación de metales o pueden absorber UVA. Polipéptidos modificados, por ejemplo, aquellos que se forman cuando los filtros UV están en bajas concentraciones, pueden absorber

UVA, oxidarse y liberar $^1O_2$ y $O_2^{•-}$. Una vez que se unen las pequeñas moléculas reactivas al polipéptido del cristalino hay potencial para el intercambio. Esto supone que si no todos, la mayoría, de los procesos relacionados con la catarata nuclear asociada a la edad pueden explicarse en base a la generación de H_2O_2 dentro del núcleo del cristalino, acoplado con la unión de pequeñas moléculas reactivas a las proteínas del cristalino.[14]

En el caso del filtro UV primario, su descomposición espontánea produce moléculas reactivas que se unen rápidamente a las proteínas, si las concentraciones de GSH son bajas.[18] Las concentraciones de GSH también disminuyen en el núcleo después de la mediana edad,[6] posiblemente como resultado de la barrera.

El ascorbato también reacciona con las proteínas en ausencia del glutatión. Esto probablemente está mediado en un mayor grado por la autooxidación del dihidroascorbato inestable, pero el ascorbato en sí puede estar implicado.[19] Así la zona de inicio de la barrera en el cristalino humano también podría facilitar la modificación de proteínas en el núcleo por estas moléculas.[20]

Debe notarse que el descubrimiento de la barrera ha llevado a un cambio en lo que se refiere al origen de la catarata nuclear relacionada con la edad. Al parecer, el sitio de oxidación (el núcleo) en la catarata ahora puede estar más fácilmente correlacionado e implicado en el daño a proteínas, por: H_2O_2 y metabolitos reactivos del cristalino. Esta hipótesis «generación nuclear» parece tener más sentido que las propuestas anteriores relacionadas con los cambios nucleares en el cristalino con agentes como luz UV o concentraciones de H_2O_2 elevadas en el humor acuoso que deben en teoría, afectar primero la zona cortical.[14] En la figura 4.VI.3 se puede apreciar la disminución que tiene lugar con la edad en los grupos –SH y el incremento de los grupos carbonilo proteicos con la edad en el lente, debido de la oxidación de proteínas.

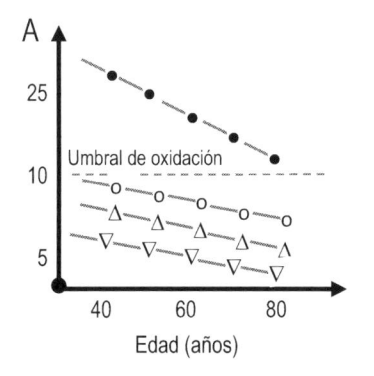

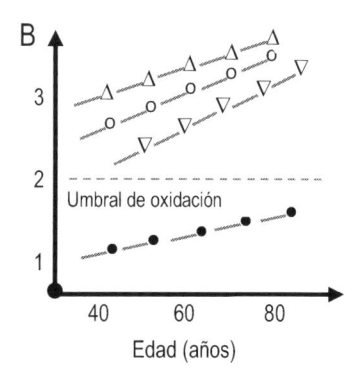

Fig. 4.VI.3. Variación de la concentración de grupos sulfihidrilos (A) o grupos carbonilos (B) con la edad en el lente. Lente sin cataratas (•), catarata senil (o), diabetes (Δ) o miopía (∇). Tomado de Boscia F *et al.*, 2000.[13]

6.3. Antioxidantes y cataratas

6.3.1. Antioxidantes endógenos

Se sabe que varias reacciones producen intermediarios altamente reactivos en el cristalino como el $O_2^{\bullet-}$, hidroperóxidos, $HO^{\bullet}$ y también el H_2O_2. Sin embargo, estos compuestos se mantienen en concentraciones no dañinas por los sistemas antioxidantes endógenos. El menor nivel de protección antioxidante del humor acuoso en algunos tipos de cataratas, sugiere una mayor intensidad del EO en ellas,[14] y se encuentran concentraciones elevadas de H_2O_2 en estos pacientes.[21]

Los efectos tóxicos de las ERO y RL pueden ser eliminados por las enzimas como la SOD que elimina el $O_2^{\bullet-}$ para producir H_2O_2. Éste se elimina entonces por la GPx o por la CAT. Las múltiples isoenzimas de la SOD están presentes en los ojos humanos: EC SOD, CuZnSOD y MnSOD. La CuZn SOD está ampliamente distribuida y abarca alrededor del 90 % de la SOD total.[22] Una pérdida o disminución de las enzimas SOD puede permitir a los RL inducir efectos irreversibles y las patologías subsecuentes, como las cataratas.[23]

El GSH es uno de los antioxidantes endógenos más importantes en el cristalino del ojo. Protege las proteínas del cristalino de la oxidación por ERO, manteniendo así la transparencia del cristalino. La reducción de GSH y la acumulación de su forma oxidada (GSSG) están asociadas con la formación de cataratas. Además, la enzima GPx y la SOD también juegan roles esenciales en la neutralización de ERO y la protección del cristalino.[24]

6.3.2. Antioxidantes exógenos

Últimamente aumentan los indicios que apuntan al hecho de que los antioxidantes exógenos juegan un papel importante en la formación de las cataratas y patologías maculares, así como en la aparición de problemas por ojos secos. En la mayoría de los casos la falta de vitaminas no puede ser detectada directamente. Los síntomas carenciales de vitaminas, también en la retina, presentan un desarrollo lento, por lo cual al principio apenas se detectan signos de alarma evidentes.

Los antioxidantes sirven como marcadores fundamentales en la patogénesis de las cataratas. El GSH afecta el cristalino central debido a factores como el agotamiento de enzimas y la expresión alterada de conexinas, lo que perjudica la difusión de GSH. El EO relacionado con la edad puede dificultar el transporte de GSH a través de canales de conexina o un sistema de microcirculación interna. La N-acetilcisteína, un precursor del GSH, es prometedora para mitigar la opacidad del cristalino cuando se aplica tópicamente. Además, la SOD, en particular la SOD1, se correlaciona con un mayor desarrollo de cataratas y las formulaciones en gel han mostrado efectos protectores contra las cataratas subescapulares posteriores. Por último, se ha demostrado que los marcadores de peroxidación lipídica, MDA y 4-HNE, reflejan la gravedad de la enfermedad. Los estudios sugieren un vínculo potencial entre el 4-HNE y la modificación del canal de conexina, lo que posiblemente contribuya a la reducción de las concentraciones de GSH.[24]

Antioxidantes exógenos, como la vitamina C, la vitamina E, y los carotenoides (luteína y zeaxantina), han mostrado efectos protectores contra la formación de cataratas. La vitamina C, en particular, es un antioxidante hidrosoluble que puede neutralizar ERO en el cristalino y regenerar otros antioxidantes, como la vitamina E. Los carotenoides, presentes en frutas y verduras, también contribuyen a la protección antioxidante del cristalino.[25]

En la Tab. 4.VI.1 se relacionan diferentes vitaminas y metales que actúan como cofactores de diversas enzimas antioxidantes, trascendentes en disímiles patologías oculares.

La combinación de antioxidantes endógenos y exógenos puede ofrecer una protección sinérgica contra el EO en el cristalino. Sin embargo, la evidencia sobre la eficacia de los suplementos antioxidantes en la prevención de cataratas es mixta. Mientras que algunos estudios observacionales sugieren beneficios, los ensayos clínicos controlados no han demostrado consistentemente una reducción significativa en la incidencia de cataratas con la suplementación de altas dosis de antioxidantes.[26]

Tabla 4.VI.1. Vitaminas y metales que actúan como antioxidantes exógenos involucrados en trastornos oculares.

Vitaminas y Metales	Alimentos donde se encuentran	Patologías oculares relacionadas con su carencia
Vitamina C	Cerezas, kiwi, limón, mandarina, pimiento, espino falso	Degeneración macular debida a la edad / cataratas
Vitamina E	Aceite integral de trigo, aceite de girasol, productos de soja, cereales, frutos secos	Cataratas
Selenio	Germen de trigo, levadura de cerveza, cebollas, tomates, brócoli	Cataratas
Zinc	Germen de trigo, levadura de cerveza	Degeneración macular debida a la edad / cataratas
Manganeso	Té negro, productos integrales, frutos secos	Cataratas
Cobre	Frutos secos, hígado, ostras	Cataratas

Bibliografía Sección 4. Capítulo VI.

1. Mackenbrock LHB, Labuz G, Baur ID, Yildirim TM, Auffarth GU, Khoramnia R. Cataract Classification Systems: A Review. *Klin Monbl Augenheilkd.* Jan 2024;241(1):75-83.
2. Drinkwater JJ, Davis WA, Davis TME. A systematic review of risk factors for cataract in type 2 diabetes. *Diabetes Metab Res Rev.* Jan 2019;35(1):e3073.
3. Borkman RF, Lerman S. Evidence for a free radical mechanism in aging and u.v.-irradiated ocular lenses. *Exp Eye Res.* Sep 1977;25(3):303-309.
4. Boulton M, Rozanowska M, Rozanowski B. Retinal photodamage. *J Photochem Photobiol B.* Nov 15 2001;64(2-3):144-161.
5. McCarty CA, Taylor HR. A review of the epidemiologic evidence linking ultraviolet radiation and cataracts. *Dev Ophthalmol.* 2002;35:21-31.
6. Bova LM, Sweeney MH, Jamie JF, Truscott RJ. Major changes in human ocular UV protection with age. *Invest Ophthalmol Vis Sci.* Jan 2001;42(1):200-205.
7. MacNee W. Oxidants/antioxidants and COPD. *Chest.* May 2000;117(5 Suppl 1):303S-317S.
8. Vinson JA. Oxidative stress in cataracts. *Pathophysiology.* Aug 2006;13(3):151-162.
9. Huang L, Estrada R, Yappert MC, Borchman D. Oxidation-induced changes in human lens epithelial cells. 1. Phospholipids. *Free Radic Biol Med.* Nov 1 2006;41(9):1425-1432.
10. Giblin FJ. Glutathione: a vital lens antioxidant. *J Ocul Pharmacol Ther.* Apr 2000;16(2):121-135.
11. Bohm EW, Buonfiglio F, Voigt AM, et al. Oxidative stress in the eye and its role in the pathophysiology of ocular diseases. *Redox Biol.* Dec 2023;68:102967.
12. Hsueh YJ, Chen YN, Tsao YT, Cheng CM, Wu WC, Chen HC. The Pathomechanism, Antioxidant Biomarkers, and Treatment of Oxidative Stress-Related Eye Diseases. *Int J Mol Sci.* Jan 23 2022;23(3).
13. Boscia F, Grattagliano I, Vendemiale G, Micelli-Ferrari T, Altomare E. Protein oxidation and lens opacity in humans. *Invest Ophthalmol Vis Sci.* Aug 2000;41(9):2461-2465.
14. Truscott RJ. Age-related nuclear cataract-oxidation is the key. *Exp Eye Res.* May 2005;80(5):709-725.
15. Bron AJ, Vrensen GF, Koretz J, Maraini G, Harding JJ. The ageing lens. *Ophthalmologica.* Jan-Feb 2000;214(1):86-104.
16. Borchman D. Lipid conformational order and the etiology of cataract and dry eye. *J Lipid Res.* 2021;62:100039.
17. Babizhayev MA. Analysis of lipid peroxidation and electron microscopic survey of maturation stages during human cataractogenesis: pharmacokinetic assay of Can-C N-acetylcarnosine prodrug lubricant eye drops for cataract prevention. *Drugs R D.* 2005;6(6):345-369.
18. Taylor LM, Andrew Aquilina J, Jamie JF, Truscott RJ. UV filter instability: consequences for the human lens. *Exp Eye Res.* Aug 2002;75(2):165-175.
19. Simpson GL, Ortwerth BJ. The non-oxidative degradation of ascorbic acid at physiological conditions. *Biochim Biophys Acta.* Apr 15 2000;1501(1):12-24.
20. Cheng R, Lin B, Lee KW, Ortwerth BJ. Similarity of the yellow chromophores isolated from human cataracts with those from ascorbic acid-modified calf lens proteins: evidence for ascorbic acid glycation during cataract formation. *Biochim Biophys Acta.* Jul 27 2001;1537(1):14-26.
21. Shichi H. Cataract formation and prevention. *Expert Opin Investig Drugs.* Jun 2004;13(6):691-701.
22. Noor R, Mittal S, Iqbal J. Superoxide dismutase--applications and relevance to human diseases. *Med Sci Monit.* Sep 2002;8(9):RA210-215.

23. Lin D, Barnett M, Grauer L, et al. Expression of superoxide dismutase in whole lens prevents cataract formation. *Mol Vis.* Oct 11 2005;11:853-858.
24. Lee B, Afshari NA, Shaw PX. Oxidative stress and antioxidants in cataract development. *Curr Opin Ophthalmol.* Jan 1 2024;35(1):57-63.
25. Sideri O, Tsaousis KT, Li HJ, Viskadouraki M, Tsinopoulos IT. The potential role of nutrition on lens pathology: a systematic review and meta-analysis. *Surv Ophthalmol.* Sep-Oct 2019;64(5):668-678.
26. Miller KM, Oetting TA, Tweeten JP, et al. Cataract in the Adult Eye Preferred Practice Pattern. *Ophthalmology.* Jan 2022;129(1):P1-P126.

Sección 4. Ambiente Redox y las Enfermedades
Capítulo VII

Ambiente redox en el vitiligo

7.1. Introducción

La palabra «vitíligo», viene del latín *vitium*, que significa mancha o defecto.[1] Es una dermatosis acrómica que se caracteriza por la pérdida del número o de la función de los melanocitos epidérmicos, de membranas mucosas y de otros tejidos, debido a mecanismos patogénicos multifactoriales y superpuestos, se puede asociar además con otras enfermedades. Físicamente se identifica por presentar manchas blancas bien circunscritas en la piel que causan un gran impacto psicológico en la población afectada. Es una enfermedad autoinmune crónica caracterizada por la pérdida de pigmento de la piel y que afecta entre el 0,5 % y el 2 % de la población mundial. Puede tener un impacto significativo en la calidad de vida de los pacientes. En los últimos años, ha habido avances significativos en la comprensión de la patogénesis. Se cree que el vitiligo se desarrolla debido a una combinación compleja de genética, EO, inflamación y desencadenantes ambientales.[2] La mayor incidencia se ha reportado en India, seguida de México y Japón. Esta diferencia podría explicarse por el color de la piel de las diferentes poblaciones, que contrasta más con la enfermedad y que los lleva a acudir a la consulta tempranamente.[3]

La aparición de las lesiones comienza en la infancia o en la adolescencia, con un pico entre los 10 y 30 años, pero puede ocurrir a cualquier edad. Todas las etnias están afectadas, con igual prevalencia en los dos géneros, aunque las mujeres acuden más a la consulta médica debido en gran parte a las secuelas estéticas que se producen. El 20 % de los pacientes con vitíligo tienen algún familiar en primer grado con la enfermedad. Además, los familiares de estos pacientes que no han desarrollado lesiones sugestivas de vitíligo, tienen de 7 a 10 veces más riesgo de presentarlas que el resto de la población general.[3,4]

La etiología de la enfermedad es tema de estudio desde hace más de tres décadas. Diferentes grupos de investigadores proponen varias teorías para explicar la o las causas que le dan origen. Cada grupo, aferrado a sus resultados y con argumentos sólidos, explica el posible origen de esta enfermedad, pero resulta necesaria la integración de todos los hallazgos científicos para lograr claridad en el tema.

De manera general se postulan varias teorías: teoría autoinmune, teoría citotóxica, teoría neural, teoría genética y teoría de la convergencia. En algunos estudios se concluye que la muerte del melanocito es debida a una destrucción autoinmune, otros sugieren que es la excesiva formación de precursores de melanina los que podrían destruir al melanocito o que la presencia de un mediador neuroquímico podría inhibir la producción de melanina. Los que defienden la causa genética no han podido demostrar con claridad este evento.

Se han postulado otros posibles factores etiológicos, entre los que se encuentran: deficiencias de los factores de crecimiento de los melanocitos, defectos intrínsecos en su adhesión, factores genéticos y factores virales, entre otros. Jarrets *et al.*,[5] distinguieron entre un vitíligo tipo 1 caracterizado por una actividad disminuida de la tirosinasa y uno tipo 2 con una reducción del número de melanocitos, posiblemente representando estadios subsecuentes de la enfermedad.

Ninguna de estas hipótesis ha logrado explicar completamente la enfermedad. Al parecer, cada uno estos factores contribuyen a la destrucción de los melanocitos, por lo que la tendencia actual apoya una etiología multifactorial, que se conoce como la «teoría de la convergencia»[6] y una hipótesis unitaria que propone que el vitíligo surge como una sucesión de fenómenos a partir de una circunstancia precipitante sobre un individuo genéticamente predispuesto.

La integración de varios eventos indica que existe un denominador común en la enfermedad: la demostrada presencia de H_2O_2 en concentraciones incrementadas en la epidermis de pacientes con vitíligo y las concentraciones disminuidas de CAT tanto en epidermis como en sangre, independientemente del factor etiológico, son indicativas de que esta ERO juega un papel determinante en la enfermedad (Fig. 4.VII.1).

Los melanocitos contienen naturalmente cantidades abundantes de ERO. Si se altera su degradación, se produce la inhibición de la síntesis de melanina y la muerte de los melanocitos, lo que da lugar a las lesiones hipopigmentadas del vitíligo.

La muerte de melanocitos inducida por EO en el vitíligo se desencadena principalmente por la apoptosis a través de la vía mitocondrial mediante la liberación de citocromo c. Sin embargo, también pueden estar implicados otros mecanismos como la piroptosis, la necroptosis, la ferroptosis y la oxeiptosis.

Los estudios clínicos han demostrado que ciertos suplementos antioxidantes, incluidos el *Ginkgo biloba*, el *Polypodium leucotomos* y la vitamina E, muestran resultados prometedores. Además, se ha demostrado que la combinación de fototerapia y suplementos antioxidantes es más eficaz que la fototerapia sola en el tratamiento del vitíligo.[7]

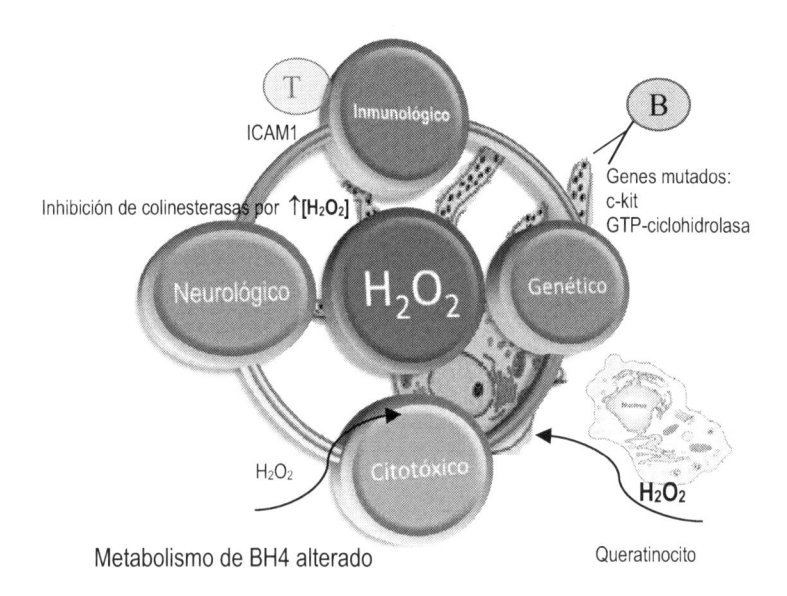

Fig. 4.VII.1. La teoría de la convergencia integra los diversos factores implicados en el origen del vitíligo. El H_2O_2 puede estar jugando un papel central en esta patología. T, linfocito T; B, linfocito B; BH_4, tetrahidrobiopterina; ICAM1, molécula de adhesión.

7.2. Componentes celulares implicados en el vitíligo

7.2.1. Melanocitos

Los melanocitos son células dendríticas que migran hacia la capa basal de la epidermis de la piel, el folículo piloso, el iris de los ojos, el oído interno y las leptomeninges. Su origen, común al de las células nerviosas, es el ectoderma de la cresta neural. Se caracterizan por su núcleo ovoide y en condiciones normales los melanocitos se disponen contactando con los queratinocitos por medio de sus dendritas.

La unidad melánica-epidérmica, llamada así desde 1963 por Fitzpatrick y Breathnach,[8] describe un melanocito cuyas dendritas se expanden y contactan con 36 queratinocitos aproximadamente donde se descarga la melanina. Esta proporción se mantiene constante independientemente de la etnia. La principal función de los melanocitos es la melanogénesis, es decir, la producción de melanina, pigmento que determina el color de la piel humana, los ojos y el pelo. La síntesis de melanina en el ser humano determina la pigmentación cutánea constitutiva o color de piel y la pigmentación facultativa o capacidad para broncearse y tiene además un papel fotoprotector muy importante, aunque esta potencia fotoprotectora es pequeña, estimándose similar a la de un factor de protección solar de 1,5-2 lo que supone una neutralización del 40-50 % de los rayos UV.

Las melaninas pueden ser eumelaninas (color marrón parduzco) o feomelaninas (pigmentos rojo amarillento) dependiendo de la interacción del receptor 1 de la melanocortina (MC1R) presente en la membrana de los melanocitos y la hormona estimulante del melanocito alfa (MSH-α). La MSH-α controla intracelularmente la formación de L-tirosina a partir de la L-fenilalanina tanto en melanocitos como en queratinocitos y la actividad tirosinasa en melanocitos.[9]

La síntesis de la melanina consta de una serie de reacciones enzimáticas que tienen lugar en el interior de organelos especializados llamados melanosomas. La tirosinasa (T), con dos isoformas, la proteína 1 y la 2 relacionada con tirosinasa (TRP-1 y la TRP-2), forman parte del sistema enzimático que intervienen en la melanogénesis. En los melanocitos, la tirosina hidroxilasa transforma la tirosina en DOPA lo que activa la T; posteriormente la DOPA se puede convertir en dopaquinona a partir de la cual se generan las melaninas (Fig. 4.VII.2). La TRP-1 y TRP-2 intervienen en la síntesis de eumelaninas, mientras que las feomelaninas, se obtiene mediante la incorporación de derivados sulfatados por una vía anabólica alternativa.[10]

Fenilalanina → Tirosina → DOPA → Catecolamina / Melanina

(Fenilalanina hidroxilasa, O_2, 6HB4; Tirosina hidroxilasa, O_2, 6HB4; Tirosinasa)

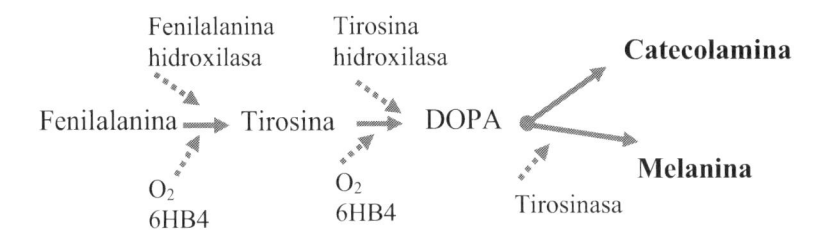

Fig. 4.VII.2. Ruta de síntesis de la melanina. 6BH4, cofactor 6-tetrahidrobiopterina.

A medida que se va produciendo la maduración de los gránulos de melanina en los melanosomas, estos serán transportados hacia el extremo distal de las dendritas melanocíticas, desde donde serán transferidos a los queratinocitos.

La pigmentación melánica está predeterminada genéticamente y es regulada por la radiación UV o por diversos factores químicos. La radiación UV es el principal estímulo para la melanogénesis ya sea de forma directa sobre los melanocitos o de forma indirecta mediante la inducción de la secreción de factores activadores de la melanogénesis por parte de los queratinocitos y los melanocitos. Estos activadores de la melanogénesis son la MSH-α, la hormona adrenocorticotropa (ACTH) y el NO•.

La producción de melanina va acompañada de una producción activa de ERO y la propia melanina absorbe la luz ultravioleta, lo que provoca EO. La conversión de DOPA en dopaquinona y de dopaquinona en dopacromo, da como resultado la formación de ERO durante el proceso de síntesis de melanina. Por tanto, los melanocitos son uno de los diferentes tipos de células cutáneas que contienen cantidades masivas de ERO.[11] Vale la pena señalar que la melanogénesis requiere mucha energía, lo que sugiere una alta demanda de trifosfato de adenosina. En las mitocondrias, las ERO se autoproducen en la biosíntesis de trifosfato de adenosina. Se ha descubierto que los pacientes con vitiligo no sólo tienen niveles promedio significativamente mayores de H_2O_2 en sus lesiones cutáneas, sino también actividades significativamente más bajas de CAT, SOD, GPx y glutatión S-transferasa que en el grupo de control; así como concentraciones significativamente mayores de MDA.[12-14]

El EO en primer lugar, interrumpe el proceso de síntesis de melanina al inducir la liberación de la proteína del grupo 1 de alta movilidad (HMGB1), regulando así la disminución de la síntesis de proteínas relacionadas con la biosíntesis de melanina: factor de transcripción inductor de melanocitos, tirosinasa, proteína 1 relacionada con la tirosinasa, tirosinasa- proteína 2 relacionada, RAB27A y proteína 1 que agrupa la actina fascina.[15] Además, la acumulación excesiva de ERO no sólo altera el proceso de síntesis de melanina, sino que también altera la circulación de lípidos en los melanocitos, lo que provoca daños en la cadena de transporte de electrones mitocondrial y un aumento de la producción de ERO, creando un círculo vicioso y que destruye melanocitos.[16]

7.2.2. Queratinocitos

Los queratinocitos son las principales células de la epidermis, tienen la capacidad de liberar una gran cantidad de mediadores proinflamatorios e inmunomoduladores; producen péptidos derivados de proopiomelanocortina (POMC), que ejercen su impacto en el sistema inmunológico cutáneo. La proximidad de los queratinocitos a los melanocitos en la epidermis sugiere que su interacción es relevante en el vitíligo. Existen una gran cantidad de evidencias científicas que demuestran que estas células participan en forma más generalizada en vitíligo. Ello se ve apoyado por el análisis de la epidermis a través de microscopía electrónica donde se observa la existencia de cambios morfológicos consistentes con el depósito de material extracelular granular y en una degeneración vacuolar en los queratinocitos en las capas basales y supra basales, además la presencia de inflamación de los organelos de la unión de la membrana y la condensación del citoplasma.[17] También se ha descrito la presencia de un gran espacio extracelular entre los melanocitos y vacuolas en queratinocitos que contienen tenascina, la cual puede promover el desprendimiento extracelular de los melanocitos.[18,19]

En 1991 se evaluaron las concentraciones basales de H_2O_2 en queratinocitos de células epidérmicas normales y se compararon con las concentraciones de H_2O_2 en melanocitos en iguales condiciones. Los resultados mostraron que los valores de H_2O_2 en los queratinocitos eran superiores a los encontrados en melanocitos.[20] Los melanocitos son particularmente sensibles al EO y aunque ellos son capaces de utilizar las ERO durante la melanogénesis, la modulación del H_2O_2 parece ser determinante en este proceso por lo que se requiere un ambiente redox preciso para que tenga lugar la síntesis y regulación de la melanogénesis.[21]

En las células epidérmicas en general se incrementan las concentraciones de H_2O_2 en respuesta al EO provocado por radiaciones, procesos inflamatorios, procedimientos quirúrgicos, trauma mecánico, entre otros factores. Los mecanismos antioxidantes endógenos pueden no ser suficientes para contrarrestar el efecto deletéreo que provocan las sustancias oxidantes y dicho estrés puede conducir a la disrupción de la función celular.

En 1987 se demostró que la molécula de H_2O_2 es capaz de permear a través de la membrana celular, incluso por difusión pasiva.[22] Dada la relación entre la cantidad de queratinocitos y la de melanocitos en la epidermis humana (unidad epidérmica melánica: 36:1), las concentraciones de H_2O_2 en ambos tipos de células fueron comparados y luego fue medida la transferencia de esta molécula desde los queratinocitos a los melanocitos.[23] Los resultados de estos estudios demostraron que los valores basales de H_2O_2 en queratinocitos son superiores al de los melanocitos y que estos podrían constituir la fuente de ERO de los melanocitos transfiriéndose a estos desde los propios queratinocitos.[24] Esto podría estar involucrado en la destrucción o empeoramiento de la función del melanocito en pacientes con vitíligo pues los melanocitos de las lesiones de vitíligo podrían tener mayor sensibilidad a los valores normales de H_2O_2.[23]

El EO es un factor crítico para inducir la liberación de quimiocinas de los queratinocitos que dirigen las células T CD8+ y conducen su migración al tejido de la piel, provocando la muerte de los melanocitos.[25] Además, las citoquinas producidas por las células T que invaden la piel pueden amplificar aún más la respuesta inmune. Se encuentran concentraciones notablemente altas de interleucinas proinflamatorias en la piel con vitíligo, perilesional y en el torrente sanguíneo periférico (IL-15, CXCL16, CXCL9, IL-17 e IL-1b), estas potencian la activación y expresión de proteínas citotóxicas en las células T CD8+. En cuanto a la interleucina, la IL-17 y la IL-1b actúan inhibiendo las proteínas melanosomales específicas de las células y activan las células T colaboradoras-17, que aumentan el daño celular al causar disfunción mitocondrial. La inhibición del eje quimiotáctico podría ser una opción terapéutica prometedora en el vitíligo.[25]

7.2.3. Células de Langerhans

Las células de Langerhans (CL) fueron descritas por Paul Langerhans en 1868.[26] Estas forman parte de la familia de células dendríticas y proceden de la medula ósea, de células progenitoras hematopoyéticas (HPC) CD34+. Pertenecen a la línea mieloide y forman parte del sistema mononuclear fagocítico.[27] Se identifican morfológicamente por microscopía electrónica por la presencia de los gránulos de Birbeck (estructuras en forma de raqueta de tenis). No tienen desmosomas, ni tonofilamentos, ni melanosomas, poseen prolongaciones digitantes y juegan un papel muy importante en el sistema de inmuno vigilancia de la piel humana. Son las principales células presentadoras de antígenos en la piel y forman una red casi continua que les permite captar los antígenos que penetran en la piel. Aunque representan menos del 1 % del total de las células de la piel, con sus largas prolongaciones ocupan hasta un 25% de la superficie de este órgano.

Son muy efectivas en la captación y procesamiento de antígenos exógenos y neoantígenos que presentan a los linfocitos T[28] estos, una vez activados, se multiplican y producen citocinas. Estudios inmunohistoquímicos permitieron el descubrimiento de varias de sus funciones inmunológicas.[27] Aparte de su aparición ocasional en sitios extra epiteliales (dermis, ganglios linfáticos dérmicos, ganglios linfáticos, timo) las CL, se encuentran confinadas al epitelio plano estratificado de la piel y las mucosas.[29]

En la epidermis las CL puede variar cuantitativamente de un individuo a otro y en cada región anatómica de 600 mm^2 a 1 000 por mm^2 en la cabeza, la cara, el cuello y las extremidades, a 200 por mm^2 en las palmas y las plantas, la región anogenital y la mucosa oral.

dado que se incrementa en las lesiones activas de vitíligo segmentario en comparación con la piel normal sin vitíligo, esto podría determinar una reducción del número de melanocitos y, por tanto, tener un papel importante en la etiopatogenia de la enfermedad.

Algunos estudios en piel con vitíligo, psoriasis, dermatitis por contacto y dermatitis atópica comparados con piel normal, han mostrado resultados diferentes, y a menudo, contradictorios.[30] Sin embargo en otro estudio donde se cuantificaron las CL en pacientes con vitíligo, se demostró que el número de estas células se incrementaba significativamente en las biopsias de piel afectada y del borde de las lesiones con vitíligo activo, en comparación con las biopsias de la piel aparentemente normal.

Otros trabajos han demostrado que los rayos UV influyen en la densidad de las CL. La exposición cutánea a la radiación UV tiene importantes consecuencias inmunológicas locales y sistémicas. En cultivo, las CL incrementan su potencia de presentación de antígenos. La exposición *in vivo* a los rayos UV A o B modifica la morfología y función de las CL, disminuyen su densidad y la expresión de antígenos. Las CL pueden perder sus marcadores de superficie, migrar o perecer, aunque algunas permanezcan en la epidermis. La radiación UVB suprime la inducción de la hipersensibilidad por contacto quizás ejerciendo sus efectos sobre las CL.[31]

7.3. Elevación de las concentraciones de H_2O_2 en la epidermis

La elevación de las concentraciones de H_2O_2 en la piel tiene diferentes consecuencias para las células implicadas en la melanogénesis. Este incremento de las concentraciones es debido no solo al incremento en los mecanismos generadores, sino también a defectos en los mecanismos detoxificadores.

7.3.1. Enzimas antioxidantes en el vitíligo

A nivel celular ocurren procesos biológicos endógenos que generan sustancias oxidantes. El organismo posee sistemas enzimáticos y no enzimáticos que protegen a las células del daño que pudiera provocar un desbalance de este equilibrio redox. En pacientes con vitíligo se han estudiado enzimas antioxidantes como CAT, NADPH oxidasa, MAO, NO• sintasa, SOD y GPx, tanto en eritrocitos como en tejido (Tab. 4.VII.1).

En estos pacientes la actividad de SOD se ha encontrado significativamente incrementada y la actividad de la GPx disminuida.[32] La CAT y la GPx son las enzimas que remueven el H_2O_2 por lo que resultan importantes reguladoras del EO. Su actividad disminuida provoca acumulación de H_2O_2. En 1991 se reportó en pacientes con vitíligo, una reducción en la actividad de CAT a nivel epidérmico mientras que otros autores en 2004, no encontraron actividad de esta enzima en eritrocitos.[33]

Tabla 4.VII.1. Actividad de enzimas vinculadas al ambiente redox en pacientes con vitíligo.

Enzimas	Actividad enzimática
Monoamino oxidasa-A (en epidermis)	↑
Óxido nítrico sintasa (en epidermis)	↑
Glutatión peroxidasa /Glutatión (en epidermis y en eritrocitos)	↓
Catalasa (en epidermis y en eritrocitos)	↓
Proteína-1 relacionada con tirosinasa (en epidermis)	↓
Superóxido dismutasa (en epidermis, en eritrocitos y en plasma)	↑
Actividad comparada con sujetos sanos. ↓: actividad disminuida; ↑: actividad incrementada.	

Estudios donde se ha examinado la unión de calcio a la calmodulina en presencia de H_2O_2 han revelado que la calmodulina oxidada pierde la capacidad para activar la ATPasa dependiente de calcio lo cual implica una captación disminuida de L-fenilalanina en la epidermis. Estos estudios que se realizaron en pacientes con vitíligo agudo demostraron que la actividad y expresión de la CAT epidérmica están disminuidas y por tanto la homeostasis del calcio de queratinocitos y melanocitos está alterada.[34-36]

En el 2004 se comprobó que en la epidermis de pacientes con vitíligo se acumulan concentraciones de H_2O_2 de aproximadamente 10^{-3}M unido a una disminución de la actividad y la expresión de la enzima CAT debido a la desactivación de su sitio activo.[37] La disminución de la CAT incrementa las concentraciones de H_2O_2 en la epidermis. El H_2O_2 es un inhibidor reversible de la tirosinasa humana y juega un importante papel en la regulación (concentración-dependiente) de señales colinérgicas epidérmica.[38]

7.3.2. H_2O_2 y colinesterasas

Las señales colinérgicas en células no neuronales son comparables con las que aparecen durante la neurotransmisión. La disfunción del sistema colinérgico no neuronal está involucrada en la patogénesis de enfermedades inflamatorias.[39]

La acetilcolina (Ach) y sus receptores están presentes en una gran variedad de células entre las que se encuentran: melanocitos, queratinocitos, fibroblastos, células endoteliales y células del sistema inmune. Por esta razón están involucradas en funciones básicas de la piel como son la diferenciación de queratinocitos, la formación de la barrera epidérmica, la producción de sebo, la circulación sanguínea, la respuesta inmune, la angiogénesis, entre otras y por tanto pueden estar modificados en enfermedades como el vitíligo, la psoriasis y la dermatitis atópica.[40]

Estudios espectroscópicos en vitíligo demostraron que la cascada colinérgica está severamente afectada debido a la acumulación de H_2O_2 en el orden de los mM lo que oxida los residuos de aminoácidos de proteínas y péptidos y afecta su función.[41] En 2006 se demostró la presencia de butirilcolinestrasa (BchE) en la epidermis humana. En este compartimento la actividad de esta enzima es superior a la de la acetilcolinesterasa (AchE) y también está sujeta a la regulación del H_2O_2 de manera concentración dependiente. Se ha comprobado que bajas concentraciones de H_2O_2 (10^{-6} M) activan esta enzima por incremento de la $V_{máx}$ mientras que mayores concentraciones (10^{-3} M) inhiben su actividad con una significativa disminución de la $V_{máx}$.[37]

En pacientes con vitíligo agudo, los residuos de metionina y triptófano tanto de la AchE como la BchE de la epidermis, son blanco del H_2O_2, lo que conduce a la acumulación de acetilcolina en la epidermis de dichos pacientes; la colinoacetiltransferasa (chAT) no se afecta. Este proceso fue revertido con un tratamiento que incluía pseudocatalasa.[42] Las colinesterasas inactivadas contribuyen al mantenimiento y promoción del EO.

7.3.3. H_2O_2 y Tetrahidrobiopterinas

Es sabido que la L-fenilalanina en el citosol de los melanocitos epidérmicos promueve la formación de L-tirosina a partir de la fenilalanina hidroxilasa. Esta tirosina es el sustrato precursor de la melanina o la adrenalina. El cofactor 6-tetrahidrobiopterina ($6BH_4$) es producido tanto en melanocitos como en queratinocitos para regular la actividad de la tirosina hidroxilasa (TH), fenilalanina hidroxilasa (PAH) y T.

Estudios realizados en el 2004 demostraron el papel del 6HB$_4$ en la regulación de la pigmentación humana. Concentraciones de 6HB$_4$ en un intervalo de 10^{-6} M inhibieron la actividad de la T después de ser activada con L-tirosina; este mecanismo produjo H$_2$O$_2$ a partir del O$_2$. Sin embargo, en ausencia del sustrato, la 6HB$_4$ se oxidó directamente a 7,8 dihidrobiopterina por acción de la T la que es activada a bajas concentraciones de H$_2$O$_2$ ($< 0,3 \cdot 10^{-3}$M). La 6BH$_4$ oxidada (6-biocterina) es citotóxica en melanocitos epidérmicos. La inhibición de T por exceso de 6HB$_4$ es revertida con MSH-α por formación de un complejo 6HB4-MSH-α.[43]

El H$_2$O$_2$ derivado de cualquier fuente podría regular todos los procesos dependientes de 6BH$_4$ entre los que se encuentran la hidroxilación de la L-fenilalanina, L-tirosina, L-triptófano, la producción de NO• y varios procesos inmunomoduladores (Fig.4.VII.3).[44]

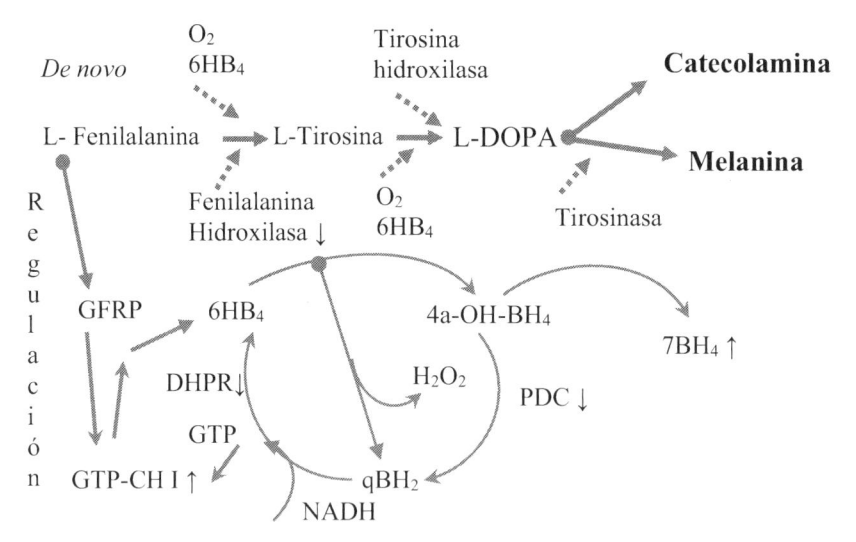

Fig.4.VII.3. Ruta de la síntesis de biopterinas, producción de H$_2$O$_2$. DHPR, dihidropteridina reductasa; 7BH$_4$, 7-tetrahidrobiopterina; 6BH$_4$, 6-tetrahidrobiopterina; TH, tirosina hidroxilasa; PAH, fenilalanina hidroxilasa. GTP, trifosfato de guanosina; GTP-CH I, GTP ciclohidroxilasa 1; GRFP, Proteina reguladora de GTP-CH 1; PCD, 4ª hidroxi BH$_4$ dehidratasa. qBH$_2$, dihidropterina quinonoide. Tanto los queratinocitos como los melanocitos epidérmicos tienen la maquinaria bioquímica para la producción de novo/regulación y reciclaje de la 6BH$_4$ por vía autocrina.

Desde 1994 se reportó que en pacientes con vitíligo había una excesiva síntesis *de novo* de 6HB$_4$ lo que provocaba incremento de noradrenalina tanto en plasma como en orina y acumulación de 7-tetrahidrobiopterina (7BH$_4$) en epidermis;

esto último podría bloquear el suplemento de L-tirosina de la L-fenilalanina por inhibición competitiva con la fenilalanina hidoxilasa. Tanto la $6HB_4$ como la $7BH_4$ favorecen el EO en pacientes con vitíligo. Estos pacientes acumulan concentraciones en el orden de los milimolares de H_2O_2 tanto en epidermis como en linfocitos y monocitos sanguíneos. El H_2O_2 afecta numerosas enzimas entre las que se encuentra la dihidropteridina reductasa (DHPR). Concentraciones menores de 30 µM de H_2O_2 incrementan la actividad de esta enzima mientras que mayores concentraciones la desactivan.[45] Estos resultados se pusieron de manifiesto cuando se expuso a la luz UVB /pseudocatalasa a pacientes con vitíligo y las concentraciones de DHPR retornaron a los valores normales luego de inhibirse el exceso de H_2O_2 de la epidermis.

7.3.4. H_2O_2 y Proopiomelanocortinas

La MSH-α, al igual que la ACTH, son hormonas polipeptídicas derivadas de la división de la POMC. La piel humana tiene la capacidad para sintetizar, de forma autocrina, los péptidos derivados de la POMC. Se ha demostrado la presencia y la funcionabilidad de MSH-α y -β, ACTH, y -β endorfinas en la regulación de la pigmentación de la piel. Se sabe además que los melanocitos expresan mayores concentraciones de POMC comparado con los queratinocitos.

Los residuos de metionina de los péptidos derivados de POMC, a través de su actividad proteolítica dependiente de Ca^{2+}, son los blancos de la oxidación provocada por la alta concentración de H_2O_2 presente en la epidermis de pacientes con vitíligo. Esto contribuye a la reducción epidérmica de la expresión de dichos péptidos derivados de POMC lo que se ha podido comprobar en pacientes con un estadio temprano de vitíligo. En dichos pacientes quedó evidenciado que la β-endorfina oxidada pierde su función en la melanogénesis.[46]

La MSH-α aumenta la melanogénesis estimulando la actividad de las enzimas TRP-1 y TRP-2, mediante su unión al MC1R, principal receptor de melacortinas en la epidermis humana y al que se le ha reconocido recientemente su papel como antioxidante. Tanto la MSH-α como la ACTH de melanocitos humanos poseen efectos mitogénicos y melanogénicos similares.

Estos efectos están mediados por la unión a su receptor específico de MC1R; ambos poseen similar afinidad. La activación de MC1R es importante en la respuesta del melanocito humano a las radiaciones UV. Esta respuesta, que está mediada fundamentalmente por la MSH-α, es independiente de la síntesis de melanina y ocurre por la inhibición de la apoptosis del melanocito inducida por las radiaciones UV. La supervivencia de la MSH-α es debido a la reducción del daño al DNA inducido por dichas radiaciones.[47,48]

La expresión del MC1R, así como de las enzimas involucradas en la síntesis de melanina, están reguladas por el factor de transcripción asociado a microftalmia (MITF). La unión de MSH a su receptor, activa la adenilato ciclasa incrementándose la concentración intracelular de AMPc lo que conduce a la activación del MITF. En melanocitos normales el EO reduce la expresión de MITF sin embargo, esta reducción podría proteger a las células de un EO más severo. La expresión reducida de MITF, por tanto, podría disminuir la expresión de TRP1.

En el vitíligo los melanocitos están en un continuo estado de EO y la muerte celular es el resultado de fallas en el sistema antioxidante o de fallas en la regulación de la TRP-1. La muerte celular temprana de melanocitos en el vitíligo podría estar relacionada con el incremento de la sensibilidad al EO lo cual puede estar dado por problemas en la síntesis de TRP-1 y su interacción con calnexinas.

La reducción del MITF podría disminuir también la expresión de genes que promueven la apoptosis durante el EO. Las concentraciones de MITF podrían tener un significativo impacto en la sobrevida e iniciación de la apoptosis en el melanocito. Trabajos recientes demuestran que los melanocitos expresan constitutivamente Bcl-2, Bax y otras proteínas implicadas en fenómenos de apoptosis celular.

La proteína p altera la disponibilidad del GSH, lo que reduce la capacidad del melanocito para remover las quimio toxinas y combatir el EO. La inhibición de la melanogénesis podría ser el resultado de la regulación negativa del MITF inducida por H_2O_2 lo que en última instancia podría provocar la muerte del melanocito observada en el vitíligo.[49]

7.3.5. H_2O_2 y Proteínas del estrés

Las células estresadas por cualquier causa, se caracterizan por una elevada expresión de proteínas del estrés. Se sabe que estas, en medio intracelular, tienen actividad citoprotectora pero una vez liberadas al medio extracelular, pueden inducir la respuesta inmune. Estas células sirven como antígeno en algunas enfermedades autoinmunes o pueden inducir fagocitosis y procesamiento de antígenos «chaperones» mediante células dendríticas (CD). Las CD ejercen su efecto mediante la expresión en su superficie, de miembros de la familia del factor necrosante de tumores (TNF) que van a reconocer a sus respectivos receptores en las células estresadas.

En el melanocito estresado se expresa el ligando inductor de apoptosis relacionado con el TNF (TRAIL) por lo que podría comportarse como una célula tumoral y podría iniciarse una respuesta citotóxica a dicho melanocito evidenciándose, en última instancia, la despigmentación observada en el vitíligo.

La despigmentación en el vitíligo está acompañada por la infiltración de células T a la piel dañada dada por la activación de células dendríticas las que son activadas como consecuencias de la expresión de las PS en la epidermis lesionada. Se sabe además que las PS son blancos de las quinonas. Su unión inhibe el adecuado balance redox y promueve la actividad de la p53 por lo que podría iniciarse el proceso apoptótico potenciándose la actividad quimiotóxica e inducirse un estado de EO. Las concentraciones incrementadas de H_2O_2

encontradas en la piel de pacientes con vitíligo podrían contribuir a la activación de las proteínas del estrés y las posibles consecuencias que de ello se derivan.[19]

Jimbow et al.[21] sugirieron que la muerte celular temprana del melanocito se debe al incremento de la sensibilidad al EO lo cual se relaciona con la afectación de la síntesis y procesamiento de la tirosinasa liberada de proteína 1 (TRP-1). En estudios realizados en membranas celulares de melanocitos de pacientes con vitíligo se registró mayor intensidad de fluorescencia de rodamina 123 y C11-BODIPY 581/591 lo que indica una producción acelerada de RL y POL de membrana asociado a un patrón alterado en la distribución de cardiolipinas. Dell'Anna et al.[50] demostraron también una actividad reducida del complejo de transporte de electrones de la membrana mitocondrial todo lo que hace pensar que esta inestabilidad de los lípidos de membrana del melanocito en vitíligo induce la síntesis de RL lo que determina la lisis celular.

Teniendo en cuenta muchos de los hallazgos hasta ahora encontrados, la regulación del EO podría contribuir a la mejoría en los pacientes con vitíligo pues los estudios más recientes enfocan esta enfermedad mediada por ERO donde el ambiente redox - H_2O_2 intracelular, controla la función del melanocito de manera concentración dependiente. En este ámbito el papel del H_2O_2 juega un papel crucial por lo cual las terapias encaminadas a controlar sus concentraciones pudieran conducir al éxito terapéutico.

El vitíligo es el resultado de la compleja interacción entre factores genéticos, ambientales e inmunológicos lo cual, en última instancia, conduce a la despigmentación de la piel. No obstante, independientemente de la causa que lo origine, existen rutas metabólicas comunes que dan como resultado la manifestación clínica observada en estos pacientes en los cuales el H_2O_2 parece tener un papel protagónico.

7.4 Terapia antioxidante en el vitiligo

Hasta la fecha, se han estudiado muchos medicamentos, incluidos los antioxidantes, para respaldar o reemplazar las terapias estándar para el vitíligo. La vit. C junto con sus derivados suprime la actividad de la tirosinasa. Los resultados de un ensayo controlado aleatorio mostraron que la vit. C oral redujo el EO en pacientes con vitíligo.[51] Sin embargo, otra revisión sistemática y metanálisis sobre el uso de la vit. C no lograron mostrar resultados reproducibles.[52] La vit. E absorbe ciertas longitudes de onda además de prevenir la peroxidación lipídica. La vit. E puede prevenir el EO causado por la fototerapia UV-A, pero no afecta la mejora clínica de las lesiones de vitíligo.[53] Un metaanálisis reveló valores reducidos de Se en pacientes asiáticos con vitiligo, mientras que este hallazgo no se observó en pacientes caucásicos. El Zn puede proteger a los melanocitos a través de sus funciones antiapoptótica y antioxidante. También puede modular la producción de melanina mediante la liberación de estimulantes de alfa-melanocitos y la precipitación de glicoproteínas α2 de Zn en los tejidos. Además, el Zn pertenece a un tipo de elementos no específicos que ayudan a regular la inmunidad mediada por células y a controlar la expresión genética. Un estudio evaluó los cambios en los niveles séricos de Zn en un grupo de pacientes iraníes con vitíligo. Los resultados sugirieron que las alteraciones en los valores séricos de Zn estaban asociadas con el vitíligo y pueden tener un potencial crucial en el desarrollo de la enfermedad.[54,55] El extracto de G. biloba previene la apoptosis inducida por el daño oxidativo de los melanocitos mediante la disminución del H_2O_2 e inhibe la respuesta autoinmune de los melanocitos mediante la represión de la secreción de Hsp70.[56] Los estudios han demostrado la eficacia de la administración oral de G. biloba en el tratamiento del vitíligo localizado de propagación lenta.[57] Además, el extracto de G. biloba EGb761 previene que los melanocitos humanos sufran EO estimulado por H_2O_2 mediante la inducción de Nrf2.[58]

Se ha documentado que varias sustancias orgánicas (simvastatina, aspirina, vit. D y minociclina), así como medicamentos a base de hierbas (glicirricina, afzelina, 6-shogaol, genipósido, 8-metoxipsoraleno y cinamaldehído), protegen a los melanocitos humanos contra el EO a través de la activación de la vía Nrf2/ARE.[59]

En un ensayo clínico aleatorio se descubrió una aparente disminución en el índice de vitíligo, después de 8 semanas de uso tópico de gel de CoQ10.[7] Un ensayo clínico aleatorizado no demostró ningún beneficio significativo del ácido α-lipoico oral y la fototerapia UV-A en el tratamiento del vitíligo.[60] Sin embargo, otro estudio clínico demostró que la combinación de ácido α-lipoico oral, inyección de beta-metasona y fototerapia UV-A es efectiva y segura para el vitíligo progresivo no segmentario.[61]

El uso de antioxidantes en el tratamiento del vitíligo puede parecer atractivo debido a sus propiedades protectoras contra el EO. Sin embargo, la revisión de la literatura reveló que se necesita más investigación sobre estos temas. En la mayoría de los casos, los antioxidantes tomados en monoterapia no logran producir una mejora significativa en la repigmentación de la piel. Para lograr resultados satisfactorios, deben usarse junto con la farmacología o fototerapia estándar.[7]

Bibliografía Sección 4. Capítulo VII

1. Bergqvist C, Ezzedine K. Vitiligo: A Review. *Dermatology.* 2020;236(6):571-592.
2. Cunningham KN, Rosmarin D. Vitiligo Treatments: Review of Current Therapeutic Modalities and JAK Inhibitors. *Am J Clin Dermatol.* Mar 2023;24(2):165-186.
3. Sehgal VN, Srivastava G. Vitiligo: compendium of clinico-epidemiological features. *Indian J Dermatol Venereol Leprol.* May-Jun 2007;73(3):149-156.
4. Fitzpatrick T, Wolff K, Goldsmith L, Katz S, Gilchrest B, Paller A. Dermatology in general medicine. 7 ed. United States of America: McGraw-Hill; 2008: 616-611.
5. Jarrett A, Szabo G. The pathological varieties of vitiligo and their response to treatment with meladinine. *Br J Dermatol.* Oct 1956;68(10):313-326.
6. Westerhof W, d'Ischia M. Vitiligo puzzle: the pieces fall in place. *Pigment Cell Res.* Oct 2007;20(5):345-359.
7. Bialczyk A, Welniak A, Kaminska B, Czajkowski R. Oxidative Stress and Potential Antioxidant Therapies in Vitiligo: A Narrative Review. *Mol Diagn Ther.* Nov 2023;27(6):723-739.
8. Fitzpatrick TB, Breathnach AS. [the Epidermal Melanin Unit System]. *Dermatol Wochenschr.* May 18 1963;147:481-489.
9. Schallreuter KU, Wood JM. The importance of L-phenylalanine transport and its autocrine turnover to L-tyrosine for melanogenesis in human epidermal melanocytes. *Biochem Biophys Res Commun.* Aug 27 1999;262(2):423-428.
10. Aviles JA, Lazaro P. [Genetic predisposition in cutaneous melanoma]. *Actas Dermosifiliogr.* May 2006;97(4):229-240.
11. Denat L, Kadekaro AL, Marrot L, Leachman SA, Abdel-Malek ZA. Melanocytes as instigators and victims of oxidative stress. *J Invest Dermatol.* Jun 2014;134(6):1512-1518.
12. Mathachan SR, Khurana A, Gautam RK, Kulhari A, Sharma L, Sardana K. Does oxidative stress correlate with disease activity and severity in vitiligo? An analytical study. *J Cosmet Dermatol.* Jan 2021;20(1):352-359.
13. Mulayim MK, Kurutas EB, Nazik H, Ozturk P. Assessment of Oxidative/Nitrosative Stress and Raftlin in Vitiligo. *Indian J Dermatol.* Sep-Oct 2022;67(5):624.
14. Said ER, Nagui N, Rashed LA, Mostafa WZ. Oxidative stress and the cholinergic system in non-segmental vitiligo: Effect of narrow band ultraviolet b. *Photodermatol Photoimmunol Photomed.* Jul 2021;37(4):306-312.
15. Nie XJ, Hao BZ, Zhang BL, Li YY. GATA3 ameliorates melanocyte injuries in vitiligo through SIRT3-mediated HMGB1 deacetylation. *J Dermatol.* Apr 2023;50(4):472-484.
16. Zhou J, An X, Dong J, et al. IL-17 induces cellular stress microenvironment of melanocytes to promote autophagic cell apoptosis in vitiligo. *FASEB J.* Sep 2018;32(9):4899-4916.
17. Moellmann G, Klein-Angerer S, Scollay DA, Nordlund JJ, Lerner AB. Extracellular granular material and degeneration of keratinocytes in the normally pigmented epidermis of patients with vitiligo. *J Invest Dermatol.* Nov 1982;79(5):321-330.
18. Gauthier Y, Cario Andre M, Taieb A. A critical appraisal of vitiligo etiologic theories. Is melanocyte loss a melanocytorrhagy? *Pigment Cell Res.* Aug 2003;16(4):322-332.
19. Le Poole IC, Wankowicz-Kalinska A, van den Wijngaard RM, Nickoloff BJ, Das PK. Autoimmune aspects of depigmentation in vitiligo. *J Investig Dermatol Symp Proc.* Jan 2004;9(1):68-72.
20. Yohn JJ, Norris DA, Yrastorza DG, et al. Disparate antioxidant enzyme activities in cultured human cutaneous fibroblasts, keratinocytes, and melanocytes. *J Invest Dermatol.* Sep 1991;97(3):405-409.
21. Jimbow K, Chen H, Park JS, Thomas PD. Increased sensitivity of melanocytes to oxidative stress and abnormal expression of tyrosinase-related protein in vitiligo. *Br J Dermatol.* Jan 2001;144(1):55-65.
22. Frenkel K, Chrzan K. Hydrogen peroxide formation and DNA base modification by tumor promoter-activated polymorphonuclear leukocytes. *Carcinogenesis.* Mar 1987;8(3):455-460.

23. Pelle E, Mammone T, Maes D, Frenkel K. Keratinocytes act as a source of reactive oxygen species by transferring hydrogen peroxide to melanocytes. *J Invest Dermatol.* Apr 2005;124(4):793-797.
24. Pelle E, Huang X, Mammone T, Marenus K, Maes D, Frenkel K. Ultraviolet-B-induced oxidative DNA base damage in primary normal human epidermal keratinocytes and inhibition by a hydroxyl radical scavenger. *J Invest Dermatol.* Jul 2003;121(1):177-183.
25. He S, Xu J, Wu J. The Promising Role of Chemokines in Vitiligo: From Oxidative Stress to the Autoimmune Response. *Oxid Med Cell Longev.* 2022;2022:8796735.
26. Sakula A. Paul Langerhans (1847-1888): a centenary tribute. *J R Soc Med.* Jul 1988;81(7):414-415.
27. Stingl G. [International League of Dermatological Societies (ILDS)--history, structure, mission and challenges]. *J Dtsch Dermatol Ges.* Feb 2003;1(2):89-90, 92.
28. Davies JE, White SA, Clayton HA, Swift SM, Dennison AR. Inflammatory response after total pancreatectomy and islet autotransplantation. *Transplant Proc.* Mar 1998;30(2):307.
29. McKenna K, Beignon AS, Bhardwaj N. Plasmacytoid dendritic cells: linking innate and adaptive immunity. *J Virol.* Jan 2005;79(1):17-27.
30. Brown J, Winklemann RK, Wolff K. Langerhans cells in vitiligo: a qualitative study. *J Invest Dermatol.* Oct 1967;49(4):386-390.
31. LeVee GJ, Oberhelman L, Anderson T, Koren H, Cooper KD. UVA II exposure of human skin results in decreased immunization capacity, increased induction of tolerance and a unique pattern of epidermal antigen-presenting cell alteration. *Photochem Photobiol.* Apr 1997;65(4):622-629.
32. Ines D, Sonia B, Riadh BM, et al. A comparative study of oxidant-antioxidant status in stable and active vitiligo patients. *Arch Dermatol Res.* Sep 2006;298(4):147-152.
33. Agrawal D, Shajil EM, Marfatia YS, Begum R. Study on the antioxidant status of vitiligo patients of different age groups in Baroda. *Pigment Cell Res.* Jun 2004;17(3):289-294.
34. Schallreuter KU. Advances in melanocyte basic science research. *Dermatol Clin.* Jul 2007;25(3):283-291, vii.
35. Schallreuter KU, Bahadoran P, Picardo M, et al. Vitiligo pathogenesis: autoimmune disease, genetic defect, excessive reactive oxygen species, calcium imbalance, or what else? *Exp Dermatol.* Feb 2008;17(2):139-140; discussion 141-160.
36. Schallreuter KU, Gibbons NC, Zothner C, Abou Elloof MM, Wood JM. Hydrogen peroxide-mediated oxidative stress disrupts calcium binding on calmodulin: more evidence for oxidative stress in vitiligo. *Biochem Biophys Res Commun.* Aug 17 2007;360(1):70-75.
37. Schallreuter KU, Elwary SM, Gibbons NC, Rokos H, Wood JM. Activation/deactivation of acetylcholinesterase by H2O2: more evidence for oxidative stress in vitiligo. *Biochem Biophys Res Commun.* Mar 5 2004;315(2):502-508.
38. Spencer JD, Gibbons NC, Rokos H, Peters EM, Wood JM, Schallreuter KU. Oxidative stress via hydrogen peroxide affects proopiomelanocortin peptides directly in the epidermis of patients with vitiligo. *J Invest Dermatol.* Feb 2007;127(2):411-420.
39. Wessler I, Kirkpatrick CJ. Acetylcholine beyond neurons: the non-neuronal cholinergic system in humans. *Br J Pharmacol.* Aug 2008;154(8):1558-1571.
40. Kurzen H, Wessler I, Kirkpatrick CJ, Kawashima K, Grando SA. The non-neuronal cholinergic system of human skin. *Horm Metab Res.* Feb 2007;39(2):125-135.
41. Schallreuter KU, Gibbons NC, Elwary SM, Parkin SM, Wood JM. Calcium-activated butyrylcholinesterase in human skin protects acetylcholinesterase against suicide inhibition by neurotoxic organophosphates. *Biochem Biophys Res Commun.* Apr 20 2007;355(4):1069-1074.
42. Schallreuter KU, Kothari S, Chavan B, Spencer JD. Regulation of melanogenesis--controversies and new concepts. *Exp Dermatol.* May 2008;17(5):395-404.
43. Wood JM, Chavan B, Hafeez I, Schallreuter KU. Regulation of tyrosinase by tetrahydropteridines and H2O2. *Biochem Biophys Res Commun.* Dec 24 2004;325(4):1412-1417.

44. Schallreuter KU, Moore J, Wood JM, et al. Epidermal H(2)O(2) accumulation alters tetrahydrobiopterin (6BH4) recycling in vitiligo: identification of a general mechanism in regulation of all 6BH4-dependent processes? *J Invest Dermatol.* Jan 2001;116(1):167-174.
45. Hasse S, Gibbons NC, Rokos H, Marles LK, Schallreuter KU. Perturbed 6-tetrahydrobiopterin recycling via decreased dihydropteridine reductase in vitiligo: more evidence for H2O2 stress. *J Invest Dermatol.* Feb 2004;122(2):307-313.
46. Spencer JD, Gibbons NC, Bohm M, Schallreuter KU. The Ca2+-binding capacity of epidermal furin is disrupted by H2O2-mediated oxidation in vitiligo. *Endocrinology.* Apr 2008;149(4):1638-1645.
47. Kadekaro AL, Kanto H, Kavanagh R, Abdel-Malek ZA. Significance of the melanocortin 1 receptor in regulating human melanocyte pigmentation, proliferation, and survival. *Ann N Y Acad Sci.* Jun 2003;994:359-365.
48. Kadekaro AL, Kavanagh RJ, Wakamatsu K, Ito S, Pipitone MA, Abdel-Malek ZA. Cutaneous photobiology. The melanocyte vs. the sun: who will win the final round? *Pigment Cell Res.* Oct 2003;16(5):434-447.
49. Manga P, Sheyn D, Yang F, Sarangarajan R, Boissy RE. A role for tyrosinase-related protein 1 in 4-tert-butylphenol-induced toxicity in melanocytes: Implications for vitiligo. *Am J Pathol.* Nov 2006;169(5):1652-1662.
50. Dell'Anna ML, Ottaviani M, Albanesi V, et al. Membrane lipid alterations as a possible basis for melanocyte degeneration in vitiligo. *J Invest Dermatol.* May 2007;127(5):1226-1233.
51. Fallah M, Abedini R, Mahiabadi SA, Montazeri S, Hosseinzadeh-Attar MJ, Ebrahimpour-Koujan S. The effect of vitamin C on oxidative stress indices and skin regimentation of vitiligo patients. *Arch Dermatol Res.* Nov 2023;315(9):2655-2660.
52. Speeckaert R, Dugardin J, Lambert J, et al. Critical appraisal of the oxidative stress pathway in vitiligo: a systematic review and meta-analysis. *J Eur Acad Dermatol Venereol.* Jul 2018;32(7):1089-1098.
53. Akyol M, Celik VK, Ozcelik S, Polat M, Marufihah M, Atalay A. The effects of vitamin E on the skin lipid peroxidation and the clinical improvement in vitiligo patients treated with PUVA. *Eur J Dermatol.* Jan-Feb 2002;12(1):24-26.
54. Khoshdel Z, Gholijani N, Niknam M, Rahmani N, Hemmati-Dinarvand M, Naghibalhossaini F. Serum Copper and Zinc Levels Among Iranian Vitiligo Patients. *Dermatol Pract Concept.* Nov 2022;12(4):e2022140.
55. Zou P, Du Y, Yang C, Cao Y. Trace element zinc and skin disorders. *Front Med (Lausanne).* 2022;9:1093868.
56. Lu L, Wang S, Fu L, Liu D, Zhu Y, Xu A. Bilobalide protection of normal human melanocytes from hydrogen peroxide-induced oxidative damage via promotion of antioxidase expression and inhibition of endoplasmic reticulum stress. *Clin Exp Dermatol.* Jan 2016;41(1):64-73.
57. Parsad D, Pandhi R, Juneja A. Effectiveness of oral Ginkgo biloba in treating limited, slowly spreading vitiligo. *Clin Exp Dermatol.* May 2003;28(3):285-287.
58. Zhang S, Yi X, Su X, et al. Ginkgo biloba extract protects human melanocytes from H(2)O(2) -induced oxidative stress by activating Nrf2. *J Cell Mol Med.* Aug 2019;23(8):5193-5199.
59. Chang WL, Ko CH. The Role of Oxidative Stress in Vitiligo: An Update on Its Pathogenesis and Therapeutic Implications. *Cells.* Mar 19 2023;12(6).
60. Sun Y, Guan X, Wang H, et al. Randomized clinical trial of combined therapy with oral alpha-lipoic acid and NB-UVB for nonsegmental stable vitiligo. *Dermatol Ther.* Jan 2021;34(1):e14610.
61. Li L, Li L, Wu Y, Gao XH, Chen HD. Triple-combination treatment with oral alpha-lipoic acid, betamethasone injection, and NB-UVB for non-segmental progressive vitiligo. *J Cosmet Laser Ther.* Jun 2016;18(3):182-185.

Sección 4. Ambiente Redox y las Enfermedades
Capítulo VIII

Ambiente Redox en la Infertilidad Masculina

8.1. Infertilidad masculina, generalidades

Teniendo en cuenta que la especie humana tiene un bajo potencial reproductivo y considerando que la fecundidad mensual máxima de una pareja menor de 30 años no llega al 30 %, se concluye que al final del primer año el 80 % de las parejas ha logrado un embarazo y un 90 % a los 18 meses. Promediando los diferentes estudios epidemiológicos la tasa de infertilidad masculina y femenina está en un 15 %. En cuanto a la infertilidad masculina, su incidencia pura es de un 33 % y se aumenta un 20 % cuando coexiste con otras patologías.

Aunque se dispone de estadísticas globales, se ha descubierto que los hombres son los responsables del 20 % al 30 % de los casos de infertilidad y contribuyen al 50 % de los casos totales. De hecho, hasta el 2 % de todos los hombres exhibirán parámetros de esperma subóptimos. Aproximadamente el 50 % de los casos asociados con la infertilidad están influenciados por parámetros seminales deficientes conocidos como infertilidad por factor masculino; sin embargo, esto varía de una región a otra.[1]

Es importante solicitar el espermograma al inicio del estudio de la pareja infértil antes de cualquier estudio invasivo en la mujer, pues en caso de detectarse una infertilidad masculina se procede inmediatamente a profundizar en su estudio. Debemos tener presente que los valores de referencia del espermograma en los casos de infertilidad masculina corresponden a población fértil pero no indican fertilidad o infertilidad masculina, ya que hombres con valores por debajo pueden conseguir gestaciones.

El daño al ADN, en gran parte debido al EO, es una de las principales causas de la función defectuosa de los espermatozoides. Los altos niveles de EO producen daños en el ADN, las transcripciones de ARN y los telómeros de los espermatozoides y, por lo tanto, podrían proporcionar una etiología subyacente común de la infertilidad masculina y la pérdida recurrente de embarazos, además de malformaciones congénitas, trastornos neuropsiquiátricos complejos y cánceres infantiles en niños engendrados por hombres con espermatozoides defectuosos. Los espermatozoides son altamente vulnerables al EO debido que presentan bajos niveles de defensa antioxidante y a un mecanismo único y limitado de detección y reparación de daños en el ADN.[2] Además, también se producen daños oxidativos a proteínas y lípidos.[1]

8.1.1. Mecanismos de Infertilidad Masculina

Pueden deberse a alteraciones a nivel de cualquiera de estos cuatro mecanismos básicos: efecto directo gonadotóxico, alteración de la función endocrina del eje Hipotálamo-Hipófisis Testículo (H-H-T), disminución de la libido, efecto directo sobre la eyaculación o la función eréctil, lo cual se traduce en infertilidad masculina.

Las gonadotoxinas dañan las células germinales en el testículo o inhiben la función de las Células de Sertoli, conduciendo a una espermatogénesis alterada que se traduce en una disminución de la cantidad de esperma e infertilidad masculina. Los mecanismos de retroalimentación a nivel del eje H-H-T pueden ser alterados por la administración de terapias hormonales, anabólicos esteroideos, así como algunos medicamentos usados en psiquiatría, dando como resultado concentraciones anormales de gonadotropinas o testosterona.

Los medicamentos que causan eyaculación retrógrada, bloqueo del reflejo espinal o inhiben la emisión del eyaculado, alteran directamente la eyaculación. Cualquier droga que interfiera con los eventos vasculares o neurológicos implicados en el fenómeno de la erección, producen una disfunción eréctil.

Finalmente, hay que tener presente que existen muchos medicamentos que alteran la libido actuando a nivel del SNC, disminuyen el deseo y afectando la fertilidad, y conducen a la infertilidad masculina.

8.1.2. Causas de Infertilidad Masculina

Existen múltiples orígenes de la infertilidad en el varón, por lo cual inicialmente de deben explorar sus antecedentes positivos o de buen pronóstico como el haber tenido embarazos previos, un normal rendimiento sexual, y de mal pronóstico como los antecedentes de cirugías a nivel de testículos como en los casos de criptorquidia (causa frecuente de infertilidad masculina), herniorrafia inguinal, así como otros procedimientos operatorios a nivel pélvico, antecedente de cáncer y administración de medicamentos para quimioterapia o radioterapia, trauma a nivel testicular, procesos inflamatorios de transmisión sexual (epididimitis, orquitis, infección de las glándulas sexuales accesorias) atrofias, obstrucciones de los conductos eyaculadores, exposición a tóxicos como pesticidas, herbicidas, medicamentos que incluyen antibióticos, antihipertensivos, psicoterapéuticos, hormonas, (nitrofurantoina, sulfasalazina, cimetidina, colchicina, antisicóticos, fenotiazina, testosterona como reemplazo hormonal, anabólicos esteroideos), drogas (cigarrillo, marihuana, cocaína, alcohol).

Es siempre recomendable la exploración física para descartar cualquier patología que se relacione con infertilidad masculina como es el índice de masa corporal elevado (obesidad), signos de virilización presentes, genitales presentes y normales, volumen y consistencia testiculares normales, deferentes palpables, pene y meato urinario normal.

8.1.3. Espermograma

Es el indicador de la función exocrina de las glándulas sexuales masculinas y es quien orienta sobre las diversas patologías del sistema genital. Se debe tener presente que los valores de referencia del espermograma en los casos de infertilidad masculina corresponden a la población fértil pero no indican fertilidad o infertilidad masculina, ya que hombres con valores por debajo pueden conseguir gestaciones. Se sugiere la repetición del espermograma cuando los resultados sugieran una infertilidad masculina. En caso de existir discrepancias entre los dos resultados, se debe hacer un tercero. Los parámetros a determinar son: examen macroscópico (pH, aspecto, viscosidad, tiempo de licuefacción y volumen), concentración de espermatozoides y otras células, movilidad, vitalidad y concentración de formas normales, aglutinación y detección de anticuerpos antiespermatozoides, sobre todo en los casos de infertilidad inexplicada o de fallo en la fertilización en ciclos *in vitro*.

8.2. Infertilidad masculina y estrés oxidativo

Son crecientes las evidencias que señalan al EO como un factor significativo involucrado en la etiología de la infertilidad masculina, este contribuye al desarrollo de la patología entre un 30 % y un 80 % de los casos analizados.[3-5] La producción celular de ERO fue observada por primera vez en espermatozoides de mamíferos a finales de los años cuarenta. Entre el 30 % y el 80 % de los hombres infértiles presentan niveles elevados de ERO seminales.[6]

Resulta incuestionable la participación del EO en la patogenia de la infertilidad masculina. Una buena parte de los pacientes que sufren de este padecimiento presentan niveles elevados de ERO, cuya presencia en el semen constituye un reflejo del desbalance entre su producción por los elementos celulares y su degradación por los sistemas antioxidantes. Como consecuencia de este desequilibrio, los lipoperóxidos generados disminuyen la capacidad fertilizante de los espermatozoides. La determinación de indicadores de daño oxidativo y defensas antioxidantes proporciona una información muy útil sobre la calidad de el espermatogénesis y resulta de gran valor para el diagnóstico de la infertilidad que involucra al EO.[7,8] Las ERO son generadas por los espermatozoides y los leucocitos del semen, y producen la infertilidad por dos mecanismos fundamentales. En primer lugar, el daño de la membrana de los espermatozoides, que disminuye la motilidad espermática y su capacidad de fusionarse con el óvulo. En segundo lugar, las ERO pueden alterar el ADN del esperma.

8.2.1. Efecto de la ERO sobre la función espermática

Como ya se ha mencionado existen dos mecanismos fundamentales por los cuales el EO incide negativamente sobre la fertilidad masculina. El primero de ellos, a través de la afectación a la membrana lipídica, lo cual trae como consecuencia una disminución de la motilidad y la capacidad de fusión con el óvulo y por otra parte un aumento excesivo de ERO puede causar daños en el material genético contenido en las células sexuales masculinas.[9]

Las ERO pueden tener efectos perjudiciales o beneficiosos sobre las funciones espermáticas, lo cual depende de la naturaleza y la concentración de la especie involucrada, así como del momento y el sitio de exposición. La producción de ERO se ha relacionado con el proceso de maduración del espermatozoide y los cambios de fluidez de la membrana del mismo, lo cual es importante a la hora de su fusión con el óvulo. Pero por otra parte pueden dañar proteínas, ácidos nucleicos y causar pérdida de movilidad y fertilidad.[10]

Debido al alto contenido de AGPI, los espermatozoides humanos son especialmente sensibles al daño por ERO, y al parecer el H_2O_2 es el más tóxico de estos agentes químicos.[10] Los lipoperóxidos y sus productos de degradación como el MDA y 4-hidroxialquenales son altamente tóxicos para las células sexuales masculinas y provocan daños irreversibles a la motilidad. La POL de la membrana se correlaciona con la disminución de la motilidad espermática y con los defectos morfológicos del cuerpo de los gametos masculinos. También cabe destacar que varias observaciones sugieren la existencia de una asociación negativa entre la capacidad de fusión espermatozoide-óvulo y los valores de ERO.

Es conocido que la integridad del ADN constituye un indicador del proceso de espermatogénesis y de la fertilidad masculina. Las ERO pueden causar hipercondensación del núcleo espermático como resultado de una excesiva oxidación de los grupos sulfhidrilos proteicos.

Aproximadamente el 10 % de espermatozoides provenientes de hombres fértiles poseen niveles medibles de daño al ADN, mientras que en aquellos que provienen de hombres infértiles, este porcentaje oscila entre un (20-25) %.[11] Aunque la mayor parte del ADN espermático es nuclear existe una pequeña fracción que es de origen mitocondrial. Este ADN codifica para 37 genes de los cuales 13 lo hacen para polipéptidos que forman parte de subunidades de los complejos enzimáticos involucrados en el proceso de fosforilación oxidativa. Esta puede ser una de las causas por las cuales el espectro de mutación del ADN mitocondrial en el espermatozoide puede ser de 10 a 100 veces mayor que el ADN nuclear.[12]

Las ERO son capaces de dañar el ADN a través de la oxidación de las bases de purina y pirimidina, así como del esqueleto carbonado. El ADN normalmente se encuentra empaquetado y protegido por las protaminas.[13] En el caso de la infertilidad masculina existe un déficit de estas proteínas. Por otra parte, otro de los mecanismos que pueden mediar el daño al ADN inducido por ERO es la activación de la apoptosis y consecuentemente con ello la degradación enzimática del ADN a través de la acción de las caspasas.[14]

Es conocido que elevadas concentraciones de ERO, fundamentalmente H_2O_2, provocan efectos nocivos sobre el espermatozoide. Sin embargo, se ha podido comprobar que la generación moderada y controlada de $O_2^{\bullet}$, $NO^{\bullet}$ y H_2O_2 por espermatozoides humanos y bovinos, es necesaria para que se produzca la capacitación de estas células.[15] A través de este proceso de capacitación el espermatozoide adquiere la capacidad fecundativa, el cual se lleva a cabo mediante una serie de eventos moleculares complejos y aun no del todo esclarecidos.[16] Entre estos se encuentran el influjo de calcio, el incremento en la fluidez de la membrana plasmática, del pH intracelular y del AMPc, la activación de cascadas de transducción de señales y la fosforilación de proteínas.[17] Muchos de estos procesos son iniciados y regulados por las ERO.[18]

Espermatozoides humanos incubados bajo condiciones de capacitación comienzan inmediatamente a producir $O_2^{\bullet-}$. La adición al medio de SOD 30 min después de haber comenzado el proceso no previno la capacitación espermática, lo cual sugiere que las ERO inducen la iniciación de una cascada de señales que conlleva a la iniciación de este proceso.[16] Por otra parte, se ha podido simular a través de modelos experimentes el incremento de la generación de AMPc a través de la adición de $O_2^{\bullet-}$ o donadores de $NO^{\bullet}$, lo cual ocurre al comienzo de la capacitación y refuerza el criterio sobre la importancia de la participación de las ERO en la adquisición de la capacidad fértil del espermatozoide.

8.2.2. Principales daños a los espermatozoides producidos por el EO

En un informe, MacLeod, 1943[19] observó que la incubación de esperma en condiciones de alta tensión de oxígeno conduce a una rápida pérdida de su motilidad. La adición de la enzima CAT al medio ha preservado la motilidad espermática, sugiriendo que el esperma debe producir H_2O_2 en un metabolismo oxidativo normal.

Desde esta publicación, se ha descubierto que tres mecanismos están relacionados entre sí en la infertilidad masculina mediada por EO que son la movilidad reducida, el deterioro de la fertilización y el daño oxidativo del ADN.

Disminución de la motilidad espermática

La patología subyacente detrás de los RL para reducir la capacidad de la motilidad espermática se registró por primera vez por Jones *et al.*[20] en 1979. Se informó que las ERO provocan la peroxidación de la membrana de los espermatozoides que induce la disminución de su flexibilidad y, por tanto, el movimiento de la cola. La membrana de los espermatozoides es vulnerable a este tipo de daño, ya que contiene grandes cantidades de ácidos grasos insaturados. Los daños directos de las ERO a la mitocondria, disminuyen la disponibilidad de energía, lo que también pueden impedir la motilidad espermática. Por cualquier mecanismo de EO se dificulta la motilidad espermática que se traduce en la llegada de menos espermatozoides para la fertilización de ovocitos.[21]

Bajos niveles de producción de RL por el esperma juegan un papel positivo en la preparación para la fertilización (capacitación). El H_2O_2 estimula la reacción acrosomal y la hiperactivación del esperma, ayudando así a los espermatozoides al tránsito por la zona pelúcida y cúmulos. Bajas concentraciones de H_2O_2 también causan la fosforilación de tirosina, que aumentan la unión a la zona pelúcida de la proteína ZP-3 de la membrana del espermatozoide en última instancia para impulsar la fusión espermatozoide-óvulo. Sin embargo, los altos niveles de producción de ERO conducen a la peroxidación de la membrana acrosomal de espermatozoides, a la disminución de la actividad del acrosoma y a problemas de fusión esperma-óvulo.[22]

Fragmentación del ADN de los espermatozoides

Se ha confirmado el vínculo entre el EO y el daño del ADN del esperma utilizando diversas técnicas como la de TUNEL, ensayo de la estructura de la cromatina del esperma (SCSA) y la medición del subproducto de la oxidación del ADN 8-OHdG. Además, dos grupos han correlacionado el aumento oxidativo del esperma con el daño del ADN y la subformación de blastocistos *in vitro*.[23] El daño paternal del ADN es reconocido como una causa importante del pobre desarrollo de blastocistos. Por último, un estudio prospectivo de 225 parejas que planificaban su primer embarazo encontró una fuerte relación inversa entre la concentración seminal del 8-OHdG y la fecundidad natural mensual.[24]

Durante la concepción natural o la fertilización *in vitro* (FIV) de rutina, el daño oxidativo a la membrana de los espermatozoides por lo general bloquea la fertilización y previene el daño de ADN paternal en la creación de un embrión. Sin embargo, durante la FIV-ICSI (fertilización *in vitro* por inyección intra citosólica) esta barrera natural a la fertilización se pierde y los espermatozoides que contienen el ADN dañado significativamente aún pueden lograr la fecundación tras varias microinyecciones.

Muchos de estos embriones, en última instancia fallan en el blastocisto o en la etapa fetal temprana, existiendo la posibilidad de que el niño nazca con daños derivados del ADN paterno. Las consecuencias de ello son aún desconocidas, pero se ha sugerido que pueden originar defectos genéticos y el cáncer infantil. Los orígenes del EO en el esperma se resumen en la Fig. 4.VIII.1.

La infertilidad masculina se puede clasificar en relación con su afectación por la generación de ERO en dos tipos:

8.2.3. Infertilidad Idiopática

El factor de infertilidad masculina idiopática se ha asociado con el EO por varios grupos de investigación. Una de las principales causas de esta asociación es la observación de espermatozoides morfológicamente anormales que tienen una mayor capacidad de generación de ERO, pero también una reducción de la capacidad antioxidante. Debido a que cerca de un tercio de los hombres infértiles presentan teratozoospermia, no es sorprendente que el EO en el esperma se identifique en la población infértil masculina idiopática. Incluso los hombres con infertilidad idiopática normozoospérmica exponen valores superiores de ERO seminales y niveles inferiores de la capacidad de producción de antioxidantes que los hombres fértiles por razones aún desconocidas.

4. Ambiental
Metales pesados, contaminación, perticidas, hebicidas, calor, plásticos.

5. Infecciones
Genitourinarias, sistémicas.

3. Estilos de vida
Fumar, alcolismo, obesidad, estrés, edad paterna avanzada, dieta pobre.

ERO

6. Autoinmunes
Protatitis crónica, torsión, vasectomía.

Antioxidantes

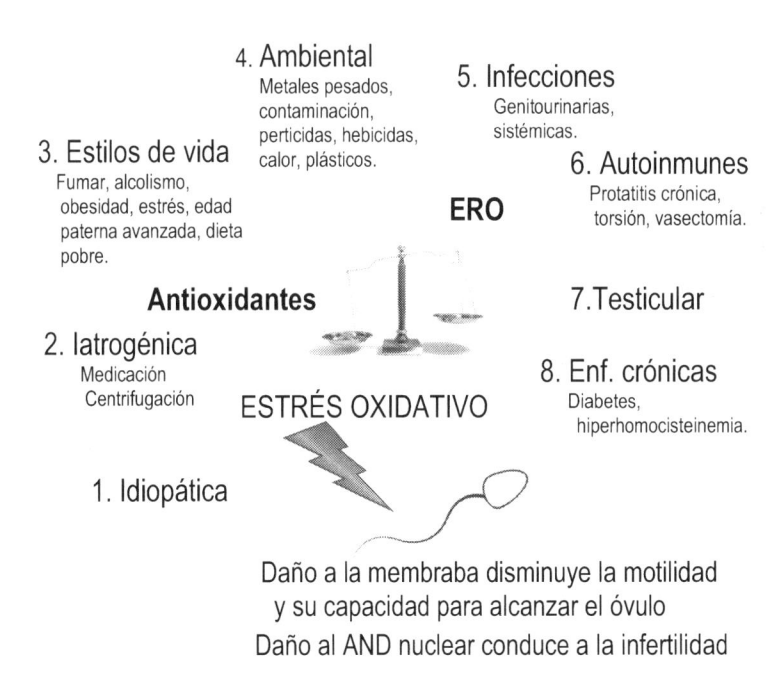

7. Testicular

2. Iatrogénica
Medicación
Centrifugación

ESTRÉS OXIDATIVO

8. Enf. crónicas
Diabetes, hiperhomocisteinemia.

1. Idiopática

Daño a la membraba disminuye la motilidad y su capacidad para alcanzar el óvulo
Daño al AND nuclear conduce a la infertilidad

Fig.4.VIII.1. Balance del EO según la etiología de la infertilidad masculina. ERO, Especies Reactivas del Oxígeno.

8.2.4. Infertilidad Iatrogénica

El uso de tecnologías de reproducción asistida puede agravar el EO en el esperma. Durante el tratamiento de FIV y IIU el esperma se centrifuga para separar los espermatozoides del plasma seminal. Esto agrava el EO ya que la centrifugación muchas veces aumenta la producción de ERO del esperma, mientras que elimina la protección de los antioxidantes del esperma.

Además, la crio preservación de espermatozoides, otra técnica frecuentemente utilizada, se asocia con un aumento del EO en los espermatozoides. Este daño incluye la peroxidación de lípidos, la fragmentación del ADN y la pérdida de motilidad y viabilidad de los espermatozoides.[25] El uso de antioxidantes exógenos, como el coenzima Q_{10}, ha demostrado ser efectivo para mitigar los efectos negativos del EO en los espermatozoides criopreservados, mejorando la motilidad y reduciendo la apoptosis.[25] Fármacos como la ciclofosfamida, agente de quimioterapia, se han vinculado con el EO del esperma. Hay reportes que prueban que la administración de ciclofosfamida en los animales aumenta el MDA testicular y produce una caída de la actividad de CAT en los testículos, lo que implica la presencia de EO. Fármacos como la aspirina y el paracetamol (acetaminofeno) también pueden producir EO mediante el incremento de la actividad del citocromo P450 y por lo tanto impulsar la generación de ERO.

8.3. Factores de riesgo

Hábito de fumar

El tabaquismo tiene efectos negativos en la infertilidad masculina. Según recientes estudios se ha descubierto que muchos RL del humo de cigarro atraviesan la barrera hemato-testicular, donde en el líquido seminal provocan alteraciones en los parámetros espermiológicos clásicos y en la calidad nuclear de los espermatozoides que compromete las posibilidades de embarazo. El EO es el principal causante de estas alteraciones. Fumar provoca un aumento del 48 % en las concentraciones de leucocitos seminales y un aumento del 107 % en los valores de ERO seminales. Los fumadores tienen disminuidas las concentraciones de antioxidantes en plasma seminal como la vit. E y C, colocando su esperma en un riesgo adicional de daño oxidativo. Esto ha sido confirmado por el hallazgo de un importante aumento de las concentraciones de 8-OHdG en plasma seminal de fumadores.[26]

Alcoholismo

El consumo excesivo de alcohol provoca un aumento sistémico de EO pues el etanol estimula la producción de ERO, mientras que muchos alcohólicos tienen dietas deficientes en antioxidantes. Un estudio de alcohólicos en 46 hombres en edad reproductiva ha sugerido la presencia del EO en el testículo por una importante reducción de la testosterona en el plasma, el aumento de la POL en suero derivados y un descenso en antioxidantes.[27]

Dieta

Deficiencias en la dieta han sido asociadas con daños oxidativos en el esperma según varios grupos de investigación. Un estudio examinó la ingesta alimentaria de diversos antioxidantes y nutrientes (vit. C y E, β-caroteno, el folato y Zn) en un grupo de 97 sujetos sanos no fumadores y se correlacionó con la calidad del esperma.

En este estudio se observó una correlación significativa entre la ingesta de vit. C y la concentración de esperma, y entre la ingesta total de vit. E y la movilidad progresiva de los espermatozoides lo cual coincide con informes anteriores donde se ha observado un vínculo significativo entre las concentraciones plasmáticas seminales de vit. E y el aumento en el porcentaje de espermatozoides móviles en el esperma. Sin embargo, este estudio no pudo confirmar un vínculo entre la baja ingesta de antioxidantes y el daño del ADN del esperma.[28] Esto fue sorprendente dado que otros investigadores han vinculado bajas concentraciones de vit. C en plasma seminal con un aumento de los niveles de daño del ADN del esperma. Es posible que las concentraciones de cada uno de los antioxidantes en los fluidos seminales puedan reflejar con mayor precisión efectos biológicos de la ingesta alimentaria de diferentes fuentes de alimentos y las técnicas de preparación pueden modificar mucho la ingesta antioxidante. Alternativamente, las diferencias en las poblaciones estudiadas pueden explicar los resultados discrepantes. Hombres fértiles con bajos niveles de daño oxidativo pueden no ser tan dependientes de antioxidantes seminales para la protección de la integridad del ADN de su esperma. Por lo tanto, una deficiencia de la dieta en antioxidantes no podrá dar lugar al daño oxidativo del ADN en el esperma de hombres fértiles.

Estrés

El estrés psicológico produce una reducción en la calidad del semen por un mecanismo relacionado con el deterioro de la gonadotropina. Sin embargo, estudios prospectivos recientes han vinculado un período del estrés psicológico con una reducción en la calidad del esperma mediado por un aumento en la generación de ERO del plasma seminal y una reducción en la protección antioxidante.[29]

Edad

Varios estudios han informado que los daños del ADN del esperma aumentan con la edad en hombres fértiles y en hombres infértiles. Es posible que el aumento del daño al ADN del esperma por oxidación sea la patología subyacente. Un estudio observacional ha confirmado que el EO sistémico aumenta con la edad. Los estudios en animales utilizando ratas macho en un modelo establecido de edad reproductiva, confirma que el esperma de los animales más viejos produce más RL que el de los animales jóvenes y tienen una reducción de la actividad de antioxidantes enzimáticos, lo que resulta en un aumento de las ERO que median el daño del ADN de los espermatozoides.

Medio ambiente

Varios contaminantes del medio ambiente se han relacionado con el EO testicular. Plaguicidas como el lindano, metoxicloro y el herbicida dioxina TCDD han sido relacionados con el EO testicular en modelos de roedores. La exposición a los ftalatos puede ocurrir a través de la dieta el consumo, la absorción cutánea o la inhalación y se ha vinculado con problemas de espermatogénesis y un aumento de daño del ADN del esperma.

La administración oral de ésteres ftalatos a ratas promueve un aumento de la generación de ERO en el testículo y la consiguiente disminución de los niveles de antioxidantes, que culminan en el deterioro de la espermatogénesis.[30] También se ha demostrado que la exposición al dióxido de azufre produce EO en el testículo de animales de laboratorio. Los contaminantes del aire tales como partículas diesel actúan como potentes estímulos para la generación de ERO en leucocitos.[31] Si bien ningún estudio ha vinculado directamente los contaminantes del aire con el EO testicular, es posible que estos agentes oxidantes sean los responsables del aumento del daño del ADN del esperma observados después de períodos de suspensión de la contaminación del aire. La exposición a metales pesados ha sido concluyente en la vinculación con el daño oxidativo del esperma. Tanto el cadmio como el plomo están relacionados con un aumento en el EO testicular y un consiguiente aumento de la oxidación del ADN del esperma. El aumento de la infertilidad observado en los soldadores y trabajadores de las fábricas de pintura puede ser debido al daño oxidativo del ADN del esperma resultante de la inhalación de vapores de metales.

Infección del tracto genitourinario

Las bacterias responsables de la infección de la próstata pueden provenir de las vías urinarias o pueden ser adquiridas por transmisión sexual.[32] Todos estos agentes patógenos crean una respuesta inflamatoria aguda, con una afluencia de leucocitos en el tracto genital y un consiguiente aumento de la producción de ERO. En los hombres propensos a las infecciones genitourinarias recurrentes, como los parapléjicos, se ha confirmado un alto grado de daño oxidativo en el esperma. La infección por *Chlamydia* también se ha vinculado con un incremento en el daño oxidativo del esperma. Infecciones virales también pueden iniciar el daño oxidativo a los espermatozoides. El vínculo común entre los patógenos virales como el citomegalovirus, virus del herpes simple (HSV), virus de Epstein-Barr ha sido examinado por varios grupos en la infertilidad oxidativa. Solamente HSV parece tener un posible papel en el inicio del daño oxidativo a los espermatozoides.

Estilos de vida

El aumento de la actividad física está vinculado con una reducción de la cantidad de esperma, la motilidad y el correspondiente aumento de los signos bioquímicos de EO testicular. La obesidad produce EO pues el tejido adiposo libera citocinas proinflamatorias que aumentan los leucocitos y la producción de ERO. Además, la acumulación del tejido adiposo en la región de la ingle se ha relacionado con el EO y la reducción de la calidad del esperma.[33]

8.4. Fuentes generadoras de ERO en el semen

En el semen existen dos fuentes generadoras de ERO fundamentales: los espermatozoides y los leucocitos. La población celular predominante de leucocitos son los neutrófilos. Como la producción de ERO es uno de los mecanismos principales a través del cual los neutrófilos destruyen a los patógenos, no resulta sorprendente que sean estos leucocitos la causa de EO en el semen, el cual puede ser controlado y temporal, o llegar a ser crónico y conducir a daño celular.

En la actualidad aún se debate sobre el papel que juegan los espermatozoides y los leucocitos en la etiología del EO en el semen.[9] Se ha reportado que la generación de ERO es 1 000 veces mayor en leucocitos que en espermatozoides durante la capacitación, lo cual sugiere que los leucocitos son la fuente generadora principal de ERO en el semen.

Varios investigadores han informado de una correlación positiva entre el número de leucocitos seminales y la producción de ERO. El estado de activación de leucocitos también debe desempeñar un papel importante en la determinación final de ERO. Esta conclusión se apoya en la observación de una correlación positiva de ERO seminales y citocinas proinflamatorias del plasma seminal como la IL-6 y el TNFα.[34]

Cada eyaculación contiene una cantidad de leucocitos que se correlaciona con la producción de ERO presente en los espermatozoides. Sin embargo, se han utilizado técnicas de aislamiento de esperma para confirmar que los espermatozoides por sí mismos son los responsables de la generación de algunas ERO y se sabe que estos también aportan ERO. La importancia relativa de esperma y leucocitos para producir ERO varía entre los individuos, pero puede estimarse utilizando el activador específico de leucocitos, N-formil metionina-leucina-fenilalanina (FMLP). La capacidad de los espermatozoides para producir ERO se correlaciona inversamente con su estado de madurez. Durante la espermatogénesis, se produce una pérdida citoplasmática que permite que el esperma pase de su forma condensada a su forma alargada. Los espermas teratozooespérmicos inmaduros se caracterizan a menudo por la presencia de un exceso de residuos en el citoplasma. Estos residuos son ricos en la enzima glucosa-6-fosfato deshidrogenasa, una enzima que controla las concentraciones de glucosa y la producción intracelular de la β-nicotinamida adenina dinucleótido fosfato (NADPH) a través de la derivación hexosa monofosfato. NADPH se utiliza para estimular la generación de ERO a través de NADPH oxidasa que se encuentra dentro de la membrana de los espermatozoides. Como resultado de ello, el esperma teratozoospérmica produce mayores cantidades de ERO en comparación con espermatozoides que presentan una morfología espermática diferente. La existencia de actividad de NADPH oxidasa en los espermatozoides se ensayó mediante la adición de NADPH y la medición de la producción del $O_2^{\bullet-}$ por espectroscopia de resonancia paramagnética de electrones, encontrándose que $O_2^{\bullet-}$ no se producía. Sin embargo, la presencia de NADPH oxidasa Ca-dependiente, llamada NOX5 ha sido confirmado en el esperma.

La NOX específica del esperma es muy distinta de la NADPH oxidasa de los leucocitos, la actividad del NOX5 no se controla por la proteína quinasa C como ocurre en los leucocitos. La expresión del NOX5 en espermatozoides de pacientes con infertilidad asociada al EO es actualmente desconocida. La importancia relativa de los leucocitos y los espermatozoides en la etiología de EO se encuentra actualmente en debate. La tasa de la producción de ERO por leucocitos se ha descrito que es 1 000 veces superior a la de los espermatozoides en la fase de capacitación, esto comprueba que los leucocitos son los productores dominantes de ERO seminales. Cuando la producción de ERO del esperma se determina por partes se le denomina: ERO intrínseca a la aportada por los espermatozoides y ERO extrínseca a la aportada por los leucocitos. Tanto ERO intrínsecas como extrínsecas se correlacionan negativamente con la integridad del ADN del esperma y la relación es mucho más alta para la producción de ERO intrínsecas. Esto sugiere que los leucocitos producen menos ERO y por tanto la determinación de ERO intrínseca es una variable importante en términos de fertilidad.

8.5. Protección antioxidante del líquido espermático

8.5.1. Antioxidantes endógenos

El plasma seminal y los espermatozoides están dotados de una amplia gama de antioxidantes.

Antioxidantes enzimáticos

La SOD, está presente tanto en el esperma como en el plasma seminal. La adición de SOD a los espermatozoides confirma la protección de la agresión oxidativa. Mientras que algunos investigadores han informado de valores menores de actividad SOD en plasma seminal de hombres infértiles, otros no han detectado modificaciones en este indicador.

La CAT, la mayoría de las evidencias apoyan una relación entre la deficiencia de la actividad de la catalasa seminal y la infertilidad masculina.

La GPx, es el último miembro de la tríada de antioxidantes enzimáticos seminales. Las GPx están presentes en el testículo, próstata, vesículas seminales, conducto deferente, epidídimo, plasma seminal y espermatozoides. GPx debe desempeñar un importante papel protector contra la oxidación, su inhibición específica *in vitro* utilizando mercaptosuccinato conduce a un gran aumento de la POL en el esperma. El factor de infertilidad masculina ha sido vinculado con una reducción en el plasma seminal y los espermatozoides de la actividad de la GPx. Además, se ha informado que en los hombres que exhiben leucospermia asociada al EO, tienen una significativa reducción de la actividad de GPx dentro de sus espermatozoides. Por último, la continua actividad de GPx depende de la regeneración de GSH por la GR. La actividad coordinada de GPx, GR y GSH claramente desempeñan un papel central en la protección de los espermatozoides del ataque oxidativo.

Antioxidantes no enzimáticos

Los antioxidantes no enzimáticos presentes en el semen son ácido ascórbico, α-tocoferol, GSH, aminoácidos (taurina, hipotaurina), albúmina, carnitina, carotenoides, flavonoides, urato y prostasomas. Estos agentes, principalmente actúan directamente en la neutralización de la actividad de los RL. Sin embargo, también ofrecen protección contra el ataque de los RL por otros mecanismos. La albúmina puede interceptar los RL por oxidarse a sí misma, y evita así el ataque al esperma. Alternativamente, orgánulos extracelulares (prostasomas) secretados por la próstata se ha demostrado que se funden con leucocitos en el semen y reducen la producción de RL. Un número importante de investigadores han informado una reducción significativa en la actividad antioxidante no enzimática del plasma seminal en pacientes infértiles en comparación con los hombres fértiles.[35,36]

Los antioxidantes contenidos en el plasma seminal son obviamente útiles para la prevención del esperma contra el ataque oxidativo después de la eyaculación. Sin embargo, durante la espermatogénesis y el almacenamiento epididimal, el esperma no está en contacto con los antioxidantes del plasma seminal. El esperma, por lo tanto, es vulnerable al daño oxidativo durante el tránsito epididimal, especialmente cuando hay inflamación epididimal que ocurre en hombres con infección del tracto genital. Además, la biopsia testicular de los hombres con varicocele ha mostrado un aumento del EO asociado con un aumento del daño oxidativo del ADN de espermatogonias y espermatocitos. Por lo tanto, mientras que los antioxidantes del plasma seminal pueden ayudar a minimizar el EO en el esperma eyaculado no tienen capacidad para prevenir el daño oxidativo iniciado en el nivel del testículo y el epidídimo.

8.6. Tratamiento / manipulación del EO en la infertilidad masculina

8.6.1. Administración de suplementos de vitaminas y antioxidantes

Una elevada concentración de homocisteína se ha relacionado con el EO. El grupo de vit. B, ácido fólico, vit. B_6 y B_{12} son los que aumentan la eficiencia enzimática de la MTHFR y la β-sintasa cistationina que son enzimas responsables de eliminar la homocisteína de la circulación. Si bien todavía debe ser probado, para mejorar la calidad del esperma, el uso de suplementos vitamínicos grupo B es probablemente justificado en cualquier hombre que tenga hiperhomocisteinemia y EO, teniendo en cuenta que este tratamiento es económico y sin efectos secundarios significativos. Existen más de 30 estudios publicados sobre el efecto de distintos tratamientos antioxidantes en los parámetros espermáticos. Con esa gran cantidad de pruebas, se espera arribar a conclusiones firmes acerca de la eficacia clínica de los antioxidantes orales en función del esperma. En este momento no existe un consenso debido a la utilización de diferentes tipos y dosis de antioxidantes, falta de estudios prospectivos controlados con placebo y los pequeños tamaños de muestra.

Muchos ensayos pequeños controlados no informan mejoramientos significativos en la concentración espermática, motilidad y morfología durante la terapia antioxidante. Sin embargo, como estos estudios están abiertos a este sesgo de revisión sólo consideran adecuadamente ensayos controlados llevados a cabo con placebo o posibles ensayos de medición del EO (peroxidación del esperma y daño del ADN). Varios estudios han informado que los niveles de ERO en el semen pueden reducirse por aumentar la capacidad de protección del plasma seminal utilizando suplementos antioxidantes orales. Los antioxidantes orales astaxantina, carnitina o una combinación de antioxidantes como la acetilcisteína, β-caroteno, vit. E y ácidos grasos esenciales han demostrado reducir directamente niveles de ERO seminales. Un estudio control aleatorio que comparó 3 meses de tratamiento con vit. E (600 mg / día) contra un placebo ha confirmado esta reducción en los niveles de ERO seminales. Además, una combinación de 400 mg de vit. E y 225 µg de Se o 300 mg de la vit. E por sí sola han demostrado en estudios controlados con placebo reducir las concentraciones de MDA en esperma. Por último, un estudio clínico aleatorizado bien diseñado, de 2 meses de tratamiento con 1 g de vit. C y E, informó una reducción muy importante de los daños al ADN del espermatozoide.[37] Esta conclusión se apoya por estudios no controlados que han informado también una reducción de daños en el ADN del esperma con el uso de una combinación de vit. C y E (400 mg de cada uno), β-caroteno (18 mg), zinc y selenio.[38] o una combinación de n-acetil-cisteína, 180 mg de vit. E, 30 mg de β-caroteno y ácidos grasos esenciales. Si bien muchos estudios relativamente mal diseñados han demostrado que los suplementos de antioxidantes pueden mejorar el conteo de espermatozoides y la morfología, la mayoría de los estudios de buena calidad no encuentras resultados satisfactorios. El único parámetro que parece mejorar con la terapia oral de antioxidantes es la motilidad espermática. Muchos estudios bien realizados han mostrado mejorías pequeñas pero significativas en la motilidad de los espermatozoides con la administración de suplementos de carnitina, Se, vit. E, vit. E y Se, GSH y astaxantina. Sin embargo, dos estudios clínicos prospectivo que compararon vit. C y E con la suplementación con placebo encontraron que estos antioxidantes no tienen capacidad para mejorar la motilidad espermática.

Aunque muchos estudios de tratamiento con antioxidantes han mostrado mejoras en la calidad del esperma, la capacidad de traducir estos cambios en la mejora de las posibilidades de embarazo es menos clara. Se ha informado que el tratamiento con vitamina E resultó en una disminución significativa de ERO en el daño a los espermatozoides y una mejora en la tasa de embarazo espontáneo en un estudio de una duración de 6 meses. Por el contrario, otros autores no informan de ninguna mejora de embarazo espontáneo tras 2 meses de tratamiento con una combinación de vit. C y E. Por último, una reciente comparación de la formulación antioxidante Menevit® (vit. C 100 mg, vit. E 400 UI, sulfato de Zn 25 mg, ácido fólico 500 μg, licopeno 6 mg, aceite de ajo 333 μg, Se-metionina 26 μg) contra un placebo reveló un aumento significativo de la tasa de embarazo clínico si el antioxidante era tomado por 3 meses antes del tratamiento de fecundación *in vitro* por inyección intracitoplasmática de esperma FIV-ICSI.[39]

El nutracéutico Menevit® se postula que mejora la calidad del esperma por dos mecanismos complementarios. En primer lugar, contiene antioxidantes como las vit. C y E, Se y licopeno para proteger el esperma de ERO ya producidas. En segundo lugar, contiene el ajo que tiene un efecto antiinflamatorio, por lo que puede reducir la producción de ERO de leucocitos seminales, ayudando a proteger el esperma de ataque por ERO. Si bien no se ha demostrado todavía que la terapia combinada como Menevit® mejora la integridad del ADN del esperma, parece lógico que el uso de varios antioxidantes con diferentes modos de acción, junto con un agente para reducir la producción de ERO en leucocitos tienen más probabilidades de resultar en un efecto beneficioso.

8.6.2. Extracción quirúrgica de espermatozoides

Se ha sugerido que mientras que los espermatozoides están en contacto con las células de Sertoli están relativamente protegidos del ataque oxidativo, mientras que durante el almacenamiento en el epidídimo pueden sufrir EO. Dos estudios han comparado el ADN de esperma de calidad en la misma persona, utilizando dos técnicas de extracción diferente: 1) eyacular o 2) aspiración quirúrgica de espermatozoides de epidídimo. Estos estudios reportan mejoras significativas en la calidad del ADN de los espermatozoides obtenidos de muestras de testículo. Desafortunadamente ninguno de estos estudios evaluó el daño oxidativo a los espermatozoides por lo que actualmente es incierto si la exposición al EO epididimal es la única razón para observar las diferencias en la calidad del ADN. Como regla, el recurso de utilizar espermatozoides procedentes de testículo en hombres con mala calidad de ADN sólo debe hacerse si los tratamientos más conservadores como el estilo de vida y modificación de la terapia antioxidante han fracasado.

8.6.3. Técnicas de laboratorio para reducir los efectos del EO

La aplicación de técnicas de centrifugación a las muestras de semen para su uso posterior en la fecundación asistida puede originar EO en el semen. Esto puede ser controlado reduciendo el tiempo de centrifugación del semen o utilizando técnicas de separación alternativas que pueden impedir que el semen este en contacto con otro medio que no sea el plasma seminal. Además, trabajando con muestra de esperma en baja tensión de oxígeno (5 % O_2/95 % de CO_2) se ha demostrado una mejora significativa en la calidad de los espermatozoides mediante la reducción de la producción de ERO seminales provenientes de los leucocitos. Evitar el uso de espermatozoides crio preservados en la fertilización también es ideal ya que se producen ERO durante la congelación y daño a los espermatozoides. La preparación de espermatozoides en medios de preservación con una variedad de antioxidantes también puede ser favorable para protegerlos contra el EO. La adición de CAT / SOD, vit. C, vit. E, ácido ferúlico, EDTA, GSH / hipo taurina, albúmina y N-acetil-cisteína a los medios de preparación de esperma, ha demostrado que puede proteger a los espermatozoides del ataque oxidativo. En la actualidad los medios de cultivo comerciales de preparación de esperma no contienen antioxidantes, además de la albúmina y aminoácidos. La optimización de los medios de preservación de los espermatozoides es una tarea de investigación pendiente.

Bibliografía Sección 4. Capítulo VIII

1. Takalani NB, Monageng EM, Mohlala K, Monsees TK, Henkel R, Opuwari CS. Role of oxidative stress in male infertility. *Reprod Fertil.* Jul 7 2023;4(3).
2. Bisht S, Faiq M, Tolahunase M, Dada R. Oxidative stress and male infertility. *Nat Rev Urol.* Aug 2017;14(8):470-485.
3. Agarwal A, Gupta S, Sikka S. The role of free radicals and antioxidants in reproduction. *Curr Opin Obstet Gynecol.* Jun 2006;18(3):325-332.
4. Agarwal A, Nandipati KC, Sharma RK, Zippe CD, Raina R. Role of oxidative stress in the pathophysiological mechanism of erectile dysfunction. *J Androl.* May-Jun 2006;27(3):335-347.
5. Agarwal A, Prabakaran S, Allamaneni SS. Relationship between oxidative stress, varicocele and infertility: a meta-analysis. *Reprod Biomed Online.* May 2006;12(5):630-633.
6. Agarwal A, Parekh N, Panner Selvam MK, et al. Male Oxidative Stress Infertility (MOSI): Proposed Terminology and Clinical Practice Guidelines for Management of Idiopathic Male Infertility. *World J Mens Health.* Sep 2019;37(3):296-312.
7. Garrido N, Meseguer M, Simon C, Pellicer A, Remohi J. Pro-oxidative and anti-oxidative imbalance in human semen and its relation with male fertility. *Asian J Androl.* Mar 2004;6(1):59-65.
8. Mallok A, Martínez-Sánchez G, Flores-Sánchez RM, Alonso-Rodríguez CÁ. Relación entre indicadores clínicos del espermograma y variables redox en infertilidad masculina [Association between clinical indicators of spermogram and redox variables in the male infertility]. *Revista Cubana de Farmacia.* 2011;45(3):361-379.

9. Tremellen K. Oxidative stress and male infertility--a clinical perspective. *Hum Reprod Update.* May-Jun 2008;14(3):243-258.
10. Gliozzi TM, Zaniboni L, Maldjian A, Luzi F, Maertens L, Cerolini S. Quality and lipid composition of spermatozoa in rabbits fed DHA and vitamin E rich diets. *Theriogenology.* Apr 1 2009;71(6):910-919.
11. Schwartz M, Vissing J. Paternal inheritance of mitochondrial DNA. *N Engl J Med.* Aug 22 2002;347(8):576-580.
12. O'Brien J, Zini A. Sperm DNA integrity and male infertility. *Urology.* Jan 2005;65(1):16-22.
13. Oliva R. Protamines and male infertility. *Hum Reprod Update.* Jul-Aug 2006;12(4):417-435.
14. Villegas J, Schulz M, Soto L, Iglesias T, Miska W, Sanchez R. Influence of reactive oxygen species produced by activated leukocytes at the level of apoptosis in mature human spermatozoa. *Fertil Steril.* Mar 2005;83(3):808-810.
15. Ford WC. Regulation of sperm function by reactive oxygen species. *Hum Reprod Update.* Sep-Oct 2004;10(5):387-399.
16. O'Flaherty C, de Lamirande E, Gagnon C. Positive role of reactive oxygen species in mammalian sperm capacitation: triggering and modulation of phosphorylation events. *Free Radic Biol Med.* Aug 15 2006;41(4):528-540.
17. De Jonge C. Biological basis for human capacitation. *Hum Reprod Update.* May-Jun 2005;11(3):205-214.
18. de Lamirande E, Lamothe G, Villemure M. Control of superoxide and nitric oxide formation during human sperm capacitation. *Free Radic Biol Med.* May 15 2009;46(10):1420-1427.
19. Henkel R. Oxidative Stress and Toxicity in Reproductive Biology and Medicine: Historical Perspectives and Future Horizons in Male Fertility. *Adv Exp Med Biol.* 2022;1358:1-7.
20. Jones WR. The investigation of immunological infertility. *Med J Aust.* Aug 25 1979;2(4):188-192.
21. Kao SH, Chao HT, Chen HW, Hwang TI, Liao TL, Wei YH. Increase of oxidative stress in human sperm with lower motility. *Fertil Steril.* May 2008;89(5):1183-1190.
22. Barati E, Nikzad H, Karimian M. Oxidative stress and male infertility: current knowledge of pathophysiology and role of antioxidant therapy in disease management. *Cell Mol Life Sci.* Jan 2020;77(1):93-113.
23. Meseguer M, Santiso R, Garrido N, Gil-Salom M, Remohi J, Fernandez JL. Sperm DNA fragmentation levels in testicular sperm samples from azoospermic males as assessed by the sperm chromatin dispersion (SCD) test. *Fertil Steril.* Nov 2009;92(5):1638-1645.
24. Loft S, Kold-Jensen T, Hjollund NH, et al. Oxidative DNA damage in human sperm influences time to pregnancy. *Hum Reprod.* Jun 2003;18(6):1265-1272.
25. Shi H, Li QY, Li H, et al. ROS-induced oxidative stress is a major contributor to sperm cryoinjury. *Hum Reprod.* Feb 1 2024;39(2):310-325.
26. Fraga CG, Motchnik PA, Wyrobek AJ, Rempel DM, Ames BN. Smoking and low antioxidant levels increase oxidative damage to sperm DNA. *Mutat Res.* Apr 13 1996;351(2):199-203.
27. Maneesh M, Jayalekshmi H. Role of reactive oxygen species and antioxidants on pathophysiology of male reproduction. *Indian J Clin Biochem.* Sep 2006;21(2):80-89.
28. Silver EW, Eskenazi B, Evenson DP, Block G, Young S, Wyrobek AJ. Effect of antioxidant intake on sperm chromatin stability in healthy nonsmoking men. *J Androl.* Jul-Aug 2005;26(4):550-556.
29. Eskiocak S, Gozen AS, Taskiran A, Kilic AS, Eskiocak M, Gulen S. Effect of psychological stress on the L-arginine-nitric oxide pathway and semen quality. *Braz J Med Biol Res.* May 2006;39(5):581-588.
30. Lee E, Ahn MY, Kim HJ, et al. Effect of di(n-butyl) phthalate on testicular oxidative damage and antioxidant enzymes in hyperthyroid rats. *Environ Toxicol.* Jun 2007;22(3):245-255.
31. Alaghmand M, Blough N. Source-dependent variation in hydroxyl radical production by airborne particulate matter. *Environ Sci Technol.* 2007;41:2364–2370.

32. Fraczek M, Sanocka D, Kamieniczna M, M MK. Proinflammatory cytokines as an intermediate factor enhancing lipid sperm membrane peroxidation in in vitro conditions. *J Androl.* 2008;29:85-92.
33. Perez-Crespo M, Moreira P, Pintado B, Gutierrez-Adan A. Factors from damaged sperm affect its DNA integrity and its ability to promote embryo implantation in mice. *J Androl.* Jan-Feb 2008;29(1):47-54.
34. Martinez P, Proverbio F, Camejo MI. Sperm lipid peroxidation and pro-inflammatory cytokines. *Asian J Androl.* Jan 2007;9(1):102-107.
35. Mostafa T, Anis TH, Ghazi S, El-Nashar AR, Imam H, Osman IA. Reactive oxygen species and antioxidants relationship in the internal spermatic vein blood of infertile men with varicocele. *Asian J Androl.* Jul 2006;8(4):451-454.
36. Mostafa T, Tawadrous G, Roaia M, Amer M, Kader R, A. AA. Effect of smoking on seminal plasma ascorbic acid in infertile and fertile males. *Andrologia.* 2006;38:221–224.
37. Greco E, Iacobelli M, Rienzi L, Ubaldi F, Ferrero S, Tesarik J. Reduction of the incidence of sperm DNA fragmentation by oral antioxidant treatment. *J Androl.* May-Jun 2005;26(3):349-353.
38. Menezo YJ, Hazout A, Panteix G, et al. Antioxidants to reduce sperm DNA fragmentation: an unexpected adverse effect. *Reprod Biomed Online.* Apr 2007;14(4):418-421.
39. Tremellen K, Miari G, Froiland D, Thompson J. A randomised control trial examining the effect of an antioxidant (Menevit) on pregnancy outcome during IVF-ICSI treatment. *Aust N Z J Obstet Gynaecol.* Jun 2007;47(3):216-221.

Sección 4. Ambiente Redox y las Enfermedades
Capítulo IX

Ambiente Redox en la Aterosclerosis

9.1. Generalidades

La aterosclerosis y las complicaciones que de ella se derivan representan la causa más frecuente de muerte en el mundo occidental. Es una enfermedad vascular crónica que afecta las arterias de mediano y gran calibre, comienza en la vida fetal, progresa lentamente durante la niñez y la adolescencia y su desarrollo se acelera en la vida adulta. Las enfermedades cardiovasculares (ECV) son la causa más común de muerte a nivel mundial, y se estima que el 32 % de todas las muertes anuales se atribuyen a las ECV. El número de casos de ECV aumentó de 271 millones en 1990 a aproximadamente 523 millones en 2019.[1] Mientras que el número de muertes globales anuales por esta causa, se estima por la OMS en 18 millones.[2] Es probable que estas cifras aumenten aún más con el crecimiento de la población, el envejecimiento y los cambios en el estilo de vida asociados con el crecimiento económico, lo que aumenta la carga sobre los sistemas de salud en todo el mundo. Por tanto, existe una presión creciente para desarrollar nuevas estrategias para gestionar y reducir los casos de ECV.

El desarrollo y progreso de la aterosclerosis constituye un efecto de la deposición de colesterol en la capa íntima arterial. Las bifurcaciones de las grandes arterias son las más susceptibles a este depósito de colesterol, debido al flujo hemodinámico turbulento al cual están sometidas. Este fenómeno promueve la activación endotelial, inducida por citocinas proinflamatorias y lipoproteínas de baja densidad oxidadas (LDL-ox), con la consecuente expresión de moléculas de adhesión endotelial y quimiocinas; lo cual favorece el reclutamiento de monocitos y linfocitos circulantes hacia el sitio lesionado y su posterior activación.[3]

Actualmente se conoce que el proceso aterosclerótico no solo afecta a las células endoteliales, sino que también es capaz de promover daños a las células del músculo liso vascular (CMLV). La disfunción de estas células provoca alteraciones en la contractilidad y promueve procesos proliferativos que contribuyen al desarrollo aterogénico.

Las ERO también activan procesos proaterogénicos como la inflamación, la disfunción endotelial y la alteración del metabolismo de los lípidos. Las principales fuentes enzimáticas de ERO vasculares incluyen NADPH oxidasas, xantina oxidasa, óxido nítrico sintasas y la cadena de transporte de electrones mitocondriales. Se han observado cambios en la expresión y función de las fuentes de ERO y los antioxidantes en la aterosclerosis humana, mientras que los modelos animales *in vitro* e *in vivo* han proporcionado información mecanicista sobre sus funciones.[3]

Las manifestaciones clínicas de la aterosclerosis, entre las que se encuentran los síndromes coronarios agudos, son la expresión de la erosión y ruptura de la placa aterosclerótica, formándose trombos que provocan la oclusión de la luz arterial, lo cual puede originar eventos cardiovasculares adversos y con ello comprometer la vida del paciente.

9.2. Eventos moleculares involucrados en la formación de la lesión aterosclerótica.

La experiencia acumulada durante las últimas décadas ha permitido formular varias hipótesis que explican la etiología y patogénesis de la aterosclerosis, entre las de mayor aceptación se encuentran:

1. Hipótesis de la modificación oxidativa de las LDL
2. Hipótesis de la respuesta a la retención de las LDL modificadas
3. Hipótesis de la respuesta al daño
4. Hipótesis autoinmune

Cabe destacar que estas hipótesis han contribuido a lograr un mejor entendimiento del proceso aterosclerótico e identificar los eventos fisiopatológicos involucrados en su patogenia. Sin embargo, si se hace un análisis cuidadoso de estas hipótesis se puede constatar que no son mutuamente excluyentes, puesto que los eventos descritos en cada una de ellas condicionan el origen de una respuesta sistémica que los interrelaciona.

Las placas ateroscleróticas suelen aparecer en sitios de alteración del flujo y alteración del esfuerzo cortante. Esto permite la infiltración de lípidos y células inmunes en el espacio subendotelial de las paredes de los vasos.[4] Las partículas de LDL atrapadas pueden oxidarse por ERO y la LDL-ox estimula la respuesta inflamatoria. El endotelio se activa con células endoteliales que expresan citocinas y moléculas de adhesión. Los monocitos circulantes son reclutados en el sitio de la lesión, donde se unen al endotelio. Luego, los monocitos migran al vaso, se diferencian en macrófagos e ingieren LDL-ox. Los macrófagos se convierten en células espumosas cargadas de lípidos que secretan citocinas y quimiocinas, estimulando el reclutamiento de monocitos y linfocitos T adicionales en el espacio subendotelial. El depósito de células inflamatorias/lípidos forma el estrato graso inicial que puede convertirse en una placa aterosclerótica más compleja.[5]

Las CMLV generalmente residen en la capa media arterial, aunque los humanos también tienen CMLV en la íntima. Sin embargo, la liberación de mitógenos, citocinas inflamatorias y quimioatrayentes, incluidos PDGF y TNF-α, recluta CMLV hacia la íntima. Las CMLV cambian de un fenotipo contráctil a uno sintético, secretando matriz extracelular (MEC) que forma una capa fibrosa protectora alrededor del núcleo del ateroma. Sin embargo, la integridad de la capa fibrosa puede verse comprometida, lo que resulta en un adelgazamiento y una posible rotura. Cuando la placa se rompe, el núcleo trombogénico queda expuesto, estimulando la agregación plaquetaria. El trombo subsiguiente puede ocluir la arteria provocando isquemia e infarto.

9.2.1. Modificación oxidativa de las LDL

En 1989, Steinberg y colaboradores[6] postularon la hipótesis sobre la modificación oxidativa de las LDL. Esta teoría tiene sus antecedentes en las investigaciones realizadas por dos grupos de los Estados Unidos. El primero de ellos demostró que las LDL provocaban daños a células endoteliales en cultivo, donde la condición suficiente y necesaria para que esto sucediera era el hecho de que las LDL sufrieran un proceso de oxidación. Por otra parte, en la Universidad de California, un segundo grupo de investigadores demostró que las LDL presentes en un medio de cultivo de células endoteliales, comenzaban a ser reconocidas por receptores diferentes al receptor del colesterol denominados receptores basurero (RB), presentes en los macrófagos y esto sucedía debido a la modificación oxidativa de estas partículas. De ahí que la hipótesis formulada en torno a estos hallazgos sugirió que la LDL-ox era capaces de promover la formación de células espumosas, a través de su captación por los RB de los macrófagos, lo cual constituía un evento temprano y fundamental para que tuviera lugar el inicio y desarrollo del proceso aterosclerótico.

9.2.2. Hipótesis de la retención de las LDL

Esta hipótesis, aunque planteada años después a la de la modificación oxidativa, es desde el punto de vista fenomenológico un evento primario en la aterogénesis. En ella se postula que el evento molecular clave en es esta enfermedad es la retención subendotelial de lipoproteínas (Lp) aterogénicas, en particular de LDL; lo cual es necesario y suficiente para que se produzca el inicio de la lesión en una arteria normal.

La retención en el espacio subendotelial ocurre por la interacción de aminoácidos básicos específicos, presentes en la apoproteína B100 (ApoB100), con los grupos cargados negativamente de los proteoglicanos (PGL) que forman parte de la MEC de la íntima arterial. Los fenómenos oxidativos afectan los residuos de lisina de la ApoB100. Como resultado de esto se produce un aumento de la carga negativa neta de las partículas de LDL y con ello dejan de ser reconocidas por el receptor ApoB100/E (regulado mediante un mecanismo de retroalimentación negativa dependiente del contenido de colesterol intracelular) y los PGL, lo cual favorece su internalización por parte de los RB. La retención de estas Lp incrementa su tiempo de residencia en la íntima arterial y por tanto la posibilidad de sufrir modificaciones hidrolíticas y oxidativas en su estructura, con lo cual aumenta su poder aterogénico.

9.2.3. Hipótesis de respuesta al daño

Esta hipótesis asume que los daños provocados al endotelio vascular son responsables de la fase de activación endotelial y con ello del inicio del proceso aterosclerótico. De acuerdo con esta teoría, entre las principales alteraciones que sufre el endotelio se encuentran el aumento de la permeabilidad, particularmente a lipoproteínas aterogénicas y la expresión de moléculas de adhesión como la E-selectina, P-selectina, molécula de adhesión de células endoteliales vasculares-1 (VCAM-1) y la molécula de adhesión intercelular-1 (ICAM-1). Estas moléculas se unen a sus correspondientes receptores en monocitos y linfocitos T circulantes e inducen el reclutamiento de estas células al sitio de la lesión.

Entre las causas más relevantes de daño se pueden citar el estrés hemodinámico al cual están sometidas las bifurcaciones de las grandes arterias (acentuado en la HTA), el estrés metabólico (hiperglicemia, hipercolesterolemia, homocisteinemia), así como la presencia de infecciones persistentes (citomegalovirus o *Chlamydia pneumoniae*). El proceso inflamatorio que se desencadena, en respuesta a estos y otros daños, afecta la integridad endotelial, no solo desde el punto de vista estructural, sino también funcional.

La hipótesis de respuesta al daño o hipótesis inflamatoria, como también se le conoce, ha sido recientemente enriquecida con nuevos hallazgos experimentales, que sugieren la participación activa de la túnica adventicia frente al daño a la pared arterial. Los fibroblastos, principal población celular presente en la adventicia, poseen características histológicas, bioquímicas y funcionales particulares que contribuyen a regular la respuesta vascular ante un daño. Se ha demostrado que, bajo condiciones de estrés, los fibroblastos pueden activarse y promover una serie de cambios vasculares funcionales. En respuesta a estos daños, los fibroblastos generan grandes cantidades de ERO, lo cual favorece el incremento de los fenómenos proliferativos y la afectación del tono vascular. Estos hallazgos apuntan hacia una necesaria atención a los cambios acontecen en la adventicia de las arterias, como parte de los fenómenos que tienen lugar durante el desarrollo y progreso de la aterosclerosis.

9.2.4. Origen autoinmune de la aterosclerosis

Esta hipótesis tiene sus bases en los eventos de la respuesta inmunológica que tienen lugar ante los diferentes estímulos aterogénicos. Se ha comprobado que las etapas más tempranas de la aterosclerosis se caracterizan por una reacción inmunológica probablemente causada por autoantígenos (autoAg). En esta etapa es posible identificar linfocitos T presentes en la lesión, incluso, antes que se produzca el desarrollo de la placa. Posteriormente se produce una infiltración al espacio subendotelial de células mononucleares, tales como Linfocitos T auxiliadores CD4+ (Th1), aunque también pueden estar presentes linfocitos CD8+, monocitos, macrófagos y mastocitos.

En la aterosclerosis existen auto-Ag primarios como la LDL-ox y las proteínas de estrés térmico (HSP) y secundarios como la β2-glicoproteína y componentes estructurales de algunos microorganismos. De estos auto-Ag los más estudiados han sido la LDL-ox y las HSP. Estas últimas están presentes en todos los organismos vivos y su función biológica responde a la necesidad de autoprotección celular. Las HSP se localizan en diferentes compartimentos celulares como la mitocondria, el núcleo, el retículo endoplasmático y el citoplasma. Estas proteínas han sido conservadas a través del proceso evolutivo y participan en el recambio, reparación y aclaramiento de proteínas que han sido dañadas o inactivadas, de ahí que se sinteticen en altas concentraciones cerca de regiones donde se produzca estrés celular, como en el endotelio vascular y los procesos inflamatorios. Las HSP protegen las células endoteliales del estrés hemodinámico, el cual afecta la homeostasis vascular. Sin embargo, este intento por salvar a las células puede ser revertido en un proceso totalmente contrario. La presencia en la superficie celular de HSP60/65 constituye una señal para que el sistema inmunitario la reconozca, se active y la célula sea destruida. Existen evidencias que demuestran el papel antigénico de las HSP en la patogénesis de la aterosclerosis.

Durante la oxidación de las LDL se producen cambios estructurales en las proteínas que las conforman, así como aldehídos reactivos que poseen un elevado poder inmunogénico. Se ha observado que existe una interrelación entre las LDL-ox y las HSP, puesto que las primeras pueden, por sí mismas, desencadenar la producción de HSP por parte de las células endoteliales. En el suero de pacientes con ECV de origen aterotrombótico se han podido identificar Ac anti-LDL-ox, así como linfocitos T reactivos contra las LDL-ox, los cuales pueden ser utilizados como marcadores clínicos de estas enfermedades.

9.3. Papel de las lipoproteínas plasmáticas en el proceso aterogénico

9.3.1. Lipoproteínas de baja densidad

El papel del colesterol de LDL (c-LDL) en la patogénesis de las ECV, así como el efecto beneficioso de su reducción en pacientes con riesgo cardiovascular ha sido bien establecido. Estudios arteriográficos realizados en diferentes ensayos clínicos han demostrado que la disminución del c-LDL reduce la progresión de las lesiones ateromatosas. Sin embargo, en otras ocasiones la enfermedad ha progresado a pesar de disminuir las concentraciones de c-LDL.

Estas observaciones se han atribuido a la heterogeneidad de las LDL plasmáticas en humanos. La utilización de técnicas de ultra centrifugación o el gradiente electroforético en gel de poliacrilamida ha permitido distinguir 7 subclases de acuerdo a su diámetro: LDL-I (27,2-28,5 nm), LDL-IIa (26,5-27,2 nm), LDL-IIb (25,6-26,5 nm), LDL-IIIa (24,7-25,6 nm), LDL-IIIb (24,2-24,7 nm), LDL-IVa (23,3-24,2 nm) y LDL-IVb (22,0-23,3 nm). Por otra parte, desde el punto de vista fenotípico se han podido subdividir en LDL patrón A (partículas grandes con un diámetro de 262 Å o mayor) y LDL patrón B (partículas pequeñas densas con un diámetro de 257 Å o menor).

La talla de las LDL se considera un importante marcador de riesgo para las enfermedades aterotrombóticas. Evidencias científicas sugieren que las LDL de fenotipo B, así como el número de las mismas, pueden incrementar la susceptibilidad al desarrollo de lesiones ateromatosas. En modelos animales de la enfermedad, se ha podido observar que esta subclase pequeña y densa de LDL penetra a la pared arterial de aortas lesionadas más rápido que otros tipos de LDL. Igual comportamiento se apreció en zonas no lesionadas de aortas, donde la internalización de las LDL fenotipo B fue un 90 % más rápida que el patrón A. Todo ello indica que la medición del número y talla de las partículas de LDL pudiera predecir el riesgo de padecer un evento cardiovascular adverso, así como para la selección de una terapia individualizada según las características del paciente.

9.3.2. Lipoproteínas de alta densidad

Las lipoproteínas de alta densidad (HDL) han sido consideradas como el colesterol «bueno», debido su capacidad para transportarlo desde los tejidos periféricos hacia el hígado para su catabolismo y excreción. La apoproteína A1 (ApoA1) constituye el 70 % de las HDL, la cual posee propiedades antioxidantes que previenen la oxidación de las LDL, así como propiedades antiinflamatorias, entre las que se incluye la inhibición de la expresión de moléculas de adhesión endotelial. Adicionalmente, la presencia de la enzima paraoxonasa (PON) y al factor activador de plaquetas acetil hidrolasa (PAF-AH) es responsable también de estos efectos. Estos actúan como fosfolipasas e hidrolizan los fosfolípidos oxidados, con lo cual reducen el número de estos productos de oxidación contenidos en las LDL.

Sin embargo, en los últimos años ha sido aceptado el criterio de que las HDL pueden volverse no funcionales bajo algunos estados de enfermedad, como es el caso de la aterosclerosis.[7] El proceso inflamatorio que tiene lugar durante la aterogénesis influye sobre la función de estas lipoproteínas. Uno de los cambios que se producen es la pérdida de ApoA 1 y de la PON. En su lugar se incorporan proteínas reactivas de fase aguda como la proteína C reactiva, el amiloide A sérico y otras. La incorporación de estas proteínas de fase aguda a las partículas de HDL, puede provocar la pérdida de algunas funciones como pueden ser: 1) transporte reverso del colesterol, 2) inhibición de la oxidación de las LDL y 3) supresión de la respuesta inflamatoria frente a las LDL-ox.

Evidencias experimentales han demostrado que el 40 % de los pacientes cardiópatas poseen valores normales, e incluso, elevados de HDL. También se ha observado que en modelos experimentales de aterosclerosis se produce un aumento de marcadores inflamatorios asociado a una función anormal de las HDL. Esto sugiere que las propiedades funcionales de las HDL, más que su concentración total en sangre, son las responsables de sus propiedades antiaterogénicas.

La búsqueda de terapias para aumentar el HDL ha sido una estrategia importante en los campos del metabolismo de las lipoproteínas y las ECV. Actualmente se cree que estas terapias son ineficaces para reducir el riesgo de ECV.[8] Además, varios estudios clínicos no lograron demostrar que elevar los niveles de HDL (p. ej., mediante niacina,[9] o inhibición de CETP[10]) mejore los resultados de ECV, y los estudios de aleatorización mendeliana también encuentran que los niveles de HDL no predicen eventos de ECV.[11] Estos y otros estudios resaltan que, si bien se han observado numerosos éxitos en el desarrollo de múltiples terapias para reducir el colesterol LDL que se han traducido en resultados clínicos beneficiosos, no existen evidencias sólidas en las estrategias de mejora la incidencia de ECA mediante el aumento del HDL.

9.3.3. Estrés oxidativo y aterosclerosis

El EO es reconocido como un contribuyente fundamental del proceso aterosclerótico. Es conocido que bajo condiciones de EO, se produce la oxidación de las LDL y sus productos son altamente tóxicos para las células del endotelio y las CMLV.

Uno de los productos finales de la peroxidación lipídica no enzimática es el MDA, este aldehído posee propiedades citotóxicas y antigénicas en el proceso aterosclerótico. Este producto es generado *in vivo* a partir de la formación de endoperóxidos provenientes de AGPI con uno o dos dobles enlaces y también a través de la sucesiva formación de hidroperóxidos y el β-clivaje de estos, a partir de los AGPI. Es conocido que el MDA también puede ser generado a partir de los procesos peroxidativos inducidos por el $ONOO^-$, el cual se forma bajo condiciones de EO.

Otros productos de la POL son los hidroperóxidos y los oxisteroles. Los hidroperóxidos (ROOH) son moléculas que se forman en la etapa de propagación de la POL y a concentraciones fisiológicas juegan importantes funciones biológicas, sin embargo, cuando sus concentraciones se elevan en presencia de trazas de metales de transición contribuyen a la generación de radical ˙OH, el cual es altamente lesivo para las células y amplifica la reacción radicalaria.

Por otra parte, los oxisteroles constituyen un grupo de metabolitos que se forman durante la oxidación del colesterol, entre los que se destacan el 7βhidroxicolesterol (7β-OH) y el 7-ceto-colesterol (7-ceto). Ambos oxisteroles inducen la muerte celular de macrófagos y células de la pared arterial por mecanismos apoptóticos y necróticos, al mismo tiempo que provocan un aumento en la generación de ERO y una disminución de grupos sulfihidrilos. En las lesiones ateroscleróticas se ha podido identificar la abundante presencia de estos metabolitos, lo cual demuestra que la POL está estrechamente relacionada con el inicio y desarrollo de la aterosclerosis.

La literatura científica también destaca a los isoprostanos como importantes biomarcadores del daño a lípidos que tiene lugar durante el proceso aterogénico. Estos compuestos se forman durante el ataque de RL a fosfolípidos de la membrana celular y son químicamente estables. Inicialmente se forman en el sitio de ataque, pero pueden ser liberados por fosfolipasas, circular a través de la sangre y ser excretados por la orina.

NADPH oxidasa en la aterosclerosis

Se han implicado diferentes isoformas de la NADPH oxidasa en varios aspectos de la aterosclerosis. La expresión de NOX1 aumenta en las placas de pacientes con eventos cardiovasculares o diabetes[12] y la eliminación de NOX1 reduce el área de la lesión tanto en ratones con deficiencia de apolipoproteína E (ApoE-/-) como en ratones ApoE-/- después de la inducción de diabetes.[13,14] Estos estudios también mostraron que la eliminación de NOX1 se asocia con una disminución de la generación de ERO, la adhesión de leucocitos y la infiltración de macrófagos.

De manera similar, la expresión de NOX2 en macrófagos y endotelio aumenta en las aortas de ratones ApoE-/- y se asocia con el desarrollo de placa y ERO elevados.[15] Las placas ateroscleróticas a menudo se desarrollan en sitios de tensión de corte alterada, lo que también puede promover cambios en la expresión de NOX2. De hecho, el estrés cortante inducido por el flujo sanguíneo oscilatorio aumenta la expresión de gp91phox (NOX2) en células endoteliales aórticas bovinas (BAEC),[16] con el aumento correspondiente en la producción de $O_2^{\bullet-}$ y oxidación de LDL. Por el contrario, la expresión de NOX2 se redujo en condiciones de flujo pulsátil, lo que condujo a una reducción de la producción de $O_2^{\bullet-}$ endotelial y la oxidación de LDL.[16]

A diferencia de NOX1 y NOX2, el ARNm de NOX4 disminuye en placas humanas y de ratón. A diferencia de otras NADPH oxidasas, NOX4 produce H_2O_2 en lugar de $O_2^{\bullet-}$.[17] Curiosamente, la eliminación de NOX4 en ratones ApoE-/- redujo la formación de H_2O_2 pero aumentó el área de placa.[12,18] Además, los niveles de ARNm de NOX4 y H_2O_2 en la placa disminuyen en las placas de pacientes con estenosis sintomática de la arteria carótida y pueden estar relacionados con la estabilidad de la placa.[18] En conjunto, esto sugiere que NOX4, una fuente enzimática de ERO, puede proteger contra la aterosclerosis. Las propiedades protectoras del NOX4 pueden estar relacionadas con su capacidad para generar H_2O_2 en lugar de $O_2^{\bullet-}$, ya que el H_2O_2 puede estimular la producción endotelial de $NO^{\bullet}$.[19]

El gen NOX5 está ausente en las especies de roedores y esto ha dificultado la comprensión de su papel en la aterosclerosis. Un estudio reciente en el que se utilizaron ratones *knock-in* que expresaban NOX5 humano en células endoteliales demostró que NOX5 no promueve la aterosclerosis,[20] aunque la eliminación de NOX5 en conejos blancos de Nueva Zelanda aumentó significativamente el desarrollo de placa en la aorta torácica, lo que sugiere un papel protector de NOX5.[21] Sin embargo, el papel del NOX5 en la aterosclerosis humana sigue sin estar claro. NOX5 en humanos es una fuente importante de ERO y contribuye tanto a la disfunción endotelial como a la hipertensión, por lo que puede contribuir a la aterosclerosis.[22]

Es evidente que la expresión de las NADPH oxidasas y los efectos sobre el estado redox vascular tienen un papel claro en la regulación de la aterosclerosis. Se requieren más investigaciones para caracterizar completamente los patrones de expresión y los niveles de actividad de las isoformas de NADPH para determinar cómo pueden promover o proteger contra enfermedades.

Xantina Oxidorreductasa

Cada vez hay más pruebas de que la XO participa en la patogénesis de la aterosclerosis.[23] La expresión de XO es significativamente mayor en placas de pacientes con aterosclerosis sintomática en comparación con placas asintomáticas.[24] Más específicamente, los macrófagos de la placa de estos pacientes exhibieron una regulación positiva significativa de XO. El aumento de la expresión de XO puede ser el resultado del estrés de corte oscilatorio, ya que el estrés de corte oscilatorio aumenta la relación XO / XDH en las células endoteliales, aumentando la producción de $O_2^{\cdot-}$.[24]

El producto de las reacciones XO, el ácido úrico, también se asocia con la aterosclerosis. Los valores elevados de ácido úrico sérico se asocian tanto con una morfología vulnerable de la placa como con la mortalidad por enfermedad coronaria.[25,26] El ácido úrico puede promover la aterosclerosis mediante la inducción de disfunción mitocondrial, producción de ERO y activación del inflamasoma.[26] Sin embargo, aún no se ha demostrado un papel directo del ácido úrico en la aterogénesis. También observamos que el ácido úrico en sí se comporta como un antioxidante a través de su capacidad de eliminación de peroxinitrito.[27]

Los datos preclínicos han sugerido que bloquear la XO puede ser útil en el tratamiento de la aterosclerosis. La inhibición de la XO con alopurinol reduce la transformación de los macrófagos en células espumosas.[28] Además, el tratamiento de ratones ApoE-/- con alopurinol o febuxostat (un inhibidor de XO no purínico) reduce la formación de la placa.[28,29] A pesar de estos datos prometedores, aún no se ha establecido el beneficio del alopurinol en humanos. En un gran estudio de casos y controles, el uso de alopurinol en pacientes mayores con hipertensión se asoció con una disminución del riesgo de accidente cerebrovascular y eventos cardiovasculares.[30] Sin embargo, el estudio ALL-HEART, un ensayo controlado aleatorio multicéntrico, no mostró ningún efecto del alopurinol sobre los eventos cardiovasculares en pacientes con cardiopatía isquémica.[31] La investigación sobre los inhibidores de XO continúa y estudios *in silico* recientes han sugerido que otras moléculas, como la amentoflavona, también pueden ser inhibidores eficaces de XO.[32]

Óxido nítrico sintasa

La óxido nítrico sintasa endotelial (eNOS) es la principal fuente de NO$^{\bullet}$ vascular, que actúa como un potente vasodilatador a través de sus efectos relajantes sobre las CMLV. Otros efectos del NO$^{\bullet}$ incluyen la reducción de la unión de los leucocitos a las células endoteliales, la reducción de la proliferación de CMLV y la inhibición de la agregación plaquetaria.[33]

Sin embargo, eNOS puede desacoplarse en condiciones de EO. En la aterosclerosis, la LDL-ox estimula la NAPDH oxidasa, aumentando la producción de $O_2^{\bullet-}$. El $O_2^{\bullet-}$ reacciona con el NO$^{\bullet}$ para formar peroxinitrito, que oxida el cofactor esencial de eNOS, la tetrahidrobiopterina (BH4), lo que conduce a una deficiencia de BH4.[34] Por lo tanto, eNOS se desacopla y genera $O_2^{\bullet-}$, lo que promueve un mayor desacoplamiento.

El papel de eNOS en la aterosclerosis aún no se ha determinado completamente, existen datos contradictorios provenientes de modelos animales. En un estudio, la sobreexpresión de eNOS en ratones ApoE-/- se asoció con un tamaño reducido de la lesión,[35] mientras que otro estudio encontró que la sobreexpresión de eNOS aumentaba la aterosclerosis.[36] De manera similar, la falta de eNOS se ha asociado con un aumento de la aterosclerosis[37] o una reducción de la carga lesional.[38] Por lo tanto, el papel de la eNOS en la aterosclerosis no está claro y puede estar relacionado con su capacidad para producir NO$^{\bullet}$ antiaterogénicos y $O_2^{\bullet-}$ proaterogénicos, dependiendo del estadio de la enfermedad y el estado oxidativo del endotelio vascular.

iNOS en la aterosclerosis

En condiciones normales, la NOS inducible (iNOS) solo se expresa en niveles bajos con niveles basales de NO$^{\bullet}$ producidos por isoformas expresadas constitutivamente como la eNOS. Por lo tanto, iNOS no se considera una parte integral del mantenimiento de la salud vascular. En cambio, la expresión de iNOS se asocia con lesiones y es un importante marcador e impulsor de la inflamación.[39] La expresión de iNOS conduce predominantemente a la producción de NO$^{\bullet}$ a partir de L-arginina. Sin embargo, al igual que la eNOS, la deficiencia de BH4 promueve la generación de $O_2^{\bullet-}$ en lugar de NO$^{\bullet}$.[40,41]

Las citocinas liberadas en respuesta a la formación de lesiones provocan altos niveles de expresión de iNOS en las CMLV[42] y los macrófagos.[43] Las citocinas como TNF-α, IFN-γ e IL-1 se unen a los receptores de la superficie celular y estimulan los factores de transcripción STAT1a y NFκB para promover la expresión de iNOS. iNOS genera cantidades significativas de NO$^{\bullet}$ (aumenta hasta 1 000 veces en comparación con los valores fisiológicos)[44] que puede dañar los tejidos ya que el NO• puede reaccionar con el $O_2^{•-}$ para generar peroxinitrito.

Se ha observado una expresión elevada de iNOS en las placas ateroscleróticas humanas y se asocia con características de inestabilidad de la placa, como síntomas de angina inestable o la presencia de formación de trombos.[45] La deficiencia de iNOS en ratones ApoE-/- reduce el tamaño de la lesión sin alterar las concentraciones de colesterol plasmático.[46] Además, el agotamiento de iNOS en ratones ApoE-/- reduce los lipoperóxidos plasmáticos, lo que indica una reducción del EO que puede haber inhibido el crecimiento de la placa.[47]

9.3.4. Disrupción de la vasodilatación dependiente del endotelio

El EO provoca una afectación de la vasodilatación dependiente del endotelio, lo cual representa la manifestación funcional más importante en la disfunción endotelial. Además, se puede producir un estado de activación de las células endoteliales, caracterizado por la proliferación celular, inflamación y fenómenos procoagulantes. Se ha demostrado que los factores relajantes derivados del endotelio vascular, como el NO• y el factor hiperpolarizante derivado del endotelio vascular (H_2O_2), protegen el sistema vascular contra el daño aterogénico. Sin embargo, en aquellas situaciones donde se incrementa el EO, se produce un desequilibrio entre estos factores, caracterizado por una disminución en la biodisponibilidad de NO•.

La biodisponibilidad del NO• puede verse afectada por la capacidad que tiene el radical $O_2^{•-}$ de reaccionar con él para formar el $ONOO^-$. Este potente agente oxidante ha sido relacionado con mecanismos de muerte celular en una serie de patologías, tales como la diabetes mellitus, la isquemia-reperfusión y la aterosclerosis. El $ONOO^-$ ejerce sus efectos perjudiciales sobre las células del endotelio vascular a través de la oxidación de proteínas, lípidos y ácidos nucleicos, así como la nitración de los residuos tirosina de las proteínas. En dependencia de la severidad de estos procesos, las células vasculares pueden morir por mecanismos de apoptosis o necrosis. Ambos contribuyen a la pérdida de la integridad estructural y funcional de estas células y con ello contribuyen al desarrollo de la aterosclerosis.

9.3.5. Estrés oxidativo y factores de transcripción pro-aterogénicos

El EO que tiene lugar en la aterogénesis produce la activación de rutas de señalización celular, especialmente a través de factores de transcripción, que a su vez son capaces de promover la expresión de genes relacionados con la respuesta inflamatoria y el propio EO.

Uno de los factores de transcripción proinflamatorios que es activado por la LDL-ox es el activador de proteínas 1 (AP1). La actividad de AP1 está bajo el control del estado redox celular y se conoce que su activación también puede ser inducida por ERO como el ˙OH. Este factor está constituido por las subunidades c-fos/c-jun y está implicado en el control del crecimiento celular y la carcinogénesis. La activación de AP1 por la LDL-ox ha sido demostrada en CMLV, fibroblastos y células endoteliales. El AP1 regula la expresión de genes que codifican para citocinas proinflamatorias tales como el TNF-α y la IL1-β. En la aterosclerosis, este factor de transcripción ha sido relacionado con los procesos de proliferación y reestenosis. También se ha demostrado que la activación de AP1 induce procesos inflamatorios mediados por angiotensina II en ratas y modula las concentraciones intracelulares de colesterol a través de la expresión de ABCA1, un transportador de membrana que facilita el flujo de colesterol a través de esta.

En tanto, el NFκB está igualmente sujeto al control redox y puede ser activado por la LDL-ox y el H_2O_2. Este factor de transcripción nuclear está involucrado en varias etapas del proceso aterosclerótico, como son la adhesión de monocitos al endotelio vascular, la formación de células espumosas y la inflamación. Estos efectos del NFκB han sido demostrados mediante la identificación en su forma activa en placas ateromatosas y es conocido que la inhibición selectiva de este, conduce a la reducción de la formación de células espumosas en animales de experimentación.

En respuesta al estrés, NrF2 aumenta la expresión de varios genes citoprotectores, incluidas las enzimas antioxidantes SOD, CAT y GPx.[48] En condiciones basales, la actividad de NrF2 está regulada por el complejo de ubiquitina ligasa Keap1/Cullin3. La ubiquitinación de NrF2 apunta a su degradación por parte del proteosoma 26S. Sin embargo, bajo estrés, la unión de Keap1 a NrF2 se reduce, lo que permite que NrF2 se transloque al núcleo y active la respuesta antioxidante.[49] Por lo tanto, se podría esperar que NrF2 tenga un papel ateroprotector. De hecho, la expresión de NrF2 protege a las células endoteliales aórticas humanas de la citotoxicidad mediada por oxidantes y la activación de NrF2 en sitios ateroprotegidos se asocia con una disminución de la expresión de VCAM-1.[50,51] Además, la deleción mieloide de NrF2 reduce la expresión de CAT y aumenta la inflamación y la aterosclerosis.[52] Sin embargo, NrF2 también tiene efectos sobre los lípidos que podrían promover la aterosclerosis. La eliminación de NrF2 en todo el cuerpo reduce tanto la expresión de genes antioxidantes como la aterosclerosis. Esto puede deberse a una disminución de las concentraciones plasmáticas totales de colesterol, una disminución de la expresión del receptor eliminador CD36 y efectos sobre la activación del inflamasoma inducida por cristales de colesterol.[53,54]

El daño oxidativo mediado por ERO es, sin lugar a dudas, un evento que interrelaciona varios procesos en la fisiopatología de la aterosclerosis, los cuales se representan de forma esquemática en la Fig. 4.IX.1. Los daños inducidos por estas entidades químicas, comprometen el adecuado funcionamiento vascular y con ello se ve favorecida la instauración y desarrollo del proceso aterosclerótico, el cual puede desencadenar eventos cardiovasculares adversos y con ello comprometer la vida de los pacientes.

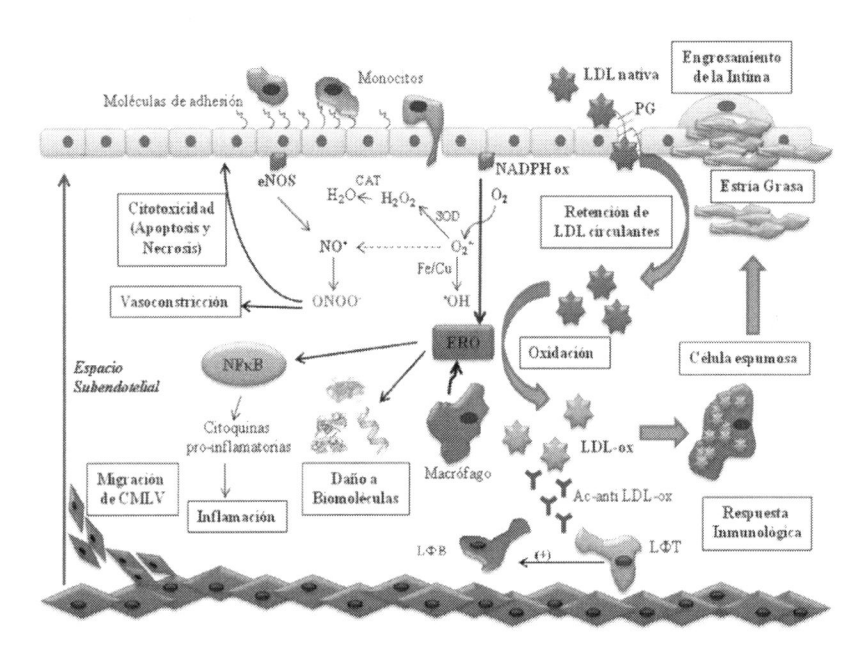

Fig 4.IX.1. Eventos moleculares y celulares asociados a la patogénesis de la aterosclerosis. PGL, proteoglicanos; LDL, lipoproteína de baja densidad; LDL-ox, lipoproteína de baja densidad oxidada; LΦT, linfocito T; LΦB, linfocito B; Ac, anticuerpo; NFκB, factor de transcripción nuclear kappa-B; eNOS, óxido nítrico sintasa endotelial; NADPH ox, NADPH oxidasa; CMLV, células del músculo liso vascular; ERO, especies reactivas del oxígeno; SOD, Superóxido dismutasa; CAT, Catalasa; ˙OH, radical hidroxilo; $O_2^{˙-}$, radical anión superóxido; NO˙, óxido nítrico; $ONOO^-$, peroxinitrito; H_2O_2, peróxido de hidrógeno.

9.4. Antioxidantes y aterosclerosis

9.4.1 El sistema antioxidante en la aterosclerosis

Además de los cambios en la expresión y actividad de las enzimas del sistema antioxidante, el fallo de los sistemas antioxidantes endógenos es una característica común en la aterosclerosis que promueve el EO. Los principales sistemas antioxidantes que se encuentran en el sistema vascular incluyen la SOD, CAT, tiorredoxinas, paraoxonasas, GPx y proteínas desacopladoras mitocondriales (UCP).[55] En condiciones fisiológicas, la producción de ERO es relativamente baja y los sistemas antioxidantes eliminan adecuadamente el exceso de ERO. Sin embargo, durante la aterosclerosis, la producción de ERO puede aumentar significativamente y los sistemas antioxidantes pueden regularse negativamente. Esto da como resultado una producción desequilibrada de ERO y el consecuente EO.

Los pacientes con enfermedad de las arterias coronarias demuestran una expresión elevada de SOD durante las etapas iniciales de la enfermedad. Sin embargo, la SOD luego se regula a la baja a medida que avanza la enfermedad.[56] De manera similar, la expresión MnSOD, que se localiza en la matriz mitocondrial, está regulada negativamente en las células mononucleares de sangre periférica de pacientes con enfermedad de las arterias coronarias.[57] La pérdida de la actividad de la MnSOD en ratones ApoE-/- promueve la aterosclerosis.[58]

SOD3 es una importante enzima antioxidante en la matriz extracelular. El NO$^{\cdot}$ regula positivamente la expresión de SOD3 en CMLV humanas. Sin embargo, la expresión de SOD3 puede disminuir en la aterosclerosis debido a reducciones en la biodisponibilidad del NO$^{\cdot}$.[59] El efecto de SOD-3 sobre la aterogénesis no está claro; en un modelo experimental en roedores, después de un mes de alimentación rica en grasas, la eliminación de SOD-3 provocó una ligera disminución en el área de la placa, pero a los tres meses no se observaron diferencias.[60] Los efectos de la SOD sobre la aterosclerosis pueden depender del estado redox del sistema vascular. La SOD puede tener un efecto protector al limitar el daño inducido por el radical superóxido. Sin embargo, si no hay suficiente GPx o CAT, el H_2O_2 producido por SOD puede aumentar el EO.

La administración de GSH liposomal a ratones ApoE-/- reduce la formación de peróxidos lipídicos, reduce la absorción de colesterol por los macrófagos y disminuye el área de la lesión.[61] Además, los ratones ApoE-/- con deficiencia de GPx muestran un aumento de la aterosclerosis.[62] Esto puede deberse al aumento de la generación de células espumosas inducida por LDL-ox y a la proliferación de macrófagos a través de la vía de señalización p44/42 MAPK (ERK1/2).[63]

La expresión de CAT está regulada positivamente en respuesta a la presencia de peróxidos lipídicos *in vitro*.[64] Por otra parte, la sobreexpresión de CAT ralentiza la progresión de la aterosclerosis en ratones ApoE-/-.[65]

Las paraoxonasas (PON) son una familia de tres enzimas hidrolizantes de lactonas (PON1, PON2, PON3) con funciones importantes en la regulación del EO y la inflamación. PON1 es la paraoxonasa mejor estudiada y se encuentra en las partículas de HDL, donde puede hidrolizar los peróxidos fosfolípidos para prevenir la oxidación de las partículas de HDL y LDL.[66] La sobreexpresión de PON1 humana en ratones ApoE-/- y en ratones B6 transgénicos PON1, alimentados con una dieta rica en grasas redujo significativamente el tamaño de la lesión sin afectar los valores de colesterol plasmático total.[67] Esto puede reflejar la capacidad de PON1 para estimular la salida de colesterol celular a través de la regulación positiva de ABCA1, PPARγ y LXRα, como ocurre en la PON1 que expresa los macrófagos J774.[68] Además, PON2 se expresa en las paredes de los vasos y se encuentra en las mitocondrias, donde se asocia con el Complejo III y reduce la producción de $O_2^{\cdot-}$. Los ratones con doble *knockout* PON2/ApoE-/- muestran un aumento de la aterosclerosis con un EO mitocondrial elevado.[69] PON3 se encuentra tanto en las mitocondrias como en asociación con partículas HDL. En pacientes con aterosclerosis subclínica, la presencia de PON3 en partículas de HDL se ve disminuida.[70]

El sistema tiorredoxina en particular TRX1 está regulado positivamente en las placas ateroscleróticas humanas y se expresa en células espumosas.[71] Los valores plasmáticos de TRX1 también aumentan en pacientes con insuficiencia cardíaca crónica.[72] Por lo tanto, la expresión de TRX1 está relacionada con la aterosclerosis y reduce la formación de lesiones mediante la inhibición del inflamasoma NLRP3 en ratones ApoE-/-.[73]

Las proteínas desacopladoras mitocondriales tienen un papel crítico en la aterosclerosis a través de su capacidad para regular el gradiente de protones a través de la membrana mitocondrial interna y así controlar la liberación de ERO.[74] La expresión del polimorfismo de un solo nucleótido rs5977238 UCP5 se asocia con un menor riesgo de formación de placa carotídea.[75] También se ha sugerido un papel protector de UCP2 en la aterosclerosis, ya que los ratones trasplantados con médula ósea de ratones UCP2-/- demostraron un EO elevado y un mayor tamaño de la lesión.[76]

9.4.1 Empleo de antioxidantes en el control de la aterosclerosis

Muchos de los antioxidantes, en forma de suplementos, propuestos para tratar o prevenir las ECV, se encuentran naturalmente en frutas y verduras, por lo que se consumen como parte de una dieta normal. Sin embargo, se desconoce si las dosis de vitaminas consumidas en los alimentos tienen algún efecto beneficioso directo sobre el EO vascular y las ECV.[77]

Si bien los antioxidantes naturales han demostrado potencial en modelos animales *in vitro* e *in vivo*, e incluso parecen ser efectivos en estudios en humanos a corto plazo, ningún estudio en humanos a largo plazo ha arrojado resultados positivos que respalden la terapia antioxidante en la aterosclerosis.[78] Los ensayos clínicos que investigaron el uso de antioxidantes dietéticos como la vit. E, el β-caroteno y dosis altas de vit. A para tratar las enfermedades cardiovasculares no lograron demostrar un efecto protector.[77] La suplementación con vit. D tampoco redujo la incidencia de eventos cardiovasculares en un ensayo a gran escala, aleatorizado y controlado con placebo.[79] Ensayos clínicos más pequeños con curcumina, el principal polifenol que se encuentra en la cúrcuma, han arrojado resultados iniciales prometedores. La suplementación con curcumina reduce los niveles de LDL, aumenta la producción de •NO y reduce la rigidez arterial.[80] Sin embargo, debido a la falta de ensayos clínicos a largo plazo con la potencia adecuada, se desconoce si las prometedoras capacidades antioxidantes de la curcumina funcionarán como un tratamiento eficaz en la aterosclerosis.

Los flavonoides también se han sugerido como posibles terapias basadas en antioxidantes debido a sus propiedades eliminadoras de ERO y quelantes de metales.[81] Los flavonoides se encuentran en una amplia variedad de fuentes alimenticias como el cacao, la soja, el té y el vino. Un estudio danés de cohorte prospectivo denominado «Dieta, Cáncer y Salud» reveló que una ingesta diaria de flavonoides de 1 g se asoció con una reducción del 14 % en el riesgo de EVC aterosclerótica.[82] En otros estudios de cohortes prospectivos se han informado relaciones inversas similares entre la ingesta de flavonoides y el riesgo de ECV.[83] Sin embargo, un ensayo controlado aleatorio reciente que utilizó suplementos de extracto de cacao no logró mostrar un beneficio en los eventos cardiovasculares totales en adultos mayores, aunque hubo una reducción en la muerte cardiovascular.[84] Se necesitarían más estudios para aclarar si los flavonoides serán útiles en el tratamiento de la aterosclerosis.

El resveratrol es un polifenol de origen vegetal que tiene propiedades antioxidantes. El resveratrol redujo la expresión de marcadores inflamatorios como ICAM, VCAM e IL-8 en un ensayo de control aleatorio, doble ciego en pacientes sanos.[85] Un análisis multivariado de 27 estudios demostró que la administración a largo plazo de dosis bajas de resveratrol (200 a 500) mg fue eficaz para reducir los triglicéridos plasmáticos en pacientes obesos y diabéticos.[86] Los niveles más altos de resveratrol se asociaron con una reducción de la presión arterial y del LDL, mientras que el rango más bajo mostró el mayor aumento de HDL. Por lo tanto, el estudio destaca que puede ser necesario adaptar la dosis y la estrategia de tratamiento antioxidante al estado de la enfermedad de los pacientes para mejorar los resultados. Sin embargo, aún no se ha demostrado el beneficio clínico del resveratrol en la aterosclerosis.

Los antioxidantes sintéticos también luchan por demostrar efectos clínicos beneficiosos. La molécula fenólica succinobucol (AG-1067) tiene fuertes propiedades antioxidantes y antiinflamatorias. Sin embargo, no fue eficaz en el estudio ARISE (*Aggressive Reduction of Inflammation Stops Events*) que analizó los efectos del succinobucol en las ECV. El succinobucol no tuvo ningún efecto sobre el criterio de valoración principal compuesto de tiempo hasta la primera aparición de muerte cardiovascular, paro cardíaco reanimado, infarto de miocardio, accidente cerebrovascular, angina inestable o revascularización coronaria.[87] Además, el inhibidor de la XO febuxostat no retrasó la progresión de la aterosclerosis en un ensayo controlado aleatorio multicéntrico.[87] La inhibición de la liberación de lípidos de señalización de oxLDL con el inhibidor de la fosfolipasa A2 asociada a lipoproteínas darapladib tampoco se ha materializado como un tratamiento eficaz para la aterosclerosis en dos ensayos clínicos separados.[88,89] Por lo tanto, utilizar como blanco farmacológico los sistemas redox vasculares sigue siendo un desafío considerable a pesar de las especulaciones sobre su potencial terapéutico.

Estas divergencias sobre la suplementación con antioxidantes en la prevención de las ECV, pueden deberse a la diversidad de dosis empleadas, la naturaleza química de los diferentes antioxidantes, la preexistencia de riesgos cardiovasculares en los pacientes involucrados, así como el tiempo de análisis de los tratamientos; todo ello puede contribuir a que las conclusiones a las cuales se arriban difieran entre un estudio y otro. Lo que sí es conocido es que la adopción de hábitos de vida saludables sí constituyen decisivamente a la prevención de estas enfermedades, entre los que se destacan la práctica de un ejercicio moderado y regular, la reducción del consumo de colesterol, evitar el tabaco y el alcohol, entre otras acciones conocidas y necesarias para poseer una buena calidad de vida.

Bibliografía Sección 4. Capítulo IX

1. Roth GA, Mensah GA, Johnson CO, et al. Global Burden of Cardiovascular Diseases and Risk Factors, 1990-2019: Update From the GBD 2019 Study. *J Am Coll Cardiol.* Dec 22 2020;76(25):2982-3021.
2. Zhang H, Dhalla NS. The Role of Pro-Inflammatory Cytokines in the Pathogenesis of Cardiovascular Disease. *Int J Mol Sci.* Jan 16 2024;25(2).
3. Batty M, Bennett MR, Yu E. The Role of Oxidative Stress in Atherosclerosis. *Cells.* Nov 30 2022;11(23).
4. Moore KJ, Sheedy FJ, Fisher EA. Macrophages in atherosclerosis: a dynamic balance. *Nat Rev Immunol.* Oct 2013;13(10):709-721.
5. Hansson GK. Inflammation, atherosclerosis, and coronary artery disease. *N Engl J Med.* Apr 21 2005;352(16):1685-1695.
6. Steinberg D, Carew TE, Fielding C, et al. Lipoproteins and the pathogenesis of atherosclerosis. *Circulation.* Sep 1989;80(3):719-723.
7. Ouimet M, Barrett TJ, Fisher EA. HDL and Reverse Cholesterol Transport. *Circ Res.* May 10 2019;124(10):1505-1518.
8. Keene D, Price C, Shun-Shin MJ, Francis DP. Effect on cardiovascular risk of high density lipoprotein targeted drug treatments niacin, fibrates, and CETP inhibitors: meta-analysis of randomised controlled trials including 117,411 patients. *BMJ.* Jul 18 2014;349:g4379.
9. Investigators A-H, Boden WE, Probstfield JL, et al. Niacin in patients with low HDL cholesterol levels receiving intensive statin therapy. *N Engl J Med.* Dec 15 2011;365(24):2255-2267.
10. Armitage J, Holmes MV, Preiss D. Cholesteryl Ester Transfer Protein Inhibition for Preventing Cardiovascular Events: JACC Review Topic of the Week. *J Am Coll Cardiol.* Feb 5 2019;73(4):477-487.
11. Heinecke J. HDL and cardiovascular-disease risk--time for a new approach? *N Engl J Med.* Jan 13 2011;364(2):170-171.
12. Gray SP, Di Marco E, Kennedy K, et al. Reactive Oxygen Species Can Provide Atheroprotection via NOX4-Dependent Inhibition of Inflammation and Vascular Remodeling. *Arterioscler Thromb Vasc Biol.* Feb 2016;36(2):295-307.
13. Sheehan AL, Carrell S, Johnson B, Stanic B, Banfi B, Miller FJ, Jr. Role for Nox1 NADPH oxidase in atherosclerosis. *Atherosclerosis.* Jun 2011;216(2):321-326.
14. Gray SP, Di Marco E, Okabe J, et al. NADPH oxidase 1 plays a key role in diabetes mellitus-accelerated atherosclerosis. *Circulation.* May 7 2013;127(18):1888-1902.
15. Judkins CP, Diep H, Broughton BR, et al. Direct evidence of a role for Nox2 in superoxide production, reduced nitric oxide bioavailability, and early atherosclerotic plaque formation in ApoE-/- mice. *Am J Physiol Heart Circ Physiol.* Jan 2010;298(1):H24-32.
16. Hwang J, Ing MH, Salazar A, et al. Pulsatile versus oscillatory shear stress regulates NADPH oxidase subunit expression: implication for native LDL oxidation. *Circ Res.* Dec 12 2003;93(12):1225-1232.
17. Nisimoto Y, Diebold BA, Cosentino-Gomes D, Lambeth JD. Nox4: a hydrogen peroxide-generating oxygen sensor. *Biochemistry.* Aug 12 2014;53(31):5111-5120.
18. Schurmann C, Rezende F, Kruse C, et al. The NADPH oxidase Nox4 has anti-atherosclerotic functions. *Eur Heart J.* Dec 21 2015;36(48):3447-3456.
19. Drummond GR, Cai H, Davis ME, Ramasamy S, Harrison DG. Transcriptional and posttranscriptional regulation of endothelial nitric oxide synthase expression by hydrogen peroxide. *Circ Res.* Feb 18 2000;86(3):347-354.

20. Ho F, Watson AMD, Elbatreek MH, et al. Endothelial reactive oxygen-forming NADPH oxidase 5 is a possible player in diabetic aortic aneurysm but not atherosclerosis. *Sci Rep.* Jul 7 2022;12(1):11570.
21. Petheo GL, Kerekes A, Mihalffy M, et al. Disruption of the NOX5 Gene Aggravates Atherosclerosis in Rabbits. *Circ Res.* Apr 30 2021;128(9):1320-1322.
22. Touyz RM, Anagnostopoulou A, Rios F, Montezano AC, Camargo LL. NOX5: Molecular biology and pathophysiology. *Exp Physiol.* May 2019;104(5):605-616.
23. Battelli MG, Polito L, Bolognesi A. Xanthine oxidoreductase in atherosclerosis pathogenesis: not only oxidative stress. *Atherosclerosis.* Dec 2014;237(2):562-567.
24. Ganji M, Nardi V, Prasad M, et al. Carotid Plaques From Symptomatic Patients Are Characterized by Local Increase in Xanthine Oxidase Expression. *Stroke.* Aug 2021;52(9):2792-2801.
25. Kimura Y, Tsukui D, Kono H. Uric Acid in Inflammation and the Pathogenesis of Atherosclerosis. *Int J Mol Sci.* Nov 17 2021;22(22).
26. Li Q, Zhou Y, Dong K, et al. The Association between Serum Uric Acid Levels and the Prevalence of Vulnerable Atherosclerotic Carotid Plaque: A Cross-sectional Study. *Sci Rep.* May 11 2015;5:10003.
27. Hooper DC, Spitsin S, Kean RB, et al. Uric acid, a natural scavenger of peroxynitrite, in experimental allergic encephalomyelitis and multiple sclerosis. *Proc Natl Acad Sci U S A.* Jan 20 1998;95(2):675-680.
28. Kushiyama A, Okubo H, Sakoda H, et al. Xanthine oxidoreductase is involved in macrophage foam cell formation and atherosclerosis development. *Arterioscler Thromb Vasc Biol.* Feb 2012;32(2):291-298.
29. Nomura J, Busso N, Ives A, et al. Xanthine oxidase inhibition by febuxostat attenuates experimental atherosclerosis in mice. *Sci Rep.* Apr 1 2014;4:4554.
30. MacIsaac RL, Salatzki J, Higgins P, et al. Allopurinol and Cardiovascular Outcomes in Adults With Hypertension. *Hypertension.* Mar 2016;67(3):535-540.
31. Mackenzie IS, Hawkey CJ, Ford I, et al. Allopurinol versus usual care in UK patients with ischaemic heart disease (ALL-HEART): a multicentre, prospective, randomised, open-label, blinded-endpoint trial. *Lancet.* Oct 8 2022;400(10359):1195-1205.
32. Marahatha R, Basnet S, Bhattarai BR, et al. Potential natural inhibitors of xanthine oxidase and HMG-CoA reductase in cholesterol regulation: in silico analysis. *BMC Complement Med Ther.* Jan 1 2021;21(1):1.
33. Hong FF, Liang XY, Liu W, et al. Roles of eNOS in atherosclerosis treatment. *Inflamm Res.* Jun 2019;68(6):429-441.
34. Li H, Forstermann U. Uncoupling of endothelial NO synthase in atherosclerosis and vascular disease. *Curr Opin Pharmacol.* Apr 2013;13(2):161-167.
35. van Haperen R, de Waard M, van Deel E, et al. Reduction of blood pressure, plasma cholesterol, and atherosclerosis by elevated endothelial nitric oxide. *J Biol Chem.* Dec 13 2002;277(50):48803-48807.
36. Ozaki M, Kawashima S, Yamashita T, et al. Overexpression of endothelial nitric oxide synthase accelerates atherosclerotic lesion formation in apoE-deficient mice. *J Clin Invest.* Aug 2002;110(3):331-340.
37. Knowles JW, Reddick RL, Jennette JC, Shesely EG, Smithies O, Maeda N. Enhanced atherosclerosis and kidney dysfunction in eNOS(-/-)Apoe(-/-) mice are ameliorated by enalapril treatment. *J Clin Invest.* Feb 2000;105(4):451-458.
38. Shi Y, Baker JE, Zhang C, Tweddell JS, Su J, Pritchard KA, Jr. Chronic hypoxia increases endothelial nitric oxide synthase generation of nitric oxide by increasing heat shock protein 90 association and serine phosphorylation. *Circ Res.* Aug 23 2002;91(4):300-306.
39. Zamora R, Vodovotz Y, Billiar TR. Inducible nitric oxide synthase and inflammatory diseases. *Mol Med.* May 2000;6(5):347-373.
40. Xia Y, Roman LJ, Masters BS, Zweier JL. Inducible nitric-oxide synthase generates superoxide from the reductase domain. *J Biol Chem.* Aug 28 1998;273(35):22635-22639.

41. McNeill E, Crabtree MJ, Sahgal N, et al. Regulation of iNOS function and cellular redox state by macrophage Gch1 reveals specific requirements for tetrahydrobiopterin in NRF2 activation. *Free Radic Biol Med.* Feb 2015;79:206-216.
42. Singh A, Sventek P, Lariviere R, Thibault G, Schiffrin EL. Inducible nitric oxide synthase in vascular smooth muscle cells from prehypertensive spontaneously hypertensive rats. *Am J Hypertens.* Sep 1996;9(9):867-877.
43. Xue Q, Yan Y, Zhang R, Xiong H. Regulation of iNOS on Immune Cells and Its Role in Diseases. *Int J Mol Sci.* Nov 29 2018;19(12).
44. Sharma JN, Al-Omran A, Parvathy SS. Role of nitric oxide in inflammatory diseases. *Inflammopharmacology.* Dec 2007;15(6):252-259.
45. Depre C, Havaux X, Renkin J, Vanoverschelde JL, Wijns W. Expression of inducible nitric oxide synthase in human coronary atherosclerotic plaque. *Cardiovasc Res.* Feb 1999;41(2):465-472.
46. Detmers PA, Hernandez M, Mudgett J, et al. Deficiency in inducible nitric oxide synthase results in reduced atherosclerosis in apolipoprotein E-deficient mice. *J Immunol.* Sep 15 2000;165(6):3430-3435.
47. Kuhlencordt PJ, Chen J, Han F, Astern J, Huang PL. Genetic deficiency of inducible nitric oxide synthase reduces atherosclerosis and lowers plasma lipid peroxides in apolipoprotein E-knockout mice. *Circulation.* Jun 26 2001;103(25):3099-3104.
48. Cominacini L, Mozzini C, Garbin U, et al. Endoplasmic reticulum stress and Nrf2 signaling in cardiovascular diseases. *Free Radic Biol Med.* Nov 2015;88(Pt B):233-242.
49. Wakabayashi N, Dinkova-Kostova AT, Holtzclaw WD, et al. Protection against electrophile and oxidant stress by induction of the phase 2 response: fate of cysteines of the Keap1 sensor modified by inducers. *Proc Natl Acad Sci U S A.* Feb 17 2004;101(7):2040-2045.
50. Chen XL, Dodd G, Thomas S, et al. Activation of Nrf2/ARE pathway protects endothelial cells from oxidant injury and inhibits inflammatory gene expression. *Am J Physiol Heart Circ Physiol.* May 2006;290(5):H1862-1870.
51. Zakkar M, Van der Heiden K, Luong le A, et al. Activation of Nrf2 in endothelial cells protects arteries from exhibiting a proinflammatory state. *Arterioscler Thromb Vasc Biol.* Nov 2009;29(11):1851-1857.
52. Collins AR, Gupte AA, Ji R, et al. Myeloid deletion of nuclear factor erythroid 2-related factor 2 increases atherosclerosis and liver injury. *Arterioscler Thromb Vasc Biol.* Dec 2012;32(12):2839-2846.
53. Barajas B, Che N, Yin F, et al. NF-E2-related factor 2 promotes atherosclerosis by effects on plasma lipoproteins and cholesterol transport that overshadow antioxidant protection. *Arterioscler Thromb Vasc Biol.* Jan 2011;31(1):58-66.
54. Freigang S, Ampenberger F, Spohn G, et al. Nrf2 is essential for cholesterol crystal-induced inflammasome activation and exacerbation of atherosclerosis. *Eur J Immunol.* Jul 2011;41(7):2040-2051.
55. Lubrano V, Balzan S. Enzymatic antioxidant system in vascular inflammation and coronary artery disease. *World J Exp Med.* Nov 20 2015;5(4):218-224.
56. Gupta S, Sodhi S, Mahajan V. Correlation of antioxidants with lipid peroxidation and lipid profile in patients suffering from coronary artery disease. *Expert Opin Ther Targets.* Aug 2009;13(8):889-894.
57. Ninic A, Bogavac-Stanojevic N, Sopic M, et al. Superoxide Dismutase Isoenzymes Gene Expression in Peripheral Blood Mononuclear Cells in Patients with Coronary Artery Disease. *J Med Biochem.* Jul 2019;38(3):284-291.
58. Ballinger SW, Patterson C, Knight-Lozano CA, et al. Mitochondrial integrity and function in atherogenesis. *Circulation.* Jul 30 2002;106(5):544-549.
59. Fukai T, Folz RJ, Landmesser U, Harrison DG. Extracellular superoxide dismutase and cardiovascular disease. *Cardiovasc Res.* Aug 1 2002;55(2):239-249.
60. Sentman ML, Brannstrom T, Westerlund S, et al. Extracellular superoxide dismutase deficiency and atherosclerosis in mice. *Arterioscler Thromb Vasc Biol.* Sep 2001;21(9):1477-1482.

61. Rosenblat M, Volkova N, Coleman R, Aviram M. Anti-oxidant and anti-atherogenic properties of liposomal glutathione: studies in vitro, and in the atherosclerotic apolipoprotein E-deficient mice. *Atherosclerosis.* Dec 2007;195(2):e61-68.
62. Torzewski M, Ochsenhirt V, Kleschyov AL, et al. Deficiency of glutathione peroxidase-1 accelerates the progression of atherosclerosis in apolipoprotein E-deficient mice. *Arterioscler Thromb Vasc Biol.* Apr 2007;27(4):850-857.
63. Cheng F, Torzewski M, Degreif A, Rossmann H, Canisius A, Lackner KJ. Impact of glutathione peroxidase-1 deficiency on macrophage foam cell formation and proliferation: implications for atherogenesis. *PLoS One.* 2013;8(8):e72063.
64. Meilhac O, Zhou M, Santanam N, Parthasarathy S. Lipid peroxides induce expression of catalase in cultured vascular cells. *J Lipid Res.* Aug 2000;41(8):1205-1213.
65. Yang H, Roberts LJ, Shi MJ, et al. Retardation of atherosclerosis by overexpression of catalase or both Cu/Zn-superoxide dismutase and catalase in mice lacking apolipoprotein E. *Circ Res.* Nov 26 2004;95(11):1075-1081.
66. Mackness B, Mackness M. Anti-inflammatory properties of paraoxonase-1 in atherosclerosis. *Adv Exp Med Biol.* 2010;660:143-151.
67. Tward A, Xia YR, Wang XP, et al. Decreased atherosclerotic lesion formation in human serum paraoxonase transgenic mice. *Circulation.* Jul 23 2002;106(4):484-490.
68. Ikhlef S, Berrougui H, Kamtchueng Simo O, Zerif E, Khalil A. Human paraoxonase 1 overexpression in mice stimulates HDL cholesterol efflux and reverse cholesterol transport. *PLoS One.* 2017;12(3):e0173385.
69. Devarajan A, Bourquard N, Hama S, et al. Paraoxonase 2 deficiency alters mitochondrial function and exacerbates the development of atherosclerosis. *Antioxid Redox Signal.* Feb 1 2011;14(3):341-351.
70. Marsillach J, Becker JO, Vaisar T, et al. Paraoxonase-3 is depleted from the high-density lipoproteins of autoimmune disease patients with subclinical atherosclerosis. *J Proteome Res.* May 1 2015;14(5):2046-2054.
71. Furman C, Rundlof AK, Larigauderie G, et al. Thioredoxin reductase 1 is upregulated in atherosclerotic plaques: specific induction of the promoter in human macrophages by oxidized low-density lipoproteins. *Free Radic Biol Med.* Jul 1 2004;37(1):71-85.
72. Jekell A, Hossain A, Alehagen U, Dahlstrom U, Rosen A. Elevated circulating levels of thioredoxin and stress in chronic heart failure. *Eur J Heart Fail.* Dec 2004;6(7):883-890.
73. Wang Y, Ji N, Gong X, Ni S, Xu L, Zhang H. Thioredoxin-1 attenuates atherosclerosis development through inhibiting NLRP3 inflammasome. *Endocrine.* Oct 2020;70(1):65-70.
74. Rousset S, Alves-Guerra MC, Mozo J, et al. The biology of mitochondrial uncoupling proteins. *Diabetes.* Feb 2004;53 Suppl 1:S130-135.
75. Dong C, Della-Morte D, Wang L, et al. Association of the sirtuin and mitochondrial uncoupling protein genes with carotid plaque. *PLoS One.* 2011;6(11):e27157.
76. Blanc J, Alves-Guerra MC, Esposito B, et al. Protective role of uncoupling protein 2 in atherosclerosis. *Circulation.* Jan 28 2003;107(3):388-390.
77. Bjelakovic G, Nikolova D, Gluud C. Antioxidant supplements to prevent mortality. *JAMA.* Sep 18 2013;310(11):1178-1179.
78. Siti HN, Kamisah Y, Kamsiah J. The role of oxidative stress, antioxidants and vascular inflammation in cardiovascular disease (a review). *Vascul Pharmacol.* Aug 2015;71:40-56.
79. Manson JE, Cook NR, Lee IM, et al. Vitamin D Supplements and Prevention of Cancer and Cardiovascular Disease. *N Engl J Med.* Jan 3 2019;380(1):33-44.
80. Singh L, Sharma S, Xu S, Tewari D, Fang J. Curcumin as a Natural Remedy for Atherosclerosis: A Pharmacological Review. *Molecules.* Jul 1 2021;26(13).
81. Siasos G, Tousoulis D, Tsigkou V, et al. Flavonoids in atherosclerosis: an overview of their mechanisms of action. *Curr Med Chem.* 2013;20(21):2641-2660.
82. Dalgaard F, Bondonno NP, Murray K, et al. Associations between habitual flavonoid intake and hospital admissions for atherosclerotic cardiovascular disease: a prospective cohort study. *Lancet Planet Health.* Nov 2019;3(11):e450-e459.

83. Peterson JJ, Dwyer JT, Jacques PF, McCullough ML. Associations between flavonoids and cardiovascular disease incidence or mortality in European and US populations. *Nutr Rev.* Sep 2012;70(9):491-508.
84. Sesso HD, Manson JE, Aragaki AK, et al. Effect of cocoa flavanol supplementation for the prevention of cardiovascular disease events: the COcoa Supplement and Multivitamin Outcomes Study (COSMOS) randomized clinical trial. *Am J Clin Nutr.* Jun 7 2022;115(6):1490-1500.
85. Agarwal B, Campen MJ, Channell MM, et al. Resveratrol for primary prevention of atherosclerosis: clinical trial evidence for improved gene expression in vascular endothelium. *Int J Cardiol.* Jun 5 2013;166(1):246-248.
86. Santana TM, Ogawa LY, Rogero MM, Barroso LP, Alves de Castro I. Effect of resveratrol supplementation on biomarkers associated with atherosclerosis in humans. *Complement Ther Clin Pract.* Feb 2022;46:101491.
87. Tardif JC, McMurray JJ, Klug E, et al. Effects of succinobucol (AGI-1067) after an acute coronary syndrome: a randomised, double-blind, placebo-controlled trial. *Lancet.* May 24 2008;371(9626):1761-1768.
88. O'Donoghue ML, Braunwald E, White HD, et al. Effect of darapladib on major coronary events after an acute coronary syndrome: the SOLID-TIMI 52 randomized clinical trial. *JAMA.* Sep 10 2014;312(10):1006-1015.
89. Investigators S, White HD, Held C, et al. Darapladib for preventing ischemic events in stable coronary heart disease. *N Engl J Med.* May 1 2014;370(18):1702-1711.

Sección 5. Eventos Fisiológicos y Estrés Oxidativo
Capítulo I. Dietética

Dietética

Introducción

La dietética constituye la herramienta teórico-práctica que se dedica a la mejor organización de los alimentos en aras de mantener un adecuado estado de salud. Si un individuo o grupo de estos, ha llevado durante alguna etapa de su vida, conductas alimentarias inapropiadas, ello se traducirá en la aparición de enfermedades, por lo que deberá entonces, reajustar su régimen alimentario para evitar el avance de estas.

Según expertos de la FAO, el mundo actual se encuentra inmerso en resolver los problemas de salud a que ha dado lugar la denominada dieta «afluente». El desarrollo de la sociedad a lo largo de los últimos tres siglos, condujo también al desarrollo de la agricultura y la industria de los alimentos, entre otras causas, lo que llevó aparejado nuevas posibilidades en la selección de alimentos, donde en muchos casos prometían un beneficio incuestionable al consumidor desde el punto de vista nutricional y resultaban mejores para poder llevar con eficiencia la activa vida cotidiana que exige la sociedad actual.

Entre los cambios más notables observados en la alimentación a lo largo de las últimas centurias, principalmente en países desarrollados, están el aumento continuo en la ingestión de grasas, la disminución del consumo de fibra, el incremento en el consumo de azúcares refinados y la disminución creciente de la actividad física. Estos cambios, propiciados paradójicamente por el desarrollo de la sociedad han contribuido a la aparición de enfermedades crónicas como la diabetes, la obesidad, enfermedades cardiovasculares, el cáncer y la osteoporosis; enfermedades que conjuntamente con la prevalencia de enfermedades carenciales, constituyen el principal problema asociado con la alimentación que enfrenta la humanidad.

Por tales razones, la dietética juega un papel primordial en el mejoramiento de la calidad de vida a través de la promulgación de sus principios y la promoción de una alimentación sana, que permita incidir en algunos de los mecanismos moleculares que desencadenan estas enfermedades.

Las modificaciones en la dieta pueden mejorar o disminuir los marcadores del estado redox. Se han realizado estudios sobre los efectos de diferentes dietas en múltiples condiciones clínicas, como por ejemplo en enfermedades metabólicas: obesidad, hipertensión, diabetes o dislipidemia; con intervención dietética; donde se han evaluado marcadores de EO. Se ha descubierto que los antioxidantes alimentarios, las dietas hipocalóricas con pérdida de tejido adiposo, la sustitución de proteína animal por vegetal y los cambios en el microbiota mejoran el estado antioxidante en personas con enfermedades crónicas.[1] El consumo de alimentos ricos en antioxidantes y polifenoles aumenta la capacidad antioxidante plasmática y disminuye los marcadores de EO en personas con diabetes, obesidad, hipertensión e hipertrigliceridemia. Además, la pérdida de peso provocada por la restricción calórica con o sin ejercicio aumenta la capacidad antioxidante endógena. Por tanto, es probable que la combinación de una dieta hipocalórica con un alto contenido en antioxidantes y polifenoles tenga un mayor efecto. Otros cambios en la dieta con efecto antioxidante, como la sustitución de proteínas animales por vegetales o la adición de fibra, podrían estar mediados por cambios en la microbiota. Sin embargo, este aspecto requiere más estudio.[1]

Una dieta alta en carbohidratos y proteínas de origen animal y el consumo excesivo de grasas eventualmente conducirán a la obesidad, así como a otras enfermedades relacionadas con la obesidad, como enfermedades cardiovasculares, diabetes y cáncer. La clave de la patogénesis es la elevación del EO. Posteriormente, se produce una inflamación que da como resultado la reducción de la sensibilidad a la insulina, el aumento de la proliferación de células cancerosas, la activación de genes de la lipogénesis y el desarrollo del cáncer que se activa y se acompaña de apoptosis de células sanas. Para revertir estas condiciones, el consumo de una dieta adecuada es esencial. La dieta saludable incluye cereales integrales, frutos secos, frutas y verduras, pescado y legumbres. En general, una dieta saludable contiene fibra dietética, ácidos grasos insaturados como ácidos grasos monoinsaturados y ácidos grasos poliinsaturados omega-3, proteínas, vitaminas, minerales y otros componentes que promueven la salud. Todos estos componentes exhiben capacidad antioxidante, por lo que reducen el EO. La dieta saludable podría reducir la inflamación, el desarrollo del cáncer y la lipogénesis a nivel transcripcional. También aumenta la sensibilidad a la insulina acompañada de la reducción de la actividad α-amilasa y α-glucosidasa. Los hábitos dietéticos saludables son cruciales para mantener una buena salud.[2]

1.1. Pautas para la alimentación saludable

Los alimentos son matrices biológicas que soportan determinados compuestos que, una vez consumidos, aportan materiales asimilables que cumplen una función nutritiva en el organismo. La alimentación es el proceso mediante el cual tomamos las diferentes sustancias contenidas en los alimentos que forman a su vez nuestra dieta y son necesarias para la nutrición del individuo. Estas sustancias se conocen como nutrientes y según la capacidad del organismo de sintetizarlas o no, se clasifican en dispensables o no esenciales e indispensables o esenciales, respectivamente. En este último caso, la alimentación tiene la responsabilidad de proveer al organismo de nutrientes indispensables de manera que alcance su óptimo desarrollo.

La Nutrición es la acción dinámica de la alimentación ya que da una idea de la magnitud de la utilización de los nutrientes, contenidos en los alimentos, por el organismo siendo solo biodisponible aquella fracción de la dosis ingerida de alguno de estos componentes que es absorbida y utilizado.

La Dietética estudia la forma de proporcionar a cada persona o grupo de individuos, los alimentos necesarios para su adecuado desarrollo, según su estado fisiológico, actividad física, edad y género, entre otros factores, mediante la aplicación de los principios y conocimientos científicos de la Nutrición.

La Dieta no es más que la combinación de los alimentos que consume un individuo habitualmente y se refiere tanto a los patrones alimentarios dirigidos al organismo sano como enfermo. Su concepción debe estar basada en los principios básicos que rigen la alimentación dietética, aunque estos por sí solos no constituyen los únicos criterios a tener en cuenta en su elaboración.

Los principios básicos que rigen la alimentación dietética son:
1. Combinar óptimamente las disposiciones básicas de la alimentación racional con las necesidades fisiológicas del organismo
2. Alimentos variados y atractivos
3. Lograr la recuperación del órgano enfermo
4. Lograr la compensación química, mecánica y térmica de los alimentos

Desde hace más de una década, ha ido en ascenso la divulgación de cómo debe ser la alimentación para una mejor calidad de vida, imponiéndose el concepto de alimentación sana o saludable considerada como aquella que de forma variada y equilibrada cubre las necesidades de energía y nutrientes para promover un buen estado de salud.

El concepto de «dieta recomendable», es el más apropiado para referirse a las características que deben tener las dietas, engloba diferentes aspectos que deben tenerse en cuenta en la elaboración de cualquier régimen alimentario y se considera como tal a toda aquella que se obtiene al menor costo posible y cumple con las siguientes características:

✓ Completa: Es la que contiene todos los nutrientes

- ✓ Equilibrada: Aquella en que los nutrientes guardan las proporciones apropiadas entre ellos para una nutrición adecuada
- ✓ Inocua: Es la dieta cuyo consumo habitual no implica riesgos para la salud, en el sentido de estar exenta de microorganismos patógenos, toxinas y contaminantes
- ✓ Suficiente: Aquella dieta que tiene la cantidad de alimentos que un individuo debe consumir para cubrir sus necesidades de nutrientes de tal manera que sea capaz de mantener su peso (para los adultos) y desarrollarse a la velocidad adecuada (en el caso de los niños)
- ✓ Variada: Aquella que incluye diferentes alimentos en cada comida, considerándose variada también el hecho de que un mismo alimento sea preparado de diversas formas a través de distintas técnicas culinarias (Tab. 5.I.1 y 5.I.2)
- ✓ Adecuada: Que contemple el estado fisiológico del individuo para el que está concebida

Tabla 5.I.1. Contenido de ácido ascórbico (mg/100g) del brócoli y coliflor antes y después de la cocción.

	Método de cocción			
	Crudo	Ebullición	Microondas	Vapor
Brócoli fresco	52,05^a	49,70^a	50,82^a	50,00^a
Brócoli ultracongelado A	21,75^a	16,75^b	19,10^c	18,10^c
Brócoli ultracongelado B	34,00^a	25,40^b	31,60^b	33,15^a
Coliflor fresca	45,55^a	44,35^a	45,00^a	43,70^a
Coliflor ultracongelada A	20,40^a	16,25^b	17,00^b	17,15^b
Coliflor ultracongelada B	42,86^a	30,25^b	34,10^{ab}	28,95^b

Nota: Promedios con letras en común en una misma fila indican muestras que no difieren significativamente (p≤0,05) entre si (n=3). Tomado de Borges et al.[3]

Tabla 5.I.2. Efecto del almacenamiento y recalentamiento sobre el porcentaje de retención de Vitamina C en vegetales.

Vegetal	Cocido	Refrigerado 1 d	Recalentado
Espárrago	86	82	66
Brócoli	88	68	60
Guisantes	88	52	43
Berza	73	44	33
Espinaca	52	48	32
Habas	83	41	29

Nota: Tomado de Jones 1993.[4]

Para lograr que una dieta sea completa se requiere que estén presentes alimentos de los tres grupos básicos, clasificados así de manera que cada grupo contiene alimentos que presentan en mayoría un determinado nutriente y por tanto explica su función principal. De acuerdo a ello, los cereales, viandas y grasas comestibles, son los responsables de aportar energía por ser abundantes en hidratos de carbono; las carnes, lácteos, huevo y leguminosas, cumplen una función estructural, por tener alto contenido de proteínas y las frutas y vegetales que actúan en la regulación de procesos bioquímicos, debido a su contenido de vitaminas y minerales.

El hecho de que las dietas sean equilibradas no debe interpretarse como que cada uno de los grupos básicos de alimentos deben aportar los nutrientes en igual proporción, sino que las dietas equilibradas son aquellas en que hay una distribución adecuada de nutrientes energéticos, reguladores, estructurales, agua e incluso fibra acorde con las características de la persona, tales como género, edad y etapa de desarrollo, entre otras, de manera que ofrezca todos los nutrientes y componentes necesarios, en las cantidades adecuadas y suficientes para cubrir las necesidades nutricionales de cada individuo y evitar deficiencias o excesos. Solo las dietas variadas permiten garantizar la ingestión proporcionada de todos los nutrientes.

La OMS en 2003,[5] al tomar en cuenta estudios epidemiológicos sobre asociación dieta-enfermedad, propuso las siguientes recomendaciones para lograr una dieta equilibrada:

Total de Grasas: (15-35) % de la energía
Ácidos grasos saturados: hasta el 10 % de la energía
Ácidos grasos poliinsaturados: hasta el 7 % de la energía
Proteínas: entre el (10-15) % de la energía
Hidratos de carbonos totales: entre el (55-75) % de la energía
Hidratos de carbonos complejos: entre el (50-70) % de la energía
Azúcares refinados: Límite superior: 10 % de la energía del día
Fibra dietética: Límite inferior: 16 $g \cdot d^{-1}$; Límite superior: 24 $g \cdot d^{-1}$
Frutas y hortalizas: Límite superior: 400 $g \cdot d^{-1}$
Leguminosas, frutos secos y semillas: Límite inferior: 30 $g \cdot d^{-1}$ (como parte de los 400 g de frutas y hortalizas). Esta consideración hace que disminuya el límite superior de este grupo de alimentos.
Colesterol: Límite superior: 300 $mg \cdot d^{-1}$
Sal: Límite inferior: No definido; Límite superior: 6 $g \cdot d^{-1}$

Debido a los cambios surgidos en la alimentación del hombre, hasta hace unas décadas el problema de muchos países era conseguir suficiente cantidad de alimentos y evitar las deficiencias nutricionales. Hoy en día, el principal problema de la mayoría de los países desarrollados es combatir y prevenir el desarrollo de las enfermedades crónicas degenerativas como las enfermedades cardiovasculares, la obesidad, la diabetes, algunos tipos de cáncer y la osteoporosis, debidas en gran parte al desequilibrado consumo de algunos alimentos y nutrientes (Tab. 5.I.3).

Tabla 5.I.3. Evidencias sobre el estilo de vida y el desarrollo de enfermedades crónicas.[5] ECV, Enfermedades Cardiovasculares.

Evidencia	Obesidad	Diabetes tipo 2	ECV	Cáncer
Convincente	Consumo elevado de alimentos de alta densidad energética (grasas y azúcares) Sedentarismo	Sobrepeso y obesidad Obesidad abdominal Inactividad física Diabetes materna	Ácidos mirístico y palmítico Ácidos grasos *trans* Alta ingesta de sodio Sobrepeso Elevado consumo de alcohol (para el ictus)	Sobrepeso y obesidad (esófago, colon, mama, riñón) Alcohol (cavidad bucal, faringe, laringe, esófago, hígado, mama) Aflatoxinas (hígado) Salazones (nasofaringe)
Probables	Comida rápida y alimentos de alta densidad energética Condiciones socio económicas desfavorables (sobre todo mujer) Bebidas gaseosas y zumos de fruta edulcorados con azúcar	Grasas saturadas Retraso del crecimiento intrauterino	Colesterol alimentario Café hervido sin filtro Suplementos de β-caroteno	Conservas cárnicas (colorrectal) Alimentos en conserva con sal (estómago) Bebidas y alimentos muy calientes (cavidad bucal, faringe, esófago)
Posibles	Grandes cantidades Comer mucho fuera de casa Alternancia de rígidas restricciones y períodos descontrolados en el comer	Ingesta total de Ácidos grasos *trans*	Grasas ricas en ácido láurico Malnutrición fetal	No se dispone de información
Insuficientes	Alcohol	Alcohol	-	Grasas animales Aminas heterocíclicas Hidrocarburos aromáticos Nitrosaminas

Se estima que aproximadamente un tercio de los factores implicados en las enfermedades degenerativas están relacionados con la dieta.[5] El problema tiene hoy un alcance mayor porque si bien prevalecen las deficiencias nutricionales en los países del tercer mundo, han aparecido enfermedades degenerativas que le da gran complejidad al problema de cómo debemos alimentarnos.

Según se discute internacionalmente, al parecer sólo hay una forma, la práctica de la alimentación saludable, de manera tal que los alimentos componentes de la dieta sean aquellos que tanto en calidad como en cantidad no sólo permitan el desarrollo y mantenimiento del individuo, sino que sirvan para prevenir o retrasar la aparición de estas enfermedades y lograr que la expectativa de vida sea mayor.

Dieta cetogénica y EO: La dieta cetogénica es un enfoque nutricional rico en grasas y muy bajo en carbohidratos que induce una mayor producción de cuerpos cetónicos, lo que sirve como una alternativa a los sustratos energéticos de la glucosa. Debido al efecto pleiotrópico de la dieta cetogénica sobre la fisiología, incluida la inflamación, el EO, el equilibrio energético y las vías de señalización, en los últimos años se ha estado explorando intensamente su uso en el tratamiento de enfermedades.[6] En los últimos años se ha usado la dieta cetogénica para tratar patologías que transitan con EO, por ejemplo: La dieta cetogénica atenúa la hiperplasia neointimal mediante la supresión del EO y la inflamación, lo cual logra al inhibir la proliferación y migración de las células del músculo liso vascular. Por lo anterior, la dieta cetogénica puede representar una terapia no farmacológica prometedora para las enfermedades asociadas a la hiperplasia neointimal.[7] También se estudian sus efectos en otras patologías como el Alzheimer,[8] la esclerosis múltiple,[9] entre otras.

Dieta mediterránea y EO: La dieta de estilo mediterráneo se basa en estos alimentos: verduras, frutas, aceite de oliva extra virgen, panes y cereales integrales, legumbres o judías (p. ej. garbanzos, judías o lentejas), frutos secos y semillas, pescados y mariscos, cebolla, ajo y otras hierbas y especias (por ejemplo, orégano, cilantro, comino, etc.). Consumir una dieta mediterránea rica en alimentos vegetales mínimamente procesados se ha asociado con un riesgo reducido de desarrollar múltiples enfermedades crónicas y una mayor esperanza de vida. Los datos de varios ensayos clínicos aleatorios han demostrado un efecto beneficioso en la prevención primaria y secundaria de enfermedades cardiovasculares, diabetes tipo 2, fibrilación auricular y cáncer de mama. Se desconoce el mecanismo exacto por el cual una mayor adherencia a la dieta mediterránea tradicional ejerce sus efectos favorables. Sin embargo, la evidencia acumulada indica que las cinco adaptaciones más importantes inducidas por el patrón dietético mediterráneo son: (a) efecto hipolipemiante, (b) protección contra el EO, la inflamación y la agregación plaquetaria, (c) modificación de las hormonas y factores de crecimiento implicados. en la patogénesis del cáncer, (d) inhibición de las vías de detección de nutrientes mediante la restricción de aminoácidos específicos, y (e) producción de metabolitos por la microbiota intestinal que influyen en la salud metabólica. Se necesitan más estudios para comprender cómo las modificaciones individuales de los nutrientes típicos de la dieta mediterránea interactúan con la ingesta y el gasto de energía y el microbioma para modular los mecanismos clave que promueven la salud celular, tisular y orgánica durante una dieta.[10] Se ha demostrado su efecto positivo en diferentes situaciones, como por ejemplo la reducción del EO y el dolor en endometriosis,[11] la enfermedad del hígado graso no alcohólico,[12] entre otras.

La dieta tradicional de Okinawa y el EO: La dieta Okinawa, se basa en tubérculos (principalmente batatas), verduras verdes y amarillas, alimentos a base de soja y plantas medicinales. También se consumen moderadamente alimentos marinos, carnes magras, frutas, guarniciones y especias medicinales, té y alcohol. Muchas características de la dieta tradicional de Okinawa se comparten con otros patrones dietéticos saludables, incluida la dieta mediterránea. Todos estos patrones dietéticos están asociados con un riesgo reducido de enfermedad cardiovascular, entre otras enfermedades asociadas a la edad. En general, las características importantes compartidas de estos patrones dietéticos saludables incluyen: alto consumo de carbohidratos no refinados, consumo moderado de proteínas con énfasis en verduras/legumbres, pescado y carnes magras y un perfil de grasas saludables (más alto en grasas mono/poliinsaturadas, más bajo en grasas saturadas; rico en omega-3). La ingesta de grasas saludables es probablemente un mecanismo para reducir la inflamación, optimizar el colesterol y otros factores de riesgo. Además, la menor densidad calórica de las dietas ricas en plantas da como resultado una menor ingesta calórica con una alta ingesta concomitante de fitonutrientes y antioxidantes. Otras características compartidas incluyen una carga glucémica baja, menos inflamación y EO y una posible modulación de las vías biológicas relacionadas con el envejecimiento. Esto puede reducir el riesgo de enfermedades crónicas asociadas a la edad y promover un envejecimiento saludable y la longevidad.[13]

Dieta rica en grasas y EO: Varios estudios han indicado que el consumo elevado de grasas provoca una sobreproducción de ácidos grasos libres circulantes e inflamación sistémica.[14] Las consecuencias del consumo excesivo de grasas, comprenden: disbiosis, disfunción de la barrera intestinal, aumento de la permeabilidad intestinal[15] y fuga de metabolitos bacterianos tóxicos a la circulación. Estos pueden contribuir en gran medida al desarrollo de inflamación sistémica de bajo grado.[16]

1.2. Principales componentes de la dieta que interactúan con los sistemas antioxidantes

1.2.2. Vitaminas y Minerales

Las vitaminas son micronutrientes orgánicos, sin valor energético, necesarias para el hombre en muy pequeñas cantidades y que deben ser aportadas por la dieta. Algunas pueden formarse en cantidades variables en el organismo como la niacina a partir del triptófano y vit. D por exposición a la luz solar; las vitaminas K_2, B_1, B_2 y biotina son sintetizadas por bacterias intestinales. Sin embargo, generalmente esta síntesis no es suficiente para cubrir las necesidades.

Algunas vitaminas y minerales han sido reconocidos como antioxidantes dietarios según miembros del Buró de Alimentos y Nutrición del Consejo Nacional de Investigaciones de los Estados Unidos, considerándose como tal a aquella sustancia presente en los alimentos que disminuyen significativamente los efectos adversos de las ERO sobre la función fisiológica normal del hombre. Los más importantes antioxidantes de la dieta son las vit. C, E (Tab. 5.I.4 y 5.I.5), carotenoides y los minerales Zn y Se.

Estos componentes previenen el daño celular causado por los RL, que a su vez han sido implicados en la progresión de las enfermedades crónicas y el cáncer. Las funciones de estas sustancias, junto a otros componentes de los alimentos, constituyen la base de la propuesta actual de ingerir hasta 400 g diarios de frutas y vegetales, por ser estos unos de sus principales portadores al organismo.

Tabla 5.I.4. Contenido de vitamina E en algunos alimentos.

Alimentos	Vitamina E (mg · 100 g)	IU*
Aceite de germen de trigo	119-118	177-191
Aceite de girasol	49	73
Aceite de maíz	26	39
Aceite de oliva	13-22	19-32
Mayonesa	13	19
Germen de trigo estabilizado	11	17
Espinaca fresca	1,8	2,7
Camarón congelado	0,6	0,9
Pollo frito	0,5	0,7
Brócoli fresco	0,5	0,7

Leyenda: *1 mg de d-α-tocoferol es equivalente a 1,49 IU.
Nota: Tomado de Martín *et al.*[17]

La gran importancia de la ingesta de frutas y vegetales en el mantenimiento de la salud ha quedado demostrada por la aparición de enfermedades carenciales provocada por su ausencia en la dieta. La deficiencia de vit. A puede producir ceguera y la falta de vit. D puede retardar el crecimiento de los huesos. En la actualidad se sabe que su papel nutricional va más allá de la prevención de las enfermedades deficitarias ya que pueden también ayudar a prevenir algunas de las enfermedades crónicas referidas anteriormente.

Tabla 5.I.5. Contenido de vitamina C en algunas Frutas y Verduras.

Alimentos	Vitamina C (mg · 100 g)	Alimentos	Vitamina C (mg · 100 g)
Manzana	10	Fresas	59
Plátano	10	Naranja	70
Mandarina	25	Fruta bomba	168
Mango	35	Guayaba	300
Limas	37	Brócoli	300
Toronja	40	Ají maduro	369
Limón	50	Acerola	1 300

Nota: Tomado de Martín *et al*.[17]

Los minerales esenciales para el hombre son 20 que se distribuyen en dos grandes grupos según las cantidades en que sean necesarios y se encuentren en los tejidos corporales:

1. Macrominerales: calcio, fósforo, magnesio, sodio, potasio, cloro y azufre
2. Microminerales o elementos traza que se encuentran en muy pequeñas cantidades: hierro, cinc, yodo, selenio (Tab.5.I.6), flúor, manganeso, cromo, cobre y molibdeno

Los minerales no son destruidos o alterados por el calor, el oxígeno o los ácidos, únicamente pueden perderse por lixiviación (en el agua de lavado y cocción de los alimentos, cuando ésta no se consume). Por ello, a diferencia de las vitaminas, no requieren un cuidado especial cuando los alimentos que los contienen se someten a procesos culinarios.

Tabla 5.I.6. Contenido de selenio en algunos alimentos.

Alimentos	Se (µg ·100g)	Alimentos	Se (µg ·100g)
Carnes y subproductos		**Lácteos**	
Bacalao (hígado)	370	Queso	5-11
Riñones (ternero)	107-341	Leche vaca (entera)	5-13
Calamar	300	Leche materna	1,3-5,3
Peces de mar	33-196	**Cereales**	
Riñones (vaca)	141-169	Germen de trigo	111
Hígado (cerdo)	64	Arroz (precocido)	25-170
Vacuna	17-66	Salvado de trigo	63-128
Cerdo	20-47	Harina de trigo entera	62-65
Hígado (vaca)	40-45	Arroz (blanco)	30-33
Bofe (vaca)	27-35	Pan blanco	27-28
Frutas, nueces		Harina trigo blanca	18-19
Coco	810	**Verduras**	
Ajonjolí (sésamo)	800	Legumbres	15-1 200
Pistacho	450	Espárragos	1 100
Ciruela-dátil	54	Apio	140
Cítricos	13-54	Zanahorias	2-130

Nota: Adaptado de Schol,[18] y Navarro-Alarcon y Cabrera-Vique.[19]

1.2.3 El agua

El agua se excluye a menudo de las listas de nutrientes, sin embargo, es imprescindible para la vida y de hecho actualmente se contempla en muchas Guías Alimentarias. Es un componente esencial que participa en las múltiples reacciones que ocurren en el organismo. Sirve como transportador de nutrientes y vehículo de excreción de sustancias de desecho; lubrica y proporciona soporte estructural a tejidos y articulaciones. Tiene una importante función en el proceso de la termorregulación, dada por la elevada capacidad calorífica del agua que permite que el organismo, sea capaz de intercambiar calor con el medio exterior ocasionando sólo pequeñas variaciones de temperatura, ello permite disipar la carga extra de calor y evita variaciones de temperatura que podrían ser perjudiciales para el individuo.

El agua constituye cerca de las dos terceras partes del peso corporal por lo que es esencial para el organismo. Es mayor en los hombres que en las mujeres y tiende a disminuir con la edad en ambos géneros como consecuencia de la pérdida de masa magra e incremento de grasa corporal, siendo en algunas personas mayores una causa importante de reducción de peso.

El aporte de agua procede de tres fuentes principales:
1. Consumo de líquidos: agua y otras bebidas
2. Del agua de los alimentos sólidos

3. De las pequeñas cantidades de agua que se producen en los procesos metabólicos de proteínas, grasas y carbohidratos.

Las *pérdidas* de agua se producen a través de la orina, heces, por evaporación a través de la piel y a través de la respiración y pueden ser elevadas cuando se produce una mayor sudoración como consecuencia del calor ambiental o de la realización de ejercicio físico intenso, en situaciones de diarrea, infección, fiebre o alteraciones renales.

Una ingesta elevada de agua no presenta problemas fisiológicos en una persona sana, porque el exceso se elimina adecuadamente por los riñones, pero el bajo consumo de agua puede afectar al organismo y se puede corregir con una mayor ingesta a través de la alimentación (Tabla 5.I.7).

Las necesidades de agua son variables dependiendo de la dieta, la actividad física realizada, la temperatura ambiental y la humedad, principalmente. Esto hace que sea difícil establecer la cantidad real que cada persona o grupo de estas debe ingerir, sin embargo, existe la recomendación de consumir aproximadamente dos litros al día. La ingesta líquida, puede estar compuesta también por zumos, refrescos, infusiones, sopas, leche y aguas minerales. El alcohol y las bebidas con cafeína no deben incluirse en esta recomendación debido a su efecto diurético.

En las personas de la tercera edad casi nunca se cumple el consumo recomendado generalmente asociado a la incapacidad física que dificulta el acceso al agua, por enfermedades crónicas, demencia o por la menor sensación de sed al estar disminuida la actividad física. El temor a la incontinencia o el evitar las urgencias de tener que ir al baño cuando están fuera de casa, puede ser otro motivo de la disminución en la ingestión de agua. Si embargo, con la edad se producen cambios en la función renal además de la disminución de sensación de sed ya referida, siendo causas de los problemas de deshidratación y termorregulación que se producen en esta edad.

Una persona mayor necesitará más agua para excretar la misma cantidad de urea o sodio. Estos cambios en la capacidad homeostática se modifican también por la presencia de algunas enfermedades como hipertensión arterial, enfermedades cardio y cerebro-vasculares o por el consumo de medicamentos.

Por estas razones, en las personas mayores el agua se convierte en una necesidad para que el organismo funcione debidamente donde en muchos casos es incluso necesario prescribir su consumo como si fuese un medicamento recomendando «beber más de 8 vasos de agua al día».

Tabla 5.I.7. Contenido de agua en algunos alimentos y bebidas.

Alimentos	Agua (%)
Leche desnatada y semidesnatada, refrescos, gaseosas, melón, lechuga, tomate, espárragos, sandía, pimientos, cardo, berenjena, coliflor, cebolla	90-99
Zumos, leche entera, fresas, judías verdes, espinacas, zanahorias, piña, cerezas, uvas, naranjas, yogur	80-89
Plátanos, papas, maíz, queso fresco, pescados, pollo, carnes magras, aceitunas	70-79
Carnes semigrasas, salmón, pechuga de pollo	60-69
Albóndigas, mortadela, pizzas	50-59
Ciruelas, castañas, quesos semicurados	40-49
Pan blanco, pan integral, pan de molde, quesos curados, embutidos, membrillo	30-39
Miel, higos, pasas, pasteles, mermelada	20-29
Mantequilla, margarina	10-19
Arroz, pasta, leguminosas, frutos secos, azúcar, galletas, chocolate	1-9
Aceites	-

Nota: Tomado de Carbajal y Sánchez-Muñiz.[20]

1.2.4. Otros Componentes No Nutritivos de la Dieta

La *fibra* se define como una fracción muy heterogénea de componentes resistentes a la actividad enzimática del tracto gastrointestinal. Tiene importantes funciones en la regulación de la acción mecánica del aparato digestivo (evita el estreñimiento) y actúa como factor de protección en algunas de las enfermedades crónicas (cardiovasculares, diabetes y especialmente, en las neoplasias de colon), ayuda a reducir las concentraciones sanguíneas de colesterol y de glucosa. Posee además la capacidad de absorber agua (aumenta el volumen de las heces) y actúa como laxante.

Sin embargo, a pesar de estas acciones benéficas, un excesivo consumo de fibra puede tener un efecto adverso sobre la nutrición pues por su acción laxante, algunos nutrientes pasan rápidamente por el tubo digestivo, y por tanto disminuye su absorción. También puede producir la retención de algunos minerales como Ca, Fe, Zn o Mg, eliminándolos por las heces y dar lugar, en casos extremos, a deficiencias de los mismos. En la actualidad, las recomendaciones de ingestión de fibra se hallan entre 20 g y 35 g por día, pero varían entre un país y otro e incluso las recomendaciones pueden variar con el género.

Los *fitoquímicos*, nombre genérico que designa un conjunto sustancias caracterizadas por la protección que ofrecen frente al EO, están contenidos principalmente en los alimentos de origen vegetal. Se sabe que los beneficios de la dieta sana no se limitan a su contenido en nutrientes, sino también a la presencia cualitativa y cuantitativa de estos compuestos. Es importante conocer cuáles alimentos contienen estas sustancias para ser incluidos en la dieta diaria (Tab. 5.I.8).

Tabla 5.I.8. Componentes antioxidantes en algunos alimentos.

ALIMENTOS:	FITOQUÍMICOS:
Frutas, verduras y hortalizas muy pigmentadas (zanahorias, tomates, espinacas, brócoli)	β-caroteno, Licopeno, Luteína
Cítricos	Limoneno, Compuestos fenólicos
Ajo, cebolla, puerros	Compuestos aliáceos: Diallil sulfuro, Allil-metil trisulfuro
Brócoli, repollo, coliflor, coles de Bruselas	Ditioltiones, Isotiocianatos, Sulfurofano, Indoles (Indol-3-carbinol)
Uvas, vino	Polifenoles
Soja	Inhibidores de proteasas, Fitoesteroles, Isoflavonas, Saponinas
Frutas, avena, soja	Ácido cafeico, Ácido ferúlico
Cereales	Ácido fítico
Trigo, avena, soja	Fitosterina
Frutas, verduras, hortalizas, té, orégano	Flavonoides (incluye la quercetina)

Nota: Tomado de Carbajal y Sánchez-Muñiz.[20]

Las grasas *trans* parecen aumentar el riesgo de la enfermedad cardíaca coronaria más que cualquier otro macronutriente, confiriendo un riesgo substancialmente creciente en los niveles bajos de consumo (1-3) % del total de la energía). En un meta-análisis de cuatro estudios de corte que implicaban casi 140 000 sujetos, un aumento de 2 % en energía proveniente de ácidos grasos *trans*, fue asociada a un aumento de 23 % en la incidencia de la enfermedad cardíaca coronaria. El 25 de julio de 2008, California fue el primer estado de E.E.U.U. en prohibir las grasas *trans* en restaurantes. El 1 de enero de 2010, los restaurantes californianos tuvieron prohibida la utilización de aceites, mantecas y margarinas que contengan grasas *trans* artificiales para untar o para freír, con la excepción de los donuts fritos. Para estos últimos, la prohibición entró en vigor a partir del 1 de enero de 2011. La comida envasada, sin embargo, no está cubierta por la prohibición y se continuará permitiendo que contenga grasas *trans*.[21,22]

Las mayores fuentes de grasas comestibles en todo el mundo son la carne de cerdo, productos lácteos, aceite de soja, aceite de palma, aves, aceite de girasol y aceite de colza, cuya contribución a la ingesta de energía ha cambiado sustancialmente con el tiempo. El consumo medio mundial de grasas totales aumentó de alrededor del 20 % de la ingesta de energía en la década de 1960 al 26,5 % de ingesta energética en 2018, que sigue estando por debajo del 27,5 % objetivo, lo que significa que hay una brecha entre el consumo actual y el recomendado de grasas a nivel mundial.[23]

Los productos lácteos fueron la mayor fuente mundial de grasa en la década de 1960, pero fue superado por la grasa en la carne de cerdo en la década de 1990, liderado por el aumento del consumo en China.

Otro aumento llamativo fue el del consumo de aceites de soja, palma y colza. El aumento en el consumo de aceite de soja está relacionado con el aumento de la producción de carne de cerdo y aves porque el aceite de soya es un subproducto de la alimentación proteica de pollos y cerdos. La producción y el uso de aceite de palma también han aumentado drásticamente y siguen creciendo porque el aceite de palma es barato, de alto rendimiento y tiene propiedades útiles para la producción de alimentos procesados.[23]

El aporte de grasas animales refinadas, en su mayoría manteca de cerdo y sebo (de bovinos), a la ingesta total de energía se ha reducido casi a la mitad con el tiempo. Los estudios de metaanálisis actuales sugieren que la ingesta total de grasas, saturadas, mono o poli insaturadas, no están asociadas con el riesgo de enfermedades cardiovasculares. Sin embargo, una mayor ingesta de grasas *trans* se asocia con mayor riesgo de enfermedades cardiovasculares en una forma dosis-respuesta. El análisis de subgrupos encontró un efecto cardioprotector de los ácidos grasos poli insaturados en estudios seguidos durante más de 10 años.[21,22]

Bibliografía Sección 5. Capítulo I

1. Avila-Escalante ML, Coop-Gamas F, Cervantes-Rodriguez M, Mendez-Iturbide D, Aranda G, II. The effect of diet on oxidative stress and metabolic diseases-Clinically controlled trials. *J Food Biochem.* May 2020;44(5):e13191.
2. Tan BL, Norhaizan ME, Liew WP. Nutrients and Oxidative Stress: Friend or Foe? *Oxid Med Cell Longev.* 2018;2018:9719584.
3. Borgues H, Espinosa T, Herrera G. La encuesta alimentaria. *Cuadernos de Nutrición.* 1989;12(1):33-39.
4. Jones JM. *Food safety*: Eagan Press; 1993.
5. WHO. *Diet, nutrition and prevention of chronic diseases. Report of a Joint WHO/FAO Expert Consultation.* Geneva: WHO;2003.
6. Pondel N, Liskiewicz D, Liskiewicz A. [Ketogenic diet - mechanism of action and perspectives for the use in the therapy: data from clinical studies]. *Postepy Biochem.* Sep 30 2020;66(3):270-286.
7. Xu X, Xie L, Chai L, et al. Ketogenic diet inhibits neointimal hyperplasia by suppressing oxidative stress and inflammation. *Clin Exp Hypertens.* Dec 31 2023;45(1):2229538.
8. Xu Y, Zheng F, Zhong Q, Zhu Y. Ketogenic Diet as a Promising Non-Drug Intervention for Alzheimer's Disease: Mechanisms and Clinical Implications. *J Alzheimers Dis.* 2023;92(4):1173-1198.
9. Bahr LS, Bock M, Liebscher D, et al. Ketogenic diet and fasting diet as Nutritional Approaches in Multiple Sclerosis (NAMS): protocol of a randomized controlled study. *Trials.* Jan 2 2020;21(1):3.

10. Tosti V, Bertozzi B, Fontana L. Health Benefits of the Mediterranean Diet: Metabolic and Molecular Mechanisms. *J Gerontol A Biol Sci Med Sci.* Mar 2 2018;73(3):318-326.
11. Cirillo M, Argento FR, Becatti M, Fiorillo C, Coccia ME, Fatini C. Mediterranean Diet and Oxidative Stress: A Relationship with Pain Perception in Endometriosis. *Int J Mol Sci.* Sep 27 2023;24(19).
12. Anania C, Perla FM, Olivero F, Pacifico L, Chiesa C. Mediterranean diet and nonalcoholic fatty liver disease. *World J Gastroenterol.* May 21 2018;24(19):2083-2094.
13. Willcox DC, Scapagnini G, Willcox BJ. Healthy aging diets other than the Mediterranean: a focus on the Okinawan diet. *Mech Ageing Dev.* Mar-Apr 2014;136-137:148-162.
14. Tan BL, Norhaizan ME. Effect of High-Fat Diets on Oxidative Stress, Cellular Inflammatory Response and Cognitive Function. *Nutrients.* Oct 25 2019;11(11).
15. Rohr MW, Narasimhulu CA, Rudeski-Rohr TA, Parthasarathy S. Negative Effects of a High-Fat Diet on Intestinal Permeability: A Review. *Adv Nutr.* Jan 1 2020;11(1):77-91.
16. Malesza IJ, Malesza M, Walkowiak J, et al. High-Fat, Western-Style Diet, Systemic Inflammation, and Gut Microbiota: A Narrative Review. *Cells.* Nov 14 2021;10(11).
17. Martin A, Cherubini A, Andres-Lacueva C, Paniagua M, Joseph J. Effects of fruits and vegetables on levels of vitamins E and C in the brain and their association with cognitive performance. *J Nutr Health Aging.* 2002;6(6):392-404.
18. Scholz H. *Los minerales y su salud*. Buenos Aires: Lidium; 1985.
19. Navarro-Alarcon M, Cabrera-Vique C. Selenium in food and the human body: a review. *Sci Total Environ.* Aug 1 2008;400(1-3):115-141.
20. Carbajal A, Sánchez-Muníz FJ. *Nutrición y Dietética. Guías de Prácticas*. León, México: Univ. de León; 2004.
21. Bajzelj B, Laguzzi F, Roos E. The role of fats in the transition to sustainable diets. *Lancet Planet Health.* Sep 2021;5(9):e644-e653.
22. Zhu Y, Bo Y, Liu Y. Dietary total fat, fatty acids intake, and risk of cardiovascular disease: a dose-response meta-analysis of cohort studies. *Lipids Health Dis.* Apr 6 2019;18(1):91.
23. Wang DD, Li Y, Chiuve SE, et al. Association of Specific Dietary Fats With Total and Cause-Specific Mortality. *JAMA Intern Med.* Aug 1 2016;176(8):1134-1145.

Sección 5. Eventos Fisiológicos y Estrés Oxidativo
Capítulo II. Dieto terapia y Estrés Oxidativo

Dieto terapia y estrés oxidativo

Introducción

Los resultados de las investigaciones científicas en los últimos años, evidencian que las defensas antioxidantes del organismo son claves en el desarrollo de la mayoría de las patologías crónicas y el envejecimiento. Una alimentación inadecuada, junto a otros factores de riesgo, dieron lugar a la creciente manifestación de enfermedades crónicas, cuya prevención o detenimiento constituye el objetivo principal de trabajo de los organismos internacionales que dictan las pautas a seguir en relación a la alimentación saludable.[1]

Desde la década de los años 1970 se ha producido una ampliación y profundización de los estudios sobre la oxidación celular de manera que el desequilibrio entre la generación de RL y el tenor antioxidante propio del organismo y adquirido a través de los alimentos, explican hoy algunos de los mecanismos más importantes de este grupo de enfermedades que padece la humanidad.

Aunque el estado de EO no es la causa directa o el factor etiológico de las patologías en cuestión, existen evidencias de que la presencia de RL produce el daño tisular y degenerativo secundario que acompaña a las mismas. Determinados alimentos de la dieta son fundamentales para su prevención, ya que son la principal fuente de antioxidantes. Por esto, la modificación de hábitos alimentarios inadecuados, pasan a ser un objetivo de máxima prioridad en el campo de la dietoterapia del EO.

En general, la prevención de las enfermedades crónicas se basa en el control de diferentes factores de riesgo, donde el plano alimentario, es uno de los principales. Consiste en llevar un régimen saludable caracterizado por el consumo elevado de frutas y vegetales, principales fuentes de antioxidantes. Una vez que las enfermedades se manifiestan, la utilización de antioxidantes puede ser eficaz en su control, pero no en su erradicación.

El consumo inadecuado o excesivo de nutrientes provoca EO, que puede alterar la homeostasis oxidativa, activar una cascada de vías moleculares y alterar el estado metabólico de varios tejidos. Varios alimentos y patrones de consumo se han asociado con el cáncer y aproximadamente el (30-35) % de los casos de cáncer se correlacionan con la sobre nutrición o la desnutrición.[2] La iniciación del cáncer puede estar modulada por la elevación en los niveles de ERO mediada por la nutrición, que puede estimular la iniciación del cáncer al desencadenar mutaciones del ADN, daño y señalización pro-oncogénica. La comida chatarra es rica en elementos pro-carcinogénicos, pro-inflamatorios e inmuno supresores. Por otra parte, los alimentos naturales ejercen el efecto contrario.[3] Adicionalmente, los alimentos ricos en antioxidantes pueden prevenir la disbiosis y la consecuente inflamación del tracto gastro intestinal.[4] A continuación, se presenta el manejo dietético de algunas de las enfermedades crónicas de mayor incidencia mundial.

2.1. Diabetes mellitus

En el 2024 la Asociación Americana de Diabetes y la Organización Mundial de la Salud (OMS) adoptaron una nueva clasificación de la DM, la cual puede clasificarse tal y como se muestra a continuación:[5]

- ✓ Diabetes tipo 1 (debido a la destrucción autoinmune de las células β, que generalmente conduce a una deficiencia absoluta de insulina, incluida la diabetes autoinmune latente en adultos).
- ✓ Diabetes tipo 2 (debido a una pérdida progresiva no autoinmune de la secreción adecuada de insulina de las células β, frecuentemente en un contexto de resistencia a la insulina y síndrome metabólico).
- ✓ Tipos específicos de diabetes debidos a otras causas, por ejemplo, síndromes de diabetes monogénica (como la diabetes neonatal y la diabetes juvenil de inicio en la madurez), enfermedades del páncreas exocrino (como la fibrosis quística y la pancreatitis) y las inducidas por fármacos o sustancias químicas (por ejemplo, con el uso de glucocorticoides, en el tratamiento de personas con VIH o después de un trasplante de órganos).
- ✓ Diabetes mellitus gestacional (diabetes diagnosticada en el segundo o tercer trimestre del embarazo que no era una diabetes claramente manifiesta antes de la gestación u otros tipos de diabetes que ocurren durante el embarazo, como la diabetes tipo 1).

2.1.1. Tratamiento Dietético

Los objetivos del tratamiento dietético de la diabetes mellitus son:

1. Lograr un buen estado nutricional.

2. Contribuir al control óptimo de la glicemia para minimizar el riesgo de la hipoglicemia y a prevenir complicaciones vasculares.
3. Mantener o lograr el normo peso, sobre todo en pacientes obesos (diabetes tipo II), donde la pérdida de peso mediante una dieta adecuada disminuye la resistencia periférica a la insulina y aumenta el número y calidad de los receptores insulínicos, también mejora la tolerancia a la glucosa y normaliza la glucemia.

El tratamiento dietético del diabético se basa en las mismas normas que el de las personas no diabéticas.[6] La alimentación debe ser equilibraba en hidratos de carbono, proteínas y grasas. El diabético puede comer de todo, la clave está en la cantidad que se come y en evitar el consumo de hidratos de carbono simples (azúcar, dulces). Hay un recurso útil para enseñarles a los pacientes y es: «coma la mitad, sírvase en plato de postre». La dieta mediterránea parece ser particularmente útil en el manejo de la diabetes tipo 2.[6]

La nutrición es una piedra angular del control de la diabetes y debe considerarse fundamental para lograr el control de la glucosa en sangre. Se deben tomar en cuenta el control del peso corporal, los macro y micronutrientes, los alimentos y grupos de alimentos, los patrones dietéticos y el contexto del estilo de vida.[7]

Energía: el aporte energético de la dieta se calcula multiplicando el peso deseable por las kilocalorías correspondientes según la actividad física (Tab. 5.II.1) y el estado actual del peso y la actividad que realiza.

Hidratos de carbono: Al menos el 40 % deben ser de lenta absorción, es decir, los denominados complejos (polisacáridos, almidones) y evitarse los simples (mono y disacáridos). Los polisacáridos y los almidones, que requieren una digestión previa para su absorción, producirían un ascenso glicémico posprandial más lento y por consiguiente resultarán más convenientes que los mono y disacáridos. Se recomiendan entonces alimentos como vegetales, viandas, cereales y leguminosas.

Tabla 5.II.1. Constantes para el cálculo del aporte energético de la dieta según la actividad física.

kcal·kg de peso deseable	ACTIVIDAD FÍSICA		
	LIGERA	**MODERADA**	**INTENSA**
Peso normal	30	35	40
Sobrepeso	20	25	30
Bajo peso	35	40	45

Contenido de nutrientes de la dieta

La proporción de nutrientes en las dietas para diabéticos ha cambiado con el tiempo como se muestra en la tabla 5.II.2.[7,8]

Proteínas: Su cantidad diaria cubrirá entre el (12- 20) % y debe mantenerse un equilibrio entre las proteínas de origen animal y vegetal, considerándose que los alimentos ricos en proteína animal, son ricos en grasas saturadas y que el exceso de este nutriente no es recomendable para el diabético.

Se aconseja el consumo de pescados (blancos y especialmente de pescados azules por su contenido en AGPI con efectos beneficiosos para la ateroesclerosis). Las carnes deben ser magras, el pollo sin piel y la leche descremada para evitar el exceso de grasas saturadas y colesterol. Las fuentes de proteína vegetal pueden provenir del consumo de leguminosas.

Tabla 5.II.2 Variaciones de los macronutrientes con el tiempo en la dieta del diabético

	Hidratos de Carbono (%)	Proteínas (%)	Grasas (%)
Hasta 1920	Dietas de Inanición		
1921	20	10	70
1950	40	20	40
1971	45	20	35
1986	50-60	12-20	30
1994[9]	A	10-20	A-B
2006[10]- 2007[11-13]	A	15-20	< 7% grasas saturadas No grasas trans[12]

Leyenda: A = Toma como base los requerimientos nutricionales, hábitos alimentarios, objetivos del tratamiento, control metabólico y presencia de otros problemas médicos. B = < del 10 % en grasas saturadas.

Grasas: Es importante considerar el tipo de ácido graso que compone el alimento, recomendándose que la ingestión de AGPI sea entre el (6-7) %, la de ácidos grasos monoinsaturados entre el (13-15) % y la de ácidos saturados menor del 7 % de la energía total. No consumo de grasas trans. Los pacientes que presenten alteraciones del metabolismo lipídico requerirán un control más estricto de estos porcentajes y la reducción de la ingesta de grasas, sobre todo las ricas en ácidos grasos saturados, en estos casos es conveniente aumentar la proporción de ácidos grasos monoinsaturados. Paralelamente a la grasa, interesa la cantidad de colesterol, aconsejándose no sobrepasar los 300 mg diarios (1 yema de huevo contiene 250 mg de colesterol, pero tener mayor precaución con aquellos alimentos que elevan más el colesterol en sangre como los mariscos).

Fibra: Sus fuentes principales son los alimentos vegetales (frutas, verduras, leguminosas, cereales integrales) las dos fracciones son importantes para el diabético: la fibra soluble por su viscosidad retarda la absorción de la glucosa a nivel intestinal con lo que la respuesta glucémica es menos pronunciada; la fracción insoluble aumenta el volumen de las heces, favorece la evacuación intestinal y ayuda a combatir la constipación, trastorno frecuente en los diabéticos. Las recomendaciones de ingesta van de (25-40) g de fibra soluble al día; no obstante, algunos estudios no encontraron cambios en la glucosa en sangre en ayunas entre dietas ricas o pobres en fibra, mientras que un estudio encontró una mejora significativa en la glucosa en sangre en ayunas en la dieta rica en fibra *versus* la dieta baja en fibra. Un estudio transversal encontró que la ingesta de fibra estaba inversamente relacionada con la HbA1c y otro estudio no mostró relación, por lo cual el tema de la fibra en el control glicémico sigue siendo objeto de investigación.[14]

Minerales y Vitaminas: Una alimentación sana en el diabético sin complicaciones y considerando los aspectos comentados hasta el momento, cubre en general las necesidades diarias de minerales y vitaminas. Sólo será necesaria su suplementación en circunstancias especiales (embarazo, lactancia) o cuando el paciente esté sometido a una dieta hipocalórica. En cuanto al sodio, si no hay patología que aconseje su disminución, puede permitirse su empleo racional. Las recomendaciones corrientes aconsejan no sobrepasar los 3 g diarios de sodio, aunque en la práctica el consumo es algo mayor.

En general no se ha demostrado la necesidad de suplementar la alimentación del diabético sin complicaciones y sometido a un régimen normo calórico, con antioxidantes, sin embargo, algunos investigadores proponen que deben ser indicados antioxidantes en la diabetes, hipertensión, enfermedades cardio-vasculares, dislipidemia y Alzheimer e incluso en personas sanas mayores de 40 años sugiere la suplementación habitual con antioxidantes y oligoelementos. Por ejemplo, la suplementación de diabéticos tipo 2 con 1 g de vit. C por 12 semanas se correlacionó con mejorías en el control glicémico.[15] Según estudios de investigación preliminar, la suplementación con vit. E, complejo B, ácidos grasos omega-3, CoQ10 o N-acetilcisteína parece estar asociada con resultados prometedores en la mejora de los síntomas dolorosos de la neuropatía diabética.[16] Los flavonoides de cítricos también parecen mejorar el estado antioxidante y las complicaciones del diabético.[17]

Especificaciones de la dieta para los pacientes con diferentes tipos de diabetes:

Es importante el cumplimiento del horario, regularidad y composición de las comidas, así como el fraccionamiento adecuado de los eventos alimentarios en el día. En los diabéticos tipo I que suelen estar bajos de peso, éstos deben consumir los alimentos repartidos en seis comidas al día para alcanzar el peso corporal deseable (Tab. 5.II.3).

Tabla 5.II.3. Distribución energética de los alimentos que debe consumir el diabético tipo I.[18]

Eventos	Porcentaje*
Desayuno	15
Merienda	10
Almuerzo	25
Merienda	10
Comida	25
Cena	15

Leyenda: *, porcentaje de la energía que aporta la dieta.

Los diabéticos tipo II pueden distribuir sus alimentos en cuatro eventos diarios. En estos pacientes, si son obesos, es fundamental el cumplimiento de esta regla para lograr un adecuado control de la glucosa y metabólico en general. La intervención dietética en estos casos, tiene mayor valor preventivo de complicaciones, mientras más precozmente se inicia. Es recomendada una restricción energética moderada de 500 kcal·d^{-1} a 1 000 kcal·d^{-1} por debajo de las necesidades para mantener el peso y conseguir una reducción de peso gradual y mantenida.

Para los pacientes con obesidad y diabetes tipo II, que se controlan con hipoglicemiantes orales o insulina, se recomienda una dieta reducida en energía y mantener constante el número de comidas (desayuno, merienda, almuerzo, merienda, comida y cena), horario, composición de la dieta con una distribución energética similar a los pacientes con diabetes tipo I (Tab. 5.II.3). Las personas con diabetes tipo II y obesos que se controlan con dieta solamente, no tienen que cumplir tan estrictamente el horario de comidas y deben distribuir la energía en cinco comidas, excluida la cena.

2.2. Obesidad

En 1985, un panel de expertos en el área de salud de los Estados Unidos estudió las evidencias científicas acumuladas hasta ese momento sobre las implicaciones de la obesidad en la salud, y llegó a la conclusión de que la obesidad es una enfermedad, caracterizada por un exceso de grasa en el cuerpo. La obesidad es la condición en la que un exceso de grasa se ha acumulado, principalmente en los tejidos subcutáneos. Se considera obesa a una persona cuando supera en un 20 % el peso recomendado para su altura y constitución.[19]

La obesidad es una afección común y una causa importante de morbilidad y mortalidad. Afortunadamente, el tratamiento para bajar de peso puede reducir las complicaciones relacionadas con la obesidad.[19]

2.2.1. Tratamiento Dietético

El objetivo es el control del peso. Las dietas hipocalóricas deben aportar una cantidad de energía inferior a la necesaria para el mantenimiento del peso y a la vez una cantidad de nutrientes equilibrada particularizada para cada paciente. Es necesario estimar la cantidad de calorías apropiadas para cada paciente y observar los resultados a las 3 o 4 semanas, de esta manera se procede a los ajustes necesarios en caso de que fuesen necesarios. La disminución del aporte calórico se realiza de forma importante e individualizada a base de la disminución del aporte calórico en especial las grasas y azúcares simples.

En las dietas de menos de 1 200 kcal·d^{-1} es difícil mantener las cantidades de vitaminas y minerales además de oligoelementos por lo cual se deben ingerir suplementos vitamínicos, aunque en la práctica este tipo de dieta no es aconsejable a pacientes con actividad física moderada o intensa. La dieta debe aportar al menos 0,8 g de proteínas de alta calidad por kg de peso corporal. La utilización de dietas ricas en grasas y pobres en hidratos de carbono son cetogénicas, paradójicamente reducen el peso y el apetito, pero sus efectos secundarios las hacen prohibitivas, ya que tienen bajo aporte de vit. C, producen pérdidas de calcio y ácido úrico, náuseas, hipotensión y fatiga.

Las dietas con contenido relativamente elevado de hidratos de carbono complejos (vegetales, viandas, cereales y leguminosas) y bajas en grasas, que tienen un alto contenido de fibra y volumen, se asocian con una mayor tendencia a la saciedad y constituyen la base de las recomendaciones dietéticas. Su distribución porcentual calórica debe ser:

Proteínas: (15-20) %, Grasas: menor del 30 %, Hidratos de Carbono: (55 -60) %.

<u>Frecuencia de alimentos en el día</u>: cinco eventos (desayuno, merienda, almuerzo, merienda y comida).

<u>Alimentos restringidos</u>: azúcares simples y elaborados a partir de estos, alimentos fritos y con alto contenido de grasas y bebidas alcohólicas.

La restricción energética moderada de (500-1 000) kcal·d^{-1} puede ser adecuada para la reducción de peso gradual. En el caso particular de esta enfermedad, la puesta en práctica de dietas hipocalóricas únicamente no garantiza el éxito del tratamiento, el que debe acompañarse de un aumento del ejercicio físico.

El ejercicio físico será individualizado y solo se considerará un pilar esencial en algunos individuos ya que en otros lo que provoca es un abandono del tratamiento debido a la intolerancia intrínseca que presenta el individuo obeso. El hecho de prescribir ejercicio físico años atrás a la gran mayoría de pacientes obesos provocaba un aumento de abandonos, por lo tanto, este será individualizado.

Generalmente debe variar el comportamiento alimentario. La terapia de conducta ligada a la dieta puede ser una herramienta útil a largo plazo, consiste en una serie de medidas encaminadas a:

a) El aprendizaje de diferentes conocimientos sobre la dieta y el ejercicio si es necesario.
b) Estímulos para el auto registro de lo que se ingiere ¿Dónde lo come, con quién?, sentimientos a la hora de la ingesta y el grado de hambre o saciedad.
c) La introducción paulatina de cambios en la forma de comer, establecer un horario, no comer a deshoras, comer lentamente, realizar otras actividades mientras se come.
d) Controlar los estímulos individuales que inducen a comer de forma desordenada, si es que existe este trastorno.

Las medidas psicológicas personalizadas constituyen un factor fundamental para obtener éxito en el tratamiento de la obesidad.

Se ha sugerido que la ingesta elevada de grasas aumenta la producción de ERO, lo que contribuye al síndrome metabólico y la obesidad. Una dieta rica en grasas puede reducir la actividad enzimática de SOD y GPx y aumentar la relación GSH/GSSG, asociado con hipertrigliceridemia y la producción mitocondrial de ERO. Se ha observado una menor actividad enzimática de GPx, SOD y CAT en pacientes con síndrome metabólico, asociada con un aumento del EO y un estado proinflamatorio, y también se asoció con un aumento del índice de masa corporal y la circunferencia de la cintura.[20]

2.3. Hipertensión arterial

Entre los diferentes agentes causales de la hipertensión está el EO. Se ha establecido un vínculo sólido entre el EO y la hipertensión en múltiples modelos animales de hipertensión, pero sigue siendo difícil de alcanzar esta relación en los humanos. Si bien los estudios iniciales se centraron en la inactivación del $^•NO$ por el $O_2^{•-}$, la comprensión del papel de las principales ERO y cómo modifican vías de señalización complejas para promover la hipertensión, se ha ampliado significativamente.[21]

En personas hipertensas se demostró que la generación de $O_2^{•-}$ está incrementada en un 50 % y la actividad antioxidante (SOD y CAT) está reducida en un 29 %. Las defensas ante esta situación son los antioxidantes. Por tanto, la dieta del hipertenso debe contener alimentos que eleven las concentraciones de antioxidantes en el organismo, al mismo tiempo que deben ser controlados otros componentes para lograr el efecto benéfico de la alimentación sobre esta patología.

La obesidad es también un factor de riesgo importante. Un aumento del peso corporal del 20 % o mayor del ideal duplica la frecuencia de la hipertensión en comparación con personas no obesas. De la misma forma se han relacionado la ingestión de diversos nutrientes con la frecuencia de la hipertensión, aunque es necesario comentar que no existen pruebas causales que apoyen estos efectos. De hecho, ni la acción del sodio, ampliamente estudiada, se acepta de manera universal.²² No obstante parece ser que ingestas altas de sodio pueden aumentar el riesgo de hipertensión en ciertos segmentos de la población, una ingestión inadecuada de calcio también se relaciona con el desarrollo de la hipertensión, el potasio y el magnesio se han relacionado inversamente con el aumento de la presión arterial, el excesivo consumo de ácidos grasos saturados muestra relación con el incremento de los casos de hipertensión mientras que el consumo de AGPI se asocia de manera inversa. El alcohol produce también aumento, se estima que el 5 % de la hipertensión en la población se debe al consumo de alcohol.

Por otro lado, el estilo de vida, principalmente el estrés, producen un aumento de la incidencia de la hipertensión, así como el consumo de ciertos medicamentos (anticonceptivos orales, descongestivos nasales, antidepresivos tricíclicos, inhibidores de la monoaminooxidasa, entre otros).²³

2.3.1. Tratamiento Dietético

El tratamiento no farmacológico es el primer escalón terapéutico frente a la hipertensión. Cambios en el estilo de vida y en la dieta son en ocasiones suficientes para reducir la cifras de presión arterial sistólica y presión arterial diastólica entre (8-10) mm de Hg, al controlar así las cifras de la presión arterial dentro de los límites aceptables, incluso en aquellas circunstancias en las que por sí mismas no logren controlar la hipertensión, sí consiguen reducir la dosificación del tratamiento farmacológico, con el consiguiente beneficio derivado de una menor tasa de efectos secundarios.

Reducción de peso: No son necesarias pérdidas máximas de peso para que se observen resultados positivos tan sólo con la restricción de energía. Este efecto se puede relacionar con las adaptaciones metabólicas derivadas de una alimentación hipocalórica. El objetivo debe ser una reducción de peso dentro del 15 % del aconsejable. Se recomienda:

- Disminución de la ingesta calórica
- Dieta de 1 200 kcal·d⁻¹ en la mayoría de los enfermos hipertensos obesos, en dependencia de su actividad física diaria
- Aporte disminuido de grasas
- Dietas más estrictas deben ser valoradas individualmente y suplementadas con proteínas, vitaminas y minerales

Uso de grasas poliinsaturadas: Algunos trabajos indican que el uso de grasas poliinsaturadas en lugar de grasas saturadas, sumado a la reducción de grasa total que se ingiere, puede disminuir la presión sanguínea en algunos casos. La acción antihipertensiva de aumentar la proporción de AGPI puede venir motivada por un aumento de ácido linoleico, que actúa como un precursor de las prostaglandinas natriuréticas y vasodilatadoras. Un número considerable de estudios clínicos y metaanálisis sugieren los efectos beneficiosos de los AGPI ω-

3 en la regulación de la presión arterial en sujetos hipertensos y normotensos. Estos efectos se producen principalmente a través de la regulación del tono vascular que podría estar mediada por mecanismos tanto dependientes como independientes del endotelio.[24]

Reducción de sodio: La disminución de la ingestión de sodio es una medida que siempre se toma ante la hipertensión. Se ha demostrado que las restricciones moderadas, reducen la presión en individuos sensibles al mineral (más de la mitad de la población). Una reducción de (70-100) mEq·d^{-1}, puede ser efectiva en pacientes con hipertensión, independientemente del consumo de medicamentos, en el mecanismo podría estar involucrado el aumento de la síntesis de ·NO.[25]

Otras recomendaciones:

> Restricción de sal por debajo de 6 g·d^{-1}. Actualmente la FAO recomienda limitarla a menos de 5 g diarios para el individuo sano. En una reducción moderada de sodio dietético las proporciones deben ser inferiores a 2-3 g·d^{-1} (100 mEq·d^{-1})
> Evitar alimentos ricos en sodio como quesos, jamón, bacalao y derivados cárnicos, entre otros: precocinados, enlatados y procesados o los que contengan como aditivos benzoato de sodio o citrato de sodio
> Aumentar el consumo de alimentos naturales: frutas y verduras (contienen cantidades mayores de potasio y antioxidantes)
> Evitar añadir sal de mesa

Además de estas recomendaciones de carácter general, es necesario tener en cuenta, que algunos medicamentos pueden contener importantes cantidades de sodio como es el caso de algunos antiácidos, laxantes y otros. El agua potable puede ser una fuente de aporte de sodio. Esto es especialmente importante en el caso de pacientes bajo una restricción de sodio severa (menos de 60 mEq por día), así si el contenido supera las 40 partes por millón (2 mEq o 40 mg de sodio por litro), puede ser necesario que se utilice agua con un aporte de sodio más bajo. Las dietas se han clasificado en hiposódica ligera, moderada, marcada y muy marcada, como se muestra en la Tabla 5.II.4.

Suplementos de potasio, calcio y magnesio: Se ha comprobado que suplementos de potasio reducen las cifras de presión arterial, pero no son necesarios, al ser suficiente con incorporar a la dieta alimentos naturales ricos en potasio, que a su vez tienen menos contenido en sodio. Entre los alimentos que tienen estas características están: la soya, leche de vaca en polvo, garbanzos, plátano, lentejas, pistachos, higos secos y guisantes secos, entre otros. Aunque hay trabajos que indican que los suplementos de calcio reducen la tensión arterial, el su uso de (1-2) g·d^{-1} puede favorecer episodios de litiasis. Es preferible consumir alimentos ricos en calcio como la leche y derivados, quesos y yema de huevo desecada.

Tabla 5.II.4. Dietas modificadas en sodio.

Dietas	Contenido de Sodio	Alimentos Prohibidos
Hiposódica ligera	2 000-3 000 mg de sodio (87-130) mEq	Sal de mesa (solo algo en la cocción), alimentos en conserva (tocino, jamón, derivados cárnicos, aceitunas, bacalao, butifarra, etc.) Alimentos que se les adiciona sal (galletas) salsas y sopas, quesos, mantequilla, margarina, etc.
Moderada	1 000 mg de sodio (43 mEq)	Todos los anteriores, más: todos los productos enlatados, mariscos en general, gelatinas, dulces comerciales, bombones, pan, galletas. Con moderación: vegetales como zanahoria, col fermentada, etc.
Marcada	500 mg de sodio (22 mEq)	Todos los anteriores, más: helados, limitar la cantidad de leche en el día, alimentos congelados a los que se le haya adicionado sal.
Muy marcada	250 mg de sodio (11 mEq)	Todos los anteriores y se limitan las cantidades de carnes o equivalentes

La eficacia del magnesio no está del todo demostrada, aunque se recomienda el uso de alimentos ricos en el mismo, para una reducción de la presión arterial. Entre esos alimentos están el trigo grano entero, arroz integral, la leche de vaca descremada en polvo, pan integral, soya en grano, calamares, entre otros.

Aumento de la ingestión de fibra: La fibra disminuye el colesterol sanguíneo, factor de riesgo de primer orden para la cardiopatía isquémica, por lo que, aunque el consumo de fibra no se relacione directamente con la presión arterial es recomendable por los efectos beneficiosos sobre la salud.

2.4. Hiperlipidemia

La hiperlipidemia se manifiesta cuando aparecen en sangre concentraciones elevadas de colesterol y triglicéridos. También puede aparecer la hiperlipoproteinemia que consiste en una elevación anormal sanguínea de las concentraciones de lipoproteínas. Estas sustancias juegan un papel primordial en el transporte de colesterol, triglicéridos y fosfolípidos en el torrente circulatorio. La elevación del colesterol sérico, especialmente el unido a proteínas de baja densidad permiten su ingreso en las células, lo depositan en los tejidos y cuando están en exceso también lo depositan en las paredes de las arterias y contribuye a formar la placa de ateroma.

La causa subyacente principal de la cardiopatía coronaria es la aterosclerosis que es la causa principal de los ataques al corazón y los accidentes cerebrovasculares. La alteración del perfil lipídico, el tabaquismo, dietas aterógenas, la hipertensión y la diabetes, constituyen factores de riesgo en la aparición de las afecciones cardiovasculares.

Los triglicéridos llegan al organismo a través de la grasa de la dieta principalmente. Se transportan unidos a lipoproteínas de muy baja densidad hasta los tejidos donde se utilizan como combustible o se almacenan.

La obesidad conduce a un aumento de los triglicéridos al igual que alimentos ricos en grasa. Se han publicado casos en los que el consumo de azúcar simple y alcohol les produce un aumento de triglicéridos.

2.4.1. Tratamiento Dietético

El objetivo del tratamiento es la reducción de la ingesta de grasa total, grasas saturadas, colesterol y el aporte energético.[26] En primer lugar, se impone la modificación de la dieta. Si hay tratamiento farmacológico, los efectos de la dieta y los fármacos se potencializan, por ello las modificaciones del régimen dietario se deben mantener durante el período de tratamiento farmacológico, aconsejándose la continuación de la dieta, aún después de la normalización de los lípidos sanguíneos y el perfil de lipoproteínas.

Se recomienda el incremento de la ingestión de fibra total, un consumo en mayor proporción de los hidratos de carbonos complejos y por consecuencia un consumo proporcionalmente menor de grasas y colesterol.

El consumo de pescados azules dos o tres veces a la semana es aconsejable por su contenido en AGPI los que tienen un efecto benéfico en la reducción de cardiopatías, especialmente los ácidos grasos esenciales ω-3 como el eicosapentaenoico y el ácido decosahexaenoico.

Se debe evitar la ingestión de alcohol ya que, si bien cantidades moderadas no producen un efecto dañino, su ingestión abundante afecta el metabolismo de las lipoproteínas e incrementa los triglicéridos y las lipoproteínas de alta densidad. El tratamiento está concebido en dos etapas que coinciden con las recomendaciones indicadas en la intervención nutricional de sujetos con más de dos factores de riesgo para ECV (Tab. 3.II.9 y 3.II.10).

Los alimentos que se sugieren para confeccionar estas dietas son: leguminosas, cereales, frutas, vegetales, carnes magras, se debe limitar el consumo de carne roja y eliminar la piel del pollo, pescados y productos lácteos descremados. Es recomendable limitar el consumo de alimentos semipreparados o procesados ya que pueden tener alto contenido de sodio añadido para mejorar el sabor.

2.5. Etiquetado de los Alimentos

El etiquetado de los alimentos tiene como objetivos informar sobre los beneficios, seguridad e inocuidad que estos brindan a quienes lo consumen. Es relativamente reciente la inclusión en el etiquetado de la información nutrimental del alimento.

La información que deben tener los alimentos envasados incluye los siguientes aspectos:
- Nombre del producto
- Fabricante y país
- Lote y fecha de producción
- Fecha de caducidad y forma de conservación
- Peso neto
- Instrucciones para su uso
- Lista de ingredientes
- Presencia de alergenos
- Declaración de propiedades saludables
- Declaración de reducción de enfermedad
- Información nutrimental (contenido energético, cantidad de nutrientes o sustancias)

Esta última información pretende que el consumidor seleccione los alimentos sobre la base de sus cualidades nutricionales, lo que, de alguna manera, conjuntamente con las políticas de cada país de llevar a cabo una alimentación sana, podrá ayudar a la población a decidir mejor sobre qué se debe comer.

En general las condiciones para declaraciones nutricionales o saludables son:
1. No deben ser falsas, ambiguas o engañosas.
2. No han de hacer dudar sobre la adecuación nutricional de otros alimentos.
3. No pueden llevar al consumo excesivo de un alimento.
4. No deben dar a entender que una dieta equilibrada y variada no proporciona cantidades adecuadas de nutrientes.
5. Nunca pueden referirse a cambios en las funciones corporales que puedan crear alarma en el consumidor.
6. En bebidas con más de 1,2 % vol. de alcohol no podrán figurar declaraciones de propiedades saludables y como declaraciones nutricionales solo podrán nombrar reducción del contenido en alcohol o energía o bien bajos índices de alcohol.
7. Demostrar presencia/ausencia o menor contenido de un nutriente o sustancia mediante pruebas científicas.

8. El nutriente/sustancia sobre el que se hace la declaración debe estar en cantidades significativas en el producto final.
9. El nutriente/sustancia que no está presente o está en cantidad reducida ha de demostrar que produce el efecto declarado mediante pruebas científicas.

En general todos los países han elaborado lineamientos con relación al etiquetado de sus productos a partir de las denominadas normas que cumplen con todos los aspectos excepto el referido a los aspectos nutricionales.

En Estados Unidos, Brasil y recientemente en Canadá y Australia, es obligatorio la declaración de los nutrientes de todos los alimentos envasados, mientras que, en la Comunidad Europea hasta el momento, es voluntario.

Algunos autores consideran que la información que debe aparecer es: el contenido de calorías, carbohidratos, fibra alimentaria, proteínas, grasas totales y eventualmente grasas saturadas y ácidos grasos *trans*, sodio, colesterol, azúcares, Ca, Fe y ciertas vit. (A y C). Algunos países, también incluyen el tamaño de la porción.

La información nutricional es un reconocimiento del papel de la dieta en el mantenimiento de un buen estado de salud, más aún ante la inclusión creciente en el mercado de los alimentos funcionales.

Las normas también regulan la información nutricional complementaria (declaración de propiedades nutricionales), o su término en inglés *claims*, que pueden colocarse en los envases para, que de alguna manera, se pueda traducir al consumidor la información nutricional en información comprensible. Esta reglamentación se realiza para prevenir el uso de *reivindicaciones* falsas, exageradas y confusas y no solo protege al consumidor sino también promueve un comercio equitativo.

Ejemplos sobre estos aspectos se pueden citar. La regulación de Canadá indica que, si el producto contiene por lo menos 200 mg de calcio por porción, la etiqueta puede contener la información «Una dieta saludable con adecuado contenido de calcio y vit. D, con actividad física regular, ayuda a lograr huesos más fuertes y puede reducir el riesgo de osteoporosis». La etiqueta puede decir también que el producto es una buena fuente de calcio.

Si son bajos en grasas saturadas y ácidos grasos *trans* pueden indicar que reducen el riesgo de enfermedad cardíaca, aunque declarar el contenido de *trans* es voluntario aún.

Otro ejemplo es que en las etiquetas de los productos envasados debe aparecer el contenido de sodio. Las palabras *Lite* o *Light* hacen referencia a productos con cantidades reducidas de energía, grasas o sodio. (Tab. 5.II.5) La palabra *Light* para el sodio indica que este se ha reducido, al menos en un 50 %.

En los países que integran el MERCOSUR, un proyecto de resolución ha establecido que a partir del 31 de julio de 2005 el etiquetado de alimentos de todos los alimentos envasados es obligatorio, este debe declarar el valor energético, proteínas, hidratos de carbono, lípidos y fibra alimentaria y a partir del 31 de julio de 2007 se agregó la declaración de las proporciones de grasas saturadas, ácidos grasos *trans* y sodio.

Tabla 5.II.5 Ejemplo de declaraciones aprobadas por la FDA (2021) para la etiqueta de los alimentos.

Términos para	Declaración	Significado
Calorías	Sin calorías *Calorie-free*	Menos de 5 calorías por porción
	Bajo en calorías *Low-calorie*	40 calorías o menos por porción (el tamaño de la porción es mayor de 30 g).
	Calorías reducidas *Reduced-calorie*	Por lo menos 25 % menos calorías por porción cuando se compara con los alimentos con calorías regulares.
	Light o *lite*	1/3 menos de calorías totales o 50 % menos grasa por porción comparado con los alimentos regulares. Si más de la mitad de las calorías provienen de las grasas, el contenido de grasa se debe disminuir en 50% o más.
Azúcar	*Sugar-free*	Menos de 0,5 g de azúcar por porción
	Azúcar reducido *Reduced-sugar*	Por lo menos 25% menos azúcar por porción cuando se compara con los alimentos sin contenido reducido
Grasas	Sin grasa o 100% libre de grasa *Fat-free or 100% fat-free*	Menos de 0,5 g de grasa por porción
	Bajo en grasa *Low-fat*	3 g de grasa o menos por porción
	Grasas reducidas *Reduced-fat*	Por lo menos 25% menos grasas por porción cuando se compara con los alimentos con grasas regulares
Sodio	Sin sodio *Sodium-free*	Menos de 5 mg de sodio por porción
	Bajo en sodio *Low-sodium*	140 mg o menos de sodio por porción
	Muy bajo en sodio *Very low sodium*	35 mg o menos de sodio por porción
	Sodio reducido *Reduced-sodium*	Por lo menos 25% menos sodio por porción comparado con los alimentos regulares

Como se ha planteado la información en la etiqueta tiene que ser esclarecedora al consumidor y no crear confusiones. Un ejemplo mal utilizado y aún vigente en las etiquetas es la información «sin colesterol» en los envases de aceite vegetal. El mal uso de este mensaje y su explotación comercial condujo a que la legislación normalizara que cuando se coloca «sin colesterol» se aclare «al igual que todos los alimentos de origen vegetal». Actualmente esa leyenda aparece en frascos de aceites y galletas que contienen en general entre (10-16) % de grasa, incluido aceite vegetal hidrogenado, fuente de ácidos grasos *trans* que afectan negativamente los lípidos plasmáticos.[27]

Han aparecido también etiquetas en las que se hace referencia en primer plano a «agregado de calcio, como carbonato, y añaden la palabra leche», aunque el contenido de ésta sea menor que el de azúcar o de grasa. Este aspecto es incorrecto y confunde ya que de hecho está normado que los ingredientes se coloquen en orden decreciente según su peso.

En los casos de alimentos fortificados con hierro, debía indicarse a qué grupos poblaciones van dirigidos estos productos y no como a veces aparecen dirigidos a la población en general, sugerido por la presencia en la etiqueta de figuras donde un padre juega con un niño de unos 8 años, grupos de edad en los cuales la deficiencia de hierro no suele ser relevante, tal como ocurre en los menores de 3 años, en las embarazadas o como prevención en las mujeres en edad fértil. Por tanto, en esta o cualquier otra circunstancia similar, el diseño de la etiqueta debe ser adecuado e indicar si el producto es enriquecido, debe señalar el nutriente específico que confiere esta característica al alimento con relación al producto ordinario comparable. Debe indicar además si es para niños o si es para regímenes especiales, por ejemplo, para diabético o cualquier otro caso.

Se ha visto el efecto que tienen los ácidos grasos *trans* en la aparición de enfermedades cardiovasculares por lo que es importante reducir su contenido en alimentos, tal como fue discutido por expertos en el Instituto de Medicina de los Estados Unidos (2002) donde se refirieron a las nuevas Ingestas Diarias Recomendadas (DRI) para energía y macronutrientes.

También en España en septiembre del 2002 se planteó por el Ministerio de Salud que los alimentos para niños lactantes y menores de tres años deberán reducir un 25 % su contenido en grasas con vistas a que disminuyan también las cantidades de ácidos grasos *trans*. Se trata de reducir de (4-3) % la presencia de estos ácidos y aunque esta reducción parece despreciable, en el caso de los niños, la diferencia es relevante por tratarse de productos que constituyen su sustento básico y diario.

Estos aspectos deben generalizarse en todos los países de manera que el correcto etiquetado sea otra forma más de contribuir a elevar el conocimiento de la población con relación a ingerir alimentos que conformen una dieta saludable.

Muchos países europeos han desarrollado formas adicionales de expresión y presentación de la información, que se muestra en el «frente del paquete» (*Front of the packaging*: FOP) con la intención de resaltar la información nutricional en el campo visual principal del paquete de alimentos y bebidas.[28] Hasta ahora, se han desarrollado muchos esquemas FOP (y en algunos casos ya se han utilizado) en Europa. También fuera de Europa se han propuesto otros esquemas FOP (por ejemplo, etiquetas de advertencia y sistema de calificación de estrellas de salud). Mas recientemente, se lanzó el programa estratégico europeo «De la granja a la mesa» con la intención de alcanzar un consenso para una propuesta armonizada de etiqueta FOP. Esto ha fomentado la publicación de una gran cantidad de estudios con el objetivo de dilucidar mejor la aceptación y comprensión de algunos esquemas de FOP en varios grupos de la población, así como estimar el impacto de la FOP en las compras de alimentos, los hábitos alimentarios y, a su vez, en la salud y, finalmente, investigar si la implementación de un esquema FOP puede estimular a las empresas alimentarias a reformular los productos alimentarios y cómo hacerlo.[28]

Aunque muchas publicaciones han explorado estos aspectos en los últimos años, todavía existe una gran necesidad de una discusión científica sobre este tema para comprender mejor el posible impacto de la FOP en la reducción de la carga de la obesidad y las enfermedades crónicas relacionadas al ayudar a los consumidores a preparar mejores alimentos, opciones y adherirse a patrones dietéticos saludables y sostenibles.

Existen varios estudios que relacionan el estado de salud de las poblaciones y la correspondencia con la información que ofrece la etiqueta, por ejemplo, un trabajo evaluó la asociación entre el perfil de nutrientes declarado en la etiqueta de advertencia chilena y la mortalidad por todas las causas, observando que una puntuación más alta en los valores de la etiqueta de advertencia (es decir, menor calidad nutricional), se asoció con un mayor riesgo de mortalidad por todas las causas y mortalidad por cáncer durante los 12 años de seguimiento.[29]

Bibliografía Sección 5. Capítulo II

1. Guo Q, Li F, Duan Y, et al. Oxidative stress, nutritional antioxidants and beyond. *Sci China Life Sci.* Jun 2020;63(6):866-874.
2. Saha SK, Lee SB, Won J, et al. Correlation between Oxidative Stress, Nutrition, and Cancer Initiation. *Int J Mol Sci.* Jul 17 2017;18(7).
3. Iddir M, Brito A, Dingeo G, et al. Strengthening the Immune System and Reducing Inflammation and Oxidative Stress through Diet and Nutrition: Considerations during the COVID-19 Crisis. *Nutrients.* May 27 2020;12(6).
4. Tomasello G, Mazzola M, Leone A, et al. Nutrition, oxidative stress and intestinal dysbiosis: Influence of diet on gut microbiota in inflammatory bowel diseases. *Biomed Pap Med Fac Univ Palacky Olomouc Czech Repub.* Dec 2016;160(4):461-466.
5. American Diabetes Association Professional Practice C. 2. Diagnosis and Classification of Diabetes: Standards of Care in Diabetes-2024. *Diabetes Care.* Jan 1 2024;47(Suppl 1):S20-S42.
6. Minari TP, Tacito LHB, Yugar LBT, et al. Nutritional Strategies for the Management of Type 2 Diabetes Mellitus: A Narrative Review. *Nutrients.* Dec 13 2023;15(24).
7. Reynolds A, Mann J. Update on Nutrition in Diabetes Management. *Med Clin North Am.* Sep 2022;106(5):865-879.
8. Perez-Cruz E, Calderon-Du Pont DE, Cardoso-Martinez C, et al. [Nutritional strategies in the management of patients with diabetes mellitus]. *Rev Med Inst Mex Seguro Soc.* Jan 1 2020;58(1):50-60.
9. American Diabetes A. Nutrition Recommendations and Interventions for Diabetes: a position statement of the American Diabetes Association. *Diabetes Care.* Jan 2007;30 Suppl 1:S48-65.
10. Bantle JP, Wylie-Rosett J, Albright AL, et al. Nutrition recommendations and interventions for diabetes--2006: a position statement of the American Diabetes Association. *Diabetes Care.* Sep 2006;29(9):2140-2157.
11. Barclay L, Vega C. American Diabetes Association Updates Guidelines for Medical Nutrition Therapy. *Medscape Medical News.* 2008;27(2).
12. Diabetes ALd. Guías ALAD 2000 para el diagnóstico y manejo de la diabetes mellitus tipo 2 con medicina basada en evidencia. *Rev Asoc Latinoam Diab* 2000;;Supl.1(Ed. Extraordinaria).
13. Rendel M. Advances in diabetes for the millennium: nutritional therapy of type 2 diabetes. *MedGenMed.* Sep 1 2004;6(3 Suppl):10.
14. Franz MJ, Powers MA, Leontos C, et al. The evidence for medical nutrition therapy for type 1 and type 2 diabetes in adults. *J Am Diet Assoc.* Dec 2010;110(12):1852-1889.
15. Nosratabadi S, Ashtary-Larky D, Hosseini F, et al. The effects of vitamin C supplementation on glycemic control in patients with type 2 diabetes: A systematic review and meta-analysis. *Diabetes Metab Syndr.* Aug 2023;17(8):102824.
16. Apergi K, Papanas N. Dietary and Nutritional Supplementation for Painful Diabetic Neuropathy: A Narrative Review. *Exp Clin Endocrinol Diabetes.* Dec 2023;131(12):646-655.
17. Gupta A, Jamal A, Jamil DA, Al-Aubaidy HA. A systematic review exploring the mechanisms by which citrus bioflavonoid supplementation benefits blood glucose levels and metabolic complications in type 2 diabetes mellitus. *Diabetes Metab Syndr.* Nov 2023;17(11):102884.
18. Martín I, Plascencia D, González T. *Manual de dietoterapia.* La Habana, Cuba: Ed. C. Médicas; 2001.
19. Gilden AH, Catenacci VA, Taormina JM. Obesity. *Ann Intern Med.* May 2024;177(5):ITC65-ITC80.
20. Martemucci G, Fracchiolla G, Muraglia M, Tardugno R, Dibenedetto RS, D'Alessandro AG. Metabolic Syndrome: A Narrative Review from the Oxidative Stress to the Management of Related Diseases. *Antioxidants (Basel).* Dec 8 2023;12(12).

21. Griendling KK, Camargo LL, Rios FJ, Alves-Lopes R, Montezano AC, Touyz RM. Oxidative Stress and Hypertension. *Circ Res.* Apr 2 2021;128(7):993-1020.
22. Filippou C, Tatakis F, Polyzos D, et al. Overview of salt restriction in the Dietary Approaches to Stop Hypertension (DASH) and the Mediterranean diet for blood pressure reduction. *Rev Cardiovasc Med.* Jan 19 2022;23(1):36.
23. Metzger BE, Buchanan TA. Gestational Diabetes. In: Cowie CC, Casagrande SS, Menke A, et al., eds. *Diabetes in America.* 3rd ed. Bethesda (MD)2018.
24. Brosolo G, Da Porto A, Marcante S, et al. Omega-3 Fatty Acids in Arterial Hypertension: Is There Any Good News? *Int J Mol Sci.* May 30 2023;24(11).
25. Hornstrup BG, Hoffmann-Petersen N, Lauridsen TG, Bech JN. Dietary sodium restriction reduces blood pressure in patients with treatment resistant hypertension. *BMC Nephrol.* Sep 19 2023;24(1):274.
26. Velasco JA, Cosin J, Maroto JM, et al. [Guidelines of the Spanish Society of Cardiology for cardiovascular disease prevention and cardiac rehabilitation]. *Rev Esp Cardiol.* Aug 2000;53(8):1095-1120.
27. Feingold KR. The Effect of Diet on Cardiovascular Disease and Lipid and Lipoprotein Levels. In: Feingold KR, Anawalt B, Blackman MR, et al., eds. *Endotext.* South Dartmouth (MA)2000.
28. Martini D, Salas-Salvado J, Serafini M. Editorial: The role of front-of-pack labeling in making informed and healthy food choices. *Front Nutr.* 2023;10:1231977.
29. Bullon-Vela V, Sayon-Orea C, Gomez-Donoso C, Martinez JA, Martinez-Gonzalez MA, Bes-Rastrollo M. Mortality prediction of the nutrient profile of the Chilean front-of-pack warning labels: Results from the Seguimiento Universidad de Navarra prospective cohort study. *Front Nutr.* 2022;9:951738.

Abreviaturas y Símbolos

$6BH_4$	6-tetrahidrobiopterina
$7BH_4$	7-tetrahidrobiopterina
$\alpha_1 AP$	α_1 anti proteinasa
•NO	Óxido nítrico
•NO_2	Radical dióxido de di nitrógeno
•OH	Radical hidroxilo
•QH	Radical ubisemiquinona
$^1O_2$	Oxígeno singlete
4HN	4-hidroxi 2,3, trans nonenal
8-OH-dG	8-hidoxi-dexosi gunanina
AA	Ácido araquidónico
AAPH	2,2'-azobis 2-amidinopropano bicloruro
Aβ	Péptido β-amiloide
Ach	Acetil colina
ACP	Análisis de componente principal
AchE	Acetilcolinesterasa
ACTH	Hormona adrenocorticótropa
ADP	Difosfato de adenosina
AG	Ácidos grasos
AGPI	Ácidos grasos poliinsaturados
AGE	Ácidos grasos esenciales
ALA	Ácido lipóico
AMP	Adenosina monofosfato
Arg.	Arginina
ASA	Ácido acetil salicílico
ATB	Ácido tiobarbitúrico
ATP	Adenosina trifosfato
BEB	Biomarcadores del efecto biológico
BMBA	7,12 Dimetil venzo antraceno
BP	Benzopireno
cADN	Ácido desoxi-ribonucleico clonado
BchE	Butirilcolinestrasa
CAT	Catalasa
CCl_4	Tetracloruro de Carbono
CD	Células dendríticas
CDR	Cantidad Diaria Recomendada
CETP	Proteína de transferencia de éster de colesterol
CG	Cromatografía gaseosa
CL	Células de Langerhans
CMLV	Células del músculo liso vascular
COMT	Catecol-0-metil transferasa
CI	Cardiopatía isquémica
COX1	Ciclooxigenasa 1
COX2	Ciclooxigenasa 2
CTP	Histidina triptófano
Cys.	Cisteína
DAG	Diacilglicerol
DC	Dienos conjugados
DFO	Deferoxamina
dG	Dexosi gunanina
DHPR	Dihidropteridina reductasa
DMPO	Dimetil-pirrolin-n-óxido
DNPH	2,4-dinitrofenilhidracina
DOPA	3,4-dihidroxifenilalanina
DPC	Deficiencia proteico calórica
DPE	Deficiencia proteico energética
DPPH	Difenil-p-picril hidrazil

DT	Ditirosina
dTG	Dexosi tio guanina
e⁻	Electrón
EA	Enfermedad de Alzheimer
EC	Detector electro químico
ECNT	Enfermedades Crónicas No Transmisibles
ECV	Enfermedades Cardiovasculares
EDRF	Factores relajantes derivados del endotelio vascular
EO	Estrés oxidativo
EP	Enfermedad de Parkinson
ERN	Especies reactivas del nitrógeno
EPI	Enfermedad Periodontal Inflamatoria
ERO	Especies reactivas del oxígeno
FAD	Falvina adenina dinucleótido
FAO	Organización de las Naciones Unidas para la Agricultura y la Alimentación.
FAS	Fluido Alveolar Superficial
FDA	*Food and Drug Administration* (E.E.U.U.)
FLA_2	Fosfolipasa A_2
FMN	Flavina mononucleótido
FOP	*Front of the packaging*
GCS	α-glutamil-cisteína sintetasa
Gln.	Glutamina
Glu.	Ácido glutámico
GMPc	Guanosina monofosfato cíclico
GPx	Glutatión peroxidasa
GR	Glutatión reductasa
GSH	Glutatión
GSSG	Glutatión disulfuro
HbO_2	Oxihemoglobina
HETE	Ácido hidroxieicosanoico
HDL	Lipoproteína de alta densidad
HHC	Hiper-homocisteinemia
HHT	Hipotálamo Hipófisis Testículo
Hi	Hialuronato
His.	Histidina
HLA	*Human Leukocytes Antigen*
$HO^{\bullet}_2$	Radical hidroperoxilo
$HO^{\bullet}$	Radical hidroxilo
HO	Hemoxigenasa
HOCL	Ácido hipocloroso
HPLC	Cromatografía líquida de alta resolución
HPC	Células progenitoras hematopoyéticas
HRD	Peroxidasa de rábano
HSP	Proteínas de estrés térmico
Hi	Hialuronato
HTA	Hipertensión arterial esencial
HV	Hidrocarburos volátiles
Ile.	Isoleucina
i.m.	Vía intra muscular
IMP	Inoisina monofosfato
IMC	Índice de masa corporal
INHA	Instituto de Nutrición e Higiene de los Alimentos, Cuba
INT	Iodonitrotetreazolium
iP	Isoprostanos
I/R	Isquemia / Reperfusión
IMA	Infarto agudo de miocardio
IUPAC	*International Union of Pure and Applied Chemistry*
$L^{\bullet}$	Radical lipídico
LDL	Lipoproteínas de baja densidad
Leu.	Leucina

Lis.	Lisina
LOO•	Radical hidroperoxil lipídico
LOOH	Hidoperóxidos lipídicos
Lp	Lipoproteínas
LPS	Lipopolisacárido
LDL-ox	Lipoproteínas de baja densidad oxidadas
m.o	microorganismos
MAO	Monoamino oxidasa
MDA	Malondialdehído
MEC	Matrix extracelular
mERO	Especies Reactivas del Oxígeno mitocondriales
Met.	Metionina
MetHb	Meta-hemoglobina
MITF	Factor de transcripción asociado a microftalmia
MPO	Mieloperoxidasa
MS	Espectrometría de masa
MSR	Metionina sulfóxido reductasa
NAD+	Nicotiamida adenina dicucleótido (forma oxidada)
NADH	Nicotiamida adenina dicucleótido (forma reducida)
NADPH	Nicotiamida adenina dinucleótido fosfato (forma reducida)
NBT	Nitro-azul de tetrazolium
NMH	Pentafluor-fenilhidracina
•NO	Radical óxido nítrico
NOS	Óxido nítrico sintasa
eNOS	Óxido nítrico sintasa endotelial
iNOS	Óxido nítrico sintasa inducible
$^1O_2$	Oxígeno singlete
$O_2^{•-}$	Radical anión superóxido
ONOO-	Peroxinitrito
OPS	Organización Panamericana de la Salud
OMS	Organización Mundial de la Salud
PAH	Fenilalanina hidroxilasa
PAOP	Productos Avanzados de la Oxidación de Proteínas
PDH	Piruvato deshidrogenasa
PFGA	Productos Finales de la Glicosilación Avanzada
PG	Prostaglandinas
PGL	Proteoglicanos
Phe.	Fenilalanina
PIB	Producto interno bruto
PHL	Pool de hierro lábil
PJL	Periodontitis juvenil localizada
PKC	Proteína quinasa C
PM	Peso Molecular
PMN	Polimorfonucleares
PNF	Subunidad pesada neurofilamentosa
POL	Peroxidación lipídica
POMC	Proopiomelanocortina
PON	Enzima Paraoxonasa
PPA	Proteína precursora amiloide
PRATB	Productos reactivos con el ácido tiobarbitúrico
Pro.	Prolina
QL	Quimioluminiscencia
RAGE	Receptor para productos finales de la glicación
RB	Receptores basurero
Rf	Factor de retención
RL	Radicales libres
RMN	Resonancia magnética nuclear
RO•	Radical alcohoxilo
RO•$_2$	Radical alquilperoxilo
RPE	Resonancia paramagnética de electrones
s.c.	Vía sub cutánea

-SH	Grupo sulfihidrilo
SISVAN	Sistemas de vigilancia nutricional
SOD	Superóxido dismutasa
SNC	Sistema Nervioso Central
T	Tirosinasa
TH	Tirosina hidroxilasa
$T_{1/2}$	Tiempo de vida media
TAR	Reactividad Total de los Antioxidantes
TBP	Proteína enlazante de tocoferol (*Tocopherol Binding Protein*)
TG	Triglicéridos
TGI	Tracto gastrointestinal
Thr.	Treonina
TMB	Tasa metabólica basal
TNF	Factor necrosante de tumores
TRAP	Potencial reactivo antioxidante total
TRAVE	Terapia anti retroviral combinada
Trp.	Triptófano
Trx	Tioredoxina
TrxR	Tioredoxina reductasa
Try.	Tirosina
TUNEL	*Terminal deoxynucleotidyl Transferase-mediated dUTP nick end labeling*
UCP	Proteínas desacopladoras mitocondriales
UDP	Uridil difosfato
UMP	Ácido uridílico
USD	Dólares estadounidenses
UV	Ultravioleta
Val.	Valina
v.o.	Vía oral
VLDL	Lipoproteínas de muy baja densidad
VSMC	Célula del músculo liso vascular
X	Xantina
XDH	Xantina deshidrogenasa
XO	Xantina oxidasa
XOR	Xantina oxido reductasa

Este libro se terminó de imprimir en el mes de febrero de 2025.

Made in United States
Orlando, FL
29 March 2025